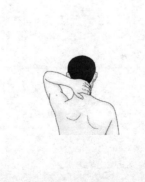

拉筋拍打治百病

廖春红　主编

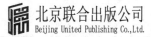

北京联合出版公司
Beijing United Publishing Co.,Ltd.

图书在版编目（CIP）数据

拉筋拍打治百病 / 廖春红主编 . — 北京：北京联合出版公司，2015.9
（2022.3 重印）
ISBN 978-7-5502-6382-6

Ⅰ .①拉… Ⅱ .①廖… Ⅲ .①按摩疗法（中医）Ⅳ .① R244.1

中国版本图书馆 CIP 数据核字（2015）第 236520 号

拉筋拍打治百病

主　　编：廖春红
责任编辑：徐秀琴
封面设计：韩　立
内文排版：吴秀侠

北京联合出版公司出版
（北京市西城区德外大街 83 号楼 9 层　100088）
三河市万龙印装有限公司印刷　新华书店经销
字数 625 千字　720 毫米 × 1020 毫米　1/16　33 印张
2015 年 11 月第 1 版　2022 年 3 月第 2 次印刷
ISBN 978-7-5502-6382-6
定价：68.00 元

前　言

中医讲"筋长一寸，寿延十年"，传统中医认为，每个人的身体里面都有一条大筋，从颈部开始引向背部，经腰、大腿、小腿、脚至脚心。它就像经络穴位，并无有形的位置，但是当你接受治疗的时候，就会感到这条筋的存在。人们在工作或者学习中由于长时间保持同一姿势，坐立姿势不正确，或者缺乏运动，运动方法不科学，运动不当，会使肌肉产生反射性收缩和痉挛，就会造成筋缩。

生活节奏的加快、工作压力的加大以及情感的变化等诸多因素，很多人表面上看起来没有病，身体却处于亚健康状态，不是腰酸背痛，颈肩疼痛，就是浑身没有力气，但是去医院检查又没有什么病。这时候如果你去找中医进行诊治，中医就会告诉你，这是因为你的气血不通畅，筋缩了。筋缩的症状五花八门，主要表现为腰背疼痛、腿疼及麻痹、长短脚，有时则会引致脚跟的筋也有放射性牵引痛，步伐无法迈开，要密步行走，髋关节的韧带被拉紧，大腿既不能抬举也不能横展。

人体得病的原因很多，但是不论是何种原因导致的疾病，其本质都是某个部位的气血不通畅。中医讲"不通则痛"，经络壅塞会导致气血不畅通，气血不畅通则导致体内器官不能正常运转，器官不能正常运转，则会引发各种不适症状，严重者就会引发各种疾病。由此可知，经络壅塞是疾病的根本，只要疏通了经络，自然就可以掐掉病根，有效养护人体健康。

为了把握住自己的健康，就必须尽快地行动起来，在认识正确的健康理念的基础上，学习和掌握一些科学的具体的健身方法，并实实在在地将它们融入日常生活中。拉筋拍打就是非常有效的方法，身体因为筋缩而导致的各种病痛，因经络壅塞而产生的疾病，都可以通过拉筋拍打来进行治疗。

拉筋是一种简单有效的大众经络保健方法，使用这种方法人们不需要掌握专业的技术，也不一定使用专业的医疗器具，只需要熟悉人体经络的走向以及养生要穴的分布，用自己的身体做出各种动作，或是用手掌对症拍打相应的经络穴位，就能达到舒经活络、养护健康的目的。拍打也是一种随时随地可以进行的绿色养生术，它有助于疏通人体经络，调和气血。看似简单的拍打，可以拍出身体瘀毒，通过不断地拍打气血不通的部位，就可以使气血恢复畅通，各种不适症状也就自然消失，身体也就可以恢复健康。小小的拉筋和拍打，因为符合天地万物运行之道，为现代人自我治疗起到非常有效的作用。拉筋拍打不仅可以有针对性地治疗人体的各种常见疾病，如高血压、心脏病、糖尿病等生活方式病；更对网球肘、鼠标手、关节错位、肌肉拉伤等现代文明病有非常明显的疗效；还可以帮助人们美容、减肥、抗衰、美体，可以说是改善身体健康状况、防病强身、治疗百病的奇效良方。

作为一本学习拉筋拍打的基础入门之书，《拉筋拍打治百病》有着非常实用的价值，可以让人们了解拉筋拍打治百病的操作方法和具体功效。本书全面系统介绍了拉筋拍打的发展历程，揭示其现代医学理论依据和中医经络学基础知识。分析了拉筋的原因、方法、常见问题等，详细介绍针对颌颈部、肩部、肘部、腕部、胸部、腰背部、骶髋部、膝部、踝部及足部等身体各个方面的解结松筋手法，循经拍打养生的要点、注意事项，人体十四条经络上的穴位功用，针对孩子、女人、男人、老人等不同人群易患疾病各自适合的拉筋拍打方法，针对常见的症状、心脑血管疾病、e 时代文明病等现代常见病的拉筋拍打治疗法，最后还介绍了经筋病证的康复训练方法。

本书系统全面、科学实用，讲解深入浅出，适合各类人群阅读，不论有无医学基础，都可以轻松地读懂。书中还配以相应的图片，使读者能够更加直观形象地学习和掌握各种按摩技术和调理方法。通过本书，你能对拉筋拍打养生法有一个全面深入的认识，并能快速有效地运用到生活中，取得不错的养生保健功效。

目 录

第一章　重拾拉筋拍打养生法

第二章　筋长一寸，寿延十年——健康长寿的保健之法

第二章 形形色色的拉筋妙方，一场与筋肉的对话

第四章 从头到脚的解结松筋术，全方位的养生大计

第五章 循经拍打几分钟，全身上下都轻松

第六章 认清穴位，精准拍打更健康

第七章 天天用点拉筋拍打法，全家老少健康不求人

第八章 用拉筋拍打，启动身体大药房

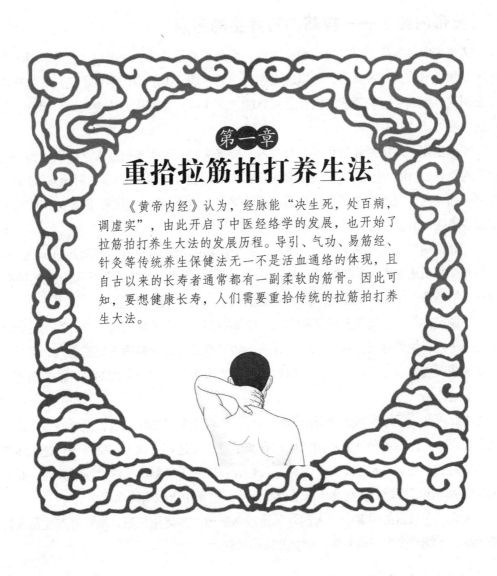

第一章
重拾拉筋拍打养生法

　　《黄帝内经》认为，经脉能"决生死，处百病，调虚实"，由此开启了中医经络学的发展，也开始了拉筋拍打养生大法的发展历程。导引、气功、易筋经、针灸等传统养生保健法无一不是活血通络的体现，且自古以来的长寿者通常都有一副柔软的筋骨。因此可知，要想健康长寿，人们需要重拾传统的拉筋拍打养生大法。

第一节 拉筋拍打养生，源远流长 ～

▶《黄帝内经》——拉筋拍打养生的起点

《黄帝内经》是中医养生的源头之作，也是拉筋拍打养生的起点。在《灵枢·经脉》篇里记载有："经脉者，所以能决生死，处百病，调虚实，不可不通。"这里再三强调人体经脉必须畅通的原因就是经脉能"决生死，处百病，调虚实"。因此，经络的作用可谓"神通广大"。

"决生死"是指经脉的功能正常与否，能够决定人的生与死。人之所以成为一个有机的整体，是由于经络纵横交错，出入表里，贯通上下，内连五脏六腑，外至皮肤肌肉。经络畅通，人体气血才能使脏腑相通，阴阳交贯，内外相通，否则，脏腑之间的联系就会生障碍，引发疾病，严重者甚至导致死亡。

"处百病"是说经脉之气运行正常，对于疾病的治疗与康复起着重要的作用，中医治病都必须从经络入手。"痛则不通，通则不痛"，身体发生疾病就是因为经络不通。只有经络畅通，才能使气血周流，疾病才会好转，病人才得以康复。

"调虚实"指的是调整虚证和实证。比如对实证，有人患有胃痉挛，则可针刺病人足三里穴，使胃弛缓；对虚证要用补法，如胃弛缓的，针刺病人足三里穴，可使其收缩加强。当然，尽管都针刺足三里穴，但因为虚实不同，一个用的是泻法，而另一个用的是补法。

由此可知，经络是联系全身的网络系统，树权众多，错综复杂，把全身各个部分联系起来。人体的各种气血精微物质和各类信息，都是通过这个网络系统传送、传播到身体的各个角落。也就是说，生命是否存在，决定于经络；疾病之所以发生，是由于经络活动出了问题；疾病之所以能得到治疗，也是由于经络的作用。

因此，在日常的保健中，人们要保持经络畅通，多运用拉筋、拍打等养生法来舒筋活络，才能减少疾病的发生，拥有健康的体魄。

▶皇甫谧《针灸甲乙经》——首次系统地介绍人体经络穴位

晋代皇甫谧编写的《针灸甲乙经》是中国针灸学专著，原名《黄帝三部针灸甲乙经》，简称《甲乙经》，该书集《素问》《针经》（即《灵枢》古名）与《明堂孔穴针灸治要》

3 书中有关针灸学内容分类合编而成。原书根据天干编次，内容主要论述医学理论和针灸的方法技术，故命名为《针灸甲乙经》。世人评价其"洞明医术，遂成其妙"。

据史书记载，皇甫谧本是一位史学家，年近 50 岁时，开始钻研针灸医术，学习上述 3 书，并将其中"事类相从，删其浮辞，除其重复，论其精要"而成书。人称其"习览经方，手不辍卷，遂尽其妙"，或誉之为"晋朝高秀，洞明医术"。正是凭着这股为自救而钻研医学的精神，皇甫谧成了"久病成良医"的典范人物。

在当时，中医学典籍《素问》《灵枢》等虽有关于针灸学理论与技术的阐述，也有若干专门论述针灸经络的小册子，然而或已散落残佚，或只散见而不成系统，皇甫谧正是在这样的历史背景下对针灸经络、腧穴等从理论到临床进行了比较全面系统的整理研究，最终成书《针灸甲乙经》。

1. 系统论述经络学说

经络是一个至今尚未证实其客观存在的系统，但 2000 多年来其理论学说一直指导着中医内科学、针灸学的诊断和临床治疗，并每获佳效。这一系统的径路、走行方向、与穴位关系等在针灸学的发展上没有不同观点，《甲乙经》在晋以前医学文献的基础上，对其进行了比较全面的整理研究，对人体的十二经脉、奇经八脉、十五络脉以及十二经别、十二经筋的生理功能、循行路线、走行规律以及发病特点等传统理论作了比较系统的概括和论述，成为后世对此学说研究论述的依据。

2. 系统整理人体穴位

该书对针灸穴位的名称、部位、取穴方法等，逐一进行考订，并重新厘定腧穴的位置，同时增补了典籍未能收入的新穴，使全书定位腧穴达到 349 个，其中双穴 300 个，单穴 49 个，比《内经》增加 189 个穴位，即全身共有针灸穴位 649 个。在此之后穴位数虽每有增减，但该书为之奠定了可靠的基础。

正是由于《针灸甲乙经》首次全面介绍了人体经络穴位，从而为拉筋拍打养生奠定了更为坚实的基础。

第二节 拉筋拍打益养生，现代医学有验证

▶ 经筋与肌学——中西医殊途同归

从字体分析来看，经筋的"筋"字是会意字，因此，可以通过分析它的部首来推断出它代表的具体意义。筋字从竹、从力、从月（肉）旁：竹者节也，说明为筋之物

可以有竹节样的外形变化；从力，指出了随着筋出现竹节样外形变化的同时，可以产生力量；从月（肉）旁者，则更明确了筋是肉性组织。由此得出结论：在人体中，筋可随人的意志伸缩变形并产生力量，是牵拉肢体产生相应活动的组织。正如《说文解字》所说："筋者，肉之力也"，《灵枢·经脉》也说"骨为干，筋为刚"，都是对运动肌的描述。

而西医认为，骨骼肌都附着于骨骼上，其越过一个或多个关节，当肌肉收缩时，则牵引远端的肢体沿关节的某个运动轴活动而产生运动。其肌腱均附于关节周围，正如《素问·五脏生成》篇所说："诸筋者皆属于节"。其肌腹由肌纤维组成，维持着肌肉的外形，居两关节之间，正是"其所结所盛之处，则唯四肢溪谷之间为最"。由此可知，筋肉包绕了关节，又隆盛于两关节之间，正是"连缀百骸，故维络周身，各有定位"，因此可以得出这样结论：中医的"筋"相当于西医的"骨骼肌"。

只有明确"筋"在人体的具体所指，才能分析筋的生理、病理及易患疾病。每块肌肉都是一个器官，除肌组织外，还有结缔组织、血管、神经等分布。骨骼肌由中间部分的肌腹和端部附着于骨面上的肌腱两个部分构成，此外还有筋膜、滑囊液、腱滑液鞘、滑车、籽骨等肌肉附属组织。在肌组织中，受到主动收缩力或被动牵拉力时，其应力点基本在肌的起止点（即肌在骨骼上的附着点）处，中医称作筋结点。这里也正是劳损并引起关节痹痛的重要部位。而在该部位的附属组织更首当其冲，是劳损最早发生的部位，筋结点反复损伤，尤其有"横络"形成时，则称之为结筋病灶点。某些特殊易磨损的部位，如肱二头肌长头肌腱沟处，因肌腱受肱骨大小粗隆及其上附着的横韧带的限制，也是常出现结筋病灶的部位。与此相同，神经纤维管、骨性纤维管、腱鞘、滑液囊、滑车、杆骨等也是容易出现结筋病灶点的部位。

此外，中医之所以在"筋"前加上"经"字，构成经筋理论，是因为十二经筋是十二经脉所络属的筋肉组织，正如《针灸学》所说："十二经筋是十二经脉之气结聚于筋肉关节的体系，是十二经脉的外周连属部分。"十二经筋与十二经脉循环分布相似，却各有不同，前文对此已有较为详尽的解析，此处就不再累述。

▶ 经筋与韧带学——束骨利关节

中医的"脏象"理念指的是以象（功能）推导其脏（组织结构）的方法，正所谓"脏藏于内，而象于外"。简单点说，就是在人们掌握一定的规律之后，可以根据人体的表象来推断它内在的功能和存在价值。而这个规律，就是指"经筋"。

《素问·痿论》指出："宗筋主束骨而利机关者也。""利机关"即运转关节，"束"是约束的意思，束骨指的是人体骨骼的关节连结问题，这便涉及西医解剖学的韧带学内容。现代医学认为，骨与骨之间借纤维结缔组织、软骨或骨组织相联结，形成不动、微动和可动关节。关节的主要结构有关节面、关节囊和关节腔。关节的辅助结构有滑膜皱襞、韧带、关节盘、关节盂缘等。其中骨间的纤维结缔组织、关节滑膜皱襞、韧带、关节盂缘等均同于经筋病学的范畴。

具体来说，关节囊是结缔组织构成的膜囊，附着于关节的周围，密封关节腔。其外层为纤维层，厚且坚韧。在运动范围较小或负重较大的关节中，均较厚而且紧张，有的部分明显增厚而形成韧带。衬附于纤维层内曲、关节韧带及通过关节内肌腱表面，其周边附着于关节软骨边缘，这是滑膜层。滑膜表面常形成许多突起，多附着在关节囊附着部附近，有的形成皱襞突入关节腔，形成滑膜皱襞。有的滑膜层还穿过纤维层呈囊状向外膨出，形成黏液囊，常介于肌腱与骨面之间，起到减轻摩擦损伤的作用。关节盂缘为纤维软骨环，底部较宽，附着于关节窝的周缘。

正是这些呈索状、短板状或膜状，附着于两骨的表面，有相当的韧性和坚固性的纤维结缔组织，使得人体的骨骼之间紧密相连，充分发挥着"束骨利关节"的功效。

▶ 经筋与运动力线——牵一筋而动全身

《黄帝内经》认为，经筋主束骨而利机关，即主人体百骸的连接与关节运动。人体自身的肌肉收缩即可产生躯体在空间的位置改变，这就是运动。运动是人生存所必需的生理活动，但非生理的运动却可能造成肌肉及其相关组织的损伤。

从现代医学的角度来分析，人体运动是由自身的肌肉主动收缩而产生的，也就是说，自身肌肉收缩所产生的力，由肌肉本身传递到肌两端与骨相联结的结合点上，从而使其跨越的关节产生活动，从而出现肢体的运动。同理，当损伤性的肌肉收缩时，也会在肌肉的两端（即起止点）施加同样的力，故而也会造成肌肉起止点的损伤。虽然，由于解剖结构不同，可以先在某一端出现，或表现得比较显著，但反复、长期的非生理的肌收缩，往往会使两端受力点受伤，因此，当肌肉附着的一端出现关节疼痛时，常常在肌肉另一端附着点也会伴有轻重不等的损伤。这样，就出现了在痹痛关节远端的疼痛点。将两点相连，则成为一条痛点连线。而这一连线，也恰恰是该肌肉的运动力线。

由此可知，人体的任何一个活动都不是一块肌肉所能完成的。除上述主动肌的运动损伤外，一般都会殃及相关的其他辅助这一运动的肌组，甚至要累及参与这一运动的所有肌群，从而出现极长的损伤线。例如：一个投掷运动，它不仅有握肌肌组的参与，还要有屈肌肌组参与、屈肘、屈肩收腹、下肢蹬地、弹跳等一系列主动肌的顺序参加。这样，一个投掷运动的损伤，常常会沿这条超越局部的力线出现病痛。而这些痛点或力线，恰恰与《灵枢·经筋》对十二经筋从四末至头身的整体性描述一致。因此，我们不难看出，经筋更重要的临床意义在于它是对人体运动力线的深刻总结和描述。这种描述，从生理上概括出参与同项运动的肌肉组分布规律；在病理发展过程中，又是病痛传变的潜在扩延线。这种规律性总结，可以称作点线规律。说得简单一点，也就是牵一筋而动全身。

此外，任何运动都需要固定肌的参与。固定肌是指那些起着固定原动肌起点或止点所附着骨骼作用的肌群。比如，在屈肘举臂过程中，首先要固定肩胛骨，继而固定肱骨。只有这样才能发挥肱二头肌、肱肌的屈肘功能。固定肩胛骨是由肩带的前伸、后缩肌群和上下回旋肌群同时收缩完成的，还涉及肩胛提肌、菱形肌、冈上肌、冈下肌、前锯肌、胸小肌。由于协同肌都居于主动肌两侧，因此，协同肌损伤的痛点就分布于主动肌力线的两旁。将这些病痛点与主动肌力线上痛点相连，则往往形成一个"面"，由此，经筋劳损扩延的过程还可以由"线到面"，这又可称作线面规律。

运动时也少不了拮抗肌——那些与主动肌相对抗的肌肉群就是"拮抗肌"，它们与主动运动相反。然而，正是借助拮抗肌的主动弛缓或"伸展"，使主动运动平稳，节制其运动过度，防止出现急跳或痉挛运动。由此可见，不协调的运动和劳损性伤害，不仅损伤主动肌，而且可以损及拮抗肌和固定肌。由于拮抗肌分布在肢体对侧面，当其损伤时，其病状会出现在肢体对侧，使痹痛症状向立体方向发展，即"由面到体"。"由面到体"的逐渐进展规律可称为面体规律。

十二经筋正是总结了这种临床疾病传变规律，且从生理分布和病理发展角度，进行了高度概括和总结：手足三阳经筋分布于人体躯干与四肢背侧（阳面）；手足三阴经筋分布于人体躯干与四肢前面（阴面）。反映了前（阴）、后（阳），即整体的身前、身后经筋的生理与病理关系。足三阴经筋以厥阴居中，太阴居前，少阴居后，反映了下肢内侧"面"的经筋生理与病理关系。足三阳经筋以少阳居中，太阳居后，阳明居前，反映了下肢、躯干背侧"面"的生理与病理关系。手三阴经筋以厥阴居中，太阴居前，少阴居后，反映了上肢内侧"面"的生理与病理关系。手三阳经筋以少阳居中，太阳居后，阳明居前，反映了上肢背侧、头颈部"面"的生理与病理关系。十二经筋循行线则分别反映了"线"的生理与病理关系，而每个筋结点和结筋病灶点，则反映"点"的生理与病理关系。

因此，结合中西医的观点，可以得出这样的结论：十二经筋是以 12 条运动力线为纲，对人体韧带学、肌学及其附属组织生理和病理规律的概括和总结，充分论证了其"牵一筋而动全身"的重要意义。

第三节 拉筋拍打，先问问经络这个健康大管家

▶ 人体内看不见的河流——经络

经络是经脉和络脉的总称，人体上有一些纵贯全身的路线，古人称之为经脉。这些大干线上有一些分支，在分支上又有更小的分支，古人称这些分支为络脉。"脉"是这种结构的总括概念。

尽管早在2000多年前的汉代就有了经脉图谱，但是，直到解剖学说成熟完善的现代，也找不到与古典图谱一致的经络，那究竟有没有经络呢？中医是相信经络的存在的。早在数千年以前，人们就发现某些人生病时身体会出现红色发烫的线条，按摩那些线条可治疗疾病，经络学说就是从这些治疗经验里发展出来的，并成了中医最重要的组成部分。

虽然迄今为止，没有人知道经络的实质，也没有人知道经络是怎样被发现的，但是经络却用特殊的方式告诉世人它的存在是千真万确的，只是没有人能看见而已。当针灸或者按压穴位的时候，人身上沿着经络的地方会出现酸、麻、胀、痛的感觉，比如按手臂肘弯下的"麻筋"，手心会有麻的感觉，中医把这个叫"得气"，出现这种现象时，诊治效果往往更好。不过这种"得气"跟每个人体质有关，有的人明显，有的人则没什么感觉。

中医认为，经络的养生功效主要有以下3个方面：

1. 联系脏腑、沟通内外

《灵枢·海论》指出："夫十二经脉者，内属于腑脏，外络于肢节。"人体的五脏六腑、四肢百骸、五官九窍、皮肉筋骨等组织器官，之所以能保持相对的协调与统一，完成正常的生理活动，是依靠经络系统的联络沟通而实现的。经络中的经脉、经别与奇经八脉、十五络脉，纵横交错，入里出表，通上达下，联系人体各脏腑组织；经筋、皮部联系肢体筋肉皮肤；浮络和孙络联系人体各细微部分。这样，经络将人体联系成了一个有机的整体。

经络的联络沟通作用，还反映在经络具有传导功能。体表感受病邪和各种刺激，可传导于脏腑；脏腑的生理功能失常，亦可反映于体表。这些都是经络联络沟通作用的具体表现。

2. 运行气血、营养全身

《灵枢·本脏》指出："经脉者，所以行血气而营阴阳，濡筋骨，利关节者也。"气血是人体生命活动的物质基础，全身各组织器官只有得到气血的温养和濡润才能完

成正常的生理功能。经络是人体气血运行的通道,能将营养物质输布到全身各组织脏器,使脏腑组织得以营养,筋骨得以濡润,关节得以通利。

3.抗御病邪、保卫机体

营气行于脉中,卫气行于脉外。经络"行血气"而使营卫之气密布周身,在内和调于五脏,洒陈于六腑,在外抗御病邪,防止内侵。外邪侵犯人体由表及里,先从皮毛开始。卫气充实于络脉,络脉散布于全身而密布于皮部,当外邪侵犯机体时,卫气首先发挥其抗御外邪、保卫机体的屏障作用。如《素问·缪刺论》所说:"夫邪客于形也,必先舍于皮毛,留而不去,入舍于孙脉,留而不去,入舍于络脉,留而不去,入舍于经脉,内连五脏,散于肠胃。"

总之,中医认为经络是人体内的一种通道,是气血的通道,在人体内,是一种内景,在外面是看不见的。要"反观",就是往里看,就是《黄帝内经》所说的"内求"。其实,想要内求并不难,这需要修炼入静的功夫,在有了一定的功夫后,就能往里看了。这种功夫需要修炼,而且人人都可以修炼出来,这种功夫就是后来所谓的气功。只要静心澄志,精神内守,就可以内观到经络的运行。

▶十二经脉:人体经络的主干要道

十二经脉是经络学说的主要内容。"十二经脉者,内属于腑脏,外络于肢节",这概括说明了十二经脉的分布特点:内部,隶属于脏腑;外部,分布于躯体。又因为经脉是"行血气"的,其循行有一定方向,就是所说的"脉行之逆顺",后来称为"流注";各经脉之间还通过分支互相联系,就是所说的"外内之应,皆有表里"。

(1)手太阴肺经:手太阴肺经主要分布在上肢内侧前缘,其络脉、经别与之内外连接,经筋分布其外部。

(2)手阳明大肠经:手阳明大肠经主要分布在上肢外侧前缘,其络脉、经别与之内外连接,经筋分布其外部。

(3)足阳明胃经:足阳明胃经主要分布在头面、胸腹第二侧线及下肢外侧前缘,其络脉、经别与之内外连接,经筋分布其外部。

(4)足太阴脾经:足太阴脾经主要分布在胸腹任脉旁开第二侧线及下肢内侧前缘,其络脉、经别与之内外连接,经筋分布其外部。

(5)手少阴心经:手少阴心经主要分布在上肢内侧后缘,其络脉、经别与之内外连接,经筋分布其外部。

(6)手太阳小肠经:手太阳小肠经主要分布在上肢外侧后缘,其络脉、经别与之内外连接,经筋分布其外部。

（7）足太阳膀胱经：足太阳膀胱经主要分布在腰背第一、二侧线及下肢外侧后缘，其络脉、经别与之内外连接，经筋分布其外部。

（8）足少阴肾经：足少阴肾经主要分布在下肢内侧后缘及胸腹第一侧线，其络脉、经别与之内外连接，经筋分布其外部。

（9）手厥阴心包经：手厥阴心包经主要分布在上肢内侧中间，其络脉、经别与之内外连接，经筋分布其外部。

（10）手少阳三焦经：手少阳三焦经主要分布在上肢外侧中间，其络脉、经别与之内外连接，经筋分布其外部。

（11）足少阳胆经：足少阳胆经主要分布在下肢的外侧中间，其络脉、经别与之内外连接，经筋分布其外部。

（12）足厥阴肝经：足厥阴肝经主要分布在下肢内侧的中间，其络脉、经别与之内外连接，经筋分布其外部。

十二经脉的循行走向是：手三阴经从胸走手，手三阳经从手走头，足三阳经从头走足，足三阴经从足走腹（胸）。正如《灵枢·逆顺肥瘦》所载："手之三阴从脏走手，手之三阳从手走头，足之三阳从头走足，足之三阴从足走腹。"

▶ "离、合、出、入"的十二经别

经别，就是别行的正经。十二经别的循行，都是从十二经脉的四肢部分（多为肘、膝以上）别出（称为"离"），走入体腔脏腑深部（称为"入"），然后浅出体表（称为"出"）而上头面，阴经的经别合入阳经的经别而分别注入六阳经脉（称为"合"）。所以，十二经别的循行特点，可用"离、合、出、入"来概括。每一对相为表里经别组成一"合"，十二经别共组成"六合"。十二经别的功能主要是加强和协调经脉与经脉之间、经脉与脏腑之间，以及人体各器官组织之间的联系。

1. 足太阳与足少阴经别（一合）

足太阳经别：从足太阳经脉的腘窝部分出，其中一条支脉在骶骨下 5 寸处别行进入肛门，上行归属膀胱，散布联络肾脏，沿脊柱两旁的肌肉到心脏后散布于心脏内；直行的一条支脉，从脊柱两旁的肌肉处继续上行，浅出项部，脉气仍注入足太阳本经。

足少阴经别：从足少阴经脉的腘窝部分出，与足太阳的经别相合并行，上至肾，在 14 椎（第二腰椎）处分出，归属带脉；直行的一条继续上行，系舌根，再浅出项部，脉气注入足太阳的经别。

2. 足少阳与足厥阴经别（二合）

足少阳经别：从足少阳经脉在大腿外侧循行部位分出，绕过大腿前侧，进入毛际，同足厥阴的经别会合，上行进入季胁之间，沿着胸腔里，归属于胆，散布而上达肝脏，通过心脏，挟食道上行，浅出下颌、口旁，散布在面部，系目系，当目外眦部，脉气仍注入足少阳经。

足厥阴经别：从足厥阴经脉的足背上处分出，上行至毛际，与足少阳的经别会合并行。

3. 足阳明与足太阴经别（三合）

足阳明经别：从足阳明经脉的大腿前面处分出，进入腹腔里面，归属于胃，散布到脾脏，向上通过心脏，沿食道浅出口腔，上达鼻根及目眶下，回过来联系目系，脉气仍注入足阳明本经。

足太阴经别：从足太阴经脉的股内侧分出后到大腿前面，同足阳明的经别相合并行，向上结于咽，贯通舌中。

4. 手太阳与手少阴经别（四合）

手太阳经别：从手太阳经脉的肩关节部分出，向下入于腋窝，行向心脏，联系小肠。

手少阴经别：从手少阴经脉的腋窝两筋之间分出后，进入胸腔，归属于心脏，向上走到喉咙，浅出面部，在目内眦与手太阳经相合。

5. 手少阳与手厥阴经别（五合）

手少阳经别：从手少阳经脉的头顶部分出，向下进入锁骨上窝。经过上、中、下三焦，散布于胸中。

手厥阴经别：从手厥阴经脉的腋下三寸处分出，进入胸腔，分别归属于上、中、下三焦，向上沿着喉咙，浅出于耳后，于乳突下同手少阳经会合。

6. 手阳明与手太阴经别（六合）

手阳明经别：从手阳明经脉的肩髃穴分出，进入项后柱骨，向下者走向大肠，归属于肺；向上者，沿喉咙，浅出于锁骨上窝。脉气仍归属于手阳明本经。

手太阴经别：从手太阴经脉的渊腋处分出，行于手少阴经别之前，进入胸腔，走向肺脏，散布于大肠，向上浅出锁骨上窝，沿喉咙，合于手阳明的经别。

▶ 奇经八脉：人体经络的"湖泽"

奇经八脉是督脉、任脉、冲脉、带脉、阴维脉、阳维脉、阴跷脉、阳跷脉等八脉的总称。它们与十二正经不同，既不直属脏腑，又无表里配合关系，因为"别道奇行"，故称"奇经"。

八脉中的督、任、冲脉皆起于胞中，同出会阴，称为"一源三岐"，其中督脉行于腰背正中，上至头面；任脉行于胸腹正中，上抵颏部；冲脉与足少阴肾经相并上行，环绕口唇。带脉起于胁下，环行腰间 1 周。阴维脉起于小腿内侧，沿腿股内侧上行，至咽喉与任脉会合。阳维脉起于足跗外侧，沿腿膝外侧上行，至项后与督脉会合。阴跷脉起于足跟内侧，随足少阴等经上行，至目内眦与阳跷脉会合。阳跷脉起于足跟外侧，伴足太阳等经上行，至目内眦与阴跷脉会合，沿足太阳经上行，于项后会合足少阳经。

奇经八脉交错地循行分布于十二经之间，其作用主要体现于两方面。其一，沟通了十二经脉之间的联系。奇经八脉将部位相近、功能相似的经脉联系起来，达到统摄有关经脉气血、协调阴阳的作用。督脉与六阳经有联系，称为"阳脉之海"，具有调节全身阳经经气的作用；任脉与六阴经有联系，称为"阴脉之海"，具有调节全身诸阴经经气的作用；冲脉与任、督脉，足阳明经、足少阴经等有联系，故有"十二经之海""血海"之称，具有涵蓄十二经气血的作用；带脉约束联系了纵行躯干部的诸条足经；阴阳维脉联系阴经与阳经，分别主管一身之表里；阴阳跷脉主持阳动阴静，共司下肢运动与寤寐。其二，奇经八脉对十二经气血有蓄积和渗灌的调节作用。当十二经脉及脏腑气血旺盛时，奇经八脉能加以蓄积，当人体功能活动需要时，奇经八脉又能渗灌供应。

冲、带、跷、维六脉腧穴，都寄附于十二经与任、督脉之中，唯任、督二脉各有其所属腧穴，故与十二经相提并论，合称为"十四经"。十四经具有一定的循行路线、病候及所属腧穴，是经络系统的主要部分，在临床上是针灸治疗及药物归经的基础。

1. 督脉

督，有总督的意思。督脉行于背正中，能总督一身之阳经，故又称"阳脉之海"。

循行部位：起于胞中，下出会阴，后行于腰背正中，经项部，进入脑内，属脑，并由项部沿头部正中线，经头顶、额部、鼻部、上唇，到上唇系带处。并有地脉络肾、贯心。

主要病证：脊柱强直、角弓反张、脊背疼痛、精神失常、手足麻木等。

2. 任脉

任，即担任。任脉行于胸腹部的正中，能总任一身之阴经，故有"阴脉之海"的称号。

循行部位：起于胞中，下出会阴，经阴鼻，沿腹部正中线上行，通过胸部、颈部，到达下唇内，环绕口唇，上至龈交，分行至两目下。

主要病证：疝气、带下、少腹肿块、月经不调、流产、不孕等。

3. 冲脉

为总领诸经气血的要冲。

循行部位：起于胞中，并在此分为 3 支：一支沿腹腔后壁，上行于脊柱内；一支沿腹腔前壁挟脐上行，散布于胸中，再向上行，经喉，环绕口唇；一支下出会阴，分别沿股内侧下行至大趾间。

主要病证：月经不调、经闭、崩漏、乳少、吐血及气逆上冲等。

4. 带脉

带脉围腰一周，有如束带，能约束诸脉，所以有"诸脉皆属于带"的说法。

循行部位：起于季胁，斜向下行至带脉穴，绕身一周。

主要病证：腹满，腰部觉冷如坐水中。

5. 阴跷脉、阳跷脉

跷，有轻健跷捷的意思。阳跷主一身左右之阳，阴跷主一身左右之阴。同时还有濡养眼目，司眼睑的开合和下肢运动的作用。

循行部位：跷脉左右成对。阴阳跷脉均起于足跟。

主要病证：阳跷为病，肢体外侧肌肉弛缓而内侧肌肉拘急、喉痛、嗜睡。阴跷为病，肢体内侧肌肉弛缓而外侧肌肉拘急、癫狂、不眠、目内眦赤痛。

6. 阴维脉、阳维脉

维，有维系的意思。阴维脉维系三阴经，阳维脉维系三阳经。

循行部位：阴维起于小腿内侧足三阴经交会之处，沿下肢内侧上行，到腹部，与足太阴脾经同行，到胁部，与足厥阴肝经相合，然后上行至咽喉，与任脉相会。阳维起于外踝下，和足少阳胆经并行，沿下肢外侧向上，经躯干部外侧，从腋后上肩部，前行到额部，循头入耳，与督脉会合。

主要病证：阴维脉发生病变时，常有胸痛、心痛、胃痛等证。阳维脉发生病变时，常见发冷、发热等证。

▶ 十五络脉："支而横者为络"

十二经脉和任、督二脉各自别出一络，加上脾之大络，共计 15 条，称为十五络脉，分别以十五络所发出的腧穴命名。四肢部的十二经别络，加强了十二经中表里两经的联系，沟通了表里两经的经气，补充了十二经脉循行的不足。躯干部的任脉别络、督脉别络和脾之大络，分别沟通了腹、背和全身经气。

（1）手太阴之别络：从列缺穴处分出，起于腕关节上方，在腕后半寸处走向手阳明经；其支脉与手太阴经相并，直入掌中，散布于鱼际部。

（2）手阳明之别络：从偏历穴处分出，在腕后三寸处走向手太阴经；其支脉向上沿着臂臑，经过肩，上行至下颌角，遍布于牙齿，其支脉进入耳中，与宗脉会合。

（3）足阳明之别络：从丰隆穴处分出，在外踝上八寸处，走向足太阴经；其支脉沿着胫骨外缘，向上联络头项，与各经的脉气相合，向下联络咽喉部。

（4）足太阴之别络：从公孙穴处分出，在第一趾跖关节后一寸处，走向足阳明经；其支脉进入腹腔，联络肠胃。

（5）手少阴之别络：从通里穴处分出，在腕后一寸处走向手太阳经；其支脉在腕后一寸半处别而上行，沿着本经进入心中，向上系舌本，连属目系。

（6）手太阳之别络：从支正穴处分出，在腕后五寸处向内注入手少阴经；其支脉上行经肘部，网络肩部。

（7）足太阳之别络：从飞阳穴处分出，在外踝上七寸处，走向足少阴经。

（8）足少阴之别络：从大钟穴处分出，在内踝后绕过足跟，走向足太阳经；其支脉与本经相并上行，走到心包下，外行通贯腰脊。

（9）手厥阴之别络：从内关穴处分出，在腕后二寸处浅出于两筋之间，沿着本经上行，维系心包，络心系。

（10）手少阳之别络：从外关穴处分出，在腕后二寸处，绕行于臂臑外侧，进入胸中，与手厥阴经会合。

（11）足少阳之别络：从光明穴处分出，在内踝上五寸处，走向足厥阴经，向下联络足背。

（12）足厥阴之别络：从蠡沟穴处分出，在内踝上五寸处，走向足少阳经；其支脉经过胫骨，上行到睾丸部，结聚在阴茎处。

（13）任脉之别络：从鸠尾（尾翳）穴处分出，自胸骨剑突下行，散布于腹部。

（14）督脉之别络：从长强穴处分出，挟脊柱两旁上行到项部，散布在头上；下行的络脉从肩胛部开始，从左右分别走足太阳经，进入脊柱两旁的肌肉。

（15）脾之大络：从大包穴处分出，浅出于渊腋穴下三寸处，散布于胸胁部。

此外，还有浮络、孙络。浮络是络脉中浮行于浅表部位的分支。其主要作用是输布气血以濡养全身。从别络分出最细小的分支称为"孙络"，它的作用同浮络一样输布气血，濡养全身。

▶十二经筋：和十二经脉大不同

经筋的分布，同十二经脉在体表的循行部位基本上是一致的，但其循行走向不尽相同。经筋的分布，一般都在浅部，从四肢末端走向头身，多结聚于关节和骨骼附近，有的进入胸腹腔，但不属络脏腑。其具体分布如下。

1. 足太阳经筋

起于足小趾，向上结于外踝，斜上结于膝部，在下者沿外踝结于足跟，向上沿跟腱结于腘部，其分支结于小腿肚（腨内），上向内廉，与腘部另支合并上行结于臀部，向上挟脊到达项部；分支结入舌根；直行者结于枕骨，上行至头顶，从额部下，结于鼻；分支形成"目上纲"（即上睑），向下结于鼻旁，背部的分支从腋行外侧结于肩髃；一支进入腋下，向上出缺盆，上方结于耳后乳突（完骨）。又有分支从缺盆出，斜上结于鼻旁。

2. 足少阳经筋

起于第四趾，向上结于外踝，上行沿胫外侧缘，结于膝外侧；其分支起于腓骨部，上走大腿外侧，前边结于"伏兔"，后边结于骶部。直行者，经季肋，上走腋前缘，系于胸侧和乳部，结于缺盆。直行者，上出腋部，通过缺盆，行于太阳经筋的前方，沿耳后，上额角，交会于头顶，向下走向下颌，上结于鼻旁。分支结于目外眦，成"外维"。

3. 足阳明经筋

起于第二、三、四趾，结于足背；斜向外上盖于腓骨，上结于膝外侧，直上结于髀枢（大转子部），向上沿胁肋，连属脊椎。直行者，上沿胫骨，结于膝部。分支结于腓骨部，并合足少阳的经筋。直行者，沿伏兔向上，结于股骨前，聚集于阴部，向上分布于腹部，结于缺盆，上颈部，夹口旁，会合于鼻旁，上方合于足太阳经筋——太阳为"目上纲"（上睑）；阳明为"目下纲"（下睑）。其中分支从面颊结于耳前。

4. 足太阴经筋

起于大足趾内侧端，向上结于内踝；直行者，络于膝内辅骨（胫骨内踝部），向上沿大腿内侧，结于股骨前，聚集于阴部，上向腹部，结于脐，沿腹内，结于肋骨，散布于胸中；其在里的，附着于脊椎。

5. 足少阴经筋

起于足小趾的下边，同足太阴经筋并斜行内踝下方，结于足跟，与足太阳经筋会合；向上结于胫骨内踝下，同足太阴经筋一起向上，沿大腿内侧，结于阴部，沿脊里，挟脊，向上至项部，结于枕骨，与足太阳经筋会合。

6. 足厥阴经筋

起于足大趾上边，向上结于内踝之前。沿胫骨向上结于胫骨内髁之下，向上沿大腿内侧，结于阴部，联络各经筋。

7. 手太阳经筋

起于手小指上边，结于腕背，向上沿前臂内侧缘，结于肘内锐骨（肱骨内上髁）的后面，进入并结于腋下，其分支向后走腋后侧缘，向上绕肩胛，沿颈旁出走足太阳经筋的前方，结于耳后乳突；分支进入耳中；直行者，出耳上，向下结于下颌，上方连属目外眦。还有一条支筋从颌部分出，上下颌角部，沿耳前，连属目外眦，上额，结于额角。

8. 手少阳经筋

起于无名指末端，结于腕背，向上沿前臂结于肘部，上绕上臂外侧缘上肩，走向颈部，合于手太阳经筋。其分支当下颌角处进入，联系舌根；另一支从下颌角上行，沿耳前，连属目外眦，上额，结于额角。

9. 手阳明经筋

起于食指桡侧端，结于腕背，向上沿前臂外侧，结于肩；其分支，绕肩胛，挟脊旁；直行者，从肩部上颈；分支上面颊，结于鼻旁；直行者上出手太阳经筋前方，上额角，络头部，下向对侧颌部。

10. 手太阴经筋

起于手大拇指上，结于鱼际后，行于寸口动脉外侧，上沿前臂，结于肘中；再向上沿上臂内侧，进入腋下，出缺盆，结于肩前方，上面结于缺盆，下面结于胸里，分散通过膈部，到达季胁。

11. 手厥阴经筋

起于手中指，与手太阴经筋并行，结于肘内侧，上经上臂内侧，结于腋下，向下散布于胁的前后；其分支进入腋内，散布于胸中，结于膈。

12. 手少阴经筋

起于手小指内侧，结于腕后锐骨（豆骨），向上结于肘内侧，再向上进入腋内，交手太阴经筋，行于乳里，结于胸中，沿膈向下，系于脐部。

▶十二皮部：络脉之气散布之所在

　　十二皮部是指十二经脉功能活动反映于体表的部位，也是络脉之气散布之所在。因此，十二皮部的分布区域，也是以十二经脉在体表的分布范围来划分，即将十二经脉在皮肤上的分属部分作为依据来划分。故《素问·皮部论》指出："欲知皮部，以经脉为纪考，诸经皆然。"同时，皮部不仅是经脉的分区，也是别络的分区，它同别络，特别是浮络有着密切的关系。所以《素问·皮部论》又说："凡十二经络脉者，皮之部也。"

　　由于十二皮部居于人体最外层，又与经络气血相通，故是机体的卫外屏障，起着保卫机体、抗御外邪和反映病证的作用。当机体卫外功能失常时，病邪可通过皮部深入络脉、经脉以至脏腑。正如《素问·皮部论》所说："邪客于皮则腠理开，开则邪入客于络脉，络脉满则注入经脉，经脉满则入合于脏腑也。"反之，当机体内脏有病时，亦可通过经脉、络脉而反映于皮部，根据皮部的病理反应而推断脏腑病证。所以皮部又有反映病候的作用。此外，中医针灸临床常用的皮肤针（七星针、梅花针）、皮内针、穴位贴药治疗等均是通过皮部与经脉络脉乃至脏腑气血的沟通和内在联系而发挥作用的。

▶拉筋拍打，也要顺时循经

　　要知道，经络也有自己的上班时间，在它的工作时间你去找它，自然会收获颇丰，如果在它休息的时间去叩它的家门，你是不被欢迎的，即使它碍于情面勉强接待了你，也不会给你什么好处。所以，要想通过经络疗法保护自己，必须在心里有张人体经络运营时间表。

1. 晚间 23 点 ~ 凌晨 1 点，子时，胆经开

　　胆是代谢解毒器官，需在熟睡中进行，此时不宜进行拉筋拍打活动。

2. 凌晨 1~3 点，丑时，肝经开

　　肝开始排毒，也需要在熟睡中进行，因此也不宜进行拉筋拍打活动。此外，晚上23 点至凌晨 3 点这个时间段保持充足的睡眠，可有效预防脸部长斑点和青春痘。

3. 凌晨 3~5 点，寅时，肺经开

　　肺排毒开始，此即为何咳嗽的人在这段时间咳得最剧烈，因排毒动作已走到肺；不应用止咳药，以免抑制肺积物的排除。此时，可拍打或按摩肺经，或是按摩手腕凹陷深处的太渊穴（手太阴肺经，肺之原穴，百脉之会），但这个穴位不易找准，可用左手横握右手的手腕，用左手大拇指中间的指节的侧面按压，这样可以找准这个穴位，有疼痛感就对了。

4. 凌晨 5~7 点，卯时，大肠经开

大肠的排毒，应喝淡盐水清肠后上厕所排便。此时正是敲打大肠经的最佳时间，大肠经很好找，你只要把左手自然下垂，右手过来敲左臂，一敲就是大肠经。敲时有酸胀的感觉，敲到曲池穴时多敲一会儿，曲池穴就在大肠经上肘横纹尽头的地方。

5. 上午 7~9 点，辰时，胃经开

胃大量吸收营养的时段，应吃早餐。疗病者最好早吃，在 6 点半前，养生者在 7 点前，不吃早餐者应改变习惯，即使拖到 9、10 点吃都比不吃好，以免胃被胃酸侵蚀，也要预防浓缩的胆汁因为没有食物的消化而演变为胆结石。此时，还应拍打胃经，比如推按腹部胃经（尤其是腹直肌部分）、敲打大小腿上的胃经、在胃经路线上拔罐刮痧，以及练武术的基本动作——蹲档骑马式、跪膝后仰头着地等，都是打通胃经的方便之法。

6. 上午 9~11 点，巳时，脾经开

脾是运送营养的，如果这时候没有营养和热量输送，你一天就没有力气工作了。此时是按摩脾经的最佳时间。身体有一些不适，可以坚持每天按摩脾经的大都、商丘两穴各 3 分钟，大都在右脚大脚趾左边靠近脚底 1 厘米处，商丘在脚腕凹处。还要坚持按摩小腿脾经，再加上肾经的复溜穴可治痛风，复溜穴在小腿肚后面，靠近脚腕约 5 厘米。

7. 中午 11~13 点，午时，心经开

这时候小睡一会儿，或是多按按心经，会让下午的你精神奕奕。沿着心经的走向，可以找到以下要穴：极泉穴在腋窝中，点按可使心率正常，又治劳损性肩周炎；少海穴在肘纹内，拨动可治耳鸣手颤及精神障碍；神门穴在掌纹边，点掐可促进消化，帮助睡眠，预防老年痴呆；少府穴在感情线上，可泻热止痒，清心除烦，通利小便。

8. 下午 13~15 点，未时，小肠经开

小肠开始吸收午餐时摄入的营养，以保证下午和晚上的热量充足。此时，可以适当做做运动，进行拉筋拍打的运动，尤其要拍打小肠经。

9. 下午 15~17 点，申时，膀胱经开

膀胱经此时气旺，外欲排体表之风寒，内欲通水道之湿浊，两相用力，大耗气血，故借调全身气血相助。因而体倦思睡，以保养气血。此时，可做做拉筋，拍打按摩从臀部到脚外侧这段膀胱经线路，从上到下，按摩时穴位有痛感效果好，通常是越接近足部时痛感越小，并反复按摩。当用指甲轻掐小脚趾外侧的至阴穴痛如针刺时，膀胱经就算是打通了。经常按摩膀胱经有利于排毒减肥。

10. 下午 17~19 点，酉时，肾经开

此时应拍打按摩肾经，比如可以用双手在腰部上下贴肌肤搓几下至有热感，有利于保养肾脏，让你气色红润身体好。

11. 晚间 19~21 点，戌时，心包经开

拍打按摩心包经可以快速将心脏中的积液排除，提升心脏的能力。注意的是，由于拍打按摩时会阻断经络中体液的流动，因此拍打按摩时，先压住穴位，心里数 13 ~ 20，然后放开一会儿再压，如此反复进行，每次约 3 ~ 5 分钟。

12. 晚间 21~23 点，亥时，三焦经开

为免疫系统（淋巴）排毒时间，此段时间应安静或听音乐，并顺着三焦经拍打按摩一遍，最痛的地方就是不通之处，重点拍打按摩此处就可以了。

▶打通任督二脉也就打通了全身经络

对于我们所有人来说，任督二脉这两条经脉是最为重要的。督脉是统领所有阳脉的，任脉是统领所有阴脉的，所以至关重要。

任脉、督脉都起源于胞中（相当于女子子宫或男子的精室），任脉从胞中出来以后，经过会阴穴（也就是前后二阴之间），向前往上走经过腹部、胸部，一直往上，到达喉咙处。然后是环绕嘴唇 1 周，再继续往上行走，到眼眶底下散开。督脉从胞中出来后，往后往上沿着脊柱行走，一直到头顶，然后沿着头部中线往前往下，最后到上嘴唇的位置。当然任督二脉还有一些支线运行。

任脉主管生殖，同时它还被称为"阴经之海"，所有的阴脉都会聚于任脉，它行走在人体前面的正中线，人体的前面为阴，后背为阳。任脉统领所有的阴经。督脉，统领人体的所有阳经，被称为"阳经之海"。所有的阳脉都会聚于督脉，它行走在人体后背的正中线。

人体有病往往是因为任督二脉不通，任督二脉通则全身经络通，所以打通任督二脉对身体健康十分重要。

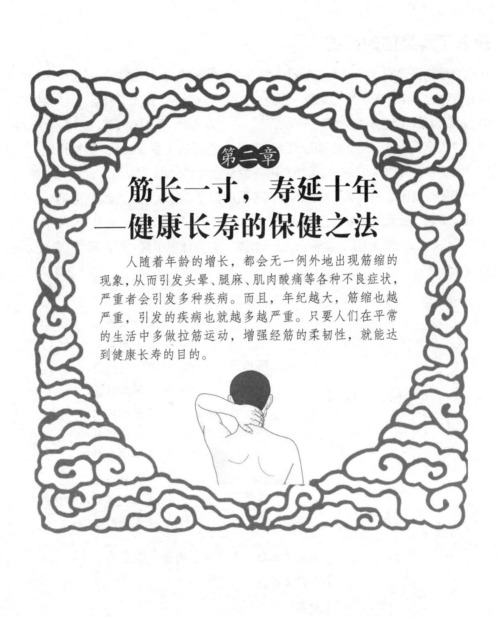

第二章
筋长一寸，寿延十年
—健康长寿的保健之法

人随着年龄的增长，都会无一例外地出现筋缩的现象，从而引发头晕、腿麻、肌肉酸痛等各种不良症状，严重者会引发多种疾病。而且，年纪越大，筋缩也越严重，引发的疾病也就越多越严重。只要人们在平常的生活中多做拉筋运动，增强经筋的柔韧性，就能达到健康长寿的目的。

第一节 小心筋缩伤人，它就潜伏你身边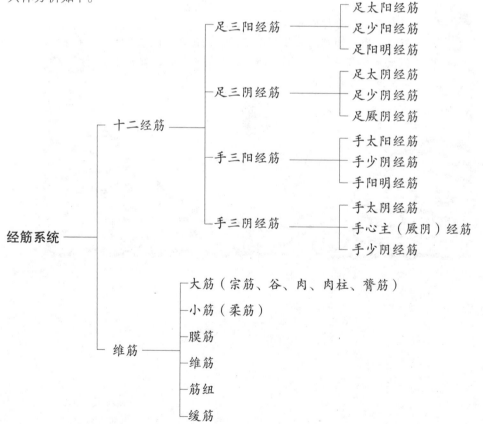

▶ 深入了解经筋的系统

结合中西医来看，经筋系统是对人体肌肉与韧带的规律性总结，尽管中国的古医家没有详尽记述全部的肌肉与韧带，而是以天地之数概括。正如《素问·气穴》记载："肉之大会为谷，肉之小会为溪……溪谷三百六十五穴会。"而在《素问·五脏生成篇》也说："人有大谷十二分，小溪三百五十四名。"总以 1 岁 365 天之数概括之。而从西医来看，人有肌肉 600 块，与运动有重要关系的约 150 块，其大小、深浅各不相同，古人所指仅是其中表浅且易于观察的那部分肌肉而已，且以天文之数泛指其繁。

具体来说，就筋肉韧带而言，经筋主要包括大筋（刚筋、谷、触肉）、小筋（溪、柔筋）、宗筋、膜筋、缓筋、维筋、肌、分肉等，充分体现了其"束骨利关节"的功效。具体分析如下。

经筋系统
- 十二经筋
  - 足三阳经筋
    - 足太阳经筋
    - 足少阳经筋
    - 足阳明经筋
  - 足三阴经筋
    - 足太阴经筋
    - 足少阴经筋
    - 足厥阴经筋
  - 手三阳经筋
    - 手太阳经筋
    - 手少阴经筋
    - 手阳明经筋
  - 手三阴经筋
    - 手太阴经筋
    - 手心主（厥阴）经筋
    - 手少阴经筋
- 维筋
  - 大筋（宗筋、谷、肉、肉柱、脊筋）
  - 小筋（柔筋）
  - 膜筋
  - 维筋
  - 筋纽
  - 缓筋

1. 大筋

大筋指的是人体那些粗大的肌肉，盛于辅骨之间，起着约束关节的作用，多分布于手足项背，直行而粗大，成为十二经筋的主体。因其粗大刚劲，充分体现了"筋为刚"的性质，故又称作刚筋。刚筋会聚，其间若谷，如群山围合形成山谷，也称为谷。谷内是气血营卫会聚流行之处；因其肌肉高突，形象显露，又称大肉。

2. 小筋

人体上那些细小的肌肉被称为小筋，它们属刚筋之支，而横者细小交错，有维系诸筋、辅助及联络各筋的作用，是十二经筋支别横络的部分，多分布于胸腹头面。因其质地柔细，故又称柔筋。细小之筋相维，如平缓小丘相并，其间形成浅沟小溪，故又称溪。溪间也是气血营卫涌流之所，犹经脉之有维络。

3. 宗筋

宗，是总的意思，宗筋就是指多条大筋会聚而形象高突、肌力刚劲的肌肉，亦即大筋、大谷、肉，其分布特点更能体现诸筋的"束骨而利机关"的功能。宗筋由大筋汇集而成，是劳动损伤的好发部位，是防治经筋痹痛的关键肌群，也是拉筋的主要关注点。

4. 膜筋

膜筋指人体那些片状的肌肉，或包绕在肌肉外层的筋膜。某些肌肉起始部不是以点状起始，而是呈片状分布，这样不仅增宽了肌肉的附着面，而且各部肌束受力也因之分散。这种分布有利于肌肉多方向发挥功能，但也会产生受力点的转移，在运动当中，某一受力点的承受力可能会相对加重，这样也就较易损伤。

膜筋的另一种形式就是肌膜，包绕在肌肉外层的膜状组织可称之为肌鞘，它由深筋膜与肌外膜共同组成。肌鞘有保护肌肉的作用，如刀入鞘，使肌肉在鞘内运动，免受肌外组织的干扰。尤其是对不同运动方向的肌束，使之得到保护，减少磨损。但肌鞘常与深部的骨组织附着，使之相对固定。运动过程中，肌肉的伸缩活动与相对固定的肌鞘的活动不同步时，常会造成肌肉与肌鞘的相互磨损，尤其是在其间有神经、血管穿行的地方，常是出现牵拉、损伤之处。膜筋附着的肌表层，常与皮下深筋膜汇聚，将整个肌体包绕起来，在某些关节处还分化成副支持带，以协助约束肌筋，其附着点也易磨损，产生结筋病变。

5. 缓筋

缓筋，就是指腹后壁隐藏之筋。正如张志聪注云："缓筋者，循于腹内之筋也。"缓筋首见于《灵枢·百病始生》篇，在论及邪气由浅入深传变，留滞于不同组织时而提出，其原文为："或著孙脉，或著络脉，或著经脉，或著输脉，或著于伏冲之脉，或著于膂筋，或著于肠胃之募原，上连于缓筋。"显然，缓筋处膂筋、肠胃膜厥之间。本篇又云："其善于阳明之经，则挟脐而佫，饱食则益人，饥则愈小。其著于缓筋也，似阳明之积，饱食则涌，饥则愈小。其著于肠胃之募原也，痛而外连于缓筋，饱食则安，饥则痛。"本段又一次明确了缓筋的体表投影在腹部阳明经范围，其在肠胃募原之外。再综合上段所论，缓筋在膂筋深层，显然，所指为腹后壁的筋肉。从解剖学角度分析，当指腰大肌、腰方肌、髂肌等。

6. 维筋

维，是网维的意思，因此维筋指那些维系网络之筋。《灵枢·经筋》指出："足太阳之筋为目上网；足阳明之筋为目下网；手少阳经筋，下为肘网。皆联系着维筋，维筋多指腱膜。"

7. 膂筋

膂筋指脊柱两旁的肌肉，相当于解剖学的竖脊肌等。《灵枢·经脉》："膀胱足太阳之脉……入循膂。"明代医学家张介宾注："膂，吕同，脊背曰吕，象形也。"又曰："夹脊两旁肉。"显然，膂筋是对背部粗大筋肉的称谓。

总之，经筋是沿人体运动力线分布的大筋、小筋、宗筋、缓筋及网络维系各条经筋的维筋、膜筋等的概括，经筋的分布除了有"结""聚"的特点，各条经筋又相互联系，相互影响。因此，人们在拉筋时即便只拉一个肌肉群，也可能对其他经筋产生影响，进而影响人体全身。

▶从"筋长者力大"来认识筋的作用

在中国传统养生文化中，筋占据了重要的地位，为什么筋这样重要？我们还是先来了解一下什么是筋。《易经》云："筋乃人之经络，骨节之外，肌肉之内，四肢百骸，无处非筋，无处非络，联络周身，通行血脉而为精神之辅。"可见，最初的"筋"是指分布于身体各部分的经络。后来，经过时代的演变，筋的定义也发生了改变，逐渐成了韧带和肌腱的俗称，也就是我们现在所说的筋。

筋附着在骨头上，起到收缩肌肉，活动关节和固定的作用，人体的活动全靠它来支配。可以说，如果人体没了筋，就会成为一堆毫无活力的骨头和肉。中医认为，肌肉的力量源于筋，所谓"筋长者力大"，筋受伤了自然使不出力气来，尤其是后脚跟这根大筋，支撑着身体全部的重量，对于运动员来说，一旦筋受了伤，已经心有余而力不足了，即使拼着这条腿不要了，也不可能出好成绩。这样，我们也就明白了，为什么一个武功高强的人，挑断脚筋之后就会成为一个废人，因为他已经使不出力气来了。

筋的最基本功能是伸缩，牵引关节做出各种动作，筋只有经常活动，也就是伸拉，才能保持伸缩力、弹性，这就是我们通常所说的练筋。需要注意的是，练筋还需要特殊的方法，我们平常所做的跑步、登山等运动活动的主要是肌肉，由于肌肉组织的粗纤维之间有很多的毛细血管，其活动需要大量的供血来完成，这样会使脉搏加快，造成人体缺氧而呼吸急促，这时体内的筋还远远达不到锻炼的目的。因此，需要一种能锻炼筋而尽量不锻炼肌肉的运动，这个方法我们将在后面讲到。

▶拉筋前，先认识人体几大部位的筋

中医认为，人体筋的数目共计 485 道：人体正面上部 62 道，人体正面中部 126 道，人体正面下部 72 道，人体背面 127 道，以及额外筋 98 道。

《刘寿山正骨经验》一书对人体几大部位的筋做了详尽的划分，具体如下：

1. 人体的正面上部（头面）筋

巅顶有巅筋 1 道。

左顶心骨有左角筋 1 道。

右顶心骨有右角筋 1 道。

囟门有囟筋 1 道。

额颅有云筋 2 道。

两额角各有额筋 1 道。

两眉间有印筋 2 道。

鼻颏有颏筋 1 道。

鼻准有准筋 1 道。

两鬓各有鬓筋 1 道。

两太阳各有太阳筋 1 道。

两眉上各有棱筋 1 道。

两眉各有眉筋 1 道。

两锐眦各有锐眦筋 1 道。

两内眦各有内眦筋 1 道。

两上下眼胞各有开筋、盖筋各 1 道。

两颐骨各有颐筋 1 道

两颧骨各有颧筋 1 道。

两环骨各有环筋 1 道。

下巴骨尾部左右各有钩筋1道。

两背骨各有背筋1道。

两颐骨各有颐筋1道。

两耳各有耳筋1道。

两耳缘各有郭筋1道。

两颧下各有颜筋1道。

两颊车各有颊筋1道。

两口角上方各有笑筋1道。

两口角下方各有哭筋1道。

上嘴唇有开筋、盖筋各1道。

下嘴唇有开筋、盖筋各1道。

下颏有开筋、盖筋各1道。

2. 人体正面中部（项、胸及上肢）筋

前项窝内有伸、屈筋各2道。

项两侧有护项筋左右各4道。

胸前骨包筋5（块）道，外有条筋5道，内有抱筋2道。

前肋有包骨筋左右各12道。

血盆骨有包骨筋左右各1道，条筋左右各1道。

两臑骨上头各有吞口筋1道、连带筋1道。

胸前骨两侧有横心筋左右各1道。

膀腋前有前等筋（前三角筋）左右各1道。

两臑骨内侧有哈筋左右各1道。

曲瞅有包骨筋左右各1道。

胳膊有伸、屈、力、通筋左右各4道。

骰子骨有连膜筋片左右各1道。

五指有伸、屈筋左右各10道。

拇指有斜牵筋左右各1道。

手掌心有掌筋左右各1道。

3. 人体正面下部（下肢）筋

胯部有篡筋左右各2道、包骨筋左右各1道、连带筋左右各2道。

大腿正面有通筋左右各1道，通筋外侧有伸筋左右各1道，通筋内侧有屈筋左右

各 1 道，屈筋内侧有力筋左右各 1 道。

小腿骨外侧有趋步筋左右各 1 道，趋步筋外侧有站立筋左右各 1 道。

膝盖骨有包骨筋左右各 2 道。

站骨有包骨筋左右各 1 道。

跗骱骨有包骨筋左右各 1 道。

内、外踝骨有包骨筋左右各 2 道。

五趾有条筋左右各 5 道。

五趾趾节有包骨筋左右各 14 道。

足掌心有足掌筋左右各 1 道。

4. 人体背面筋

枕骨有后发筋 4 道。

后项窝有后合筋 4 道。

两完骨各有完纂筋 2 道。

两寿台骨有包骨筋左右各 1 道。

项、脊两侧有大板筋 2 道，大板筋外侧左右各有伸、屈筋各 1 道。

琵琶骨有包骨筋左右各 2 道。

两胳膊背面有通背筋左右各 1 道。

膀腋后下方有后等筋（后三角筋）左右各 1 道。

胳膊有后通筋左右各 3 道。

鹅鼻骨有包骨筋左右各 1 道。

臂骨下头有包骨筋左右各 1 道。

脊梁骨有包骨筋 24 道、包棘筋 21 道。

后肋有包骨筋左右各 12 道。

胂肋骨有包骨筋左右各 4 道。

大腿有后通筋左右各 3 道。

大腿后方有大腓肠筋左右各 1 道。

小腿后方有小腓肠筋左右各 1 道。

跟骨有包跟筋左右各 2 道。

5. 额外筋

眼内有血连筋左右各 1 道。

下巴骨有连带筋左右各 1 道。

牙窠有连带筋 28 道（或 32、36 道）。

肩髃有护窠筋左右各 1 道。

肩端有护头筋左右各 1 道。

肘骨有上下护头筋左右各 3 道。

臂、昆骨下头有护头筋左右各 2 道。

楗窠有护窠筋左右各 1 道。

楗骨头有护头筋左右各 1 道。

两膝盖骨上下左右共有额外筋 32 道。

伏兔骨有护头筋左右各 1 道。

膝腘骨有护头筋左右各 1 道。

站骨有护头筋左右各 1 道。

骱骨下头有护头筋左右各 1 道。

内外踝骨有护头筋左右各 2 道。

跂骨有护头筋左右各 2 道。

▶ 经筋养生基础：人体结构平衡

经筋医学认为，人体的平衡结构是指人体结构要达到上下平衡、左右平衡、阴阳平衡、五行平衡等。人体结构一旦失去平衡，就可能在不平衡的地方产生酸、麻、胀、痛等现象。

中医学认为，人体所产生的酸、胀、麻、痛其实是一种信号，表明人体某些器官功能的衰退。也就是说，酸、胀、麻、痛等症状表示着筋肉、骨骼结构平衡的紊乱，也就是筋肉、骨骼结构上出现了不平衡。经筋、骨骼结构平衡紊乱后，势必影响经脉和五脏六腑的正常结构与功能，临床上早期表现出各种不适的亚健康症状，继而引发组织器官功能衰退，严重者出现功能障碍性疾病，甚至诱发筋性内脏病。也就是说，一旦一条经筋的某些部位结构出现破坏，如损伤、粘连或者出现筋结等问题，整条筋都会受到影响，若不及时纠正和救治，相关联经筋的结构也会逐渐受到影响，所以治疗的最终原则是进行整体施治、重点修复。通过全身松筋、疗筋、理筋、养筋使经筋结构恢复整体平衡，使功能达到最佳状态。

因此，经筋养生的基础就在于维护人体结构平衡，通过论述局部不平衡原因，并透过手法调理，将不均整、不平衡的结构修饰平衡，使得体内代谢顺畅，气血通行，机体的各项功能自然能恢复正常，酸、麻、胀、痛等现象也就消失了。

一旦经筋结构恢复平衡后，机体结构才能真正达到上下平衡、左右平衡、阴阳平衡、五行平衡，从而使五脏六腑的功能达到最佳状态。人体结构只要平衡，就没有所谓"病"的症状出现，也就使人体恢复了"健康状态"。这也是筋性内脏病以及筋性原因引起的各种疼痛问题、功能障碍等真正能够解决的根本原因。

▶经筋养生重在未病先防

《黄帝内经》中说："上医治未病，中医治欲病，下医治已病。"自古以来，防病胜于治病都是中医养生的一大原则。从自然规律来说，任何事物都是从无到有、从弱到强的一个过程，疾病也不例外。任何疾病的发生都是从未病到已病，从未成形到已成形。按照现代医学的说法，就是任何一个器质性的病变都是从非器质性的阶段发展而来，病情的发生必须有一个转化的过程。在非器质性的阶段治疗是比较容易的，而一旦进入器质性的阶段，治疗就困难多了。

然而，在现实生活中，防病难于治病，因为未病阶段的身体机能、感官处于不自觉状态下，疾病还在耐受的范围内，因此身体不容易觉有太明显的不适，因此易被人们忽视。而在已病阶段，身体机能、感官开始进入自觉状态，疾病已超越耐受的范围，身体开始出现明显的不适症状，人们才开始积极求医治疗。

然而，当病变已明确显现时，人体的器官已受到一定损害，即便医治好了，也需要一段时间恢复元气。正如《素问·四气调冲大论》中所说："是故圣人不治已病治未病，不治已乱治未乱，此之谓也。夫病已成而后药之，乱已成而后治之，譬犹渴而穿井，斗而铸锥，不亦晚乎！"而且，任何病变都是有征兆，人们只要对身体出现的一些心悸、胸闷、失眠、虚汗、气短、眩晕、后背痛等小状况加以重视，并可以通过拉筋等方式来舒筋活络，保持体内的气血畅通，就能够达到中医"治未病"的目的。

要想通过拉筋等舒筋活络的方式来防病治病，首先要善于识病。也就是说，经筋诊断可依身体整体结构的变化，再论局部机体后续的延伸；亦可直接以四肢末端论整体结构，至整体的病因病理；任何病变在身体的某一部位都有明显的线索可以遵循，且其线索均有相对应的线索存在。因为身体结构为求平衡，在对应的地方产生了所谓的代偿作用（病因），而在两相对应的中间形成压力（自觉不适）。辨明病因之后，通过采取相应的舒筋活络方法，往往能达到"手到病自除"的功效。

因此，人们应时时拉筋，以便舒筋活络，气血畅通，身体自然不会受到疾病的侵袭。

▶身体酸、麻、胀、痛，就是筋缩了

在中医古籍中，筋证被分为筋断、筋走、筋弛、筋强、筋挛、筋萎、筋胀、筋翻及筋缩等。筋缩是其中之一，但其涵义和解释并不清楚，对于这些病证的临床记载并不多，中外医学书籍亦难找到详细的论述。筋是中医的旧称，西医统称为肌腱、韧带、腱膜等；缩，有收缩和痉挛的意思。简单来说，筋缩就是筋的缩短，因而令活动受限。每个人身上都有一条大筋，从颈部开始引向背部，经腰、大腿、小腿、脚跟至脚心。解剖学里没有提及这条大筋，它就像经络穴位，并无有形的位置，但当你接受治疗时，就体会到这条筋的存在。

成年人即使有筋缩，一般对生活都暂时没有太大影响，所以感到腰、背痛时也不会想到是因为筋缩的缘故，其实这正是筋缩的先兆，只是他们根本不认识这种病证。西医的物理治疗科、脊椎神经科、骨科对筋缩病没概念，所以很多病人曾看过中、西医的不同科，结果只能得到很多不同的病因及病名，医生不懂何谓筋缩，当然亦无法有效地治疗了。

要知道，人的一生就是一个由软到硬的过程，刚生下来时柔软无比，随着年龄的增加，人们身体的柔韧性日益变弱，到了人死后身体则完全硬邦邦的，这种由软变硬的过程就是筋缩。筋缩了，则导致十二经筋不通，也导致与经筋运行轨迹类似的十二经脉堵塞，并最终导致整个经络系统的堵塞，人们就会出现种种疾病的症状，比如颈紧痛、腰强直痛、不能弯腰、背紧痛、腿痛及麻痹、不能蹲下、长短脚等，尤其是脚跟的筋有放射性的牵引痛，步法开展不大，要密步行走；髋关节的韧带有拉紧的感觉，大腿既不能抬举亦不能横展，转身不灵活，肌肉收缩、萎缩，手不能伸屈（手筋缩短），手、脚、肘、膝时有胀、麻、痛感，活动不顺等。

既然知道筋缩会引发种种疾病，人们就要善于拉筋的养生法，把筋拉开，使筋变柔，令脊椎上的错位得以复位，重回"骨正筋柔，气血自流"的健康状态。此外，拉筋还可以打通背部的督脉和膀胱经，并改善了大腿内侧的肝脾肾三条经，有效治疗女性的痛经、月经不调、色斑、子宫肌瘤、乳腺增生等疾病。

▶因为筋缩，人们衰老；因为衰老，人们筋缩

上文说人体就是一个由软变硬的过程，这个过程就是筋缩的过程，因此可得出结论：筋缩是人体衰老的原因，也是人体衰老的结果。也就是说，筋缩可以导致衰老，衰老也可以导致筋缩，二者互为因果。

一般来说，人的衰老主要有眼花、耳聋、腰驼、背弓、腿僵、浑身没劲等特征，这些在老年人身上是极为普遍的特征。自古以来，那些长寿老人的身上都较常人晚出现或少出现这些特征，任何人看到一个高龄老人眼不花、耳不聋、腰不驼、背不弓、腿脚灵活、浑身轻松，都会认为老人还能活很长时间。从中医角度来分析，衰老与精气虚衰、气血失常有关。而十二经筋不仅连缀百骸，还分布于眼、耳、口、鼻、舌、

阴器等部位，并在一定程度上维系着这些器官的正常功能活动。正如中医常说的"骨正筋柔，气血自流"，筋柔骨健，自然能在一定程度上延缓人体衰老。

西医将人体的筋当成一种间质纤维，据此提出了"间质纤维衰老说"，来解释人体衰老的原因。西医认为，在老人的机体中，形成纤维细胞的氧供应不足，影响到需氧的脯氨酸羟化过程，因而造成老人的胶原组成成分脯氨酸含量低下，胶原纤维形成不良，不但胶原纤维数目减少，而且韧性差，溶解度低，弹力纤维合成减少，更新迟缓，存留者逐渐老化，最终导致了人体衰老。

此外，老年人的一些主要脏器，如肝、肾等细胞衰老萎缩、消失，器官因之缩小变形，其支撑承托的网状纤维失去支撑承托的内容，并受张力的影响发生合并、黏着、胶原化，使萎缩的器官质地变硬，也是人体衰老的一种原因。

中国一些俗语也能说明经筋与人体衰老的关系，比如"人老腿先衰"。意思是说，人老了，双腿往往会弯曲、僵硬，行动不便，这说明衰老的次序是从腿开始的。而我们腿上的筋腱生在皮肤之内、肌肉之间、骨骼之外，有连接肌肉和骨骼的作用。因此俗语说："竹从叶上枯，人从脚上老，天天千步走，药铺不用找。"也就是说，人们要想健康长寿，就要勤于动腿动脚，经常活动，使腿脚的经络畅通，经筋舒展。

此外，说明拉筋有益于长寿的民间俗语还有许多，比如"筋长一寸，力大千斤""常练筋长三分，不练肉厚一寸""锄头能壮筋骨，汗水能治百病""经常晒太阳，筋骨强如钢""运动强筋骨，吐纳肺腑良""久行伤筋，久立伤骨，久坐伤肉，久卧伤气""老人多摇扇，筋骨更舒展""老筋长，寿命长"这些都说明筋其实就是指人体的柔韧性，如果人体的柔韧性很差，那么与之相对应的人的关节、血管、肌肉、韧带、骨骼等状况也不好，人又怎么能健康呢？

因此可知，人们只有天天拉筋，保持人体的柔韧性，那么才能达到《黄帝内经》所说的"筋长一寸，寿延十年"的养生境界。

养生百宝箱

我国著名国学大师南怀瑾老先生提倡从中国传统文化中提汲养生智慧，比如他在关于太极拳与道功论述中，就提到了筋长与寿命的关系，原文如下：

"太极拳主要的重点，还有腰的运动，即注重身体下半截的生命力，道家讲任督两脉是人体的主要生命线，尤以督脉为阳，自后脑脑下垂体区延伸，到下颈项部位，开始分支散为两支经脉于脊椎两侧，至腰下尾闾又合而为一，至会阴复再分支，行于两足，下达足底，故练拳的人，久久练至两腿足筋越练越柔，则自然长寿，一般人年纪越老，因体内石灰质增加，胶质减少，经络萎缩，两腿愈来愈蜷缩，走路老态龙钟，连头颈都没有弹性，倦态毕露。练拳的人，则锻炼筋骨，使之柔韧，隐伏有病痛的部位，亦可由麻木而渐知酸痛，而渐复正常。练拳打坐能知觉腰酸背痛，亦是好现象的开始，以后即恢复自然，萎缩的筋脉亦拉长，每拉长1分，即有年轻1岁左右之妙用，当然这是假说的数字。"

▶ 小心！爱运动的人也筋缩

人们知道运动员为了挑战生理极限，常常做出剧烈的运动，因此时常发生肌腱拉伤的事情。因此，人们认为经常运动可能拉伤肌腱，却不可能筋缩。其实，这是一种错误的观点。要知道，即便一个人几十年来经常打球、游泳，他还是有可能会出现筋缩症状。

这些爱运动的人要找到筋缩的原因，首先要问自己3个问题：做运动前是否先做热身运动？是怎样做热身运动的？是否认真做了拉筋舒展运动？

要知道，对于那些经常运动的人来说，他们觉得自己筋骨活络，因此常常忽视了运动前的热身运动，只是随便动动手脚、挥挥手臂，几分钟了事。更有甚者，运动前根本不做热身运动。这是非常错误的做法。不要以为电视里的国家运动员比赛前就不做热身运动，而只是随便甩甩手脚了事，其实他们早在进入赛场之前就做好了一切必需的关节、肌肉、筋腱等热身运动，因此到了运动场只是再松一松而已。

此外，在做热身运动时要尽量激活全身肌肉，避免进行单调重复的热身运动，而使得某些部位频繁运动，却导致其他部位不能平衡。另外，游泳前一定要进行一段时间的热身运动，因为有时由于游泳池内水温太低，也容易引起筋缩。

游泳前热身运动的量可根据气温高低而定，一般应做到身体微微出汗为止，一般可做慢跑、徒手操、拉长肌肉与韧带的练习及游泳模仿动作。此外，游泳者下水后，还可以做一些水中换气练习，以更快地适应水中环境。

养生百宝箱

游泳前一定要做好热身运动，以提高肌肉温度，增强肌肉的力量和弹性，加大身体各关节的活动范围，对防止肌肉抽筋、拉伤及关节扭伤等有着积极的作用。此外，从医学生理的角度来讲，热身活动是身体器官、系统的机能从安静状态迅速过渡到工作状态的必不可少的手段。认真地做好准备活动，能提高神经系统的兴奋性，克服呼吸和血液循环等内脏器官活动的惰性，提高能量代谢的水平，使身体机能预先活跃起来以满足运动的需求。

▶ 筋缩可能带来的十五种症状

当人体筋缩后，可能导致如腰背痛、腿痛及麻痹等种种症状，严重者还会导致长短脚。一般来说，如果你发现一些人的站立姿势很特别：屈膝、屈髋、胸部微微向前倾，臀部则微微向后，不能站直，走路时步法无法开展，这就是典型的严重筋缩症状。

专家总结了拉筋正骨的经验，将筋缩可能出现的症状归纳为以下15种。

（1）颈紧痛

（2）腰强直痛

（3）不能弯腰

（4）背紧痛

（5）腿痛及麻痹

（6）不能蹲下

（7）长短脚

（8）脚跟的筋有放射性的牵引痛

（9）步法开展不大，密步行走

（10）髋关节的韧带有拉紧的感觉

（11）大腿既不能抬举亦不能横展

（12）转身不灵活

（13）肌肉收缩／萎缩

（14）手不能伸屈（手筋缩短）

（15）手、脚、肘、膝时有胀、麻、痛感，活动不顺

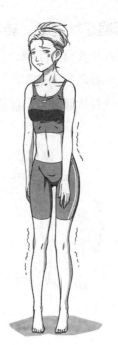

▶生活中的九种筋缩场景，你知道吗

筋缩症状之一：弯不下腰

弯腰也是人们生活中的常见动作之一，体育课上，学生们也经常做通过弯腰并将手指尖或手掌贴住地面的方式来拉筋，作为运动前的热身运动。因此，要检验自己有没有筋缩症状，只需要看自己能不能弯下腰来。一般来说，筋缩症患者常常感觉腰背疼痛，东西掉到地上，想捡起来，却因为不能弯腰，拣不了。此症状常见于静坐于办公室的人群，较少出现在长期运动和从事体力劳动的人身上。

筋缩症状之二：蹲不下来

如果一个人连腰都弯不了，就更不可能下蹲了。不能下蹲的筋缩症状往往出现在老年人群身上，但随着现代生活中运动的逐步减少，一些懒于运动的"宅男""宅女"身上也可能出现不能下蹲的筋缩症状。尤其是家里的厕所是蹲厕时，这些筋缩患者的生活就会面临极大的不便。

筋缩症状之三：腿横跨不了

要想知道自己有没有筋缩，不妨试着蹲蹲马步，如果发现腿不能横跨，也就说发现两腿张不开，这就说明你筋缩了，需要适当拉筋恢复身体柔韧性。

筋缩症状之四：转身较困难

近几年流行拉丁舞，许多人在学习舞蹈的过程中常常发现自己转身较困难，这可能不是你技巧生疏的原因，而可能是你筋缩了。这是因为许多人们从事办公室工作，容易导致身体僵硬，出现筋缩。此时，就要多练扭腰功等随时来拉筋。

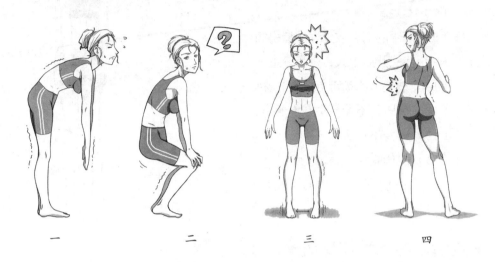

一　　　　　二　　　　　三　　　　　四

筋缩症状之五：腿抬不起来

生活中，人们常常会遇到上台阶的事情，有些人能一步跨好几个台阶，而有些人连上一个台阶都困难，抬不起腿来，这就是筋缩的症状，平时要注意多拉腿筋。

筋缩症状之六：密步行走

在传统的审美观里，女子宜小碎步行走，以体现其温婉细腻的女人味；男人宜大步向前，体现男人的豪迈之气。然而，生活中，许多男人也小碎步行走，这不一定是他女性化的表现，也可能是因为筋缩导致步伐开展不大，只能小步行走。此时就要多拉腿筋。

筋缩症状之七：长短腿

有些人生下来就一条腿长，一条腿短，人们将这种症状称为"长短腿"，然而，有些人是因为患上筋缩症，导致"长短腿"，不得不一瘸一拐地走路，极为不便。此类人宜注意拉筋锻炼，以逐渐改善"长短腿"症状。

筋缩症状之八：手不能伸屈

手是人们生活中极其重要的帮手，如果手不能伸屈，往往是筋缩的原因，会给患者的生活带来极大的不便。因此，人们在平时的生活中注意多拉手筋。

紧缩症状之九：脖子动不了

当人们发现自己不能做低头、摇头或扭头等动作时，常常说自己"脖子硬了"，这大多是筋缩导致颈部肌肉紧痛的原因，这时，就该多做做拉颈筋的动作。

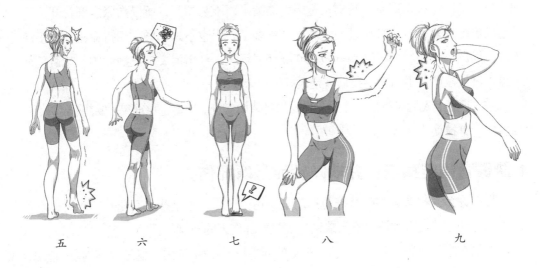

五　　　　六　　　　七　　　　八　　　　九

第二节 拉筋，让筋肉的"哭脸"变"笑脸"

▶防治筋缩症的最好办法——拉筋

中医认为，筋缩是衰老的象征。在老年人身上出现筋缩，大多是一种自然的衰老现象，使用外在方式来拉筋也不可能改变身体逐渐衰老的事实。然而，现在的许多人年纪轻轻也出现了弯腰困难、不能下蹲、转身不灵活、脖子僵硬等筋缩症状，给自己的生活造成了极大的不便。

而且，这些症状在西医的医学仪器那里往往查不出具体的病因，因此医生们常常拿它们没办法。其实，这些患了筋缩症的年轻人应该向专业的中医正骨医师求救，他们会告诉你一种最简单最有效的疗养方法——拉筋，并针对患者身体上的不同症状来进行相对应的拉筋，改变患者身体上的这种不正常的衰老现象，帮助患者重新找回健康活力。

有许多人也会提出疑问："拉筋？中医典籍中没有提到过这一疗法啊！"要知道，中医虽然没有专门针对筋缩的疗法，但各种撑拉的方法在习武、气功、瑜伽锻炼中一直存在。道家有一种说法："筋长一寸，寿延十年。"所以长寿者通常都有一副柔软的筋骨。而且，通过许多事实证明，许多疑似腰椎间盘突出的患者确实在专业中医师施行的一系列拉筋正骨疗法后恢复了健康。

此外，专家还认为："拉筋过程中，一般医师认为当患者感觉到筋被拉紧疼痛时便要停止，以免拉伤筋肌。其实正是因为筋缩了，不易拉开，所以愈紧愈要拉开，不然它就愈缩愈紧了，它被拉过痛点后就会松多了。但也不是不顾一切拼命拉！很多病人经拉筋后，步履轻快了、腰背酸痛亦减轻、舒缓，甚至消失。没病痛的人想避免筋缩就可每天拉筋。平日坚持拉筋就是最好的保健法之一。"

综上所述，人们可得出一个结论：要想身体少病痛，就要避免筋缩，要想避免筋缩，就要每天都拉筋。

▶腰酸背痛腿抽筋，并非缺钙而是寒邪伤人

现在许多人都认为腰酸背痛腿抽筋是缺钙引起的，于是补充五花八门的钙，吃了也不见好转，其实这种情况不是缺钙，而是寒邪伤人的典型特征。

抽筋在医学术语上叫痉挛，这个在寒的属性里叫收引。收引，就是收缩拘急的意思。肌肤表面遇寒，毛孔就会收缩；寒邪进一步侵入经络关节，经脉便会拘急，筋肉就会痉挛，导致关节屈伸不利。因为寒是阴气的表现，最易损伤人体阳气，阳气受损失去温煦的功用，人体全身或局部就会出现明显的寒象，如畏寒怕冷、手脚发凉等。若寒气侵入人体内部，经脉气血失去阳气的温煦，就会导致气血凝结阻滞，不畅通。我们说不通则痛，这时一系列疼痛的症状就出现了，头痛、胸痛、腹痛、腰脊酸痛。

因此，我们在养生的时候，要特别注意防寒。寒是冬季主气，寒邪致病多在冬季。因而冬季应该注意保暖，避免受风。单独的寒是进不了人体的，它必然是风携带而入的。所以严寒的冬季，北风凛凛，我们出门要戴上棉帽，围上围巾，就是为了避免风寒。

值得注意的是，冬季外界气温比较低，人容易感受到寒意，在保暖上下的工夫也会大一些，基本上不会疏忽。而阳春三月，"乍暖还寒时候"，古人说此时"最难将息"，稍微一不留神，就会着凉，伤寒了。因而春季要特别注意着装，古人讲"春捂秋冻"，就是让你到了春天别忙着脱下厚重的棉衣。春天主生发，万物复苏，各种邪气在这时候滋生。春日风大，风中席卷着融融寒意，看似脉脉温吞，实则气势汹汹，要特别小心才是。

那么，炎炎夏日，人都热得挥汗如雨，也需要防寒吗？当然需要。夏天我们经常饮食凉的食物和饮料，如冰镇西瓜、冰镇啤酒、冰激凌、冰棍等，往往又在空调屋里一待一天。到了晚上，下班出门，腿脚肌肉收缩僵硬，腿肚子发酸发沉，脑袋犯晕，甚至连走道都会觉得别扭，感觉双腿不像是自己的。这时候寒邪就已经侵入你的体内了。

如果你真的腰酸背痛腿抽筋了，也不要急着补钙，这里先教给大家两个小窍门，试一试再说。

1. 芍药甘草汤

腰酸背痛其实是肌肉酸痛，腿抽筋是筋脉痉挛。脾主肌肉，肝主筋脉，肌肉和筋脉有了问题，就要找准主因，调和肝脾。芍药性酸，酸味入肝，甘草性甘，甘味入脾，因而这味芍药甘草汤被誉为止痛的良药，并且一点都不苦口。芍药甘草汤配制容易，芍药和甘草这两味药在一般的中药店都能买到，取白芍20克、甘草10克，或用开水冲泡，或用温火煮，可当茶水饮用。注意，这里说的芍药、甘草一定要用生白芍、生甘草，不要炙过的，炙过的药性就变了。

2. 按揉小腿

小腿抽筋的时候，以大拇指稍用力按住患腿的承山穴，按顺、逆时针方向旋转揉按各60圈；然后，大拇指在承山穴的直线上擦动数下，令局部皮肤有热感；最后，以手掌拍打小腿部位，使小腿部位的肌肉松弛。几分钟甚至几秒钟后，小腿抽筋症状即可消失。不过，这个标虽然暂时除了，病根还在，由表及里，本还没有痊愈。敲打按揉一些经络穴位，固然可以散结瘀阻、活络气血，但从病因根本上来论，还是要把寒彻底地从体内祛除，这样你才能身轻如燕，健步如飞。

▶ 盘腿而坐来拉筋，人人更易活百岁

生活中，许多百岁老人都喜欢盘腿而坐，盘腿而坐具有神奇的养生功效。这是因为看似简单的盘腿而坐其实是一种拉筋方式，它不仅能够提高身体柔韧性，减少运动损伤概率，还能锻炼腿部、腰部力量，改善腿部、踝部、髋部的柔韧性，使两腿、两髋变得柔软，有利于预防和治疗关节痛——实际上是将整个下半身的筋拉松了。

尤其是对于老年人来说，盘腿坐姿不像双下肢自然下垂的坐姿，它能拉近下肢和心脏的距离，不存在久坐引起下肢水肿的问题。而且，经常练习盘腿还能改善腿部、踝部、髋部的柔韧性，使两腿、两髋变得柔软，有利于预防和治疗关节痛。如果久练盘腿，则可以减少并放慢下半身的血液循环，这也就等于增加了上半身，特别是胸腔和脑部的血液循环。同时，这个姿势有利于端坐，能使呼吸系统不受阻，对顺畅呼吸很有帮助。

但要注意掌控盘腿而坐的时间长短，因为盘腿久了会引起血流不畅，导致双腿麻木，甚至引起"腓总神经麻痹"或"静脉血栓形成"。所以，在腿麻木时要赶紧停下来，活动一下。尤其对于刚开始练习盘腿坐的人来说，要注意循序渐进，可先从每次10分钟开始，每周5～10分钟地往上加时间。

另外，盘腿的姿势也很重要，刚开始可采取双下肢盘压在下面，以后再练习诸如瑜伽的单盘、双盘、散盘等姿势。盘腿而坐时，两腿分别弯曲交叉，把左腿踝关节架在右腿膝关节处，向前俯身，保持这个姿势。如果连10分钟都坚持不了，那就说明你的腿部、踝部、髋部的柔韧性不够，宜多做拉筋活动，以免出现筋缩症状。

也可在尾骨下方垫个垫子（可用瑜伽砖、结实的抱枕等），大约10厘米高，目的在于让我们两大腿尽量与地面平行，稍减轻髋关节大腿肌肉的压力，从而让我们坐得更直、更稳、更久。

总之，多多练习盘腿而坐，不仅能舒筋活络保健康，还有助于人们平心静气，修心养性，可谓一举两得的养生法。

> **养生百宝箱**
>
> 在美国哈佛大学医学院，每年有近万名患有各种疾病的人就诊，医生除了给病人用药外，还经常会教他们如何盘腿打坐，以消除精神上的压力和烦恼。而在日本，许多地方流行年轻女性做"一日尼姑"的时尚潮流，到一家寺庙盘腿打坐，斋戒清心，工作的压力和烦恼也就烟消云散了。

▶ 拉筋的疗效：祛痛、排毒、增强性功能

拉筋主要具有祛痛、排毒、增强性功能这3种直接疗效，还具有许多间接疗效。那么，拉筋为什么具有如此神奇的功效呢？主要有以下3个原因。

1. 疏通十二经脉

中医认为，十二经筋的走向与十二经络相同，故筋缩处经络也不通，不通则痛。这是因为在拉筋时，人体的胯部、大腿内侧、腘窝（膝后区的菱形凹陷）等处会产生疼痛感，这是筋缩的症状，则相应的经络不畅。而通过拉筋，可使僵硬的部位变得柔软，增强人体柔韧性，腰膝、四肢及全身各处的痛、麻、胀等病症因此减缓或消除，重回"骨正筋柔，气血自流"的健康状态。

2. 打通背部的督脉和膀胱经

在武侠电影中，主角常常因为打通了任督二脉而使得武功突飞猛进，由此可见任督二脉的重要性。而且，中医的经络学说也认为，督脉是诸阳之会，元气的通道，此脉通则肾功加强，而肾乃先天之本，精气源泉，人的精力、性能力旺盛都仰赖于肾功能的强大。此外，督脉就在脊椎上，而脊髓直通脑髓，故脊椎与脑部疾病有千丝万缕的联系。任督二脉在人体上是个循环的圈，各种功法要打通的任督二脉即是此意。

任脉为阴脉之海，可濡养周身。任脉的"任"字，有担任、妊养的含义。任脉循行于人的前正中线，凡精血、津液均为任脉所司，也就是说，任脉对全身阴经脉气有总揽的作用。如足三阴与任脉交会于中极、关元，阴维与任脉交会于天突、廉泉，冲

脉与任脉交会于阴交，足三阴经脉上交于手三阴经脉。任脉的循行路线和人体的生殖系统相对应，而且从古至今这条经的穴位都是要穴，比如关元和气海，不反能够强身健体，还能调节人的性激素的分泌，促进性功能的发达。

3.改善肝脾肾三条经

中医认为，大腿内侧的肝脾肾3条经通畅，则人的性功能强悍。如果这3条经络不畅，容易导致生殖、泌尿系统病，比如阳痿、早泄、前列腺炎、痛经、月经不调、色斑、子宫肌瘤、乳腺增生等。而通过拉筋，尤其是拉腿筋，则能充分改善这3条经堵塞不通的状况，也能在一定程度上治疗男性疾病和妇科疾病。

▶ 既是治疗也是诊断，一举两得的拉筋

拉筋这种养生方式之所以备受推崇，不仅是因为它的简单可行性，更是因为它既有治疗又有诊断的特征。也就是说，人们通过拉筋时身体部位的疼痛与否，可以诊断身体部位的健康状况。

如果你拉筋时膝痛而不直，则定有筋缩症，筋缩则首先说明肝经不畅，因为肝主筋，而肝经不畅，脾胃也不会好，因肝属木，脾属土，木克土。

如果你拉筋时感到胯部、腘窝痛，说明膀胱经堵塞，腰有问题。而膀胱与肾互为表里，共同主水，凡膀胱不畅者肾经也不会通畅，水肿、肥胖、尿频、糖尿病等皆与此相关。

如果你采用卧位拉筋法时发现：躺下后后举的手臂不能贴到凳面，你可能患上了肩周炎，采取吊树或吊门框拉筋会有较好的疗效。

如果你用拉筋凳拉筋时，发现上举的腿不能伸直，下落的腿悬在空中不能落地，表明筋缩严重，不仅有腰腿痛证，可能内脏也有诸多问题，拉筋迫在眉睫。

由此可见，拉筋可谓是集疾病预防与治疗于一身的"良药"，无论疾病与否，人们都应该天天拉筋，养护健康。

▶ 有病后被动拉筋，不如主动拉筋防病

拉筋可分为主动拉筋和被动拉筋。主动拉筋是指人们意识到拉筋对人体的保健作用后，自己主动进行拉筋的行为，在拉筋的过程中不需要他人的协助；同理，被动拉筋是指患者需要在医生或他人的协助下进行的拉筋行为。一般来说，一旦人们需要他人协助来被动拉筋，说明他们的身体已经出现了较为严重的筋缩疾病，自己已无法主动拉筋。简单点说，主动拉筋多为防病时，被动拉筋多为治病时，二者各有优缺点。

1. 主动拉筋

优点：不需要他人帮助，有利于减轻患者对拉筋的心理压力和恐惧，适于人们天天练习，长期保健，持续坚持下来将会取得显著的效果。

缺点：缺乏医生的专业指导，拉筋者的拉筋动作可能不到位，因此拉筋的效果较慢。

2. 被动拉筋

优点：专业医师手法娴熟，可帮助患者拉过痛点，而且拉筋到位的速度较主动拉筋快，效果也较为显著。

缺点：被动拉筋时，患者的心理压力较大，时常因过分恐惧而导致肌肉紧张，影响了拉筋的效果，而且，一些患者可能因忍受不了拉筋时突如其来的剧痛而要求停止拉筋，甚至令一些胆小怕痛的患者自此对拉筋产生恐惧感、排斥感。

两相比较之后，可得出一个结论：有病后被动拉筋，不如主动拉筋防病。

▶拉筋的两大方法——卧位拉筋法和立位拉筋法

在现代社会，科技进步使生活舒适多了，多数人使用电梯、汽车，从而使运动量大大减少，筋缩也因此增加。那些长期坐着工作的白领们，尤其是老板，连一杯水都要职员送到手上，所以筋缩的可能性大增。如果你觉得自己筋缩了，就应该拉一拉筋了。

从拉筋的方式来说，拉筋可分为立位拉筋法和卧位拉筋法。立位拉筋法则是说人们站着拉筋的方法，而卧位拉筋法就是指人们躺在床上或长椅上的拉筋方法。下面，我们就来具体介绍两种拉筋法的特点。

1. 立位拉筋法

中医认为，采用立位拉筋法可拉松肩胛部、肩周围、背部及其相关部分的筋腱、韧带，有利于肩颈痛、肩周炎、背痛等症的治疗。一般来说，立位拉筋法主要依赖门框来进行。

【具体方法】

（1）先选定一个门框，举起双手，尽量伸展开双臂，按住门框上方的两个角。

（2）一脚在前，站弓步，

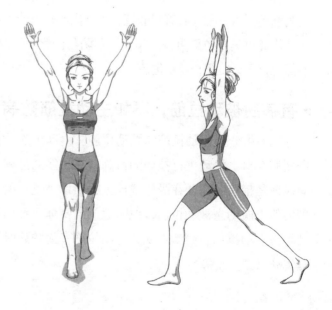

另一脚在后，腿尽量伸直。

（3）身体要与门框保持平行，抬头，平视前方。

（4）保持这个姿势3分钟，换一条腿站弓步，也站立3分钟。可多次重复这个过程，但不宜使身体过于劳累。

2.卧位拉筋法

卧位拉筋法主要用于拉松腰至大腿膝后的筋腱，拉松大腿内侧韧带及大腿背侧韧带，也有助于拉松髋部的关节，所以卧位拉筋法又称卧位松髋法。一般来说，卧位拉筋法要依赖椅子、茶几或床来进行。

【具体方法】

（1）将两张安全稳妥、平坦的椅子或是一张茶几摆放近墙边或门框处，或是选择一张两面靠墙边的床。

（2）坐在靠墙边或门框的椅子、茶几、床边上，臀部尽量移至椅子、茶几和床的一边。

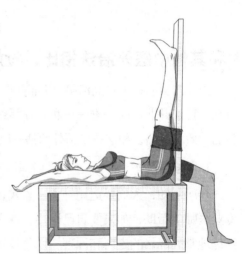

（3）躺下仰卧，将靠里面的一条腿（左腿在里则用左腿，右腿在里则用右腿）伸直倚在墙柱或门框上，另一只腿屈膝，让其垂直落地，尽量触及地面，无法触及地面时可用书本等物垫在脚下。

（4）仰卧时，双手举起平放在椅子、茶几或床上，期间垂直落地的腿亦可作踏单车姿势摆动，有利放松髋部的关节。

（5）保持这个姿势10分钟，然后再移动椅子、茶几到另一面墙或门框，或是到床的靠墙的另一边，再依上述方法，左、右脚转换，重做10分钟。

▶拉筋与压腿、瑜伽、武术、舞蹈的比较

拉筋的方法有很多，人们在进行压腿、瑜伽、武术、舞蹈时也有间接拉筋的功效。但是，压腿、武术、瑜伽、舞蹈等动作的主要目的并非拉筋，因此拉筋的功效比不上专业的拉筋动作好。具体来说，专业的拉筋与压腿、瑜伽、武术、舞蹈等的拉筋功效有以下几个区别。

（1）相较而言，拉筋更为简单、有效，即学即会，对绝大多数各类腰、背、腿痛症患者，可一次性见效，可谓立竿见影。

（2）拉筋的适用面更为广泛，更容易普及，可谓男女老少咸宜，家里、办公室各个场所均可使用，而且有防病、治病、健身的多重功效。

（3）压腿、瑜伽、武术、舞蹈是一种运动，大多时候处于动态，失控受伤的系数较高。相比之下，拉筋处于静态，而且拉筋时间和强度可自己掌握，无论仰卧还是站立式拉筋都不会转动腰部和关节，所以不易拉伤，安全指数较高。

（4）拉筋的主要目的是拉筋，因此将筋拉得更彻底，将从颈椎到腰背、膝后、脚跟、髋关节及大腿内侧的筋全部拉开，对全身病灶和不通的经络有"地毯式轰炸"的扫荡作用。而其他运动多只拉开局部的筋，拉筋效果往往不佳。

（5）拉筋时还可闭目养神，或是听听音乐，可在一定程度上削减人们拉筋的心理压力。

▶ 和其他中医外治法相比，拉筋有优势

拉筋的目的在于舒筋活络，从而使得人们恢复"筋柔骨正，气血通流"的健康状态。但是，拉筋并非中医中唯一一种舒筋活络的疗法，针灸、点穴、推拿等疗法也具有类似的功效。然而，和这些中医外治法一比，拉筋还是有不少优势，具体分析如下。

1. 简单易学

众所周知，人们要运用针灸、点穴、按摩、拔罐等疗法来治疗疾病时，必须寻求专业医师的帮助，如果要自己运用，就必须要对中医经络、穴位有一定的了解，较为熟练地掌握经络的走向和原理，以免找错穴位，弄巧成拙，病没治好不说，还可能对人体造成新的损害。而拉筋则是一种人人皆能快速运用的简单疗法，而且见效也较其他中医外治法快。

2. 不需要严格的辅助工具

针灸、点穴、按摩、拔罐等中医外治法对于手法、力度、用具等都有较为严格的要求，稍不注意就会出错，而拉筋则并不一定需要拉筋凳等专业工具，用简单的椅子、茶几和墙壁就能拉筋，可谓男女老少咸宜。

3. 拉筋凳可广泛普及

中医一直没有一种像西医那样普及的保健用具，如听诊器、体温计等，拉筋凳的出现则弥补了这一空白，并能让任何人借此生动地体会中医和经络的原理、疗效，也算是中医历史上的一大进步。

综上所述，对于普通大众来说，拉筋确实是更为简单可行的养生方法。

第三节 "肝主筋"，拉筋也能治肝病 🌊

▶ 经筋是如何影响肝脏的

　　肝与筋有着密切关系，这在《素问·六节脏象论》就有记载："肝者，罢极之本，魂之居也。其华在爪，其充在筋，以生气血。"也就是说，肝主筋，人体内筋的活动有赖于肝血的滋养。如果肝血不足，人体内的筋就得不到濡养，就可能导致一系列症状，比如热邪炽盛可灼伤肝的阴血，出现四肢抽搐、牙关紧闭、角弓反张等，中医称之为"肝风内动"。

　　此外，《黄帝内经》还提到辨别肝的健康与否可以看"爪"，"爪"包括指甲和趾甲，有"爪为筋之余"之说。头、面、躯、肢病证状态通过经筋网络汇集于指端的爪甲。脏腑荣枯，气血盛衰，皆可由经筋的传导引起指甲的变化。肝血充足，则爪甲红润、坚韧；肝血不足，则爪甲枯槁、软薄，或凹陷变形。

　　从西医的角度来分析，经筋之所以能影响肝脏，是因为肝脏作为人体内最大的实质器官，肝细胞内却没有神经分布，肝脏神经都分布在细胞外的肝纤维膜，也叫肝纤维囊，因此肝脏被称为"沉默的器官"。这些肝纤维囊就是筋，而且此纤维囊在肝门处特别发达，包绕肝管和血管。肝除上面区直接借结缔组织与膈相连外，其余部分的纤维囊均被浆膜即腹膜脏层所覆盖。腹膜反折处形成韧带，周边有10条韧带与器官相衔接，使肝固定于膈及腹前壁。简单点说，如果没有这些肌纤维膜的固定作用，肝脏就无法正常工作，因此可说，筋对肝有着十分重大的影响。

　　具体来说，十二经筋对肝的影响如下。

1. 足三阴经筋

　　（1）足少阴经筋

　　左、右脚足少阴经筋都通过左、右脚的内踝后侧、膝关节内后侧、耻骨上支、腰椎和胸椎体内侧。左脚足少阴经筋，还透过人体工学转换，可影响肝脏深层及胆囊、胆管。

　　（2）足太阴经筋

　　左、右脚足太阴经筋都通过左、右脚的内踝下方，膝关节内侧、耻骨上支、腹、胸腔前侧。左脚的足太阴经筋，还透过人体工学转换，影响肝脏中层组织与胆囊、胆管。经筋通道可做上述结构的检查与调整指标。

　　（3）足厥阴经筋

　　左、右脚足厥阴经筋都通过左、右脚的内踝前侧，膝关节内侧、耻骨上支、腹、胸腔前外侧。左脚的足厥阴经筋，还透过人体工学转换，影响肝脏的表层组织与胆囊、胆管。经筋通道可做上述结构的检查与调整指标。

2. 足三阳经筋

（1）足太阳经筋

左、右脚足太阳经筋都通过左、右脚的外踝后侧，膝关节后侧、荐髂关节、腰、背部。经筋通道可做上述结构的检查与调整指标。

（2）足少阳经筋

左、右脚足少阳经筋都通过左、右脚的外踝下方，膝关节外侧、腰、胸外侧与肩关节前侧。经筋通道可做上述结构的检查与调整指标。

（3）足阳明经筋

左、右脚足阳明经筋都通过左、右脚的外踝前侧，膝关节前侧、耻骨上支、腹、胸腔前侧。经筋通道可做上述结构的检查与调整指标。

3. 手三阴经筋

（1）手太阴经筋

左、右手的手太阴经筋都通过左、右手的腕关节、肘关节、肩关节与胸腔前面。经筋通道可做上述结构的检查与调整指标。

（2）手厥阴经筋

左、右手的手厥阴经筋都通过左、右手的腕关节、肘关节、肩关节与胸腔外侧。经筋通道可做上述结构的检查与调整指标。

（3）手少阴经筋

左、右手的手少阴经筋都通过左、右手的腕关节、肘关节、肩关节与胸腔后背。经筋通道可做上述结构的检查与调整指标。

养生百宝箱

人体结构失衡可导致慢性肝炎。从人体结构的平衡来看，如果两腿肌筋膜张力不对称，就可影响人体结构平衡，进而影响肝脏。具体来说，是因为从经筋通道与人体结构力学分析，两脚脚掌支撑力学如果不相同，往上会影响踝关节、膝关节、骨盆腔、腹腔、胸腔。长期平衡失稳，人体软组织在结构力学与调节作用下，紧张的肌筋膜会往上延伸，造成盆腔内的盆腔腹膜、盆腔韧带紧张，形成盆腔压力与腹腔压力。两侧不对称的肌筋膜紧张，力学交界处为受压点，受压点如在肝脏器官，则肝脏的功能与血液循环当然会受影响。长期受压可形成慢性肝炎。

4. 手三阳经筋

（1）手阳明经筋

左、右手的手阳明经筋都通过左、右手的腕关节、肘关节、肩关节再经颈部到头、面部。经筋通道可做上述结构的检查与调整指标。

（2）手少阳经筋

左、右手的手少阳经筋都通过左、右手的腕关节、肘关节、肩关节再经颈部到头、面部。经筋通道可做上述结构的检查与调整指标。

（3）手太阳经筋

左、右手的手太阳经筋都通过左、右手的腕关节、肘关节、肩关节再经颈部到头、面部。经筋通道可做上述结构的检查与调整指标。

▶ 肝病：察也经筋，治也经筋

既然"肝主筋"，那么人们要想知道自己肝脏的健康情况，也可以通过观察人体经筋的情况来辨别。

首先，用中医的"望"诊法，如果发现身体出现以下情况，就说明人体经筋出了问题，也就是说人体肝脏出了问题。具体分析如下。

脸部：脸部色泽微黑带青，少光泽。

颈部：左颈前侧肌肉比右侧饱满。

胸腔：锁骨下方、胸骨柄外侧的右胸肋比左胸肋饱满。

脚底：左脚第五趾第一脚掌骨的茧比右脚的粗厚，右脚第一、二趾骨交接处较左脚饱满。

脚背：右脚第一趾，趾骨、掌骨交接处长茧。

其次，可通过触摸身体时产生的感觉来辨明肝的健康情况，如果你触摸你的身体时发现以下情况，则说明经筋不通，肝脏出了问题，具体分析如下。

间脑：右侧较左侧饱满。

颅骨平台：中间偏右前内压大。

颅压：颅内压力右后组织较饱满。

胸压：右侧下胸肋骨内压大于左侧；右胸右外侧有条索状。

前臂：右手尺骨近端有条索状。

腹压：腹腔内部压力大，下按深层有条索状，右侧更为明显。

盆腔压：两侧鼠蹊肌筋膜紧张，右大于左。

耻骨联合：右薄，左厚。

膝压：两膝髌骨下方筋膜紧张，两膝关节弹性差。

左内踝，右外踝压力大。

在通过经筋查出肝脏疾病之后，人们也要利用经筋来治疗肝脏疾病，正是察也经筋，治也经筋。此时，人们可以通过拉腿筋等方式，配合以压、推为主的舒筋活络法，采取重补轻泻与平补平泻的手法交替运作，来调节两腿紧张的肌筋膜，以便改善盆腔、腹、胸腔与颅内压力及器官的功能。拉筋时，以右手的手少阴、左手的手太阴经筋为主，其余经筋为辅。

▶ 肝脏出了问题，就要按"地筋"

《素问·阴阳应象大论》中说："东方生风，风生木，木生酸，酸生肝，肝生筋。"又说："神在天为风，在地为木，在体为筋，在藏为肝。"说的都是"肝主筋"的道理。

肝是人体极其重要的脏器，肝的功能加强了，人体的解毒功能、消化功能、造血功能就会显著提高。但肝又是最难调理的器官，药物难以奏效，针灸也疗效甚微。然而，《黄帝内经》提出了"肝主筋"的观点，从而为人们找到了通往肝经的捷径——通过调理"筋"就可以修复肝。

而且，在《灵枢·经脉》篇中也曾记载肝经的循行轨迹："……循股阴，入毛中，过阴器，抵小腹……"《灵枢·五首五味》还说："宦者去其宗筋，伤其冲脉。"这里宗筋指的就是男性生殖器，宗筋即能曲，又能直，现在阳痿的人，越来越多，就是宗筋曲而不直了。由此可见，疏理肝经既可化解肝胆之郁气，增强肝藏血、解毒的功能，又对各类型关节炎有治疗作用，还可以改善生殖功能，可谓"一经多能"。

疏理肝经最便利、最宜操作的就是按揉"地筋"。"地筋"在哪里呢？道宗秘诀中有这样一句话："天筋藏于目，地筋隐于足。"也就是说，地筋藏在人的脚部。那么，怎样找到我们的脚部的地筋呢？其实只需要你将自己的脚底面向自己，把足趾向上翻起，就会发现一条硬筋从脚底浮现出来，这条硬筋就是地筋。

因为地筋是循行在肝经上的，因此那些常常肝气不舒、脾气急躁、肝郁易哭、患肝病的人的地筋较常人的地筋硬。因此，要想治疗肝病疾病，必须要按这根地筋，反复按揉它，直到将它揉软，这样才能使肝脏的情况渐渐好转。而且，揉地筋的最佳时间是在每天晚上泡脚后，还可配合揉揉跟腱。

▶ 养护肝脏，还要多多揉跟腱

在按地筋治肝病时可搭配按揉跟腱，这是为什么呢？这是因为跟腱和地筋这两根筋与肾、膀胱、肝经有重要关系，因此都具有调理肝脏的效果。

具体来说，跟腱不仅在肾经的循行线上，也在膀胱经的循行线上，因此揉跟腱可对这两条经产生影响。

内踝沿跟腱向上是肾经循行的路线，分布着大钟、太溪、复溜、交信、筑宾等重要穴位，这些穴位既可补益肾气，还可治疗和生殖泌尿有关的一切疾病，例如，前列腺炎、遗尿、阳痿、早泄、女子月经不调、妇科炎症等。

而外踝沿跟腱向上是膀胱经的循行路线，分布着仆参、昆仑、跗阳等穴位，膀胱经也是从头走足的经络，只不过它是覆盖人体背侧，足太阳膀胱经主人身的外表，好像藩篱一样，外邪侵入人体，首先要通过太阳经，所以又称太阳为六经之首。风寒感冒，侵袭膀胱经，人会感到头项强痛，严重者会从头项一直痛到脚后跟，走的路线就是膀胱经，所以让膀胱经气血运行顺畅，使之抵抗外邪的能力提高，不是很好的防病手段吗？

此外，揉跟腱的方法也极为简单：用拇指与食指沿跟腱下端向上捏揉，直到跟腱隐于小腿肌肉之中，捏不到为止，两手反复交替共计 10 分钟即可。要注意的是，拇指端尽量向内，以便扩大捏揉部位，一般在跟腱下端痛感明显，跟腱上端酸胀感明显，这都是正常反应，切莫大惊小怪，长期坚持，必会有神奇效果。但要注意的是，妇女在怀孕期间不能揉跟腱，因为跟腱所处的膀胱经上的昆仑穴有催产作用，容易导致孕妇早产。

▶ 肝病筋急不用怕，《圣济总录》有妙方

肝主筋，也就是说肝脏的疾病可由筋来治疗，在宋代医学著作《圣济总录》里就曾记载："论曰肝病筋急者，肝与筋合也。盖足厥阴之经不足，则脉弗营，脉弗营则风邪易侵。搏于筋脉，故令筋急而挛缩也。"意思是说，如果足厥阴之经出了问题，则经脉就不能保证气血的流通，外来的风邪就易侵入人体内，造成筋急挛缩的症状，从而影响肝脏的正常运转，引发肝脏疾病。

针对"肝病筋急"的情况，《圣济总录》提供以下一些药方。

1. 天麻汤方

主治：肝脏风毒气注，手臂头项、肩、腰足，筋脉拳急，攻刺疼痛，或四肢虚肿，头目旋运，黑花昏暗，呕逆减食。

材料：天麻（酒炙）、附子（炮裂去皮脐各一两半）、干蝎（去土炒）、羌活（去芦头）、芎白附子（炮）、牛膝（去苗酒浸切焙）、麻黄（去根节）、白花蛇酒（浸去皮骨炙焦）、枸杞、白芷、人参、草、海桐皮、防风（去叉）、桂（去粗皮）、酸枣仁（炒）、白蒺藜（炒）、当归（切焙）、甘草（炙）各一两，乳香（研）一两半。

做法：将上述二十一味药（除研者外）锉如麻豆，每服五钱匕，水一盏半，生姜三片，煎取八分，去滓温服，其煎药水，每用桃柳桑枝嫩者各一两，净洗细锉，甘菊叶半两，如无叶以花代，用水二升，煎取一升去滓，若冬月十日为一料，夏月逐日修事服之。

2. 石南丸方

主治：肝脏风毒流注，脚膝筋脉，拘急疼痛，行履不得。

材料：石南、乌蛇（酒浸去皮骨炙）各一两，牛膝（去苗酒浸切焙）、防风（去叉）、石斛（去根）、桂（去粗皮）、草、麻黄（去根节）、羌活（去芦头）、海桐皮、赤茯苓（去黑皮）、茵芋（去粗茎）、独活（去芦头）、天麻（酒炙）、当归（切焙）、附子（炮裂去皮脐）各半两，黑豆一升（净淘以醇酒五升煮去豆滓熬成膏和诸药）。

做法：将上述一十七味药（除黑豆膏外）捣罗为细末，以豆膏和丸，如梧桐子大，每服二十丸至三十丸，早晚食前温酒下。

3. 地黄丸方

主治：肝虚血不足，肢节拘急，筋脉挛痛。

材料：生干地黄（切焙）、熟干地黄（切焙）各一斤，杏仁（去皮尖双仁麸炒细研）半斤、防风（去叉）、石斛。

做法：将上述七味药（除杏仁外）捣罗为细末，入杏仁和匀，炼蜜和丸，如梧桐子大。每服三十丸，炒黑豆淋酒下，日三不计时。

4. 薏苡仁汤方

主治：肝脏风气，四肢筋脉挛急，身体强直。

材料：薏苡仁、川芎、石膏（碎研）各一两，羌活（去芦头）三分，柏子仁（研）、酸枣仁（炒）各一两，附子（炮裂去皮脐）三分。

做法：将上述七味药（除研者外）锉如麻豆，每服三钱匕，水一盏，生姜三片，煎至七分，去滓温服，不计时候。

5. 木瓜丸方

主治：肝脏风气攻注四肢，筋急疼痛，及脚膝少力，行步艰难。

材料：木瓜（去皮子薄切焙干）二两，牛膝（去苗酒浸切焙）、川芎、羌活（去芦头）各一两半，附子（炮裂去皮脐）二两。

做法：将上述五味药捣罗为末，炼蜜丸如梧桐子大。每服三十丸，煎牛膝酒下，渐加丸数，空心食前。

6. 独活汤方

主治：肝风筋脉拘急，背劳倦，及头昏项颈紧急疼痛。

材料：独活（去芦头）、甘菊花（择）、蔓荆实、川芎（各一两）。

做法：将上述四味药粗捣筛，每服三钱匕，水一盏，入酸枣仁恶实各五十粒研碎，同煎至七分，去滓温服，不计时。

7. 乌头丸方

主治：筋急转筋，舒展不能。

材料：草乌头（半斤用盐水浸三日取出洗切麸炒麸焦为度去麸用），荆芥穗（半斤）。

做法：将上述二味药捣罗为细末，别用宣州木瓜二枚，炒熟去皮瓤，入前药，杵令匀，用酒煮面糊和丸，如梧桐子大。每服三十丸，加至五十丸，食前木瓜汤下，日三。

▶ 清末名医郑钦安的肝病筋挛治疗方

清末名医郑钦安在《医法圆通》中专门记载了肝病筋挛的症状："按筋挛一证，有因霍乱吐泻而致者，有因误汗而致者，有因阳虚失血而致者，有阴虚者。"意思是说，肝病筋挛的原因主要分为四种：一种是因霍乱上吐下泻导致的，一种是因发汗太多导致的，一种是因为阳虚失血导致的，一种是阴虚导致的。针对这四种不同的原因，郑钦安提出了不同的治疗方，具体分析如下。

1. 因霍乱吐泻而致者

"因霍乱吐泻而致者，由其吐泻太甚，伤及中宫，中宫之阴阳两亡，转输失职，不能运当液而交通上下，筋骨失养，故筋挛作。法宜安中，如仲景之吴茱萸汤、理中汤，皆可与也"。也就是说，因为霍乱吐血导致肝病筋挛的人，可以服用医圣张仲景的"吴茱萸汤"和"理中汤"。

吴茱萸汤

材料：吴茱萸9克，人参9克，生姜18克，大枣4枚。

做法：将上四味药加水1升，煮取400毫升，去滓，温服100毫升，日服三次。

理中汤

材料：人参、干姜、甘草（炙）、白术各9克。

做法：上药切碎。用水1.6升，煮取600毫升，去滓，每次温服200毫升，日三服。服汤后，如食顷，饮热粥200毫升左右，微自温，勿揭衣被。

2. 因误汗而致者

"因误汗而致者，由其发汗太过，血液骤伤，火动于中，筋脉失养，故筋挛。法宜扶阴，如仲景之芍药甘草汤是也"。也就说，因发汗过多而导致肝病痉挛症时，宜服用医圣张仲景的"芍药甘草汤"。

芍药甘草汤

材料：芍药12克，甘草12克。

做法：将以上二味药用水600毫升，煮取300毫升，去滓，分温再服。

3. 因阳虚失血而致者

"因阳虚失血而致者，由阳气衰弱，不能统血，血亡于外，气衰于内，熏蒸失宜，枯槁渐臻，筋脉失养，故筋挛。法宜大辛大甘以扶阳，如仲景之附子甘草汤、甘草干姜汤，皆可服也"。意思是说，如果人们因阳虚失血而导致肝病痉挛，则要选用医圣张仲景的"附子甘草汤"或"甘草干姜汤"。

附子甘草汤

材料：麻黄 6 克（去节），甘草 6 克（炙），附子 3 克（炮）。

做法：将以上三味药用水 700 毫升，先煮麻黄一二沸，去上沫，纳诸药，煮取 300 毫升，去滓，分两次温服。

甘草干姜汤

材料：甘草 4 两（炙），干姜 2 两。

做法：以水 3 升，煮取 1 升 5 合。去滓，分温再服。

4. 因阴虚而致者

"阴虚而致者，由外邪入内，合阳经气化，成为火邪，火甚血伤，筋脉失养，故筋挛"。"法宜养阴清火，如仲景之鸡子黄连汤，与后贤之六味地黄汤、生地四物汤，皆可与也"。意思是说，如果人们因阴虚而导致肝病痉挛症，可以服用六味地黄汤或生地四物汤。

六味地黄汤

材料：熟地 15 克，山茱萸肉 12 克，山药 12 克，丹皮 10 克，泽泻 10 克，茯苓 10 克。

做法：上药加水适量共煎，去渣取汁，每天 1 剂，分两次服。

生地四物汤

材料：生地 15 克，当归 7.5 克，赤芍药 7.5 克，川芎 5 克。

做法：作汤剂，水煎服。可一日服用三次，早、午、晚空腹时服。

此外，如果一个人情绪过于暴躁或是过于抑郁，也容易导致肝病筋挛症状，正如郑钦安所说："亦有愤怒抑郁生热，热盛伤血，亦致筋挛。"总之，只有辨明肝病筋挛的原因，对症下药，才能药到病除，尽早恢复健康。正如《医法圆通》中的批注所说："脏真散于肝，筋膜之气也。识得真元之气，散于筋膜者，为肝气，则知凡人病筋挛者，皆失真元所养而致。钦指出四因，逐层阐发阴阳之理，指点驱用仲景之方，皆调燮真元之法，无有不效，可谓神乎技矣。学者细心体会，洞彻源流，治筋挛自有把握。"

▶ 时时做做"双肘相叩疏肝利胆法"

中医认为，肝火上炎会引发胁痛，正如《灵枢·邪气脏腑病形》记载："有所坠堕，恶血留内，若有所大怒，气上而不下，积于胁下则伤肝。"这是因为肝经走两胁，如果一个人的情绪很压抑，或者火气很大的话，就会瘀滞在肝，引起肋部疼痛，所以中医说"百病生于气"，这时候最重要的就是疏肝理气。而疏理肝气最简单最安全的方法是名为"双肘相叩疏肝利胆法"的一种按摩方法。

此外，中医认为五行相生相克，任何一脏出现问题，都可能是受到其他脏器的牵连，或者牵连其他的脏器，因此除了通过双肘相扣来疏理肝气外，还应和多个穴位结合按摩。比如，章门穴是肝经的门户，意思就是肝经的火气上炎，肝风上亢到这里就被拦截住了，所以肝火上炎、肝气郁滞的人经常会觉得这里疼痛；京门穴是胆经的气穴，别名叫气府、气俞，可想而知是宽胸理气的；大包穴是脾经上的穴位，称为"脾之大络"，对于散布脾经的精气有很好的作用，人体食物的运化、四肢、肌肉都有赖于脾，而肝木克脾土，按摩大包穴可以将肝经上的火气很好地散发出去。

双肘相叩疏肝利胆法的正确做法是：坐姿，注意周围不要有障碍物，全身放松，双臂肘关节屈曲，形成45度，两肘向两侧上方抬起（老年人体力不支者可适当放低些，体力好的适当抬高些），根据自己的身体条件适当调整。然后两肘同时向内叩击，以肘尖叩击两肋，由轻到重，速度、用力平稳一些，最好带有一定的节律，反复叩击20次左右，同时重点叩击章门、京门、大包等几个穴位，大包穴在腋下，如果肘部不好叩击的话，也可在叩击完章门、京门穴之后，用拳头轻轻敲打大包穴。

总之，肝经是人体主情志的第一条经络，也是最容易受伤的一条经络，肝一旦受伤，就会连带着转到其他经络上，水生木，肝气得不到疏散，过于旺盛的话，也会反回来影响肾水对全身的润泽；肝木乘脾，肝火大，就会影响食物的吸收、消化；肝火犯肺，就会引起咳嗽等症状……由此可知，常用"双肘相叩疏肝利胆法"，不仅能疏理肝气，也能促进其他脏腑的正常运转，养护一个健康的身体。

▶肝郁也可引发胃病，就要敲打阳明经来调治

随着现代生活节奏的加快，人们在日益忙碌的同时身体也日益受到损害，导致种种疾病滋生，胃病就是其中一种。西医认为，胃病多为慢性胃炎，一般都让患者服用一些消炎药来治疗，而中医对此却有截然不同的看法。

中医认为，胃炎只是一种表证，真正的根源却在更深层处，即脾、肝有问题，都可能导致胃发炎，引发胃疼痛。从一定意义上来说，胃只是替罪羊，哪个脏腑都有可能将"火"烧到胃上。这当中，以肝为最，因为肝木克脾土，脾胃相表里，所以肝出现问题，最倒霉的就是脾和胃，包括前面说的气得吃不下饭，就是因为肝发"火"导致脾胃没有办法消化食物，其他很多的脾胃病也都要从肝上找根源，胃痛就是这其中的一种。《素问·六元正纪大论》篇记载："木郁之发，太虚埃昏，云物以扰，大风

乃至，屋发折木，木有变。故民病胃脘当心而痛，上肢两胁，膈咽不通，食饮不下。"清代名医沈金鳌更是直接点出："胃病，邪干胃脘病也。唯肝气相乘为尤甚，以木性暴，且正克也。"

因此，如果罹患胃病的人本身性格较为孤僻，平时情绪较为压抑，多是肝郁所致。而治疗胃病方面极有经验的戚景如老中医认为："肝郁日久，当取阳明"，就是说肝气长期郁积，就要从阳明经上来找方法，即使是没有胃病的人也要如此，更不要说因为肝郁而导致胃炎的患者了。

敲打阳明经调治胃病的具体方法是：每天早上醒来，差不多是气血流注于大肠经和胃经的时候，用双手的小鱼际分别按摩足阳明胃经的小腿段以及手阳明经的前臂段，其中以手、足三里穴为主，按摩到发热为止。注意，如果皮肤太过干燥，可适当抹一点润肤油。一般来说，只要坚持敲打阳明经半个月，肝经郁结之气就会慢慢散开，气行则血行，气血循环正常，胃病就会得到显著缓解。

第四节 因位而异，身体五大部位的拉筋法

▶拉腹筋贵在恒，脚筋酸痛也要忍

当你时常感到腰腹部酸痛时，应该多拉腹筋。

【具体方法】

（1）选择一张床或在地上铺一张软垫，跪在上面，让脚背贴在床上或软垫上。

（2）将两脚后跟往左右两侧拉开，再使臀部落下，坐在床上或垫上。

（3）将身体慢慢向后仰，先使头部碰到床上或垫上，然后背部慢慢躺下去。

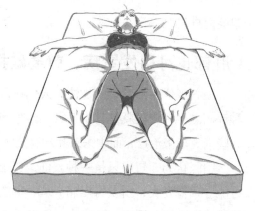

（4）躺下去时面部朝天，背部贴紧床上或垫上，保持60秒再起身，然后重复上述动作。

要注意的是，这个动作常导致脚筋的酸痛，在刚开始做时宜忍耐。一般来说。做的时间长了，脚筋的酸痛感会有所减轻，如果日益严重，则要立即停止拉腹筋。

▶拉背筋的两大方法，你不可不知

如果你总是感到背部酸痛，应该多做拉背筋的练习，拉背筋分为两种方式。

【具体方法】

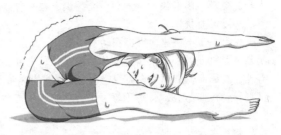

（1）选一张床，或在地上铺一张软垫，坐在床上或垫上，伸直两腿，然后慢慢向前弯下腰去，直到让额头碰到膝盖，坚持几秒后再慢慢直起腰来，如此重复 10 次以上。在这个过程中要让两腿尽量伸直，尽量不使膝盖向上弓起。

（2）选一张床，或在地上铺一张软垫，坐在床上或垫上，使两脚合掌，掌面向上，两脚小趾并拢，然后以额头碰脚大趾，至少碰 30 下。刚开始较难碰到，练久了就会碰到。

▶拉腿筋，不妨多做"一字功"

当身体经常出现酸痛的症状时，人们应该检查一下自己是否筋缩了，同时多做拉腿筋的运动。拉腿筋又叫做"劈腿"，也叫"一字功"。这是所有拉筋动作较困难的一种，因此人们在练习时不宜操之过急，急于求成，而要循序渐进地练习。

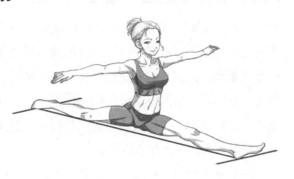

"一字功"的动作很简单：让两腿往左右两侧劈开，尽量将腿往下压，直至胯部、腿部完全贴于地面，成一条直线。在这个过程中，手可以按在腿上，也可以按在地上，或是举起来皆可。要注意的是，"一字功"是一个循序渐进的拉筋动作，如果人们急于求成，狠劲往下压腿，则容易拉伤胯部肌肉，弄巧成拙。

只要持之以恒，天天练习"一字功"5 次，每次 2 分钟，忍耐髋部、腿部的酸痛，你的腿筋就渐渐被拉长、拉软了，腿部肌肉也开始变得有弹性，双腿开始变得笔直。因此，对于年轻爱美的女孩来说，这是锻炼出一双美腿的最佳运动。

养生百宝箱

体育运动中，人们常常通过踢腿的动作来拉腿筋，提高腿部的柔韧性，它还可以巩固压腿、劈腿、吊腿的效果，也为武术中的实战腿法训练打下了坚实的基础。但在踢腿时人们常常遇到一些问题，比如重心不稳，甚至摔倒；支撑腿脚跟抬起或支撑腿膝部弯曲；弯腰凸背等，因此，踢腿时要做到以下几点：

1.起腿要轻

腿将要踢起时，要迅速地将身体重心移到另一腿上，使将要踢起的腿部肌肉放松，这样才会起腿轻，踢腿快如风。为防止摔倒，也可背靠墙或肋木练习。

2.踢时要快

腿由下至上快速向面部摆动，这里有一个加速的过程。踢时髋部要后坐，腿上摆有寸劲。刚刚练习踢腿时，必须保持动作的规范性，宁可踢得刚过胸也不把支撑腿的腿跟抬起或膝部弯曲，或是弯腰凸背用头去迎碰脚尖，这些均说明腿的柔韧性训练不到位，韧带还没有拉开。只要坚持压踢结合，常练不辍，定会达到脚碰前额的。

3.落腿应稳

初练者往往踢起腿刚落地，就踢另一腿，从而出现出腿笨重、身体歪斜的现象。这是因为踢出的腿刚落地时，身体的重心还在原支撑腿上，腿下落时转移重心，势必出现上述现象。正确的做法是等腿落实后，身体重心转换已毕再踢出另一腿。其实这样练习也有利于实战中连环腿法的应用。

▶ 肩膀筋骨要放松，就要拉手筋

拉手筋可使肩膀筋骨放松，对肩周炎的治疗极为有效。上文也说过，治疗肩周炎可以通过吊树拉筋或吊门框拉筋的方式来治疗，这其实就是通过拉手筋来舒活肩膀筋骨。但要注意的是，吊树拉筋或吊门框拉筋是两种较难的拉手筋方式，只适用于身体素质较好的年轻人，身体较为虚弱的人群和老人、小孩都不适用。

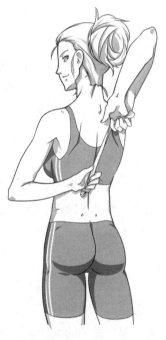

一般常用的拉手筋其实很简单：先以右手的手掌背贴住背脊，掌心向外，手指朝上。然后再以左手手指从左肩向下伸，与右手手指互勾。至少要用两手的食指、中指、无名指互勾。起先勾不到，可以用绳子做成绳环帮忙。以左手握着绳环向背后垂下，让右手的手指勾住，再以左手用力向上拉高，手筋酸痛要忍耐，拉数分钟再放开休息。每天拉几次，每次拉数分钟，当手筋渐渐变软变长了，便不用绳环帮忙，可以直接用两手的手指互勾，至少坚持半分钟或1分钟。初练双肩经常觉得有如混凝土般僵硬紧绷，非常不舒服，此时需要忍耐。

一般来说，如果人们左手在下，右手在上互勾较为容易。因此，如果在使用右手在下、左手在上的方法时总是勾不住手指，则可以先选用左手在下、右手在上的方式，练习一段时间按后再使用右手在下、左手在上的方式来拉手筋。

▶颈部僵硬不舒服，学着拉颈筋

颈部肌肉僵硬，人们在做点头、摇头或扭头的动作时就会感到酸痛，这是因为颈部气血循环不佳所致，需要做做舒活颈部肌肉的拉经筋运动。

【具体方法】

（1）站立、两脚与肩同宽，然后使身体慢慢向右侧弯，必须弯到右耳孔朝向地面，再慢慢直立起来。

（2）使身体慢慢向左侧弯，也弯到左耳孔朝向地面，再慢慢直立起来。

（3）如此一左一右，连续做 3 分钟以上，约 120 下。

要注意的是，此法对治疗慢性鼻炎也有较好的效果。但慢性鼻炎患者宜每天做足 10 分钟以上的拉颈筋运动。

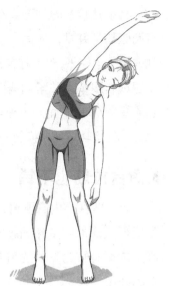

第五节 绷紧健康这根弦，随时随地都不忘拉筋

▶家里的地毯，就是你的拉筋好场所

对于家里铺了地毯的人来说，墙转弯处的地毯就是你绝佳的拉筋场所。

【具体方法】

一处墙转弯处，面向墙，躺下，双手打直紧贴地面，右腿或左腿举起并紧贴墙面，另一只腿与举起的腿呈 90 度直角向外撇开，坚持几分钟后另寻一处墙转弯处，换另一只腿拉筋。

▶普通的茶几、餐椅也能化为拉筋凳

如果家里没有拉筋凳，人们可以将家中的茶几或椅子代替拉筋凳，也能起到一定的拉筋效果。

【具体方法】

将茶几较窄的一面靠在墙转弯处，或是将两张椅子并排，侧面靠在墙转弯处，在茶几或椅子上躺下，双手打直，紧贴茶几或椅面。左腿或右腿举起并紧贴墙面，另一只腿与举起的腿呈 90 度直角向外撇开，坚持几分钟后另寻一处墙转弯处，换另一只腿拉筋。

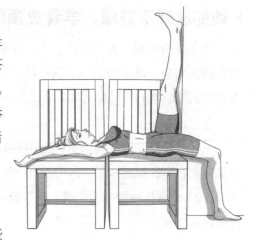

▶窗台拉筋也不错

有一些住宅内有飘窗，飘窗指的是那些呈矩形或梯形向室外凸起的窗户，它们往往在室内留有较为宽敞的窗台，这也是人们拉筋的好场所。

【具体方法】

在窗台上躺下，双手打直，紧贴窗台面，举起左腿或右腿并紧贴窗框处的墙面，另一只腿自然垂下，脚板尽量接触地面，不能接触地面者可先用书本等垫上，在拉筋的过程中逐步减少书本厚度，直至脚板完全接触地面。坚持几分钟后，到窗台的另一边为另一只腿拉筋。

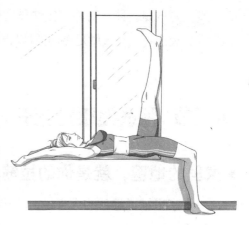

▶善用亭柱也拉筋

在公园里玩累了，公园的亭子可供你休息。可是，你知道吗？在公园的亭子里，椅子旁边的亭柱也能帮你拉筋。

【具体方法】

躺在亭柱旁边的椅子上，双手打直，紧贴椅面，举起左腿或右腿，紧贴亭柱，另一只腿自然垂下，脚尽量接触地面。如果脚不能接触地面，可在附近找砖头或石头等垫上。保持这个姿势几分钟后，换一个亭柱给另一只腿拉筋。

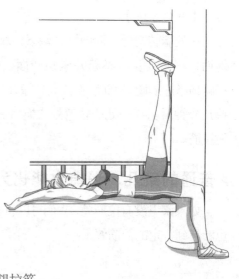

▶ 长椅靠树，简简单单把筋拉

生活中，人们在户外常常看到一些紧靠着大树设置的平坦的长椅，人们除了坐在椅子上休息之外，还可以躺在椅子上拉筋。

【具体方法】

躺在椅子上，双手打直，紧贴椅面，将左腿或右腿举起，紧贴树干，另一只腿自然垂下，脚板尽量接触地面，如果脚不能接触地面，可在附近找砖头或石头等垫上。保持这个姿势几分钟后，换一个靠树的椅子给另一只腿拉筋。

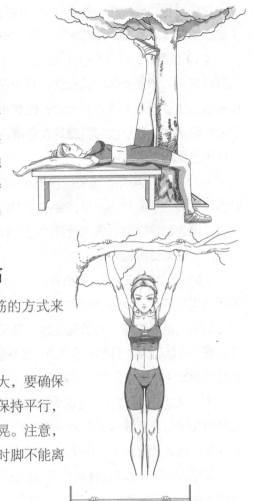

▶ 身有肩周炎，不妨试试吊树拉筋

患有肩周炎的年轻人可以通过吊树拉筋的方式来治疗。

【具体方法】

选一棵大树向外伸出的树枝，树枝要粗大，要确保能承受你的体重，而且，树枝要尽量与地面保持平行，双手牢牢抓住树枝，身体自然垂下，不要摇晃。注意，严重肩周炎患者或老人小孩在进行此类拉筋时脚不能离地，而且最好有旁人保护。

▶ 吊门框拉筋，最好戴手套

吊树拉筋的困难性在于人们不容易寻找到合适的树干，因此人们可以选择在家里吊门框拉筋，效果也不错。

【具体方法】

选一处可供手抓握的门框，为了避免门框处的木刺弄伤手，最好戴上手套。抓握住门框后，身体自然垂下，严重肩周炎患者或老人脚不宜离地，此时可用小凳子等物垫上。

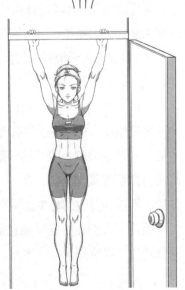

▶绝不因小失大，拉筋常见问题全解析

拉筋时也需要注意一些小细节，以免因小失大，不仅没有锻炼出健康，反而损害了自己的身体。下面，我们就来介绍一些拉筋的常见问题：

（1）拉筋前，做点小运动来热身：人们知道在跑步、游泳等运动之前要进行热身，以舒活筋骨，增加身体的柔韧性，减少运动中对身体的意外损伤概率。同理，人们在拉筋前也需要进行一些热身运动，比如小跑步、甩甩手脚、左右转动身体等，目的在于使体温增加，使肌肉与肌腱处在备战的状态，如此拉筋的成效会提高，也可以减少拉筋不当反而受伤的机会。

（2）拉筋时再痛，也要缓慢及深深地呼吸：对于刚刚开始拉筋的人来说，在拉筋时出现疼痛的现象较为常见，要注意忍耐，注意不要暂停呼吸，应该很缓慢及深深地呼吸。因为暂停呼吸、屏气凝神的行为容易使负氧债增加，导致拉筋动作不协调，从而提高了拉筋受伤的概率。

（3）运动前和运动后都别忘拉筋：运动之前，人们都会做一些压腿、踢腿、扭腰等运动来拉筋，以增强身体的柔韧性，减少运动对人体的意外损害。但是，一般人只记得运动之前要拉筋，而当运动后一身疲倦时，只想着坐下休息，没有想到运动后也要拉筋。这是因为人们在运动之后，虽然肌肉酸痛，可是仍然须再缓和地作一次拉筋，如此可使肌肉纤维重新调理，缓解疲劳的速度加快，下一次运动时肌肉的条件也会更好。

（4）拉筋使猛劲，危害很大：拉筋的目的，是在利用肌肉肌腱的弹性及延伸，刺激肌肉梭神经及肌腱感受小体的神经讯息，而逐渐地增加伸展的潜力及忍受力。因此，无论是律动式或固定式（连续30秒以上）的拉筋，拉筋的动作都要缓慢而温和，千万不可猛压或急压，尤其忌讳在拉平常拉压不到的筋时，一些人为求速成而猛烈地急压，或别人施加外力帮忙，容易因用力不当，拉伤肌腱，反而对人体造成损害。

（5）别逮着一个肌肉群拉筋：有些人拉筋时只喜欢拉手筋，或是只做拉脚筋的运动，这样就会导致只有一个肌肉群运动，可能影响人体结构的平衡。

从医学的角度来说，对同一个动作，可能有许多肌肉共同组成相同功能的群体，协同地完成动作；但是这些肌肉，因为解剖位置的不同，可能需要靠不同的拉筋动作，才能一一地伸展到；除了协同肌，方向作用相反的拮抗肌也必须对等地拉筋；如果协同肌有拉筋的漏网之鱼，某一些极限动作便可能完不成而受伤；如果拮抗肌没有一些伸展，则在强烈收缩时失去平衡，也会使之受伤。

因此，人们在拉筋时别总是拉一个肌肉群，而要让身体全方位都享受拉筋的养生保健功效，以维护人体的平衡。

（6）疲劳状态下拉筋是一种伤害：一些人喜欢在自己疲劳时来拉筋，认为其能够舒筋活络，有助于自己恢复精神。其实不然，拉筋时也需要消耗体力，如果在疲劳状态下拉筋，容易给疲惫不堪的身体"雪上加霜"，不仅起不到恢复精神的效果，反而可能导致肌肉拉伤。

因此，人们应避免在疲劳状态下练习拉筋，更不要在疲劳状态下强调拉筋动作到位和动作的规范性，而要根据自身的实际情况有针对性的练习，比如盘腿静坐就是一种很好的休息方法。

（7）拉筋时出现过度呼吸综合征怎么办：有些人在拉筋过程中会出现手脚发麻、冰凉、脸色变青、出冷汗等症状，这就是西医称之为"过度呼吸综合征"的病证。当发现有人出现上述症状时，最佳的处理办法是：用纸袋或者塑料袋罩住患者口鼻，形成封闭系统，约5分钟后症状会消失，患者就能恢复正常。

（8）拉筋的程度宜"酸"不宜痛：拉筋是一个循序渐进的过程，不能使猛力拉筋，以免拉伤肌腱。具体来说，就是要求人们拉筋的程度以感觉有点"张力"或"酸"为宜，绝对不能到"痛"的程度。

从医学的角度来说，拉筋时产生"张力"或"酸"的感觉，是肌肉感觉神经元正确地反映出拉筋的成效；但拉筋到"痛"的感觉，便十分接近受伤的程度了，此时如果再继续拉筋，就可能造成关节和肌肉活动范围过大，容易导致自身的伤病。

更具体一点来讲，是因为每个人的生命都赋予身体两种保护机能，它们都是特殊的神经细胞。一种类型的神经细胞在肌肉过度拉伸时会把信号传递给大脑中枢，第二种神经细胞是保护性功能的一部分，被称为"拉伸反射"，当第二种神经细胞感到某种拉伸动作过快时，大脑中枢神经就反射性地收缩拉伸的肌肉，在肌肉可能被拉伤之前使动作变缓直至终止。当你过度地拉伸一块肌肉，开始产生"拉伸反射"，神经组织就会向大脑发出信号要求停止拉伸或减弱拉伸强度，大脑中枢神经就反射性地收缩拉伸的肌肉，从而使你产生了"痛"的感觉。此时要立即减弱拉筋的强度，直至停止。

总之，为了充分拉伸肌肉（或关节），你必须轻柔舒缓地进行拉

养生百宝箱

尽管拉筋的动作幅度看似不大，但它毕竟是一种运动，而且在拉腿筋时往往需要消耗拉筋者大量体力，因此有高血压、心脏病、骨质疏松症、长期体弱的患者最好循序渐进地拉筋，不可一开始就太过用力和时间太久。

这是因为有筋缩的人在拉筋时一定会痛，忍受疼痛时心跳加快、血压升高，有骨质疏松的患者慎防骨折、骨裂，体弱者也可能因疼痛而晕厥。总之，老人、病人在拉筋时不宜操之过急，可放一小枕头将头稍稍抬高，以避免血冲脑部。先从最简单的拉筋动作开始，第一天坚持3分钟，第二天增加至5分钟，第三天增加至8分钟……只要长期坚持拉筋，就能取得很好的保健效果。

筋练习，以避免产生"拉伸反射"。花上三四十秒的时间轻柔地进行拉筋练习直到拉伸的肌肉产生轻微的疼痛，这就是身体允许的最大范围拉伸的临界点，过了这个点，肌肉就可能拉伤。此时宜往回收一点，进入"可拉伸区域"，让疼痛消失，并保持此拉伸姿势 20 ～ 30 秒时间不动（但应力求把此姿势练上 1 ～ 2 分钟），这时要进行浅短呼吸——尽管你需要保持正常的呼吸节奏，最后达到身心的完全放松。你可以 1 分钟后重复此动作，亦可进行下一种练习。

只有这样循序渐进地拉筋，才能真正起到舒筋活络的功效。

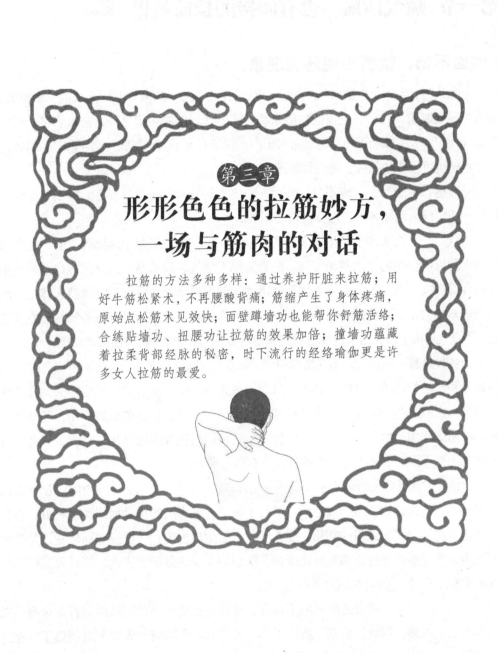

第三章
形形色色的拉筋妙方，
一场与筋肉的对话

拉筋的方法多种多样：通过养护肝脏来拉筋；用好牛筋松紧术，不再腰酸背痛；筋缩产生了身体疼痛，原始点松筋术见效快；面壁蹲墙功也能帮你舒筋活络；合练贴墙功、扭腰功让拉筋的效果加倍；撞墙功蕴藏着拉柔背部经脉的秘密，时下流行的经络瑜伽更是许多女人拉筋的最爱。

第一节 疏气活血，也有间接的拉筋效果

▶气血不畅，就易出现筋缩现象

中医认为，人体是由脏腑、经络、皮肉、筋骨、气血、津液等共同组成的一个整体。筋伤可导致脏腑、经络、气血的功能紊乱，除出现局部的症状之外，常可引起一系列的全身反应。"肢体损于外，则气血伤于内，营卫有所不贯，脏腑由之不和。"同样，气血不畅也可能导致筋缩，进而导致筋伤。

气血运行于全身，周流不息，外而充养皮肉筋骨，内而灌溉五脏六腑，气血与人体的一切生理活动和各种病理变化密切相关。

"气"一方面来源于与生俱来的肾之精气，另一方面来源于从肺吸入的自然之清气和由脾胃所化生的"水谷精气"。前者为先天之气，后者乃后天之气，这两种气相互结合而形成"真气"，成为人体生命活动的动力源泉，也可以说是维持人体生命活动最基本的力量。《灵枢·刺节真邪》说："真气者，所受于天，与谷气并而充身者也。"真气形成之后，沿着经脉分布到全身各处，与各个脏腑、组织的特点结合起来，就成为各种具有不同特点、不同功能的气，如心气、肺气、胃气、肾气、营气、卫气等。气是一种流动的物质，气的运动形式只有通过人体各个脏腑、组织的生理活动才能体现出来。它的主要功能是一切生理活动的推动作用，温养形体的温煦作用，防御外邪侵入的防御作用，血和津液的化生、输布、转化的气化和固摄作用。总之，气在全身流通，无处不到，上升下降，维持着人体的动态平衡。

"血"由脾胃运化而来的水谷精气变化而成。《灵枢·决气》说："中焦受气取汁，变化而赤，是谓血。"血形成之后，循行于脉中，依靠气的推动而周流于全身，有营养各个脏腑、器官、组织的作用。《素问·五脏生成》说："肝受血而能视，足受血而能步，掌受血而能握，指受血而能摄。"说明全身的脏腑、皮肉、筋骨都需要得到血液的充足营养，才能进行各种生理活动。

"气"与"血"两者之所以密不可分，是因为血随气沿着经脉而循行于全身，以营养五脏、六腑、四肢、百骸，周流不息。《素问·阴阳应象大论》就阐述了气血之间的关系："阴在内，阳之守也；阳在外，阴之使也。"而《血证论·吐血》则比喻为："气为血之帅，血随之而运行；血为气之守，气得之而静谧。"血的流行，靠气的推

动，气行则血随之运行。这些阴阳、内外、守使等概念，不仅说明了气血本身的特点，而且也生动地阐明了二者之间相互依存的关系。

而当人体受到外力损伤后，常可导致气血运行紊乱而产生一系列的病理变化。也就是说，人体一切筋伤病的发生、发展无不与气血有关，气血调和能使阳气温煦，阴精滋养。若气血失和，便会百病丛生。《素问·调经论》中指出："五脏之道，皆出于经隧，以行血气，血气不和，百病乃变化而生，是故守经隧焉。"又如《杂病源流犀烛·跌仆闪挫源流》中所说："跌仆闪挫，卒然身受，由外及内，气血俱伤病也。"损伤后气血的循行不得流畅，则体表的皮肉筋骨与体内的五脏六腑均将失去濡养，出现筋缩、筋伤现象，以致脏器组织的功能活动发生异常，而产生一系列的病理变化。因此可以说，气血不畅是筋伤的重要原因。

此外，急骤的暴力作用可致气血运行失常。如《杂病源流犀烛·跌仆闪挫源流》说："跌仆闪挫，卒然身受，由外及内，气血俱伤病也。"又说："忽然闪挫，必气为之震，震则激，激则壅，壅则气之周流一身者，忽因所壅，而凝则血亦凝一处……是气失其所以为气矣。气运乎血，血本随气以周流，气凝而血亦凝矣，气凝在何处，则血亦凝在何处矣。人至气滞血凝，则作肿作痛，诸变百出。"详细阐明了损伤与气血的关系。"跌仆闪挫""卒然身受"虽为皮肉筋骨损伤，但亦必损及气血，形成气滞、血瘀。气血瘀阻，为肿为痛，故《素问·阴阳应象大论篇》有"气伤痛，形伤肿。故先痛而后肿者，气伤形也，先肿而后痛者，形伤气也"之说。如瘀血逆于肌腠则局部肿胀，滞于体表则皮肤青紫。

《洞天奥旨》曰："气血旺则外邪不能感，气血衰而内正不能拒"，说明了气血的盛衰与筋伤的关系。筋的正常生理赖气以煦之，血以濡之。若气血虚弱之人，筋肉失养，失养则虚，虚则不耐疲劳，因而"内正"不能拒其"外邪"。所以，虽较小的外力，或单一姿势的长期操作，或风寒湿邪侵袭，皆可致筋的损伤。疲劳则筋伤，气血运行阻滞，不通则痛，故慢性筋伤常表现为局部酸痛，且常与气候变化关系密切。

总之，人们要想减少筋缩、筋伤的概率，就需要调养好体内的气血，只有气血畅通，才能骨正筋柔，而只有骨正筋柔，才能气血畅通。

养生百宝箱

人体的气血水平处在哪个状态，关系到他们的身体健康状况，所以人们要了解自己身体的气血水平，及时调整，以保证身体健康。下面，我们就来介绍几种辨别气血状态的方法。

（1）看眼神：气血充足的人眼睛明亮、有神，眼神专注；眼睛不明亮、目光散乱的人则说明气血不足。

（2）看皮肤：如果人们的皮肤白里透红，有光泽和弹性，这代表气血充足。反之，皮肤粗糙、无光泽、暗淡、发白、发青、发红都代表身体状况不佳，气血不足。

（3）摸手温：如果人们的手一年四季都是温暖的，代表他的气血充足。如果手心偏热、出汗或者冰冷，这都是气血不足的表现。

（4）看指甲上的半月形：正常情况下，半月形应该是除了小指都有。大拇指上的半月形应占指甲面积的 1/4~1/5，食指、中指、无名指的应不超过 1/5。如果人们手指上没有半月形或只有大拇指上有半月形，说明他体内寒气重、循环功能差、气血不足，以致血液到不了手指的末梢。

（5）看手指甲上的纵纹：只在成人手上出现，小孩不会有的。当成人手指甲上出现纵纹时，一定要提高警惕，这说明身体气血两亏、出现了透支，是肌体衰老的象征。

（6）看手指的指腹：如果人们的手指指腹扁平或指尖细细的，代表气血不足；而手指指腹饱满，肉多有弹性，则说明气血充足。

（7）看青筋：如果在成人的食指上看到青筋，说明小时候消化功能不好，而且这种状态已一直延续到了成年后。这类人体质弱，气血两亏。如果在小指上看到青筋，说明肾气不足。

（8）看近腕横纹：如果掌心下方接近腕横纹的地方纹路多、深，就代表小时候营养差、体质弱，气血不足。成年后，这类女性易患妇科疾病，男性则易患前列腺肥大、痛风等症。

（9）看头发：如果人们的头发乌黑、浓密、柔顺，代表气血充足；头发干枯、发黄、开叉都是气血不足的表现。

（10）看耳朵：如果人们的耳朵圆润、肥大、饱满，表示它气血充足，如果人们的耳朵看上去越来越僵硬，而且形状上看上去已有些变形，则是气血不足的表现。

（11）看牙龈：因为小孩子的牙龈还处在成长阶段，所以气血特征不明显，因此主要用此种方法来辨别成人的气血状态。一般来说，牙龈萎缩代表气血不足，只要发现牙齿的缝隙变大了，食物越来越容易塞在牙缝里，就要注意了，身体已在走下坡路，衰老正在加快。

（12）看睡眠：如果人们入睡快、睡眠沉，呼吸均匀，一觉睡到自然醒，表示气血很足；而入睡困难，易惊易醒，夜尿多，呼吸沉重或打呼噜，则表示气血不足。

（13）看运动：运动时如果出现胸闷、气短、疲劳难以恢复的状况，气血就不足，而那些运动后精力充沛、浑身轻松的人就很好。

▶青筋暴突正是血液中废物积滞的结果

在生活中，我们偶尔会看到这样一些人，在他们的四肢上会暴露出一条条可怕的青筋，通常这些人都比较瘦，所以人们就认为，是这个人缺少脂肪才导致身体的筋暴露出体外。事实上，不仅暴露出体外的这一条条的东西不是筋，并且它们也不是因为人瘦造成的，它们实际上是人体内废物积滞过多的产物，这一条条的"青筋"正是我们的静脉血管。

我们都知道，人体的血管有静脉和动脉之分，人体通过动脉把心脏的血液输送到全身，通过静脉把血液回收到心脏。当静脉血液回流受阻，压力增高时，青筋常常在人体表面出现凸起、曲张、扭曲变色等反映状。如果身体中有各种瘀血、痰湿、热毒、积滞等生理废物不能排出体外，就会导致全身各个系统都会发生障碍，此时在脸部、腹部、脚部，特别在手掌和手背的青筋就非常明显。所以，青筋就是人体的积滞。身体内的废物积滞越多，青筋就越明显。

事实上，根据青筋的分布，我们还可以判断出不同的病情。

1. 手部青筋

（1）手背青筋。手背青筋提示腰背部有积滞，容易导致腰肌劳损，疲劳乏力，常见腰酸背痛，甚至出现肌肉紧张、硬结节。

（2）手指青筋。小孩手指青筋，提示肠胃积滞消化不良。成人手指青筋，不但提示消化系统有问题，且还反映了头部血管微循环障碍，脑血管供血不足，头部不适，严重者会出现头晕、头痛、中风等。

（3）手掌青筋。手掌到处可见青筋，表示胃肠积滞，血脂高，血黏稠，血压高，血液酸性高，含氧量低，血液容易凝聚积滞，则容易出现头晕、头痛、疲倦乏力、身体虚弱等。

2. 头部青筋

（1）当太阳穴青筋凸起时，往往提示头晕、头痛；当太阳穴青筋凸起、扭曲时，表示脑动脉硬化；紫黑时，则容易中风。

（2）鼻梁有青筋，提示肠胃积滞，容易胃痛、腹胀、消化不良、大便不利，紫色时则情况更加严重。

（3）嘴角腮下有青筋，往往提示妇科疾病，带下湿重，疲倦乏力，腰膝酸软，下肢风湿。

3. 胸腹部青筋

（1）胸腹部青筋，多注意乳腺增生。

（2）腹部青筋，即俗话说的"青筋过肚"，这已经是比较严重的积滞，一般是肝硬化的标志。

4. 下肢青筋

（1）膝部青筋提示膝关节肿大、风湿性关节炎。

（2）小腿有青筋多是静脉曲张，此病严重者往往发生腰腿疾病、风湿关节痛。多见于久站的老师和久行的农民。

总之，人体任何地方出现青筋，不但影响外表美观，更重要的是身体废物积滞的反映。青筋即积滞的清除，关键是平时要学会清血净血。一般来说，消除青筋的凸现，达到清血净血的效果，最好是平常就运用拍打和刮痧疗法。

养生百宝箱

从科学角度，人体血红细胞的衰老变异一般都要先于其他组织细胞的衰老病变。人的组织器官发生衰老病变，往往都伴随着血红细胞的衰老变异。而血红细胞的衰老变异又是造成相关循环障碍最直接最根本的原因。所以，从某种程度来讲，万病之源始于血。

人体正常的血液是清洁的，但环境污染的毒物，食物中残留的农药和激素，肉、蛋等酸性食物产生的酸毒，以及人体新陈代谢中不断产生的废物，都可进入血液中形成血液垃圾，使血液污浊。

污浊的血液不仅损害我们姣美的容颜，其蓄积体内还会产生异味使人臭秽不堪，甚至损伤组织器官，形成多种慢性病，如糖尿病、冠心病及高血压等。更严重的是，毒素还能破坏人体免疫功能，使人体正常细胞突变，导致癌症的发生。可见，想要健康长寿，净血就显得非常重要了。

你也许想象不到，前面我们提到的蔬果汁，就是净化血液的不二之选。你肯定要问哪种蔬果汁效果显著？应该怎么做呢？那么，向大家介绍一种胡萝卜综合蔬果汁。

材料：胡萝卜1根，番茄1个，芹菜2根，柠檬1个。

做法：胡萝卜与柠檬去皮，与其他材料一起榨汁饮用。

胡萝卜汁内含有大量的胡萝卜素，这种物质在人体内会转化成维生素E，进而清除人体自由基，并阻碍其生成，提高机体免疫能力，预防肿瘤，血栓，动脉粥样硬化以及抗衰老等功能。番茄性甘、酸、微寒，能生津止渴，健胃消食，凉血平肝，清热解毒，净化血液。两者与芹菜、柠檬合制成汁，可降低胆固醇，净化血液。因此，我们建议大家常喝这种蔬果汁。

▶保持身体温暖，才能气血畅行、经络畅通

气血掌握着人体的生杀大权，气血流通顺畅，我们就会安然无恙，如果气血出现瘀滞，体内经络就被堵塞，我们就会生病。我们知道血在体内的流通是由气来推动的。那么，气又是被谁掌控着呢？答案是，温度。

对于我们的身体来说，当温度适宜时，血流畅通，我们会感觉温暖舒适；当温度降低时，血液流速减慢，就出现滞涩、瘀堵，我们的第一感觉就是"冷"；当温度进一步降低，血液就会凝固，我们就会面临死亡。所以说，使血液流动起来的动力就是温度，温度可以决定人体的气血盛衰。

中医对气的解释是，"气是由先天之精气、水谷之精气和吸入的自然界清气所组成"，其中的先天之精气、水谷之精气都能用温度解释。

先天之精气代表人体先天之本的"肾"。肾为人体之阳，就像人体内的一团火，温煦地照耀着全身。对于肾脏，中医里永远只存在着补，从没有泻的说法。只有通过不断地、适度地添加燃料，才能让肾火旺盛，肾气充足。而给人的肾不断补充营养、添加燃料的，就是被称为"后天之本"的脾胃，是脾胃把食物化成了充足的血液，这就是中医里常说的"血为气之母，气为血之帅"。

补气就是补肾、暖肾、保暖、祛寒，气血充足就是身体内血液的量足、肾气足、

基础体温偏高、各脏器功能正常、代谢旺盛、血脉畅通；气血两亏就是身体血液的量少、质劣、肾气虚、基础体温低、脏器功能低下、代谢缓慢、血脉运行不畅。在生活中，我们经常见到小朋友的火力很足，冰天雪地还在外面玩耍，根本不怕冷；而他们的爷爷、奶奶却要围着火炉取暖，这说到底还是肾气的缘故。小孩子肾气足，火力旺，代谢旺盛，总是处于生长、发育的状态，所以不会非常怕冷；而老人肾气衰，火力不足，循环代谢慢，体温就偏低，身体逐渐衰弱。

所以，我们一定要经常处于温暖的状态，这样气血畅行无阻，而经络也得以疏通，人体的器官也得以正常运转，身体的健康也就得以维护。

养生百宝箱

补气血固然重要，但由于人和人的体质不同，气血水平不同，补气血的方法自然也就不能一样。在生活中，我们一不小心就会陷入补气血的误区中。

1.运动能增加气血能量

运动可以打通经络，强化心脏功能，提高清除体内垃圾的能力，但是不会增加人体的气血能量。运动对健康的影响，主要是加快血液循环的速度，可以使一些闭塞的经络畅通，特别是对于心包经的打通有很好的效果。心包经的通畅，可以强化心脏的能力，提升我们身体的免疫功能，也会加快身体的新陈代谢，加快身体排除体内废物的能力。如果只是单纯地进行运动，完全不改善生活习惯，增加或者调整睡眠的时间，那么运动只是无谓地消耗血气能量而已。

2.寒凉的食物不能吃

并不是所有的寒凉食物进入肚子里都会对身体产生负面影响，只要与我们孩子的体质、吃的季节相适宜，能起到中和、平衡的作用，就可以吃。比如夏天，孩子的身体大量出汗，就应该适量吃些大寒的西瓜，因为它能除燥热，又能补充身体内因出汗过多而丢失的水分、糖分，这时的西瓜对身体来讲就能起到协调、补血的作用，而天冷时吃西瓜就容易导致血亏。另外，寒、热食物要搭配着吃，比如吃大寒的螃蟹时，一定要配上温热性质的生姜，用姜去中和蟹的寒凉，这样就不会对孩子的身体有任何的伤害，还有利于蟹肉的消化、吸收。

3.黑色食物一定能补血

在我们的思维里，一向认为黑色食物能补血，如黑芝麻、黑豆、黑米、黑木耳、海带、紫菜、乌鸡等。其实并不尽然，温热是补、寒凉是泻。黑米、乌鸡性温，补血、补肾效果明显；黑芝麻，性平，补肾、补肝、润肠、养发；黑豆，性平，补肾、活血、解毒；黑木耳性凉，海带、紫菜性寒，夏天可以经常吃，冬天尽量不要吃。所以，任何食物补还是不补，一定要看食物的属性，而不是根据颜色来决定。

▶活血通脉，增强自愈力的全身按摩法

在现代社会，许多人不知不觉中体质就变得很差，血液流通也会减慢，如果此时多活动活动手脚，没事时多做做按摩，就可以保证血液流通顺畅。在《黄帝内经》36卷162篇中，《素问》有9篇、《灵枢》有5篇论及按摩。由此也可以看出按摩对养生，

尤其是老年人养生的重要性。下面介绍一套全身按摩法。此按摩法通常从开始按摩到最后结束，从整体中分出若干节来进行。既可分用，也可合用。操作顺序由下而上，即从足趾到头部。老年人则可从上到下。

【具体方法】

（1）搓手。用两手掌用力相对搓动，由慢而快，到搓热手心。手是三阳经和三阴经必须之处，摩擦能调和手上血液，使经路畅通，十指灵敏。

（2）梳头。十指微屈，以指尖接触头皮，从额前到枕后，从颞颥到头顶进行"梳头"20次左右。

（3）揉按太阳穴。用两手食指指端分别压在双侧太阳穴上旋转运动，按时针方向顺、逆各10次左右。

（4）揉胸脯。用两手掌按在两乳上方，旋转揉动，顺逆时针各10次左右。

（5）抓肩肌。用手掌与手指配合抓、捏、提左右肩肌，边抓边扭肩，各进行10次左右。

（6）豁胸廓。两手微张五指，分别置于胸壁上，手指端沿肋间隙从内向外滑动，各重复10次左右。

（7）揉腹。以一手五指张开指端向下，从胃脘部起经脐右揉到下腹部，然后向右、向上、向左、向下，沿大肠走向擦揉。可以牵拉腹内脏器，使肠胃蠕动加大，促进胃液、胆汁、胰腺和小肠液的分泌，增加消化吸收作用。

（8）搓腰。用手按紧腰部，用力向下搓到尾间部，左右手一上一下，两侧同时搓20次左右。

（9）擦大腿。两手抱紧一大腿部，用力下擦到膝盖，然后擦回大腿根，往来20次左右。

（10）揉小腿。以两手掌挟紧一侧小腿腿肚，旋转揉动，左右各20次左右。腿是担负人上体重负的骨干，是足三阳经和足三阴经的必经要路，浴腿可使膝关节灵活，腿肌增强，防止肌肉萎缩，有助于减少各种腿疾。

（11）旋揉两膝。两手掌心各紧按两膝，先一起向左旋揉10次，再同时向右旋揉10次。膝关节处多横纹肌和软性韧带组织，恶温怕冷，经常浴膝，可促进皮肤血液循环，增高膝部温度，驱逐风寒，从而增加膝部功能，有助防止膝关节炎等难治之症。

（12）按摩脚心。两手摩热搓涌泉穴，快速用手搓至脚心发热，先左后右分别进行。

依上各法进行全身按摩可祛风邪，活血通脉，解除腰背病。如果能够长期坚持，就可坐收强身健体之功。

养生百宝箱

老人血稠了，就容易形成血栓，引发心肌梗死等危及生命的疾病。平时需要在饮食、作息、运动和心态上要多加注意。在生活中，有不少老年人，起初体检时被医生诊断为血稠，但平时不注意保养，也不懂得如何保养，最终导致脑血栓、心肌梗死等重病，甚至撒手人寰。

事实上，血稠虽不是独立性疾病，但临床上有很多疾病，如动脉硬化、脑血栓、心肌梗死、高血压、糖尿病、阻塞性视网膜炎以及慢性肝肾疾病等都与血稠有着密切的关系。所以，如果检出了血稠，我们一定要进行好好地保养了。

首先，也是最重要的一点，就是要养成爱喝水的好习惯。血液中水分的多少，对血液黏稠度起着决定性的影响。这类老人，可以早、中、晚各饮一杯淡盐水或凉白开水，特别是在血稠发生率较高的夏季，更要多喝水。平时饭菜宜清淡，少吃高脂肪、高糖食物，多吃些粗粮、豆类及豆制品、瓜果蔬菜。可常吃些具有血液稀释功能、防止血栓、降低血脂等的食物，如草莓、菠萝、西红柿、柿子椒、香菇、红葡萄、橘子、生姜、黑木耳、洋葱、香芹、胡萝卜、魔芋、山楂、紫菜、海带等。

其次，生活要做到有规律，要作息有时，劳逸结合，保证充足睡眠，并做到不吸烟不酗酒。

再有，要坚持适度的运动锻炼。选择适合自己的锻炼项目，如散步、快走、慢跑、做体操、打球等，可有效地增强心肺功能，促进血液循环，改善脂质代谢，降低血液黏稠度。

最后，就是要保持一颗淡泊宁静、随遇而安的平常心，让情绪处于愉悦之中。

但需要注意的是，如果出现了较明显的血稠症状，特别是已经患有高血压、动脉硬化、糖尿病的患者，必须及时就医，在医生的建议下进行药物干预，如西药肠溶阿司匹林、茶色素等，中药丹参、川芎、当归、红花等，但万不可自行其是，以免出错。

▶舒筋活络，先用"手足相连"调气法

中医认为，手足部位都是人体经络集中的地方，且与心脏距离遥远，四肢相连，对于增强心肺功能，效果很好。经常锻炼，不仅能够让手脚更加灵便，还能够让心情更加平静。这是因为，《灵枢》中说过："心者，五脏六腑之主也，故悲哀忧愁则心动，心动则五脏六腑皆摇。"

根据这个中医理念，《养生就是养气血》的作者王彤特意发明了一套"手足相连"调气法，目的在于让人体内的血运行起来，不堆积杂物，并能有效治疗心血管疾病。

【具体方法】

（1）换上一套宽松舒适的衣服，比如瑜伽服等，排空大小便。

（2）接着在床上或者沙发上坐下来，挺胸收腹，背部挺立，深吸一口气。

（3）两手握拳，用力向前交替出拳，左右手各3次。

（4）左手撑腰，右手向上伸展，掌心向上做托举状，同时深呼吸2次，左右手交替做3次。

（5）恢复正常坐姿，两臂向前伸直，十指相扣，与胸齐平。抬起一条腿，脚掌踏于手中，向外伸展，同时深呼吸2次。然后换另一条腿，左右各做3次。

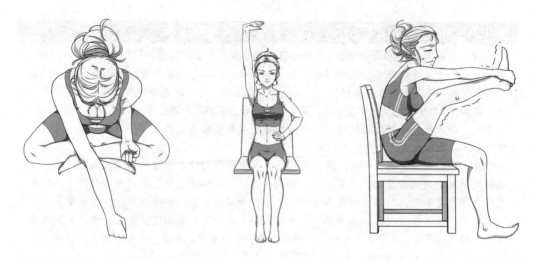

在练习这套调气法时，要做到平心静气，不要让心情大起大落。此外，还应注意搭配营养合理但口味较清淡的饮食，才能进一步促进该调气法的养生功效。

▶ 打通胃经，强大气血的"绿色通道"

有人说，从治病到养生的过程，就好像是人们从温饱步入小康的过程。人们首先要使自己的身体到达治病的温饱阶段，再循序渐进地步入养生的小康阶段，这才顺应自然界循序渐进的发展规律。

那么，人们要治病，必须知道自己得的是什么病，找准病因，才能对症下药，这是人们都明白的道理。中医认为，人体的"病"其实就是"心火"，心里有火就生了病。那么，心火是从哪里来的呢？熟悉中医理念的人想必都知道：心火是从肝上来的，肝的不平之气就是心火的源头。因此，要想治病，首先要调养肝脏，才能从根本上掐断病根，达到治病"治本"的功效。

当病治好了之后，人们就进入了健康的小康阶段——养生。中医学认为，养生就是保养生命，而生命是身体和精神的统一体。因此，养生不但要养护身体，更要调适精神，也就是要修炼"精、气、神"。精气神正是养生的目标，也是养生的基本要素。而先天之本——肾脏的强壮，正是精气神充沛的源泉。简而言之，治病从调肝入手，养生以强肾为功。

中医认为，肾为先天之本，是人体健康长寿的根基。很多人都知道肾脏功能的重要，并且想尽各种办法来补肾，以益寿延年、永葆青春。但是人们也发现：肾脏易衰而难补。因此，人们除了研究一些滋阴壮阳的药疗食补外，还广泛研究其他调养方式，比如道家的打坐、意守丹田、还精补脑之法，中医的艾灸关元、肾俞、太溪之方，都具有不错的效果。但是这些方法在施行时存在一定的难度，需要具备扎实的专业基础，而且非一日可成。因此，人们开始寻找更简单安全的方法来达到补肾强身的目的，经过多年的实践，人们终于找到了一种简单安全的补肾方法——打通胃经。

从中医的角度来分析，补肾就是要增强肾的功能，而肾的功能无非两个：一个是生殖的功能，一个是排毒的功能。其中，生殖的功能通常在 40 岁以后就会渐渐减弱。但如果能将生殖的功能保持旺盛不衰，那么人就不容易衰老。如何保持这种精力呢？人们可以借助自身一条不易枯竭的经络——胃经来实现。

打通胃经，首先可以使人体的脾胃得益，因为脾胃为人体的后天之本，后天的营养给人以气血持续地供应。我们每天都要吃饭，所以胃是人体最活跃的器官，也是人体气血最容易汇聚的地方。但气血总是随进随出，并没有真正地保存下来。如果您要想健壮，想长寿不衰，那就需要有足够的气血储备才能实现，这就需要人们打通胃经。

脾胃为体内积聚了足够的气血，有补益肾脏的功效。这是因为肾脏为人体的先天之本，能够调动激发出人体的原动力，而这种原动力就是生殖的力量。这种生殖力量，也是万物得以繁衍的动力。男性在青少年的时候，通常会有一种"精满自溢"的现象，这也是气血充足的表现。但是过了中年，尤其是在结婚生子以后，这种现象就会日益减少，渐渐地表现为精力不足。这时采用通常的健身方法，往往只是满足于维持身体不至于衰老过快，并不能让身体长久地保持活力。而身体的潜能是无限的，人们可以通过保持肾精的充足，激发体内的大药库。而且，肾精就像银行里的存款，生活在温饱水平的人都是随挣随花，没有多余的储备。而没有存款，日常生活也可以维持，只是无法进入小康。人的身体如果没有多余的能量储备，也可以活得很正常，只是不能达到强壮和长寿。如果只是活得长而不健康，也不是什么快乐的事情。所以想要强壮，就一定要培补肾精。肾精就是人体气血的储备。

此外，《黄帝内经》还记载："肾为作强之官，伎巧出焉。"意思是说，人们要想使身体强于常人，想要将体能转化为智能，就要学会开发肾这个人体天然的能量库。道家有意守丹田，就是在积聚肾精，精足随后"还精补脑"，就是要把体能转化为智能。

但是积聚肾精谈何容易，因为肾精不是光靠集中意念于一点就可以生成的。而且，集中意念本身，很多人就无法做到。通常一打坐，就会杂念纷飞。这样何时才能补足肾精呢？我们可以尽全力打通后天之本的胃经，来补足先天之本的"肾精"。《黄帝内经》说："治痿独取阳明。"阳明在这里正是指胃经。后人对"独取"多有歧义，有人认为应该泻胃火，有人认为应该补脾胃。实际上，只要打通胃经，补泻的事情身体自会处理得很完美，无须外力画蛇添足。那什么是"痿证"呢？就像花枯萎了一样，人的气血不足了，血液流不到它该流的地方，脏腑、肢体、肌肉、筋脉自然就萎缩了。所以，要想保持青春常驻，我们一定要在胃经上多费些工夫。因此，许多中医学家认为，女性如果每天敲打一下胃经，以保持气血对面部的供应，就能达到抗衰、美容的目的。

至于打通胃经的方法，则很简单，你可以推揉腹部胃经（尤其是腹直肌部分）、敲打大小腿上的胃经、在胃经路线上拔罐刮痧，以及练武术的基本动作——蹲档骑马式、跪膝后仰头着地等，都是打通胃经的方便之法。只要你天天使用这些方法，就能用好胃经上的调养气血大药。

▶舒筋活络、调和气血，多多按捏腋窝

在我们上肢与肩膀相连之处，靠里面有一凹陷部分，谓之腋，又称腋窝、胳肢窝、夹肢窝。腋窝为颈部与上肢间血管和神经通路，是腋窝动脉、静脉、臂丛、腋淋巴结群组织的集合处。

据医学研究者证实，经常自我按捏腋窝，可起到舒筋活血、调和气血、强身抗老的作用。具体说来，主要有以下几个方面的作用。

（1）大大增加心肺活量，促进全身血液的回流通畅，提高气体交换能力，从而使机体获得更多的养分和氧气。

（2）增强诸多器官的功能，提高机体代谢能力，可使体内代谢物中的尿酸、尿素、无机盐及多余水分能顺利排出，增强泌尿功能，并能使生殖器官和生殖细胞更健康。

（3）可刺激各种感觉器官，使眼耳鼻舌和皮肤感官装置在接受外界刺激时反应更加灵敏。

（4）帮助消化、健脾开胃、增加食欲，而且还能防治阳痿、阴冷。

（5）能缓解"心痛"，对肘臂冷痛也有一定疗效。

（6）腋窝顶端动脉搏动处有一穴位，曰"极泉"。中医学认为，针灸或按摩极泉穴，有防治心脏病、肩周炎、乳腺病等的作用。

按捏的方法是：左右臂交叉于胸前，左手按右腋窝，右手按左腋窝，用手指适度地按摩捏拿，用力不宜重，每次按捏约3分钟即可。最好早晚各按捏1次。

此外，按捏腋窝简单易行，自我按捏时，左右臂交叉于胸前，左手按右腋窝，右手按左腋窝，运用腕力，带动中、食、无名指有节律地轻轻捏拿腋下肌肉3～5分钟（至

养生百宝箱

人体腋毛，同阴毛一样，对它所生长的体表部位，能起到遮挡、保护的作用，使之不受外来细菌、灰尘等的侵袭，御"敌"于肌肤大门之外。

而且，腋毛的另一个作用是当人体活动时，手臂运动，腋窝除牵拉着周围皮肤间总有摩擦力产生，若摩擦过久、过重，往往擦在其"中间"，起到缓解皮肤摩擦时的力量，保护了腋窝皮肤，使之不受擦伤，所以腋毛的作用不能否认。综上所述，腋毛对人体存在一定的养护作用，因此女性不宜因爱美而去除腋毛。

少10次），用力不宜重，早晚各1次。也可夫妻间早晚互相按摩各1次，每次1～3分钟。

在按捏腋窝时还要注意，按捏时两肘要略抬高，切忌暴力钩拉。同时也应注意指甲剪短，避免触伤皮肤及血管神经。

第二节　健康活力牛角松筋术

▶独特的松筋手法——牛角松筋术

从西医的角度来看，要了解筋结的概念，首先要了解人体肌肉组织的概念。西医认为，人体肌肉组织是由许多平行排列的肌纤维组成，各肌肉外包被筋膜；筋膜又分浅层筋膜与深层筋膜，筋膜下骨骼肌受到肌外膜、肌束膜、肌内膜保护及强化联结，将肌肉分成几个束状纤维状。如果生活中遭遇姿势不良、运动不足、肌肉缺乏锻炼、乳酸堆积、工作劳损或撞击瘀伤、风寒湿侵入等情况，多会使人体局部气血循环不良，进而导致筋肉成硬块组织或呈现条索状态，即所谓"筋结现象"。

当肌肉已经固体化成筋结时，就会阻碍人体内部气血运行，中医往往建议人们对着重穴点施行指压、脚底指压等反疗法，或用各种油压舒缓放松按摩，然而，这些疗法往往在未将硬块组织筋肉疏松开以恢复其弹性、张力与正常伸展、收缩功能的情况下，直接予以强硬手技整骨，容易对身体造成意外损伤，因此对施行者的专业技术要求极高，不适合人们日常居家使用。因此，经过实践，人们找到了一种可直接运用在筋结处疏通筋络，且又适合人们居家使用的松筋手法——牛角松筋术，它是遵循传统经络学说精髓并结合肌肉组织结构原理创新开发的全方位保健手技。

牛角松筋术在继承中国人古时"放筋路"的基础上，发扬其消除酸痛、健康保健的理念，循着全身经络与筋脉走向垂直，可针对浅层筋膜、深层筋膜、诸要穴，更可通过牛角工具敏锐的触感，采用点、线、面整体操作手法，轻而易举地发掘各阿是穴（气阻点）、筋肉粘连等，结合具活化修护功效乳霜，比如兼具修护筋肉弹性功效的山药精华霜，作为活性剂，直接切入，将筋结、气阻疏通，使经脉气血运行顺畅，同时帮助软组织恢复正常功能，使脏腑功能维持健康。筋脉疏通后，再配以芳香精油做顺气按摩手技，帮助火气、乳酸代谢，以防止火气逆冲、筋结处再度粘连。由此可知，此全方位的经络松筋术是最正确的经络保健手法，也是最适合现代人面临各种无名酸痛、身体不适症时，无须借助药物就能改善症状的第三类医疗辅助手法。

从医学原理上来看，因为包被人体肌肉的组织是由一束束肌纤维构成的，在正常状态下，肌肉组织必然具备弹性与伸展、收缩功能。若肌肉产生结构改变，诸如筋结固体化粘连，甚或形成条索状硬块组织，势必影响经络中气的运行，且使神经传导受阻、血液循环不佳，造成各种酸麻胀痛与自律神经失调的生理现象。筋肉组织在缺血、缺氧状态持续下，其弹性伸展收缩功能逐渐丧失。而经络学理论认为气走筋膜，筋膜"生病"则气血不通，自然使得经络能量系统运行气血、沟通内脏、联系体表四肢上下的路径受到阻碍。故松筋健康美容术每一手技表现皆是沿浅、深层筋膜找寻每一个"障碍点"，以防止肌膜粘连，阻碍神经血管通路，帮助人体气血筋脉功能正常运作，维护人体健康，当人体气血运行顺畅，长久积存在体内的水分、脂肪自然代谢，更可达到体态轻盈、雕塑身材之功效。

而且，因为牛角松筋术的每一手法都是作用在筋膜与穴位处，故能轻易准确帮受术者找出其筋脉不通之处，其着力所在筋膜与穴位处亦是受术者最在意的每一酸痛处。让筋膜产生的筋结松开，肌肉组织快速恢复弹性与功能，帮助身体气血筋脉运行顺畅，机体功能正常运作，令身体种种不适之症状不药而愈，有效维护人体健康。

▶ 牛角松筋，谨遵"顺补逆泻"法则

牛角松筋术是根据中医的脏腑经络学说加上现代解剖学肌肉与骨性结构原理，运用望诊、背部触诊、问诊来加以分析归纳得出的一种经络保健方法，在施行这种保健方法前，一定要详细了解患者的情况，比如他的体质是寒？是热？是虚？是实？他身体病痛的症结是在脏？在腑？在表？在里？只有辨清了病证，才能对证施行相应的松筋术来治疗，以松解筋结、通其经络、调其气血、补虚泻实，使阴阳归于平衡，进而使脏腑功能趋于调和，自律神经调节系统恢复正常、自我防御与自我治愈的功能保持正常状态，进而达到防病治病、强身的目的。

由上所述可知，人们在使用牛角松筋术时，一定要遵行中医经络学理论中的"顺补逆泻"法则，即"顺经络操作为补，逆经络操作为泻"。具体表现为：操作泻法时，力道强度需加重，速度可快；操作补法时，则手法要轻柔且宜慢。但要注意的是，进行补与泻则须视个人体质而论，一般实证、热证者可用泻法，虚证、寒证者可用补法。

此外，也可运用十二经脉时辰与脏腑关系理论来进行脏腑补泻手法。比如，在经络学中，"子午流注松筋补泻手法"就是运用十二经脉不同时之脏腑经脉气血流注关系，来适时进行的补泻手法，从而增强脏腑生命能量，进入经络气血流注时间养生保健领域。补泻手法多应用在该脏腑有火邪、有热邪实证时，可在当时辰气血流注正旺时，进行泻法；脏腑功能虚弱者，则于"下一时辰"气血正弱时，进行补法。手法应用得当，

可达事半功倍效果。

1. 肝火旺者

【主要症状】

易怒、脾气躁动、难入睡、眼胀痛、眼灼痛、高血压、口干口臭、胃胀、消化不良等。

【具体方法】

于丑时（1～3点）逆肝经路径走向泻法操作，行间、太冲二穴可加强，有效降低血压、眼压，改善失眠及控制生殖系统炎症。

2. 肝气虚者

【主要症状】

易疲劳、眼干涩、食少胃胀、两胁胀痛胸闷。

【具体方法】

中医云："补则趁其虚。"可于寅时（3～5点）过肝经气血流注时辰，顺肝经脉走向，进行补法操作。

3. 肺有邪热症状

【主要症状】

咳嗽、痰多黄黏、胸闷或痛、身热口渴、喉痛、舌干质红而苔黄等。

【具体方法】

可于寅时（3～5点）逆肺经脉走向，进行泻法操作。

4. 肺气虚亏

【主要症状】

咳嗽气短、痰清稀、倦怠懒言、面色白、舌质淡而苔白等。

【具体方法】

于卯时（5～7点）顺肺经络走向，进行补法操作。

5. 热邪袭大肠

【主要症状】

大便臭秽，肛门热痛或下痢赤白或寒邪外侵产生腹胀肠鸣，大便溏泻、舌苔白腻或大肠积滞而致大便秘结，腹痛拒按、舌苔多黄燥等。

【具体方法】

于卯时（5～7点）逆大肠经划拨，以泻其邪热。

6. 大肠虚

【主要症状】

久泻不止、大便失禁、舌苔淡薄。

【具体方法】

于辰时（7～9点）顺大肠经路径，进行补法，亦可在神阙、命门配合温灸。

7. 胃虚

【主要症状】

食少、腹部闷、呃逆、唇舌淡红。

【具体方法】

于巳时（9～11点）顺胃经走向划拨，并配合足三里、中脘穴温灸。

8. 胃邪热蕴积

【主要症状】

身热、口渴饮冷、喜冷恶热、舌苔燥。

【具体方法】

于辰时（7～9点）逆胃经走向划拨，以泻其热。

需要注意的是，现在的许多经络松筋保健美容法多半着重于将皮下组织筋膜处"筋结"予以疏开，使筋膜重整，经络气行顺畅，达到脏腑功能的保养与消除酸痛、雕塑曲线、美容养生的功效。但是，因为着重美容养生保健，所以没有刻意遵照经络时辰补泻法则，效果有时并不长久。因此，身有疾患的人应选择专业的医师来进行上述松筋手法。

▶松筋之后，辨反应知好转

当人们被施行完牛角松筋术后，怎样判断它是有效还是无效的呢？这就需要人们注意观察自身是否出现了好转反应。正如中医有云："药不瞑眩，不生瘥愈。"在身体经络调理过程中，因经络被唤醒会有一连串不同反应，此现象代表人体功能正在进行重建工作。好转反应会逐渐产生，且不固定在同一部位发生，此是身体经络气阻被疏通能量增强，身体本能的自愈力发挥细胞再生及动能活化必须重建的过程。

临床上年轻人身体产生不适症状，多半是姿势不良，筋肉僵硬影响循环所致，多数没有好转反应；但年龄越大、身体越不好的人，其症状多已深入内脏，已经不是表层筋脉僵硬气阻的问题，所以，好转反应反而会比较强烈。

此外，对于一些症状较轻的人群来说，好转反应多较为明显，比如局部酸麻痛或内脏不适，以及自主神经失调症状、胸闷、头晕、失眠、胃胀、尿频、腹泻等症状一经松筋调整，很快得到改善。而对于有内脏疾患的病人，在初期的 3 ~ 5 次松筋调整后不会出现明显好转反应，这是因为初期的 3 ~ 5 次是处理经络表疾（已呈现在外症状），而多次调理之后（一般是 5 次），通过经络气血运行传导正常，会将脏腑里证（病气）引发至经络表证，再次呈现一些不适反应。此时必须向对方说明原理，继续进行保养调理，方能达到经脉通畅及脏腑功能调和。

在正统经络松筋手法操作时，会先施予全身肌肉、神经系统镇静安抚放松的手法，再渐进式点、线、面深层松筋消除"筋结"，待深层松筋结束后，再依人体气行方向及血液流向，运用按摩手法增强排毒，帮助肌肉恢复柔软弹性，故好转反应现象会比一般保健按摩或服用草药、保健食品症状略轻得多。

一般来说，松筋调整后，人们可分辨的好转反应有如下几种。

1. 酸性体质

因体内毒素排出体外，皮肤易出现红疹，3 ~ 7 天即可消失。

2. 贫血、低血压

因长期头颈部气血不佳，缺血、缺氧筋脉已阻，松筋后因加速气行、血行，新陈代谢率增强，故易产生因气血活络而出现的头晕与胀痛感，此现象 3 ~ 5 小时即会减轻消失。松筋后，若产生头晕、胀痛的现象，有可能是操作者头颈部天柱、风池、完骨穴区筋脉未松开，气不畅通所产生的现象，可加强此区手法，以改善头晕、头胀。

3. 胃不好

有的人会有数天胀痛感，但不影响食欲。食欲不佳、萎缩性胃炎者，松筋后会增加食欲，使胃口变佳。背中焦区特别是胃腧穴、胃仓穴二穴有气阻者，因气阻长期影响神经对内脏功能传达，产生胃疾，经由松筋手法予以疏通活络，其胃部产生胀痛感乃是气血活络、神经传达正常化的表现。

4. 肠不好

松筋后会腹痛、排宿便、腹泻。因本身肠壁坚硬累积宿便，借由松筋开穴，辅助大肠蠕动功能增强排出宿便，故会产生腹痛、腹泻与排便量增多的现象。

5. 肝不好

2 ~ 3 天内易疲倦、嗜睡。中医云："人动则血运于诸经，静则血归于肝脏。"故长期肝功能不佳者，松筋后会通过人体正常生理反应，让人嗜睡、安静休息，以使血液回流肝脏，使肝细胞修补正常。

6. 肾功能不好

身体会出现短暂肿胀、眼前云雾、多尿等表现。中医理论肾主管通调全身水液代谢，又肝肾二脏皆与双眼健康有关，肾功能不好，本身水液滞留体内，故松筋完后，排尿次数增加，尿量增多，乃身体积水排出、肿胀消失所致。眼睛因长期筋脉不通，气行后神经活化、筋脉膨胀会产生短暂眼雾现象。在调理期，因本身肾功能尚未恢复，故仍会有短暂肿胀现象，此时可用手法辅助按摩以加强水液代谢与毒素排出。

7. 肺功能不好

会有痰、咳嗽增加的情形。松筋后因肺部功能活化，会刺激肺部纤毛蠕动与肺内上皮黏膜分泌黏液，共同将入侵肺部的病菌、灰尘从口排出。

8. 易腰酸背痛

一段时间内会更酸痛，特别是背部筋肉僵硬呈条索状者与硬皮症者，因硬块打散疏开，退化部位细胞、神经活化产生反应。

9. 面部皮肤

因筋结疏开，深层筋脉气血畅通，使原本积压在皮肤深层的黑色素、油脂、重金属、化学毒素代谢，故在一段时间内斑、痘、粉刺会增加。

10. 妇科问题

初期分泌物会增加，月经会不规则，如有每月经血排不净而滞留在子宫内者，松筋后会有血块排出。

需要注意是，经络松筋保养后，人们多会特别容易口渴，因此要注意补充水分，帮助体内毒素排出。另外，还要在好转反应期间放松心情，多休息，适量活动，补充营养素，使身体细胞功能快速修护整建，待体内功能重建完成而恢复健康时，就不会再有好转反应过程中的这些症状。

此外，松筋保健期体质改善会因个人生活习惯、作息规律、饮食、工作压力而有不同的表现，且人体细胞代谢周期约 120 天，故细胞修护、体质调整的时间大约 3 个月。

▶ 牛角松筋术的撒手锏——排毒、泻火、祛酸痛

牛角松筋术对人体的保健功效主要体现在 3 大方面：排毒、泻火、祛酸痛。下面，我们就来具体介绍这 3 点。

1. 排毒

人们在使用牛角松筋术时，都会发现表皮呈现毛孔扩大、变红膨胀现象，这并非

身体受到了外力损伤，而是身体在自然排毒。

2. 泻火

从医学理论上来讲，人们在进行牛角松筋术时，常会在经络气阻严重部位、肌肉组织瘢痕状处，通过牛角对其进行舒筋活血处理，就会使局部出现毛孔扩大、怒张释放"火气"的现象，亦每一松筋线条立即呈现变红且膨胀、粗大，有如一条条鞭打过后的痕迹。这是体内湿邪、热邪因筋脉打开，"火气"立即窜出的自然排毒现象，持续 20 ～ 30 分钟，待"火气"释放完后，毛孔怒张、肌肉膨胀将逐渐消退，肌肤组织恢复正常状态，皮肤也不会留下点状的瘀斑。若此种"火气"即湿、热邪气滞留体内，即会造成细胞间离子电位不平衡，影响细胞通透性，造成肌肉组织变性，阻碍经络气血运行，致使内脏功能失常。临床上热证实证，肝火旺、脾虚体质的人，特别会有此现象。

3. 祛酸痛

当用牛角松筋术使身体排毒、泻火之后，能直接有效地松开筋结、消除酸痛和释放体内脏腑经络负能量，让体内的"火气""毒素"顺利自体表排出，使内脏功能平衡和谐正常。

总之，牛角松筋术的排毒与恢复筋膜正常的功效非一般按摩手法可比，因此牛角松筋术算得上是最自然、最无不良反应的健康保养辅助手技，可谓人人适用的"保健佳品"。

▶是什么让我们爱上牛角松筋术

中医学上的舒筋活血方法很多，但牛角松筋术可谓最自然、最无不良反应的一种保健方法，那么，它到底有哪些主要的优点呢？下面，我们主要介绍一下：

（1）中医古药典上记载，牛角分赤牛角、黑水牛角，使用它们来按摩身体，都具有舒筋活血、清热的功效，而且，黑水牛角还可以入药。

（2）牛角可吸收对方火气、病气，经由操作者 5 厘米磁场隔离，可减轻彼此能量互换，避免施术后的身体疲累不舒服。

（3）依人体十二经脉能量医学原理，将体内"筋结""气阻"疏通，帮助全身气血循环正常，恢复人体原有的自然治愈能力。

（4）手法轻松、简单易学、安全性高、不费力，并集当今指压、油压、刮痧、拔罐优点之大成。

▶牛角松筋术使用手法大解析

牛角松筋术是依经络与筋脉走向垂直，采用点、线、面整体操作手法深层疏开筋结硬块，使软组织恢复正常状态与功能的一种保健方法，它将古代中医治病"一推、二灸、三吃药"的原理联合运用，以保持气阻疏通、营养及能量补充、唤醒修复萎缩退化细胞与神经功能。

（1）推：使表层肌肉放松舒缓，亦可直接作用在深层筋脉处松筋。

（2）灸：沿经脉路径走向在重要穴位分布处加强刺激点拨，以活化脏腑功能。

（3）吃药：皮肤可谓是人体最大的器官，它能有效吸收涂抹在皮肤表层的药物，达到活血化瘀、强筋骨、滋润皮肤功效。

然而，工欲善其事，必先利其器，要发挥牛角松筋术的保健功效，首先要针对不同的身体部位选用不同的牛角棒来松筋。

（1）双爪牛角棒：适合身体较大面积部位如大腿、臀外侧及手足部位使用。

（2）中牛角：身体部位适用。

（3）小牛角：脸部适用。

（4）眼睛部位专用牛角棒。

（5）头部松筋专用牛角棒。

（6）开耳穴专用牛角棒。

在确定使用工具后，要注意牛角松筋术的使用姿势：将手臂伸直放松，腰挺直放松，双脚直立与肩同宽，或依松筋部位变换，采取弓箭步姿势松筋（即前脚弓步，后脚箭步），以使身体重心稳固，达到上身放松姿势，正确运用身体重力与手臂、手腕部位灵活性，以达到力点轻揉、支点平稳，方能使牛角松筋手法安全有效。

一般来说，牛角松筋术循经络与筋脉路径，施以圆拨、点拨、划拨、深挑、刮等方法。

1. 圆拨

牛角循经脉画螺旋状。比如，握笔圆拨：手法如同握笔，以拇指、食指、中指轻巧劲力在筋膜上呈螺旋状拨动。此手法多在穴位处与脸部松筋按摩时用，或舒缓松筋时使用。

2. 点拨

在穴位处做拨揉手法，比如直立点揉：手掌心轻稳握住牛角，略呈直立角度，用上身重力带动牛角点揉筋膜。此手法多适用处理深层筋膜与顽固筋结，或穴位处加强深拨使用。

3. 划拨

循经络与筋脉深层做来回划动。比如，握笔划拨：手法如同提笔，以手腕或手指轻巧劲力来回活动拨筋。此手法适用处理浅层筋膜的放松，或穴位处点拨。

4. 深挑

深层肌肉固体化时，必须压深挑开筋结。

5. 刮

用牛角握柄面刮痧。

此外，在使用牛角松筋术时，还应注意以下动作要领。

（1）固定肌肉：在使用牛角松筋术时，先用一手食指、中指拨开肌肉，固定肌肉，另一手持牛角行深层松筋膜操作。

（2）注意节奏：使用牛角松筋术讲究二重一轻或三重一轻的节奏，就是指连续动作划拨2次或3次后停顿一下，再继续操作。每次划拨力道是柔中有劲，劲中有柔，刚柔并济运用灵活。

（3）由浅而深：使用牛角松筋术时，讲究由浅入深的顺序，即先松浅层肌肉，再松深层肌肉，手法由浅入深，松开筋结，方可减轻疼痛。

（4）肌肉与经络走向垂直：操作时必须和经络与筋（肌肉）纹理走向垂直，以点、线、面手法将筋结松开。如果顺肌肉走向则无法将筋结松开，且易导致肌肉受伤发炎。

（5）连贯划拨：在使用牛角松筋术时，要注意保持划拨的连贯性，也就是说，每一划拨线条必须彼此衔接，切勿间隔太大，方能掌控点、线、面达到筋膜组织重整与康复。如操作时，发现对方肌肉明显呈现固体化硬块现象时，则须配合深挑（下压深再挑拨的手法）。同时筋结处切勿于1点重复超过10次，以免太过刺激，产生发炎现象。

总之，一位基本功正确、训练有素的专业松筋师，其手法纯熟达到炉火纯青，火候应是拨筋时能准确深入筋脉穴位分布处，且手法劲道平稳顺畅，轻重拿捏得宜，使对方能深刻感受每一手法皆拨到筋脉，虽有酸痛感，却可舒服享用。

▶ 使用牛角松筋术，这些注意事项你要知

尽管牛角松筋术是较天然、简单的保健方法，但如果不注意以下一些方面，就会使牛角松筋术的保健功效大打折扣。

1. 禁忌人群

（1）严重心脑血管疾病、肝肾功能不全、全身水肿者：如果你有严重心脑血管疾

病、肝肾功能不全、全身水肿等症状，则不要轻易使用牛角松筋术，如果非要使用不可，要注意手法不要太深、太强硬，操作时若不详加留意，易使松筋后皮下带出的瘀滞不易代谢，增加心、肺、肝、肾的负担，反而加重病情。若必须通过松筋保健手法宜渐进式地疏通，不可大面积操作。尤应注意松筋时经脉的方向，须将"火气"引到四肢末端，天柱穴、大椎穴、肩中俞、肩外俞、肩峰处与肩髃穴等筋结一定要松开，以防"火气"逆冲至头部。

（2）体质虚弱者：对于一些体质较虚弱的人群，尤其是大病后体质虚弱者，不适宜松筋，须待身体元气恢复后，再行松筋，然手法亦须以轻柔渐进方式，千万不可心急，非要一次就将条索硬块疏开，反而使身体更虚弱疲累。

（3）皮肤异常者：如体表有疖肿、破损、疮、斑疹和凸硬囊肿、脂肪瘤、纤维瘤，切记不可直接于患部处松筋，以防感染和扩散。

（4）急性扭伤或创伤的疼痛或骨折部位禁止松筋，待急性发炎期消失及骨折痊愈后，再进行筋膜松筋保养与修护，以防气滞血瘀而使筋脉再度受伤。

（5）有出血倾向的各种急症者，如：再生障碍性贫血和血小板减少患者、先天类风湿关节病变患者等，不适合松筋。

经络松筋虽可作为疾病的预防和身体养生保健的手段，但对于已产生的各脏腑病证则必须到医院进行诊治，才不致延误病情。上述特殊情形，松筋师应有小心防范处理的基本概念。

2. 谨慎处理部位

（1）手臂心经脉在午时（11～13点）心气宜静不宜动，如不能明确辨别患者心气功能虚实强弱，则应尽量避免在此时段进行心经脉拨筋手法。

（2）颈部、头部或身上手脚静脉血管爆起浮现处，此现象多半是因深层筋膜僵硬，使气行受阻，内部压力让静脉血无法回流，以致朝体表突出浮现，故手法操作时切勿在静脉血管上刻意松动，应谨慎将牛角运用在其皮下深层筋膜，拨动松开筋结使"青筋"消沉。

（3）胸部神封、神藏穴位区，此部位因近心脏，故松筋时如发觉有粗厚筋结硬块组织，须逐步渐进保养松开筋结，以防求好心切太过松筋，使气血脉冲加大、心动过速，令患者心生恐惧无法负荷。

（4）颈部胸锁乳突肌内侧（颈前三角肌区）有颈总动脉血管经过，故手法须小心谨慎，不可太深入。建议在此部位以手法技巧性抚拨与舒缓按摩。

（5）腹股沟韧带处，此部位韧带肿硬者不可过度强硬手法松筋，因内部神经易发炎、引起强烈疼痛。

（6）窝中央委中穴处，此部位肿硬隆起症状常见，因内部为滑液组织非筋膜结构，故不可深层太强刺激，以防发炎及变形肿大。

此外还要注意松筋前不宜吃得过饱；松筋后需大量补充水分，以利排毒（喝水宜温热，忌冰冷）；11～13点，心气虚者，尽量避免松手少阴心经部位，以防过度虚弱；每次使用完牛角后，要注意牛角的清洁工作，将牛角浸泡粗盐水半小时左右，以消磁净化。而且，最好每人配备专用牛角；如需共同使用，使用前须用酒精棉擦拭消毒。

▶ 腰酸背痛，试试牛角松筋术

随着生活节奏的加快和社会竞争的日益激烈，现代人的压力日益加大，许多人年纪轻轻就出现了腰酸背痛、身心疲惫的亚健康状态。据有关医学研究证实，亚健康多半由血液循环不良所引发，与脊椎变形长期压迫神经有关，并因此出现晕眩、偏头痛、失眠、胸闷、胃胀、消化不良、颈肩酸痛、坐骨神经痛、双腿肿胀酸麻等症状。

中医认为，在经常出现腰酸背痛的亚健康人群身上，往往能在其经络沿线肌肉处发现筋结、硬块，即肌肉已呈现固体化，在肌肉深层固化严重者已呈条索状硬块，严重影响气血运行，使神经传导受阻、神经萎缩退化，日久易迫使脊椎歪斜，甚至引发内脏功能病变。

那么，到底是什么原因造成了各种酸痛、脊椎变形与自律神经失调症状的亚健康状态呢？原因主要有以下几种。

（1）长期姿势不良：许多人的坐姿都不标准：经常坐着跷脚，容易使骨盆转位脊椎侧弯；坐时腰朝后呈C形，使腰椎偏离S形成平直状态压迫脊椎神经；睡眠时姿势不良，睡太高或太低枕头，使颈部神经受压迫，颈肩肌肉僵硬，气血循环差。

（2）内脏功能失调：与内脏相联系的经络路径沿线产生气阻与筋结现象，使肌肉僵硬、气血循环变差，易产生酸痛与局部生理功能退化。

（3）激素分泌不足：会使骨细胞内钙质流失，引起酸痛，男、女性激素分泌不足，易使筋、韧带僵硬无弹性，引起肌肉酸痛，如五十肩等气血凝滞现象。

（4）曾经跌打损伤处未予妥善治疗：产生气滞血瘀。

（5）身心压力大，工作繁忙或长期处于紧张状态：引起自律神经失调。

（6）情绪（喜、怒、忧、思、悲、恐、惊）表现失调：怒伤肝、心情压抑伤肝，致使肝气郁结疏泄失调，引起胸闷痛、烦躁、忧郁、月经不调等症状。

（7）经常熬夜：晚上 11 点~凌晨 1 点、凌晨 1~3 点，此时经络气血流注胆与肝脏，如长期在夜晚 11 点~凌晨 3 点仍无法睡眠，则血不流注肝，肝不藏血，肝血不养筋，造成筋肉、双目失养，且影响肝解毒造血和分泌胆汁的功能。

（8）运动不足：适度运动可活络筋骨，加速血液循环，可使肝气疏泄正常，人体气机调畅，气血运行平和，心情舒畅，精神爽朗，否则，肝脏气机疏泄失常，会表现出精神抑郁或亢奋冲动效应。

（9）饮食习惯偏差：在饮食摄取时要注意无色无味的平衡，否则将影响脏腑功能。比如，偏重肉食者，肉类蛋白分解产生氨、尿素氮、嘌呤等酸性副产物，在人体血管和经络运行过程中，沉积在筋肉深层或关节处，使筋肉产生化学变性，产生硬块筋结。素食者长期饮食摄取不均衡，且多半食物属性偏寒时，易造成体质虚寒，气血筋脉易凝结及筋肉僵硬。

总之，不良的生活习惯是导致亚健康的主因，要缓解治疗亚健康，除了要建立良好的生活习惯外，还应采取一些简单的疗养法，比如牛角松筋术，着重对背部进行松筋开穴手法，沿脊椎两侧，使造成脊椎变形、僵硬的肌肉松开，同时使肌肉恢复弹性与张力。

只要肌肉恢复正常状态，气血运行通畅，人体自愈功能得以自然发挥，帮助肌肉系统与骨骼系统维持平衡，再凭借纠正姿势与伸展体操，使脊椎排列组合正常，驼背与侧弯现象自然得以改善，亚健康的种种症状也会自然消失。

▶沿着脊柱两侧经络，施用头颈肩区松筋手法

在对头、颈、肩部进行牛角松筋术时，应用牛角棒沿脊椎两侧经络与肌肉走向垂直深层松筋开穴，使筋结气阻疏通，火气（病、邪之气）由表皮、毛细孔散出，消除肌肉肿胀僵硬。

【具体方法】

（1）沿头颈发际区，牛角以倒钩方式放松划拨此区域至耳背。

（2）天柱、风池、完骨加强松筋开穴。

（3）头颈椎棘突旁开 0.5 寸沿督脉线松筋至大椎旁边缝处。头部棘突旁开 1.5 寸沿膀胱经路线划动放松至颈肩部。

（4）沿颈肩胆经、大肠经、三焦经路线划拨至肩峰处。

整个松筋开穴的过程约 10 分钟。

此外，还要注意配合相应柔软伸展按摩手技，帮助脊椎排列回复 S 型正常曲线，使椎骨自律神经与内脏传导功能恢复正常。也要配合可行气山药乳霜，适时补充活络唤醒，帮助细胞组织修护，可达到行气血、整背脊，提升内脏功能与增强免疫力的目的。

▶大椎至阳含肩臂区的松筋手法

在针对大椎至阳（上焦部位）含肩臂区施行牛角松筋术时，整个松筋开穴的过程约 10 分钟。

【具体方法】

（1）沿棘突旁开 0.5 寸督脉夹脊穴做松筋划拨手法。

（2）沿棘突旁开 1.5 寸膀胱经做松筋划拨手法。

（3）沿棘突旁开 3 寸膀胱经做松筋划拨手法。

（4）沿肩胛骨外侧缘划拨放松外侧筋膜。

（5）肩胛骨内侧缘大面积划拨放松，天宗穴处加强。

（6）肩臂交接区以握笔式划拨放松此区筋膜，肩贞穴加强开穴。

（7）手臂部沿大肠经、三焦经、小肠经做划拨松筋手法，以使肩臂顺畅。

▶背部至阳至命门的松筋手法

在针对背部至阳至命门部位，即中焦部位施行牛角松筋术时，整个松筋开穴的过程约 10 分钟。

【具体方法】

（1）沿背脊椎棘突旁开 0.5 寸开督脉线夹脊穴做划拨松筋手法。

（2）沿背脊椎棘突旁开 1.5 寸膀胱经做划拨松筋手法。

（3）沿背脊椎棘突旁开 3 寸膀胱经做划拨松筋手法。

（4）外侧沿胸肋骨缝处划拨，力度不可太重。第 12 肋下缘京门穴加强开穴。

第三节 原始点松筋术，让疼痛消失无影踪

▶谜底大解析：原始痛点是怎样治病的

中医认为，人体健康与否主要看 4 个方面，即体温、血压、脉搏、呼吸。如果这 4 个方面都正常，则代表人体在正常健康运行，反之，如果是 4 者中的一些出了问题，则昭示了人体的不健康。在此基础上，有一些中医学家认为，在这代表人体健康度的 4 者之上，应该还要加上一项——病痛，构成评判人体健康与否的"生命 5 大征象"。这是因为对一个健康人来说，没有"病痛"就是一项重要的健康指标。

《金刚经》云："凡所有相，皆是虚妄，若见诸相非相，即见如来。"这句话就在教导人们要辨清事物存在的本质——万相皆空。因此，在面对人体病痛的时候，人们要学会寻根溯源，找寻病痛的起源点——原始痛点，只要在原始痛点给予适当的治疗，往往起到立竿见影的止痛效果。

著名医师张钊汉对原始痛点疗法有着较为深入的研究，他在利用原始痛点治疗疾病的基础上归纳了原始痛点疗法的十项治疗原则，具体如下。

（1）大部分疼痛皆由筋伤所致，很少因骨头及关节移位引起。原始痛点疗法其实就是一种筋伤疗法。

（2）原始痛点疗法不是要你"哪疼揉哪"，而是要你找到"揉哪不痛"的地方。也就是说，患者感觉痛处，不需要按摩。

（3）原始痛点疗法主要通过按摩经筋和肌腱来治疗，不需要按摩关节和骨头。

（4）疼痛的起源原始点，大多位于骨旁处。

（5）感觉疼痛的起源原始点，一定要往上找，也就是推拿上面的起源原始点，才能解决下面感觉的疼痛，但要注意头部和颈椎例外。

（6）上肢可分为阳面和阴面，只有在阳面才可以找到原始痛点，因此阴面无需按摩推揉。

（7）在下肢，除股内外侧肌及阳陵泉外，包括大腿、膝盖和小腿，都不需要按摩。

（8）原始的痛处，有时并非只有一处，但是范围不会超过一根食指长。

（9）关节受伤，比如颈椎、手腕受伤，在日常生活中宜偏向不痛的一侧。

（10）在利用原始痛点疗法治疗时，要注意手法推揉的力度适宜，过轻、过重都不宜。

▶头部原始痛点，治疗哪些疾病

【主要症状】

（1）头痛、偏头痛、头晕。

（2）眼皮跳、眼睛痛、眼睛凸、眼酸涩、口眼歪斜。

（3）口齿不清、牙齿咬合疼痛、舌头麻、痛及灼热感。

（4）三叉神经痛、颜面神经麻痹。

（5）急性耳聋或耳鸣。

（6）颈椎病（静止时）。

（7）其他：感冒、发热、失眠、痴呆、过敏性鼻炎、青春痘、脑癌、口腔癌、鼻咽癌、舌癌。

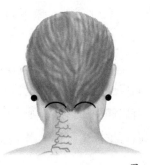

图1

【原始点疗法】

针对以上一些病证，人们口眼推揉耳后下颌骨旁的位置，并且沿耳后乳突部分到枕骨下缘推揉，一直推揉到头椎旁边的原始痛点（见图1）。

▶颈部原始痛点，治疗哪些疾病

【主要症状】

头颈痛、旋转痛、吞咽疼痛、锁骨痛、肩膀痛。

【原始点疗法】

针对以上病证，人们可以推揉颈椎棘突旁两侧筋上的原始痛点（见图2）。但要注意的是，如果是颈椎俯仰痛，则应推揉上胸椎棘突旁两侧筋上的原始痛点。

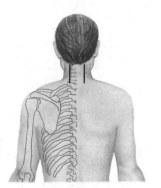

图2

▶上背部原始痛点，治疗哪些疾病

【主要症状】

（1）背痛：肩胛骨痛、膏肓痛、胸椎痛。

（2）其他：胸闷痛、肩后痛、小腿肚痛及抽筋、气喘、咳嗽、心痛、心悸、乳癌、肺癌。

【原始点疗法】

针对以上病证，人们可以推揉胸椎棘突旁两侧的原始痛点（见图3）。

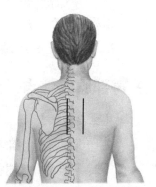

图3

▶肩胛部原始痛点，治疗哪些疾病

【主要症状】

（1）肩痛：肩上痛、肩前痛、肩臂痛。

（2）其他：腋下痛、侧胸痛。

【原始点疗法】

针对以上的病证，人们可以推揉肩胛骨上岗下肌的原始痛点。但要注意的是，如果患者是肩膀痛或肩后痛，且还伴有肩痛或肩臂痛，则应先推揉颈椎或上胸椎的原始痛点，然后再推揉肩胛骨上岗下肌的原始痛点（见图4）。

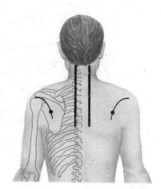

图 4

▶下背部原始痛点，治疗哪些疾病

【主要症状】

（1）腰痛：腰椎痛、腰横带痛、腰外侧痛。

（2）腹部疾病：胃痛、腹胀、泄泻、便秘、肝癌、胃癌、胰腺癌。

（3）肋肋痛。

【原始点疗法】

针对以上病证，人们应该推揉胸椎到腰椎棘突旁两侧的原始痛点（见图5）。

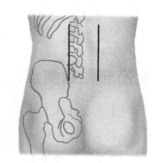

图 5

▶腰部原始痛点，治疗哪些疾病

【主要症状】

臀部及臀侧面痛：髂骨上缘痛、荐椎痛、大转子痛。

【原始点治疗】

推揉腰椎棘突旁两侧的原始痛点（见图6）。

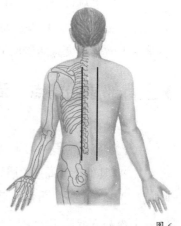

图 6

▶臀部原始痛点，治疗哪些疾病

【主要症状】

（1）耻骨痛、阴部痛、尾椎痛、鼠蹊沟痛。

（2）腿部痛：大腿痛、膝痛、膝后痛、膝不能弯曲、小腿前内外侧痛、足跟腱痛、足踝关节痛及踝骨旁痛。

（3）下腹部疾病：小腹少腹胀痛、尿频、尿少、尿痛、月经异常、痛经、子宫肌瘤、白带、阴道炎、腰腹部下肢瘙痒、卵巢癌、子宫颈癌、大肠癌。

【原始点疗法】

针对以上病证，人们可以推揉两侧臀部荐椎旁的原始痛点。但要注意的是，针对下腹部疾病在推揉两侧臀部荐椎旁的原始痛点同时，也别忘了推揉腰椎棘突旁两侧的原始痛点（见图7）。

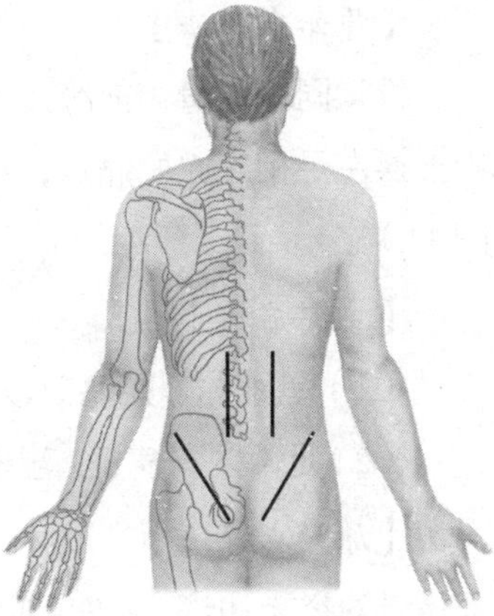

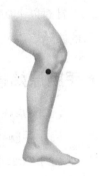

图7

▶ 腿部原始痛点，治疗哪些疾病

【主要症状】

膝盖痛（髌骨痛）。

【原始点疗法】

针对以上病证，人们可以推揉膝盖上缘股四头肌之内侧肌或外侧肌的原始痛点（见图8）。

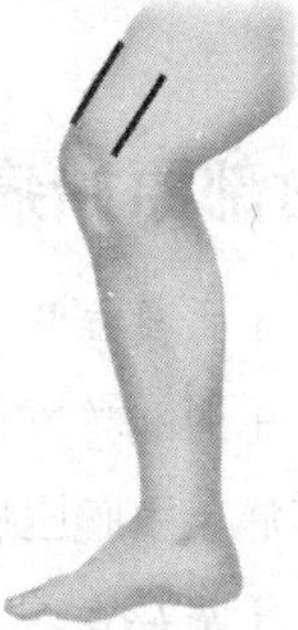

图8

【主要症状】

小腿胫骨粗隆痛。

【原始点疗法】

针对以上病证，人们可以推揉小腿胫骨粗隆往外平行，在胫骨及腓骨间的原始痛点（见图9）。

▶ 足部原始痛点，治疗哪些疾病

【主要症状】

足跟痛（足底后段痛）。

图9

【原始点疗法】

针对以上病证，人们可以推揉内踝骨旁的后缘及后缘上部的原始痛点。但要注意的是，有些患者是因外踝骨后缘引起的足跟痛，因此要推揉外踝骨后缘及其上部的原始痛点（见图10）。

【主要症状】

足痛：足背痛、足背内外侧痛、足底中段痛。

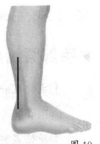

图10

【原始点疗法】

推揉同侧踝骨旁前缘及下缘的原始痛点，也就是说，左足痛则推揉左足相应原始痛点，右足痛则推揉右足相应原始痛点（见图11）。

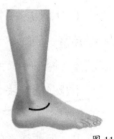

图11

【主要症状】

（1）足趾痛、足底前段痛。

（2）足部内科病证：湿疹、足汗、足裂、足癣、痛风、香港脚。

【原始点疗法】

针对以上病证，人们可以推揉足背骨间蚓状肌的原始痛点（见图12）。

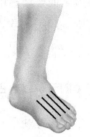

图12

▶肘部原始痛点，治疗哪些疾病

【主要症状】

手肘痛（网球肘、高尔夫球肘）、肘臂痛、手腕关节旋转痛、手腕压痛、拇指掌骨痛、拇指麻。

【原始点疗法】

针对以上病证，人们可以推揉后肱骨旁肱三头肌外侧头的原始痛点（见图13）。

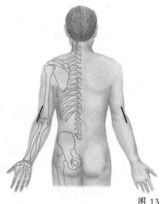

图13

▶手腕原始痛点，治疗哪些疾病

【主要症状】

（1）手腕痛：妈妈手、腕关节腱鞘囊肿、腕管综合征。

（2）掌背痛。

【原始点疗法】

针对以上病证，人们可以推揉桡骨及尺骨头中间肌腱的原始痛点。部分患者需推揉肌腱两侧的原始痛点（见图14）。

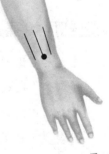

图14

▶手部原始痛点，治疗哪些疾病

【主要症状】

拇指痛。

【原始点疗法】

针对以上病证，人们可以推揉第1掌骨及大多角骨间骨旁的原始痛点，也就是拇短展肌（见图15）。

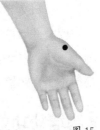

【主要症状】

1. 手指痛、手掌正面痛、手指麻。

2. 肘、腕、手部内科疾病：湿疹、手汗、富贵手、手癣、类
   风湿性关节炎。

图 15

【原始点疗法】

　　针对以上病证，人们可以推揉掌骨间蚓状肌的原始痛点。
此外，肘、腕、手部内科疾病，人们应推揉相应的原始痛点（见
图16）。

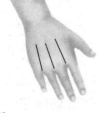

图 16

第四节　面壁蹲墙功的拉筋奇效

▶为何蹲墙功也有拉筋效果

　　蹲墙功是一些中医学家在长期实践中得出的养生方法，它是一种松腰秘法，反复练之可帮助松腰。中医认为，腰在人体中非常重要，腰部放松、灵活、气血流通，一方面可增强肾的功能，使人元气充足，故古人有"命意源头在腰隙"之说；另一方面，可保证腰主宰一身活动的职能，故古人又有"力发于足，主宰于腰，行于四肢"的说法。

　　相反，若腰部不能放松，则容易导致多种疾病，具体分析如下。

　　（1）影响丹田蓄气，阻滞背部气机上升，轻则背部酸痛、板直、头晕、眉间闷胀、腹满、腹胀等；重则气机走窜，甚至不能自控。

　　（2）影响命门之火对水液的蒸腾，男性可出现遗精、白浊，甚至癃淋；女性则白带增多、月经不调、小便频数等。

　　（3）练动功者（尤其往复转身频繁者），易使阴阳升降失衡，浮阳上腾于面，多呈满面红光而欠涵蓄，甚至于中风（即半身不遂）。

　　总之，腰一旦放松，则周身气血易于流通，不但强身壮体效果明显，而且是调整气机的良方，可以纠正身体各部分已紊乱了的气机。无论哪里的气不顺，皆可以此调理，只要坚持练习，若能达到一连蹲数百次，坚持习练，无不愈者。

　　其实，这种松腰顺气的方法其实就是一种拉筋的方法。更具体一点来分析，就是蹲墙功的功法原理即通过任督二脉的修炼达到丹田气足圆活，尤其是对颈、胸、腰、骶、脊椎的伸拉、压缩，可牵扯到常常运动不到的肌肉、韧带、神经，从被动运动到主

动运动，日久自然感应异常灵敏，而使肌肉、骨骼达到坚韧有弹性。

但要注意的是，在练习蹲墙功时要平心静气，摒弃自己意识里的好多不良东西。因为一个人意识乱了之后，外面的东西很容易影响自己，本来很简单的东西现在也变得很难了，蹲墙功的养生效果也大打折扣。

▶蹲墙功功效之一：对脊柱的修正

上文说到蹲墙功的松腰拉筋功效，其实蹲墙功还具有修正脊柱的功效，主要表现为两点。

（1）蹲墙功能够对脊柱错位与偏斜进行修正。也就是说，蹲墙功对腰椎间盘突出与骨质增生、弯腰驼背等脊柱系统的错位及偏斜具有相当不错的治疗与预防作用。

据有关实验证明，如果一个人在正常站立状态下脊柱长度为 50 厘米，他正常蹲下时的脊柱也只是被拉长 3 厘米左右（合每个椎间大约被拉长 0.1 厘米）。而在蹲墙状态下，则可以拉长到 10 厘米左右（合计每个椎间被拉长 0.3 厘米）。也就是说，通过蹲墙功的这种一张一弛、一伸一缩，脊柱中的错位与偏斜的椎体被自然回复到原位。

此外，在蹲墙功起落的同时，也锻炼了相应的颈部、肩部、背部、腰部肌肉与韧带，由于这些软组织坚强的维系作用，复位的椎体很难再脱出，从而使根治脊柱椎体偏斜成为可能。

（2）蹲墙功能够治疗骨质增生、腰椎间盘突出、腰腿痛、轻微驼背、轻微鸡胸等椎体偏斜错位的病例。现代脊柱医学认为，"脊柱不正乃万病之源"，不同部位的椎体出现问题能够引起不同的内脏病证。比如，以腰椎为例，第 1 腰椎偏斜可以引起胃及十二指肠溃疡、胃扩张；第 2 腰椎偏斜可导致精力下降、尿床、腹膜炎、便秘；第 3 腰椎偏斜可导致腹泻、水肿、肾炎、蛋白尿、痛风；第 4 腰椎偏斜可导致坐骨神经痛、头痛、难产；第 5 腰椎偏斜可导致膀胱炎、腹泻、痔疮、子宫内膜易位等。总之，有数百种疾病都与脊柱不正有着直接或间接的关系。而通过蹲墙功对椎体偏斜的修正作用，由脊柱偏斜直接或间接引起的上述病症也就能得以根治。

因此，有各种内脏疾病的患者不妨试着练习蹲墙功，感受一下其神奇的养生功效。

▶蹲墙功功效之二：对脊柱系统肌肉的锻炼

除了松腰、修正脊柱的功效外，蹲墙功还能锻炼脊柱系统肌肉，极大而快速地增强腿脚实力，并在一定程度上增强了身体的抗击力。这主要从两个方面来分析。

（1）蹲墙功在一张一弛之间矫正了偏斜的椎体，使脊柱正常，进而使发力顺畅。内家拳讲究"力由脊发"，很难想象一条不正的脊柱能够胜任高级的发力。

（2）蹲墙功由百会引领躯干上起的时候，颈椎部肌肉、胸椎部肌肉、腰椎部肌肉、骨盆（骶椎）部周围肌肉、大腿部肌肉、小腿部肌肉依次分别收缩、用力做功，而所有肌肉收缩所产生之力，其目的无疑都是使身体上升。换言之，它们的发力最终都集中到一个方向，这个方向就是腿部肌肉的用力方向。这时，腿部的发力早已不单单是腿部肌肉的发力，而是上述胯腰背乃至颈部肌肉力量的集合，这便造就了内家拳所梦寐以求的整体力，"腿脚千斤力"即由此而来。

专家曾经提出以"对争"与"贯通"两大概念来阐述桩功的发力奥秘。在此基础上，人们不难发现：蹲墙功正同时暗合了"对争"与"贯通"的原理。因此，人们可以通过蹲墙功的修炼来获得一定程度的抗击力，正是因为通过对争与贯通使习者的躯体成为一个整体，受击打时的力就被整体传导并共同承受，整体的抗击力显然要大于局部的抗击力，从而加强了肌肉的纠结力，也就锻炼了脊柱系统的肌肉。

▶练好蹲墙功，先记住这些动作要领

在练习蹲墙功时，最好是自己先试蹲一下：缓缓下蹲上起，下蹲时脚掌或脚跟不要离地，蹲至大腿与小腿相贴，然后上起站直身体。如果你原地下蹲感到很困难，例如膝关节疼痛，就不宜练习蹲墙，以免造成身体的意外损伤。如果你试蹲的效果不错，那你就可以进行以下步骤开始练习贴墙功了。

（1）找一面比较光滑的墙壁来练习，门板或大柜衣镜也可以，这是为了避免太过粗糙的墙壁可能会把鼻子擦痛。

（2）面对墙壁站着，先调整脚与墙壁的距离，另一个是调整两脚之间的距离。脚与墙的距离近一点，难度就大一些；双脚分开一点，蹲起来就容易一些。一个合适的蹲墙距离既要能够蹲下去又略感吃力。

（3）找准合适距离以后，则可以开始正式蹲墙练习：面壁而立，两脚并拢，重心落在前脚掌上，两手自然下垂，手心向内，周身中正，脚尖顶着墙根，会阴上提，两肩前扣，含胸收腹；全身放松，安静片刻，让思绪平和。然后腰向后放松，身体缓缓下蹲，下蹲时头不可后仰、倾斜，要放松地下蹲，腰后突下蹲。可守下丹田，肩部放松前扣（向墙的方向前扣）；尾闾前扣，命门后突。注意后背脊柱要一节节卷着柱逐节放松往下蹲，像猫儿一样，弓着后背下蹲，膝盖尽量不要超出脚尖等要求，同时注意全身放松，把注意力放在腰背部及尾闾部；彻底蹲下后尾闾可用力前扣一下，然后再缓缓上起；上起时，注意用百会上领，百会处好像有一根细线向上轻轻拽着脊柱逐节升起、抻动、拉直，如此为一次。开始阶段每次蹲墙20～50次。刚刚开始练习的时候宜早中晚各27次。

（4）在练习了一段时间的蹲墙功后，要适当增加强度。一是指增加蹲墙的次数，二是指加大蹲墙的难度。蹲墙熟练以后，如果以健身、减肥为主要目的，可以着眼于增加蹲墙的次数，每次蹲墙的次数从 50 增加到 100、200，甚至更多。以中等速度来蹲墙，蹲 200 次一般在 20 分钟左右。如果以练功为主要目的，可以着眼于加大蹲墙的难度，这里说的难度主要是指缩小两脚之间的距离和脚尖与墙壁的距离，当脱掉鞋子光脚蹲墙时能做到两脚并拢、脚尖抵住墙壁，通常会感到腰部比较松动，腹内气机盎然，身体的整体性加强。

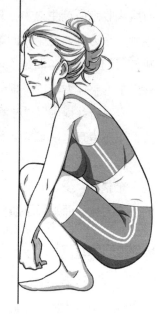

（5）要注重练功完毕后的收尾动作，也就是当蹲墙完毕以后，两手重叠在小腹上，按左 - 下 - 右 - 上的方向缓缓转动 20 下，然后安静片刻，再睁开眼睛，走动放松，结束练习。

此外，还要注意的是，因为蹲墙功强度较大，因此吃完饭最好不要练蹲墙功，练功后 1 小时内禁止洗冷水澡，出汗后尽量避风。

▶ 不可不知的蹲墙功心法

蹲墙功还有一个特点就是讲究心法练习，也就是说人们在下蹲练习的时候，一定要有这样的意识。

（1）不是我的身体在下蹲，而是我的骨盆在将整个脊柱节节下拉，要悉心体会骨盆下降过程中将脊柱缓慢拉长的感觉。

（2）不是我的双腿在用力支撑身体上起，而是由我的百会穴上领，把整个脊柱由上到下，由颈椎到胸椎到腰椎至骨盆，最后到两条腿缓慢地向上拽起来，要悉心体会脊柱缓慢回缩的过程。

以上两点就是蹲墙功的心法，目的其实很明确，就是要人们在下蹲时用骨盆将脊柱缓慢拉长，而在上起时以百会引领脊柱缓慢回缩，因为蹲墙功所练习的正是脊柱的一伸一缩、一张一弛，从而达到舒经活络的养生效果。

蹲墙虽然动作简单，但初学者要想取得好的健身效果，需要注意以下几个问题。

（1）蹲墙的时候要集中精神，要把注意力集中到身体上来，不要一边蹲墙一边思考别的问题。

（2）要遵守循序渐进的原则，不要一下子蹲得太快、太多、太难，练习以后不应该感到精疲力乏，而是精力充实，留有余兴。

（3）初练蹲墙不要管呼吸也不需要意守，只要自然呼吸，认真做动作就行。

（4）蹲墙时，不要仰头或把头侧向一边，蹲墙练习的全过程都要保持头部中正，略收下颏，宁可拉开距离降低难度，也不要动作变形。

（5）要注意蹲墙过程中的放松。上起的时候要注意头顶百会穴上领，由头部带动上起，避免下肢或膝盖的拙力。站直的一刹那注意下肢的放松，站直以后停留片刻再下蹲，有一个松紧转换的空隙。

（6）注意蹲墙前后衣服的增减。不要一下子脱掉衣服去蹲墙，应该蹲到身体发热以后再逐件脱去衣服。蹲墙结束后马上用干毛巾擦去身上的汗迹，迅速穿上衣服保暖，休息放松半小时以后再去洗澡。

▶ 循序渐进练好蹲墙功

人们常说："一口吃不成个胖子。"意思是说，人们做事的时候不能急于求成。练习蹲墙功也不例外，应循序渐进地进行，才能真正获得养生的功效。下面，我们根据人们练习蹲墙功的进程，将蹲墙功分为三个阶段。

1. 初始阶段：加强脊柱的拉长度

在刚开始练习蹲墙功时，许多人的姿势无法做得到位，这时，不宜强求，而应根据自己的身体状况，确定两脚的姿势和距离。而且，脚尖可以先离开墙，离多远以尽自己的力量能蹲下去为度。如年纪大或行动不方便的同志，可以两脚尖离开墙根，两脚分开，以降低难度。甚至还可抱住树、床架，拉住门把手等支撑物往下蹲。总之，动作不标准不要紧，关键是要坚持。

对于年轻的身体健康的练习者，则应尽量按标准的姿势蹲。刚开始时可能比较困难，没等蹲下去，就会往后倒，碰到这种情况，就要精神高度集中专一，并加意念"一定成功"。每次下蹲30个为一组，每天蹲一组以上，多多益善。经过一段时间的锻炼，随着周身各部气的充足，尤其是脊柱、腰部松动程度的提高，就能顺利下蹲、上起了。此时就应转入第二阶段——熟练阶段的练习。

2. 熟练阶段：加强脊柱（尤其是腰椎）周围肌肉的力量

此阶段的首要任务是人们在姿势标准的基础上有所提升难度，也就是说，人们在两脚并拢，脚尖抵墙能完成蹲墙动作的基础上，应注意"形松意充"，体会周身气机的升降开合，同时增加蹲墙的次数和时间。

3. 提高阶段：使胸椎乃至颈椎周围的肌肉得以锻炼加强

当练习者每天能够按照标准姿势来进行蹲墙功，且能轻松自如地完成每天的练习量，此时则不宜再加多次数，而应加大难度，提高质量。

（1）赤脚蹲墙：赤脚，脚尖抵墙下蹲，同穿鞋蹲墙的感觉大不一样。大大加强了对脊柱的抻拉作用。

（2）撑臂蹲墙：蹲墙时，两臂保持左右手举成一字形，立丁字掌，并配合手指的分合动作：上起时，大、小指分，二、四指分；下蹲时，二、四指合，大、小指合。注意不要使手碰墙壁。练此式能疏通上肢经络。

（3）背手蹲墙：在撑臂蹲墙起落时身体平稳，不会后仰的基础上，先两手十指交叉、掌心向外，置于腰部命门；再将两臂置于背后时，两小臂重叠，两手互握对侧肘关节，能起到很好的松肩作用。

（4）拳抵鼻尖蹲墙：初练此法时，可用一手握拳，横置于鼻前，用拳眼对准鼻尖。待熟练后，可加至两拳相接，置鼻尖与墙壁之间，下蹲上起。

（5）蹲墙耗功：在两拳抵鼻尖蹲墙的基础上，当蹲至大腿与地面平行时，定住姿势不动，当做站桩来练，坚持的时间越长越好。

此外，人们在练习蹲墙功时可先赤脚练习，熟练后再穿鞋练习，其次再双手持砖块练习，最后再双手背于身后练习，这也是增强练习难度的一种方法。

第五节 合练贴墙功、扭腰功，拉筋补肾很轻松

▶拉筋补肾的良方——合练贴墙功、扭腰功

对于合练贴墙功、扭腰功的养生功效，拉筋倡导者萧宏慈曾说过一个案例："有一对中年夫妻俩都腰酸背痛，男的还阳痿，女的嘴唇干燥、便秘、失眠，夫妻生活基本消失。我给他们施过几次正骨和针灸，虽然疗效显著，但我建议他们还是应以自己练功为主。现在夫妻双双练贴墙功和扭腰功，每天各练两次，整体练功时间从 20 分钟逐渐增加到 1 小时。两个月后两人腰酸背痛大为减缓，男的不再阳痿，女的便秘、失眠症状消失。"

从这个例子可以看出，如果将扭腰功、贴墙功和拉筋结合在一起做，幅度和强度由患者根据自己的具体情况而定，比这三者单方面练习所收到的效果更好。这是因为前两者以练肾气为主，肾气足则精气足，精气足则神气旺，这对心肝脾肺等脏腑都有

好处；而拉筋则通过拉松十二经筋将全身十二经络全部贯通，尤其是背部的督脉、四条膀胱经和腿上的肝脾肾三条经被率先拉开，这几乎影响了全身的经络和脏器，无异于对自己做了全身调理，而全身筋通则经脉通，体内气血畅行，身体自然健康。

▶ 凝神静气，体会贴墙功的动作要领

在练习贴墙功这门补肾养生法时，人们要注意以下几个动作要领。

（1）人面对一堵墙、一扇门或者一面镜子站立，鼻尖触墙，脚尖也触墙。

（2）鼻尖贴墙慢慢下蹲，直到双腿彻底弯曲，完全下蹲，双臂抱住下蹲的双腿。

（3）鼻尖依旧贴墙，身体缓慢起立，直到完全直立。

（4）重复第一次下蹲的动作。

此外，在练习贴墙功时，人们还需要注意以下两个方面。

（1）人们在刚开始练习贴墙功时，必须将脚尖稍稍后移，具体尺度自己把握，保持重心稳定即可，然后缓慢下蹲、起立。这是因为此法看似简单，但刚开始有难度，主要是肾气不足之人无力蹲稳，起立乏力，重心容易向后倾斜倒地。因此，人们在做功时一定要专注于脊椎的直立和身体平衡，否则一不留神就会向后倒。

（2）下蹲、起立的次数由自己把握，多少不限。但每次起码应有 9 次以上，然后以 9 为单位逐渐加大到 18 次，81 次等。但不要使自己过于疲劳。

▶ 凝神静气，体会扭腰功的动作要领

和贴墙功一样，扭腰功也是一套有效的强肾功法，它因为简便易学、收效迅速，且不受场地、时间限制而受到许多人们的喜爱。人们喜欢通过扭腰功来增强精力、性功能、记忆力、骨骼，减少落发、黑斑和皱纹。此外，它对所有腰胯以内的疾病都有疗效，比如生殖系统、泌尿系统的疾病，如前列腺炎、膀胱炎、肠道疾病、便秘和妇科类疾病等，而且还可以减肥，其减肥区域在腰、胯、臀、腹部，正是赘肉最多的部位，所以此法令男女老少皆大欢喜。

扭腰功的动作要点主要有以下几个方面。

（1）双脚按等同双肩距离站立，身体略微前倾；双脚脚趾紧紧向下抓住地面。

（2）双手用力撑住腰部，掌心朝内护住丹田处（肚脐下方），两只手拇指、食指形成的空白正好在丹田处形成一个空空的方形，双肘自然弯曲至 90 度左右，与双手在用力时形成固定位置。

（3）以脊椎为轴心，两胯带动整个臀部向左做圆形扭动，经身体左侧、后方，最后从右方返回，使整个肚皮和胯部正好转完一个 180 度的圈，以此动作连续做 20 下，

即转 20 圈；转圈时双肘和双手都在原位置固定不动，就像新疆舞里脑袋移动而双手不动的动作。

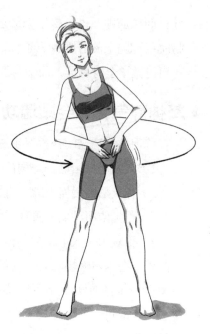

（4）向左方的转圈扭动做完 20 个之后，在以同样的姿势向反方向转动胯部 20 次；做完后再向左方转动 20 次，如此反复变化方向转动。

（5）在整个练功过程中，口须微张，与鼻孔一同呼吸，不可紧闭。

▶扭腰功的注意事项，你不得不知

在练习扭腰功时，要注意以下几个方面。

（1）要注意双臂、双手在扭动时紧张不动，只让臀胯扭动，这样扭肾气提升很快。因为人们在刚开始练习时，最易犯的错是手和臂没用力紧张，因此不固定，导致手臂与双臀不由自主地跟着一起扭。

（2）要注意双脚脚趾紧扣地面，这样既固定了身体，又接通了地气，还打通了脚上的经络。

（3）平时除了练扭腰功，还用提肛来配合，疗效会更显著。比如开会、坐车、走路的时候，都可以坚持提肛，时间越长越好。经过几次练习后动作会逐渐标准。

第六节　撞墙功，撞开背部经脉

▶撞墙功的养生功效并非空穴来风

常见一些晨练的老人在公园里以背撞树，强身健体。这方法看似简单，却包含了养生理念，与中医的"铁背功"有些相像。"铁背功"就是"撞墙功"，又名"靠山功""虎背功"，简称"撞墙"，是一门简单易学的养生方法。

撞墙功到底有着什么养生功效呢？中医认为，人的后背有多条重要经脉，比如膀胱经和督脉。膀胱经从头到脚，几乎贯通全身，因而当它出现异常时，也会牵连全身。督脉则是诸阳之会，打通督脉，即可祛除许多疾病。撞墙或撞树法就是依照这个原理，按摩、挤压背部经络，以及其上穴位，达到养生保健的目的。此外，以背撞击墙面等硬物，对活络全身血脉，强健腰背肌肉也很有好处。

具体来分析，主要有以下几点养生功效。

（1）打通督脉及两边共四条膀胱经，一条督脉就可以治疗众多病证，而膀胱经上有所有的背腧穴，包括心俞、肝俞、肾俞、脾俞等，这意味着所有内脏的病皆可治疗，程度不同而已。

（2）震动了胸腔、肺部、心脏，也震动了下部的肝脾肾等，与其相关的病也直接、间接都治了。

（3）震动了脊椎，令整条脊椎都处于震颤状，相当于正骨，调整了所有不正的关节、筋腱、纤维等。

（4）脊椎通大脑、脑髓，打通所有与脑部相关的经络、神经、血管等，对大脑相关疾病极有帮助。

（5）撞墙的刹那要吐气，如同气球被突然一击，胸中之气突然向所有该出的地方挤出，打通所有不通的气脉，排除胸中浊气，心中块垒。

▶ 撞墙功动作要领，你记住了吗

人们在练习撞墙功时，主要注意以下几个动作要领。

1. 量距离

两脚与肩同宽，脚与墙的距离以自己的鞋为单位计算，1.0 ～ 1.5 只鞋的长度，以太极拳前七后三的弓箭步姿势，或是左右弓箭步的姿势站立，后脚跟贴近墙壁，微微往后一倾，就能很自然地背贴墙壁。

2. 落胯

全身放松，上身保持正直，将胯部稍微下落即可，膝盖不必弯太低。

3. 撞墙

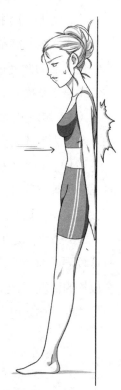

站定之后，将重心由前脚往后推，臀部以上连背部应平顺往墙面自然地平靠，不要刻意出力往后仰。初期撞击面在肩胛骨以下，只撞击一个地方，也就是说一次撞击只发出一个声音。同时双手宜自然下垂摆荡，即离墙时，手往前摆，撞墙时手往后摆，借着摆荡之力，有助身体的离墙与撞墙。如果有人喜欢在练习时双手互抱，置于丹田也行，而且这种抱手方式有利于使内气集中夹背，还可避免肩胛骨受伤。此外，在撞击的刹那，练习者要自然吐气，不要憋气，尽量别咬到舌头。

4. 离墙

在撞击完毕要离墙时，应将身体重心由后脚往前推，自然离开墙面，不可有刻意出力离墙之感；而背部离墙或竖直背部时，整个脚掌仍应紧贴地面，且膝盖弯度要固定（微弯即可）不可有上下起伏。

此外，人们在练习撞墙功时全身要放松，不可出力或僵硬，尤在撞击瞬间更要如此；主要使体内脏腑能随着身体撞墙而起到振动的作用，不致因出力而使肌肉韧带紧绷，而影响脏腑运动的效果。此外，腰背的放松在撞击瞬间更须注意加点意念，使撞击时能起到按摩督脉与足太阳膀胱经各脏腑穴道的加乘效果；且腰背放松，又能使背部血液循环，尤其是静脉回流加快，不致因回流慢，而影响头部血液的供应。

一般来说，撞墙功的练习以每天撞 200 次，每次 10 分钟左右为佳。

▶撞墙功的注意事项，你不可不知

在练习撞墙功时，人们要注意以下几个方面。

（1）选择撞击的墙面必须平整，在撞击前一定要检查一下，此外，最好不要去撞树，因为撞树容易造成椎骨脱位，甚至可能导致半身或全身不遂。

（2）撞墙功在撞击墙面时以发出一个声音为佳，但初撞者一般都会发出两个声音，比如很多人刚开始都是上肩先碰到墙壁，然后屁股再碰到墙壁，这就会产生两个声音。人们也不必因此而过于慌张，而要慢慢调整撞墙的位置和姿势，随着次数的增多，自然会慢慢平整撞向墙壁，只发出一个夯实的声音。

（3）如果撞向墙壁发现身体的脏器不舒服，或者很痛，可以适当地调整一下身体的方向、力度或者角度，以身体不难受为准。

（4）初撞者一般都会撞完后头晕脑涨，或者出现手麻、脚麻、小腹紧收、胸口郁闷、打嗝吐气等状况，这都是正常的，也多数是气冲病灶的反应，不应惊慌。随着次数的增多，就会越来越感觉神清气爽，精神愉悦，精力充沛。

（5）孕妇、处于生理期的女性、饱食者或手术未满一年者勿练，而心脏病、高血压、身体较弱或 50 岁以上者，初期应由教练级级陪练，而且不易大力撞墙，而应在全身完全放松的情况下，自然顺势靠墙，使脏腑两侧的肌肉和韧带能在适度平衡中自然振动，净化体内。如果用力撞墙，则会使其效果大打折扣，甚至产生不舒适之感。

第七节 经络瑜伽，日益盛行的拉筋秘方

▶ 经络瑜伽，你了解多少

瑜伽，在印度语中意为"身心处于最佳的稳定状态"，有很多人不知道瑜伽具体有什么样的效果。瑜伽主要以使精神与肉体免受压力与环境的侵扰，并使身心能够很快地适应环境与压力为主，运动肢体的行动能力也同时得到加强。

经络瑜伽是将传统瑜伽与东方医学相结合的练习方法。这种内外兼施的和缓运动，通过独特的瑜伽动作作用于全身的经络和经穴，结合适当的经穴刺激以产生自然能量，达到祛除身体异常、塑身健体的效果。经络瑜伽理论认为，通过经络的联系，人体的五脏六腑以及皮肤筋骨等组织成为一个有机的整体，穴道及经络对脊椎、骨髓、中枢神经、自律神经具有一种反射作用，所以，刺激经穴就可以影响到内脏机能，从而激发人体固有的自然治愈能力。

经络瑜伽通过一系列连贯的伸展、扭动、弯曲体位，利用身体各部位间的接触，可以有效地对各个穴位进行刺激，从而调整内分泌，改善淋巴和血液循环，促进皮肤和各个器官的新陈代谢，祛除人体不良的和有毒的积物，增强人体免疫力。在做完瑜伽动作之后，再对相关重点穴位辅以按摩，可以达到事半功倍的效果。

但要注意的是，做上体往下倒立的姿势时，高血压、低血压患者，头部受过伤害的人，晕眩病人、心衰患者不要做，经期妇女也不要做，以免头部充血而发生危险。

▶ 清晨令你容光焕发的伸展十二式

经络瑜伽，是一种内外兼修的和缓运动。人们通过练习经络瑜伽，聆听到身体的声音，学会掌控自己的身体，进而掌控自己的心。只要长久坚持练习经络瑜伽，往往能使练习者容光焕发，如果再注意日常饮食的调养，更能使练习者身心都保持着最好状态。

在清晨，人们可以先做几个回合的瑜伽呼吸：横膈膜呼吸法、单鼻孔呼吸法。完成呼吸练习之后，休息 5 分钟，然后以简单、伸展为主要原则，以消除身体僵硬感、恢复精力为目的进入下面瑜伽的姿势练习。相信这也是你快乐、充实地开始一天的最佳方式。

在远古时代，人们一向是在太阳刚出现在地平线上时，就对着朝阳做拜日式，祈祷阳光给予生命能量。今天，人们更多地利用拜日式来提升精气神和塑造形体。

拜日式由 12 个连贯的动作组成，所以又叫伸展十二式。它作用于全身，每一个姿

势都是前一个姿势的平衡动作。它包括前弯、后仰、伸展等动作，配合一呼一吸，加强全身肌肉的柔韧性，同时促进全身的血液循环，调节身体各个系统的平衡，如消化系统、呼吸系统、循环系统、神经系统、内分泌系统等，使人体各系统处于协调状态。

【具体方法】

（1）直立，两脚并拢，双手于胸前合十，调整呼吸，使身心平静。

（2）吸气，向上伸展双臂，身体后仰，注意髋关节往前推，这样可减少腰部压力，双腿伸直，放松颈部。

（3）吐气，向前屈体，手掌下压，上身尽可能接近腿部（如有需要，可稍弯曲双膝）。注意放松肩膀、颈部和脸部。

（4）吸气，左腿往后伸直（初学时也可膝盖着地），右腿膝盖弯曲，伸展脊柱，往前看。

（5）保持呼吸，右腿退后，使身体在同一直线上，用两手和脚趾支撑全身，腹部和腿部要尽量伸展、收紧，肩下压。

（6）吐气，使膝盖着地，然后放低胸部和下巴（也可前额着地），保持髋部抬高。注意放松腰部和伸展胸部。

（7）吸气，放低髋部，脚背着地，保持双脚并拢，肩下压，上半身后仰，往上和往后看。

（8）吐气，抬高髋部，使身体呈倒"V"形，试着将脚跟和肩膀下压。

（9）吸气，左脚往前迈一步，两手置于左脚两边，右腿往后伸展，往前看。

（10）吐气，两脚并拢，身体慢慢前弯，两手置于地面或腿部。

（11）吸气，两手臂向前伸展，然后身体从髋部开始慢慢后仰。

（12）吐气，慢慢还原成直立。

养生百宝箱

清晨练习瑜伽时要注意以下几个方面。

（1）室内练习时，开窗通风，保持空气的流通，这对于调息练习尤为重要。可以摆放绿色植物或鲜花。

（2）关注自己的身体状况，切忌强己所难。如果身体有不适的地方或是病状，尽量不要练习过难的动作，也可以完全不进行练习。

（3）女性在经期不宜做瑜伽练习。

（4）瑜伽对一些特殊生理状况都有很好的调整作用，如孕期保健，但最好在老师的指导辅助下进行。

▶增加头部血流的顶峰功

紧张工作一天后，大脑的过度疲劳已经使你无心再做其他的事情了。那么，静下心来，做做顶峰功，能有效增加头部的血液流量，让你的头脑清晰，放松内脏器官，还能伸展腿部韧带，将腹肌练得平滑而有力。

【具体方法】

（1）屈膝坐好，臀部坐在脚跟上，两手放在膝盖上。调匀呼吸，感觉内心平和。

（2）两手放在体前地面，臀部从脚跟慢慢抬起，保持均匀呼吸。

（3）呼气，抬高臀部，头夹在两手臂中间，足跟抬离地面，保持30～60秒。此时内脏颠倒过来，内脏器官得以放松，头部充满新鲜的血流。注意：不要吞咽，不要咳嗽，以免发生头部充血，引起不必要的危险。

（4）呼气，屈膝，慢慢将臀部坐在脚跟上，两手放在膝盖上，微微闭上双眼，想象一股新鲜的血液流遍全身每一个细胞，血液循环得以改善。

（5）待呼吸调匀了，我们再做一次。当臀部再次抬高时，我们将头和上肢尽量贴近腿部，脚跟高高抬起。这时腿部后侧韧带得到了拉伸，腹肌自然收紧，腹部堆积的多余脂肪可以慢慢消除掉。

（6）呼气，屈两膝，臀部慢慢坐在脚跟上时，我们再次感到全身血流通畅，头脑非常清晰。

（7）做完后，我们以一种舒适的方式坐好，对头部几个重要穴位如百会、通天、风池、风府、太阳、印堂进行揉按。这样可以促进头部的血液循环，而且对头疼和偏头疼也有不错的疗效。它对整个呼吸道有刺激作用，可以预防和缓解感冒、头疼、发烧等疾病，提高身体的免疫力。

但要注意的是，患有高血压、低血压，或者经期的女性都不宜做这个动作。

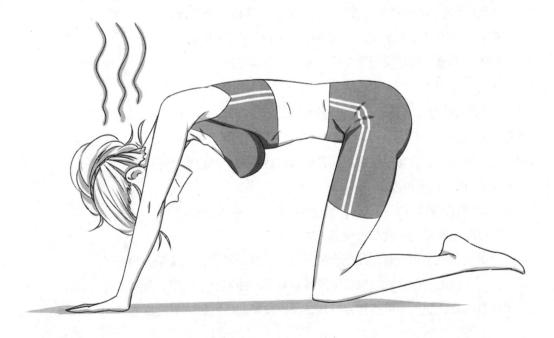

▶扩胸、收腰、减腹的展臂式

不管是长期伏案工作的白领丽人，还是整天忙前忙后的家庭主妇，请留出一点儿时间给自己享受美丽。展臂式瑜伽运动能让你拥有魔鬼般的身材，能让你真正成为有魅力的现代时尚女郎，还等什么呢？让我们一起做吧。

【具体方法】

（1）两脚并拢站好，两手放于身体两侧，大脚趾微微分开，头部放松，面向前方。

（2）两手腕相交于腹前，手心向内。集中精力，内心平和。

（3）深深吸气，两手慢慢上举，延伸至头顶，脸朝上，眼看上方。体会胸部的扩张感，肺活量增大了，吸入了更多的氧。

（4）呼气，两手分开，从旁慢慢放下，放于体侧。感觉有更多的废气呼出来。

（5）深深吸气，两手从旁上举，举至头顶，两手腕腹前相交，脸朝上，眼看上方。再次体会胸部扩张，肺活量增大，吸入了更多的氧。

（6）呼气，两手臂从前放下，放于腹前，完成一个回合。

在这个姿势中，我们的呼吸变得深长而缓慢，呼吸道得到了良好的刺激。待呼吸慢慢平稳，我们再做第二次。

【具体方法】

（1）当手慢慢上升时，头也慢慢抬起。手臂升到头顶上方时，能感觉到身体两侧的强烈舒展。这种练习，很利于减掉腰侧脂肪。同时，对腋窝处也是不错的锻炼，腋窝处皮下脂肪少，容易出现皱折，若经常进行练习，弹性会增强一些。

（2）两手从旁慢慢放下。

（3）再深深吸气，手从旁缓缓上举；呼气，手从胸前放下。

待呼吸逐渐平稳，我们再做第三次。

当做完第三个回合时，我们会感觉到疲劳得以消除，全身精力增强了。

做完上面的动作可以按摩以下穴位：肩髃、曲池、手三里、外关、内关和合谷等。但要注意的是，孕妇不可按揉合谷穴，因为按摩这个穴位容易造成流产。

▶ 消除疲劳的四种经络瑜伽

随着现代社会生活节奏的加快、工作压力的增加，人的疲劳感就会接踵而来。因此，人们通过各种方法来调节自己，以达到消除疲劳的效果。而经络瑜伽的调节功能则能将来自各方面的疲劳症状各个击破。下面就让我们一起学习一下几种消除疲劳的瑜伽动作吧。

1. 摩天式

【具体方法】

（1）站姿，脚分开。

（2）吸气，踮脚尖，两手臂交叠，举过头顶向上伸展身体。

（3）呼气，脚跟慢慢着地，向后延展背部。

（4）吸气，提脚跟向上抬起身体。

（5）呼气，手臂侧平举打开。

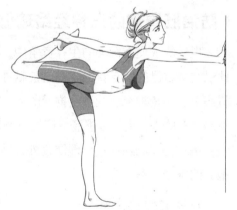

2. 舞蹈式

【具体方法】

（1）脚并拢目视前方地面，抬右脚用左手握住。

（2）保持姿势6次呼吸。

（3）吸气，左手扶树干（在家可扶墙壁或门框），形成舞蹈式。

（4）保持姿势，时间以感觉舒适为限度。

（5）右脚放回地面，慢慢放下手臂，正常呼吸。换对侧，重复练习。

3. 蹲式莲花

【具体方法】

（1）半蹲，均匀呼吸。

（2）吸气，趾尖踮起；呼气，双膝向两侧打开，身体继续下蹲；再吸气，手掌合拢于胸前。

（3）呼气，双膝向两侧延展到极限，脚掌尽量相对，脊柱中正，目视前方，保持15秒钟左右，身体慢慢直立。

（4）重复姿势 3 ~ 5 次。

4. 门闩式

【具体方法】

（1）双膝跪地，将左腿伸向左方，右脚与左膝一线。

（2）吸气，双臂向两侧平举，与地面平行；呼气，躯干和左臂屈向左腿，头放松，身体保持在一个平面上，不要扭动。

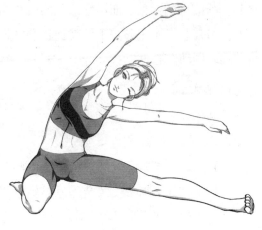

（3）保持姿势 1 分钟；吸气，放直身体；呼气，放松手臂。换侧，重复练习。

办公室工作者因为久坐不动，容易形成各种疾病，处于亚健康状态。颈椎病、腰椎病等都是办公室一族经常面对的烦恼。经常做一些简单的瑜伽动作，只要坚持一段时间，你将会变得容光焕发、精力充沛。

▶防治肠胃病的三种经络瑜伽

现代的人们在每天的生存竞争中，肯定少不了应酬，三餐也很难定时、定量，长此以往，自己的肠与胃很容易就被牺牲了。尤其有遗传困扰的人（家族中有多人罹患胃病）、比较神经质或过度拘谨的人、抽烟的人（特别是在焦躁状态下抽烟），以及胃酸过多的人，更是难逃肠胃病的折磨。

保护好胃肠除注意合理饮食外，做做下面的 3 种瑜伽动作，对于健胃整肠也会有很大的帮助，不信就试一试。

1. 椅上拔瓦斯式

此式可排除胀气，强化胃肠机能，舒缓胃痛及紧张的压力。

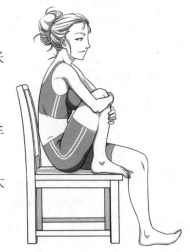

【具体方法】

（1）端正坐于椅上，右腿屈膝踩于椅座上，双手抱住弯曲的腿，做深呼吸。

（2）配合呼吸节奏，吐气时用力抱紧腿，并使大腿挤压腹部。

（3）还原，换另一腿做。

2. 椅子站立后视式

可缓解胃部的痉挛，解除胃肠不适，促进血液循环，亦可使腹部及腰部的肌肉放松，调整身体久坐后所产生的不适感，同时还能使腰围纤细。

【具体方法】

（1）站立于椅子前方，做深呼吸。

（2）左脚踩在椅座上，吸气。

（3）上身向左边扭转，右手握住左膝盖，左手背自后手绕过贴紧右腰，吐气，上身尽量向左转至腰部有扭紧的感觉时停住，做深呼吸。

（4）还原，换边再做一次。

3. 椅上正坐侧弯式

此式可缓解紧张性胃痛，亦可消除胁腹部赘肉，美化手臂及使腰围纤细，同时也能平衡、矫正长期不良久坐姿势所导致的脊椎侧弯。

【具体方法】

（1）坐正于椅上1/2处，腰背挺直。

（2）吸气，右手尽量向上伸展，左手扳紧右大腿外侧。

（3）吐气时，右手与上身向左侧弯，保持挺胸，停住后做深呼吸。

（4）还原，换边再做一次。

对于已经出现的胃病，在饮食上更应该注意。尽量做到定时进餐，每日3～6次，进食量少，能减轻胃的负担，避免胃部过度扩张；进餐次数多，可使胃中经常存有少量食物，以中和胃内过多的胃酸。病重的人最好食用营养丰富又易于消化的松软食品，如米粥、牛奶等。此外，还可多吃点儿蜂蜜，因为蜂蜜有抑制胃酸分泌、促进溃疡愈合的功能。

▶消除肩颈痛的"椅上瑜伽"

你是不是常觉得肩膀肌肉总是很紧，脖子也常常容易扭痛？其实，从事办公室工作的人们大多有此病，原因就在关节、肌肉缺少运动，血液循环不良。长时间保持同样姿势，很容易造成肌肉缺血、缺氧或疲劳，严重时还有可能会演变成慢性拉伤，所以办公室一族千万不能掉以轻心。

预防重于治疗,为了避免被肩颈僵痛缠上身,除了保持正确的坐姿和适度的休息外,还要不时拉拉臂、松松肩,或者做做瑜伽。

那么,下面就让我们一起学几招治疗肩颈痛的瑜伽吧。

1. 椅上松肩式

此式可消除肩颈酸痛,促进肩部和颈部的血液循环,防止肩颈僵硬。

【具体方法】

(1)坐正于椅上 1/3 处,挺直腰背,双膝并拢,两眼平视。

(2)吸气,上身不动,将双肩耸起,止息,停留数秒。

(3)缓慢吐气,上身不动,放松肩膀。

(4)还原,来回重复做数次。

2. 椅上细臂变化式

此式可美化手臂线条,消除手臂赘肉,柔软肩关节,促进肩颈部的血液循环,预防肩部僵硬。

【具体方法】

(1)坐正于椅上 1/2 处,挺直腰背,双膝并拢。

(2)右手平直上伸,手心向内侧。

(3)左手绕过头部后方抓住右手手肘。

(4)吸气,右手掌心以逆时针方向旋转成手心向下,同时右手缓慢向右侧拉开,直到左手臂拉紧,停留做深呼吸。

(5)还原,换手再做一次。

3. 椅上肩臂式

此式可消除肩颈酸痛,柔软肩关节,美化手臂线条,促进血液循环。

【具体方法】

(1)坐正于椅上 1/3 处,挺直腰背。

(2)左手肘弯曲,左手掌贴住右边背部,右手握住左手肘处,双肩尽量外扩,停留做深呼吸。

(3)还原,换手再做一次。

(4)左手上举,手肘自上向后弯曲,右手由下向上,绕过背后与左手互握,尽量扩胸挺腰,停留做深呼吸。

(5)还原,换手再做一次。

4. 椅上拉臂式

此式可消除肩颈与手臂的疲劳，预防酸痛，并能消除手臂的赘肉，美化手臂线条。

【具体方法】

（1）坐正于椅上 1/2 处，挺直腰背，右手向左前方伸直。

（2）吸气，左手缓慢用力地将右手肘往左侧拉紧。

（3）缓慢吐气，如拉绳般，左手尽可能将右手向左拉，而右肩同时尽可能向右侧方向拉开，使右手臂的伸展有紧实感，停留数秒。

（4）还原，换手再做一次。

你有肩酸背痛的困扰吗？那就从现在起练习瑜伽吧。它可以强化腰椎的动作，有了瑜伽基础，更不容易引起运动伤害。练习瑜伽要靠自己的毅力与努力，才能克服身体病痛，重拾健康。同时，瑜伽能克服腰酸背痛，更能使你的身材窈窕，保持健康。

瑜伽是一种很好的运动，练习瑜伽可以伸展、放松肌肉，所以也有减缓疼痛的效果。不过，要注意的是，一般人不可以贸然做幅度太大的前后弯仰动作。练习瑜伽应量力而为，且应做好充分暖身的预备工作，才不会引起运动伤害。

▶ 孕妇瑜伽，情感身心的"双赢"

孕妇练习瑜伽可以增强体力和肌肉张力，增强身体的平衡感，提高整个肌肉组织的柔韧度和灵活度；同时刺激控制荷尔蒙分泌的腺体，加速血液循环，还能够很好地控制呼吸。练习瑜伽还可以起到按摩内部器官的作用。此外，针对腹部练习的瑜伽可以帮助产后重塑身材。瑜伽有益于改善睡眠，消除失眠，让人健康舒适，形成积极健康的生活态度。瑜伽还帮助人们进行自我调控，使身心合而为一。

【具体方法】

（1）屈膝坐好，脚心相对，两手十指相交，手心抱脚尖。

（2）脚跟向后挪，尽量靠近会阴（刚练习瑜伽的朋友如果感觉这样坐有困难，可以在臀部下放一个小垫子），伸直脊柱，眼望前方。经常保持这种姿势会使我们体态更好，还能消除含胸、驼背的不良习惯。

（3）呼气，以腰部为支点，身体前倾，慢慢使整个上体尽量贴近前侧地面，前额贴近地面，同时肘部紧贴膝盖窝，将两膝压向地面。保持自然呼吸 20 ~ 30 秒。意识集中在脊柱，体会脊柱的延伸感，整个背部肌群得以扩张了。

（4）深深吸气，以头部带动颈部、上背部、中背部、下背部，缓缓回到坐立姿势。

（5）呼气，将两脚稍移开会阴部位，放松。

（6）继续来做这个姿势。当上体再次贴近前侧地面时，我们将意识集中在腹部，感觉内脏得以按摩，消化功能得到改善，促进了新陈代谢。腿部患有痉挛疾患的朋友若常做这种练习，痉挛能慢慢得以缓解甚至消除。

（7）吸气，将上体慢慢抬高，回到坐立姿势。

（8）一般每个瑜伽姿势都是做3次。

（9）当上体再次贴近前侧地面时，我们感觉腿部的柔韧性得到锻炼。对患有坐骨神经痛的朋友来说，这也是一个极佳锻炼。同时还锻炼了髋关节和骨盆区域。

（10）吸气，我们将上体抬起，两脚略向前，两手臂抱在小腿前侧，放松。

（11）做完瑜伽后，对足底的一些穴位如涌泉、心包区、足心、失眠点进行按摩。

孕妇瑜伽练习要保持身心愉快和舒适，不应当过度疲劳，不必太用力以免引起不适和疼痛。练习时应当有一种伸展的感觉，每个动作要做得自然优雅和舒展。

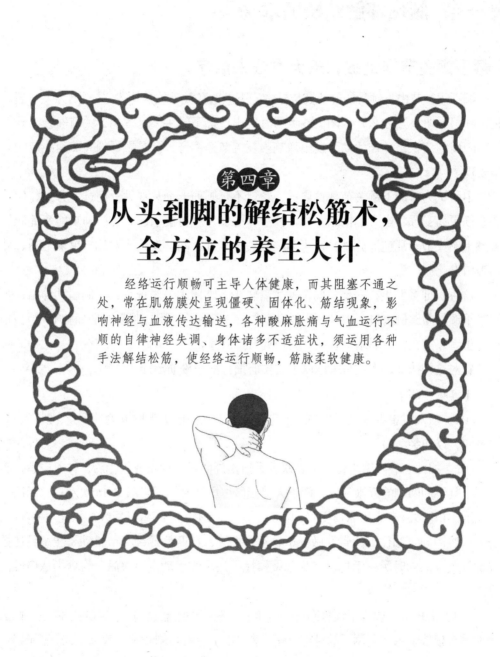

第四章
从头到脚的解结松筋术，
全方位的养生大计

经络运行顺畅可主导人体健康，而其阻塞不通之处，常在肌筋膜处呈现僵硬、固体化、筋结现象，影响神经与血液传达输送，各种酸麻胀痛与气血运行不顺的自律神经失调、身体诸多不适症状，须运用各种手法解结松筋，使经络运行顺畅，筋脉柔软健康。

第一节 颌颈部解结松筋术

▶ 颞下颌关节紊乱症，五大方法来治疗

颞下颌关节由下颌骨的髁状突与颞骨的下颌凹和关节软盘构成，其周围为关节囊、韧带和咀嚼肌。当你在开、闭口或咀嚼时，出现颞下颌关节区疼痛，关节僵硬，开、闭口障碍的症状，并在活动时发出弹响声及关节摩擦音，就是颞下颌关节紊乱症的典型表现。

中医认为，颞下颌关节部位属肾，肾气不足则筋弱而易变性；而过度劳累，使虚弱之筋更易受损。当人们情绪不稳定和身体虚弱，就可能引起人体生理功能紊乱而导致颞下颌关节紊乱症。此外，还可因咬合关节紊乱、两侧发育不对称与单侧咀嚼、外伤等引发此症。

这种病证多发生在一侧，两侧发生者较少，临床主要表现为：下颌运动异常，张口时下颌骨向健侧歪斜；闭口时牙缝不能并齐；有时张口受限，咀嚼肌酸痛和咀嚼无力；少数患者还有头昏、耳堵塞感或耳鸣和听力减退等。

针对这种病证，人们可采取以下的拉筋拍打法来松筋治疗。

【具体方法】

（1）点穴。患者正坐，医者站于患者背后，以指代针点按上关、下关、翳风、颊车等穴，以通经活络。

（2）摇法。患者取坐位，医者双手大拇指外面裹以纱布或手帕后，伸入患者口腔内置于其下面两侧的近根牙处，两手大拇指做按压及左右摇晃活动 10 次左右，而后将拇指取出口腔外，若患者张口受限，伸入拇指后施法困难，医者可用纱布包裹一手食指，伸入口腔内向下扣住下颌骨，做上下、左右摇晃，使两侧颞颌关节松动。注意，在摇晃颞颌关节的同时另一手拇指在患部做揉捻手法。约活动十余次后，将食指从口腔内拿出。

（3）挤按法。如有下颌骨向一侧偏歪者，医者站于患者身后，若向左偏歪，则医者左手掌根按于患者左侧下颌骨部，右手掌根按于患者健侧颞颌关节部。嘱患者张口，然后令患者闭口，在闭口的同时医者两手相对挤按使患者上下咬合关系正常。

（4）推法。用大拇指自下关穴起，沿下颌骨的前缘自上而下推按 3～5 次。

（5）揉捻法。用小鱼际肌或大鱼际肌揉捻颞颌关节周围，以舒通气血，解除局部痉挛，做结束手法。

此外，还应内服有镇静、消炎镇痛作用的药物，如中药舒筋丸、小活络丸等，西药口服消炎镇痛类的双氯芬酸钠、复方氯唑沙宗等。并嘱咐患者每日用拇指点按上关、下关、听宫等穴，做轻松的张口与闭口活动，使颞下颌关节放松，促进恢复。

▶ 两招就能搞定落枕的解结松筋术

有时候，我们睡了一觉起来，会突然发现脖子这个地方不舒服，转头很困难，严重的话还会伴有疼痛。相信大家一定都知道，这是落枕了。

发生落枕的原因，主要有以下两个方面：一是肌肉扭伤，二是感受风寒。如果晚上睡觉时的姿势不太好，脖子长时间处于过度偏转的位置；或者是枕头过高、过低或过硬，使脖子处于过伸或过屈状态，这些都可以使颈部一侧的肌肉紧张，使颈椎发生小关节紊乱，局部气血不和。再者就是睡觉的时候受凉，造成颈背部气血凝滞，经络痹阻。这些都可以使颈部僵硬疼痛，活动不利，也就是发生了落枕。

知道了引起落枕的原因，只要想方设法祛除病因，自然就可以使局部筋肉、气血、经络恢复正常。下面一起来看看应该怎么做吧。

【具体方法】

治疗方法一

（1）左手或右手中、食、无名指并拢，在颈部找到最疼痛的地方，这些压痛点一般都在肩颈部位肌肉丰富的地方，先由轻到重的慢慢按揉5分钟左右，可以左右双手交替进行。

（2）然后用双手小鱼际的地方开始拍打肩颈部，按照从上到下，再从下到上轻快迅速击打2分钟左右。

（3）拍打之后，用拇指和食指缓慢的拿捏左右两侧的风池穴、肩井穴2分钟。

（4）通过反射区找到落枕穴（落枕穴在双手手背的第2、3掌骨间，指掌关节后半寸处），以拇指或食指点按，等到稍稍感觉到酸胀时再持续3分钟左右。

（5）最后释放头颈部，缓慢做前屈、后仰、左右侧偏及旋转的连续活动，要注意的是动作一定缓慢进行，千万不能因为用力过猛，反而使颈部损伤加重。

治疗方法二

这种方法需要其他人的帮助来进行操作，落枕者需要采取端坐的姿势，按摩的人站在落枕者的身后，用拇指缓慢的轻按颈部，并询问落枕者，找出最痛点，然后用手掌的大小鱼际从痛侧的颈部上方开始，一直到肩背部为止，依次进行拍打，对最痛点再用力按摩，到落枕者能够感到明显酸胀即可，这时说明拍打的力量达到，如此反复进行2～3遍，再以手指推按拍打过的部位，重复2～3遍。这样的一个过程，通常都可以迅速使痉挛的颈肌松弛而达到缓解落枕的效果。

养生百宝箱

　　落枕的发生和睡觉的时候颈部肌肉扭伤以及受寒有关。因此，可以从以下几个方面加以注意。

　　首先，要选择合适的枕头。选择什么样的枕头，取决于睡觉姿势。喜欢侧身睡觉的人适合用硬度中等的枕头，枕头的高度与肩膀的宽度有关。一般来讲，女性枕头高度在7～12厘米，男性则在11～14厘米较为合适；而喜欢平躺睡觉的人适合用较硬的枕头，枕头的高度在5～8厘米适合。但是大多数人睡眠时都会翻身，经常是仰卧和侧卧相互交替的。因此在选择枕头时，枕头高度为8～10厘米，男性枕头可以再增加2厘米，这样就可以了。

　　其次，要注意避免不良的睡眠姿势，如头颈部位置不正，头颈弯向一侧，过度屈曲或伸展等。

　　再次，要注意避免受凉，晚上睡觉时一定要盖好被子，尤其是两边肩颈部的位置一定要注意，以免熟睡时受凉，使风寒邪气侵袭颈肩部，引起气血瘀滞，脉络不通而发病。

　　最后，还要提醒大家要注意饮食均衡，荤素搭配，多摄入富含维生素及钙等微量元素的食品，如新鲜的蔬菜、水果、奶制品及豆制品等。这样可以增强人体的抵抗力，不容易受到外邪的侵袭，也有助于预防落枕的发生。

▶颈部扭伤怎么办？试试拿、滚、揉的松筋法

　　颈部扭伤是由颈部过度旋转扭曲造成的，一般常见于外伤损伤。由于颈部的活动较多，如果突然闪挫或者强力扭转，就会损伤颈部的肌肉和肌腱，从而引起颈部疼痛，同时伴有活动障碍，有的可能还伴有局部轻度肿胀。

　　颈部扭伤和落枕一样，都属于颈部的急性软组织损伤，两者的症状也比较相似，鉴别的时候主要根据病史。落枕一般没有外伤史，多发生于夜间睡觉的时候。而颈部扭伤一般则有外伤史，可能会由脖子的强力扭转，或者是突然的闪挫等情况引起。

【具体方法】

　　一般患者需要采取端坐的姿态，按摩的人站在患者身后，用拿揉的手法，反复拿揉患者颈后上、中、下三脉，再拿揉前膀肾脉和后膀肾脉。然后用双手大鱼际采取滚法，反复滚揉颈后上、中、下三脉及肩井穴位处，由上至下，是让深层的凝结的气血逐渐消散，使发生扭伤痉挛的肌肉缓解放松。再用双手实拳捶打法，捶打颈肩部。最后再用拍打的方法，拍打颈肩部，并扩展到上肢4面，这样就可以促使肩颈部的肌肉充分放松。运用此手法治疗一般一两次即可达到治愈。

养生百宝箱

对于颈部扭伤等颈部急性软组织损伤，一般可以用中医手法治疗，对局部采用揉、按、推、拿等具有理筋解痉作用的按摩手法。当然也可以配合药物、理疗、针灸、封闭等疗法，这样可以增加疗效，使得身体能快速恢复健康。

在颈部扭伤的早期治疗中，休息也是一项特别重要的治疗。尤其是在急性期，更应嘱患者避免颈部过多活动，必要时可采用颈围或牵引治疗。需要注意的是，制动时间也不宜过长，否则会发生颈部肌肉萎缩，活动受限等不良反应。在颈部疼痛消失，颈部软组织损伤基本趋于恢复时，应逐渐开始颈部肌肉锻炼，以增加肌肉力量和弹性，确保颈椎的稳定性和灵活性。

▶ 颈椎病情各不同，酌情使用"脊柱旋转复位法"

在治疗颈椎病时，要综合分析各个患者的不同情况，抓住病变的主要矛盾，并参照X光片表现来查明患椎棘突，辨清偏歪方向，再酌情使用脊柱（定点）旋转复位法（颈椎病手法复位第一法、第二法），拨正偏歪棘突，从而恢复患者颈椎正常的或代偿性的内外平衡关系，以解除神经根、脊髓、血管、交感神经的刺激或压迫，促进软组织损伤修复，减轻或治愈颈椎病症状。

下面，我们就以椎棘突向右偏歪的颈椎病症状为例，来详细介绍颈椎病复位法。

1. 颈椎病复位法一

先让患者端坐。医者左手拇指的桡侧面顶住偏歪棘突的右侧，让患者头颈部前屈35度，再向左旋转45度，术者右手掌托扶病人左面颊和颈部，医生助手站在患者左侧，用左手掌压住患者右颞顶部，按复位的需要向下压头颅。医生的右手掌向上稍用力，使患者头颈沿矢状轴上旋45度，与此同时，左手拇指向左侧或左前外方水平地推顶偏歪棘突，常可听到一响声，同时感觉指下棘突向左轻移。然后，让患者头颅处中正位，医生顺压患者棘突和项韧带，松动两侧颈肌。至此，整套颈椎病的复位手法操作完成。

2. 颈椎病复位法二

让患者端坐，颈部自然放松，向旋转受限的一侧主动旋至最大限度。也就是说，哪边难以转动就要向哪边转动，并要转到极限。医生一手拇指顶推高起的棘突，其余四指扶持住颈部。另一只手的掌心对准患者下颏，五指握住患者下颌骨；或是医生的前臂掌面紧贴患者下颌体，掌心抱住患者后枕部。再将抱头的手向直上牵提和向受限侧旋转头颅，与此同时另一只手的拇指向颈前方轻微顶推棘突高隆处。如果医生手法足够娴熟，其拇指可向对侧水平方向顶推偏歪棘突。此时多可听到一响声，并且感觉手指下的棘突轻移。此时，应让患者头颈处中立位，触诊如发现患者棘突已拨正，则完成整套复位手法。

这套手法比较适合老年患者，因为此法对椎动脉拉伸较小；也适宜棘突偏歪较小者、椎间韧带较松弛者、颈椎曲线明显反张且颈部活动明显受限者。

需要注意的是，医生在施用这些复位疗法时手法要轻柔、准确，酌情用力，力求稳、准、轻、巧，切忌粗暴用蛮力，否则可能加重损伤，引发新的病证。尤其是在对一些体弱的患者进行治疗时，如果患者因椎动脉受刺激而产生一过性虚脱症状，医生应立即停止手法，并酌情对症处理。

此外，患者在被施行颈椎复位疗法之后，应谨遵医嘱酌情限制颈部活动，比如屈曲型（颈部受限于屈曲位）的患者应在颈部放枕头或用低枕，伸直型（颈部受限于伸直位）的患者可睡高枕，但不可用硬枕。此外，必要时患者还应配合热透疗法和醋离子透入。

还有一些情况不适宜或慎用手法治疗，比如：颈椎骨质破坏性疾病，如结核病、肿瘤等，禁用该手法；颈椎先天性畸形者慎用；椎体间骨质增生已形成骨桥者慎用；椎间孔明显增生性狭窄者慎用；有高位脊髓压迫症状者慎用。

除了施用颈椎病复位手法之外，还有一些按摩的小方法。

1. 按摩臂丛

患者端坐，用单手或双手食指按摩从锁骨中点直上1厘米处，上肢有触电感即为见效，手法宜由轻到重，再由重到轻。

2. 按摩双侧风池穴

患者端坐，医生用一只手的掌心扶持住患者前额部，另一只手用拇指、食指的指尖分别按摩双侧风池穴1分钟左右，手法也以由轻到重，再由重到轻。

此外，还可按摩发际旁的枕大、小神经。对项韧带、棘上韧带、寰椎横突上肿胀、压痛的肌肉起止端以及患椎两侧关节突关节处肥厚、压痛的软组织，都可实行分筋理筋法及局部封闭。

▶ 颈项部经筋痹病康复锻炼

痹病也叫痹证，是中医对于表现为肌肉筋骨疼痛的症状的一类疾病的总称。痹病不仅能发生于四肢，也可发生于躯干，颈项部也是好发部位之一。

痹病是中医的一个名词，它和西医的疾病并没有明确的对应关系。比如说骨性关节炎、风湿性关节炎、类风湿性关节炎等各种关节炎，可以表现为疼痛，这就属于痹病；现代比较常见的颈椎病、腰椎病，同样可以表现为疼痛，这时也可以称为痹病。总之，中医西医之间并没有一一对应的关系，只要表现出疼痛，就都可以算作是痹病。

人体的颈项部是一个很敏感，也很脆弱的部位。平时脖子总是露在外面，很容易感受外界的风寒邪气。同时，这里相对来说比较细，内部又有重要的神经、血管、气管等通过，如果受伤的话，很可能造成严重的后果。因此，大家在平时一定要保护好这个位置，如果出了问题，出现了疼痛，要及时治疗，而且要采取正确的方式，正确的手法，来进行康复锻炼。否则的话，很可能会适得其反，带来更为严重的后果。

下面为大家介绍几种简单易行的颈肩部的康复锻炼方法，帮助你远离疼痛的困扰。

1. 支撑头部

经常伏案工作的人，颈部的肌肉长期处于紧张状态，这会导致颈部疼痛和僵硬。遇到这种情况的时候，可以在桌子前坐好，身体前倾，将肘部放在桌子上，用手掌托住额头，保持 3 ~ 5 分钟。这样做有助于缓解肌肉的紧张状态，从而缓解颈肩部的疼痛和僵硬感。

2. 抬升运动

坐在椅子上，将双手放到椅子边缘，支撑身子，使腿部和臀部向上抬高，保持这个动作 5 秒钟，重复几次。这个方法适合整天坐在办公室里的上班族，可以起到锻炼肩部肌肉、放松颈部的作用。

3. 收缩肩部

坐直，伸直脊椎，就好像你要长高一样。然后将双手放到腿上，此时让双肩向后靠拢。保持这个姿势 15 秒钟后放松，然后再重复几次。这个动作相对来说伸展幅度较大，适合晚上在家看电视的时候进行。

4. 乌龟探头

模仿乌龟向前探头，并保持下巴水平，重复做十几次。这个方法适合司机和长时间坐在电脑前工作的人。在人们开车或者长时间盯着电脑屏幕的时候，总是习惯性地将头向前伸，因为头部很重，这样颈部必须长时间承受头部带来的重量，这不仅会造成颈部酸痛，还会带来头痛。因此，学学小乌龟，多做做探头的动作，可以缓解症状。

5. 转动颈部

每隔 1 小时，低头让下巴尽量靠近胸部，然后 360 度旋转颈部，重复几次。也可以用头来写 "米" 字或者 "大" 字，这样可以使得颈椎及颈肩部肌肉都得到一定的锻炼。这个动作不但能帮助赶走疼痛，对颈椎病也有很好的预防作用。

6. 热熨疗法

如果颈部酸痛，可以准备一只小的布口袋，里边放点大米、桂皮和几勺香油，用橡皮筋系紧袜口，然后放在微波炉里加热2分钟，之后把它放在酸痛部位。这样可以在热的作用下，促进局部气血运行，同时也使药效更容易深入肌肤，从而起到很好的治疗作用。

第二节 肩部解结松筋术

▶肱二头肌肌腱炎，推荐你两种解结松筋方

大家看到这个病名，可能会觉得很陌生，不知道是个什么病。其实，肱二头肌肌腱炎是个常见病，一般见于长头腱。肱二头肌长头起于肩胛骨盂上结节，在肱骨结节间沟与横韧带形成的纤维管道中通过。当肩关节内收、内旋及后伸时，肌腱滑向上方；当肩关节外展、外旋和屈曲时，肌腱滑向下方。当上肢处于外展位屈伸肘关节时，肱二头肌长头肌腱易被磨损。因此，本病多发生在经常从事上肢运动或工作者的身上，比如说游泳、举重、投掷等。另外，长期反复的举手过头顶的话，也可能导致这个病的发生。这是由于这些动作导致肱二头肌肌腱发炎，出现了充血、水肿、退变，严重的甚至可能出现肌腱断裂。常见的症状有肩关节前方疼痛，夜间疼痛加重，有时会伴有肌力减弱。

出现肱二头肌肌腱炎的话，有的医生会建议局部封闭治疗，这对缓解症状有一定的作用，但是应用的时候应当谨慎，这是因为反复应用的话可能会引起肌腱断裂。因此，治疗此病最好还是采取中医的手法治疗，这样比较稳妥。

【具体方法】

治疗方法一

（1）先选择滚法在肩关节周围进行按摩，来放松肩部的肌肉，再点按肩周的穴位，例如肩髃、肩井、天宗、臂臑等，这样就可以使肩周的血液循环通畅，减少酸痛的感觉。

（2）用拍打法沿着肩关节最高处向下拍打，来松解肌腱与腱鞘的粘连，软化局部的硬结，并可以结合用摇肩的方法恢复肩部功能。

（3）最后用揉法、摩法、搓擦法、散法等按摩舒筋，带动手臂进行整体的疏松，完成手法。

养生百宝箱

急性期最好使肘关节屈曲90度，并用三角巾悬吊患肢，使肌腱松弛，制动，促进愈合。待症状消失后，可做摇肩、晃肩与摆肩锻炼，促进局部血液循环，加快康复。

如果病程已经很久，属于慢性肱二头肌肌腱炎的话，患者出现反复发作，且疼痛难忍，可以考虑手术治疗的方法。

治疗方法二

患者采取坐位，操作的人站在患者的患侧，先用双手放松整个肩部，然后用抓抖法，抓抖上肢肌肉，再用双手虎口搓法，搓揉上肢肌肉，这样就可以达到理气活血，疏通经络的效果。最后保持拍打法拍打肩部及上肢四面5分钟左右。

▶肱二头肌肌腱滑脱，推荐你三大治疗法

正常情况下，肱二头肌长头起于肩胛骨盂上结节，在肱骨结节间沟与横韧带形成的纤维管道中通过。当肩关节内收、内旋及后伸时肌腱滑向上方，当肩关节外展、外旋和屈曲时肌腱滑向下方。当横韧带纤维过度牵拉或撕裂时或结节间沟过浅，均可造成肱二头肌肌腱的滑脱，出现局部的疼痛肿胀，上臂呈内旋位，肘关节屈曲，如果伸肘外旋前臂，会使肩部的疼痛加重。有的时候还会出现肩关节向各个方向的活动功能都丧失。

检查时可用一手固定患肢于屈曲90度的位置，并做内外旋转，另一手在肱二头肌腱最上端处触摸，可以明显感觉到肌腱在腱沟内滑动，并发出弹响声，出现局部疼痛。

【具体方法】

（1）按压穴位法。患者采取端坐的姿势，操作的人站在前方，用一手拇指按压患侧的缺盆穴1分钟，同时以另一手固定病人头部；然后，操作的人站在患者的患侧，用拇指端按压巨骨穴半分钟。注意按压的时候要深压，指端向外用力。这样就能有效的缓解疼痛。

（2）拉臂推拨法。患者采取端坐的姿势，操作的人站在患者的患侧，一手拇指抵住肱骨小结节内侧缘、手掌固定肩部，另一只手握伤肢腕部作对抗牵引，在拉引的作用下将肩关节外展外旋至最大限度，而后迅速内旋，同时拇指从小结节前内缘用力向外上方推拨肱二头肌长头腱，可重复3～5次，指下有跳动感，示筋复原位，随即将伤肢内收内旋。需要注意的是，在进行这个动作的时候，两手动作要协调，肩关节急速内旋与拇指推按动作须在同一时间进行。

（3）推按舒筋法：患者采取端坐的姿势，操作的人站在患者的患侧，用一手托其前臂，将肩关节轻度外展内旋位，另一手以大鱼际的着力部位自上臂的中段向上推按、滑按几次，

> **养生百宝箱**
>
> （1）施手法后，将伤肢内收内旋位，用三角巾（颈腕吊带）把前臂固定于胸前2～3周，以减少肩部活动，促进康复。
>
> （2）肩关节脱位所致的肱二头肌长头腱滑脱，则在脱位关节复位后，再按上述方法施以理筋手法，即可使长头腱归位。
>
> （3）急性肱二头肌长头腱滑脱者，施手法后应配合冷敷2日（每日3～4次，每次5分钟左右）；而后改为热敷或中药熏洗（每日2次，每次25分钟左右）。

然后再拍打抚摩数分钟，起到舒筋活血，缓解不适的作用。

▶四大妙方在手，肩部扭挫伤不用愁

肩部扭挫伤是因打击、碰撞或肩部过度扭转致肩部关节囊、肌肉、筋膜、韧带等受到牵拉而撕裂、挫伤，出现以肩部肿胀、疼痛、功能障碍等为主要表现的疾病。

【具体方法】

治疗方法一

（1）按压穴位。取穴缺盆穴、天宗穴，或抬肩穴（肩峰前下 1.5 寸）、举臂穴（抬肩穴下 2 寸）。持续几分钟的刺激按压，保持穴位受到足够的刺激，减缓肩部的症状。

（2）轻轻以空掌拍打肩部，达到活血舒筋、通络止痛的作用。

（3）局部疼痛明显的地方采取推按拨弹的方法，达到消瘀止痛的功效，可以推拨一侧的肩前或外侧各条筋及肩胛内上角的各条筋，提拉胸部和肩部的肌肉。

（4）旋肩。让患者采取端坐的姿势，操作的人站在患者身后，右手虎口从后边托起右腕向上，操作的人屈肘内收带动患者屈肘，由下侧向胸前上举，再外旋外展后伸放下。重复数遍，幅度逐渐由小变大，保持患者肘关节随着操作者的肘关节屈伸而屈伸。

治疗方法二

患者采取端坐的姿势，操作的人站在患者的患侧，首先让患者尽量放松上肢肌肉，然后一手捏住患侧手腕，一手以虎口贴住患肩，并徐徐自肩部向下抚摩至肘部，重复 5 ～ 6 次。接着操作者一手托患肘，一手握患腕，将患肢缓缓向上提升，又缓缓下降，也要重复数次。最后术者双手握患侧手腕，肩外展 60 度，肘关节伸直作连续不断的抖动半分钟到一分钟，完成手法伤处会有轻快的感觉。

治疗方法三

（1）按摩法。操作的人一手扶患侧手腕，另一手拇食 2 指与虎口贴于患肩由上而下按摩 3 ～ 5 次。

（2）缓提法。操作的人一手托患肘，一手握患腕，将患肢缓缓向上提升，又缓缓下降，反复操作 3 ～ 5 次。

（3）牵动法。操作的人双手握患侧手腕，肩外展 60 度，肘关节伸直做轻牵抖 10 ～ 20 次。

治疗方法四

患者采取端坐的姿势，放松全身的肌肉，操作的人用掌根轻轻抚摩肩部 3 ～ 5 遍后，再用掌根或拇指指腹自肩峰向下推按肩部，一直到上臂的筋肉，并推压、揉捏肌肉，重复 5 ～ 6 次，然后选择在阿是穴、肩贞等穴压、掐，使穴位有酸胀的感觉，持续时间约半分钟，再用双手拍打肩臂，使肩关节感到舒适。最后双手握患侧手腕，肩外展 60 度，肘关节伸直作连续不断的抖动半分钟左右。

急性伤筋后期或慢性伤筋者，可先拿捏肩部和上臂部，自上而下，疏松筋络，然后以肩部为重点，自上而下揉摩，以舒筋活血，再拨动及点按肩部、肩胛冈上部，以理顺筋络，最后操作者一手扶住患肩，一手托住肘部，将肩部摇转并尽量外展，先向前摇转 3 ~ 5 遍，再向后摇转 3 ~ 5 遍。

养生百宝箱

损伤早期可以适当固定 3 ~ 7 天，待肿痛减轻后再施手法。对于损伤较重、筋肉撕裂者，可先作药物治疗，等肿痛稍减后再作理筋手法。

肩部扭挫伤的初期，出现肿胀时忌热敷，可用冷水、冰块、冰袋或冰冻手巾等进行冷敷，以减轻疼痛和减少患处出血。由于肩部急性筋伤易于迁延成慢性筋伤，因此在治疗过程自始至终要注意动静结合，制动时间不宜过长，要早期练功，争取及早恢复功能，尽量预防转变为慢性筋伤。

患者可做下面这些动作，以促进康复。

（1）耸肩动作由小到大，由慢到快，在悬吊期内即可开始。

（2）耸肩环绕两臂侧平举，屈肘，以指松散接触肩部按顺逆时针方向环绕。

（3）展旋单侧或双侧，手心始终向上，自腰侧旋向后方伸直，移向侧方，屈肘，手心仍向上，手背从前方过头、伸肘，顺滑至侧方，沿前方降下，手心仍向上，回复原势。重复进行，双臂同时做亦可，展旋时配合左右弓步及上身前俯后仰。

▶治冻结肩的秘方——五步手法松解术

冻结肩是由于患者在发病时，其肩关节好像被冻结一样，所以，人们将这种病证称为"冻结肩"。冻结肩又称肩周炎，好发于 50 岁左右的人，故也称"五十肩"。冻结肩与老年性退行性变化有关，多因年长体弱、肩部劳损或受风湿侵袭或外伤后等诱因致肩部活动减少而引起。冬季由于气候寒冷，有些病人起病较急，经常是晚上睡眠时由于肩部露在外被"冻"后引起，这就是中医所称的风寒侵袭而诱发所致。

冻结肩病程较长，常为几个月，多则可达 1 ~ 2 年。双肩可以交替发病，但两肩同时患病者少见。本病能自愈，但时间长、痛苦大、功能恢复不全。有 20% ~ 30% 的肩冻结者会同时患有颈椎病。因此，大部分人还是选择到医院进行按摩、牵引、针灸或手术治疗。

在冻结肩的治疗上宜先采用改良臂丛神经阻滞麻醉患者，在对患者进行一次"五步手法松解术"，即可使绝大多数（临床证实为 97.47%）患者迅速痊愈，大大缩短了疗程，并能获得让患者满意的效果。

【具体方法】

1. 麻醉

采取肌间沟径路的臂丛神经阻滞麻醉，注入 2% 利多卡因 20 毫升、维生素 B_1 22 毫升或 200 微克。

2. 五步手法松解术

在对患者施行了麻醉术后，待患者进入麻醉状态，出现肩关节无痛以及上臂肌肉松弛的症状，就开始做五步手法松解术。

五步手法松解术主要分为过伸上举、提拉外展、屈肘内收、推肘拉伸、顺（逆）时针旋转等 5 个步骤。具体如下。

患者仰卧，医生站在患者患处一侧或患者头侧，面对患者，徐徐将患者的上臂过伸上举，提拉外展（外展肩关节使肱骨沿关节盂轻轻下滑）；然后，屈肘内收、推肘拉伸（将患者肘关节向无痛的那方肩部方向推按，使冈下肌大圆肌背阔肌充分拉伸）。在患者肩关节粘连基本松解后，医生可用自己的一只手的掌心对准患者患侧的肘关节鹰嘴，全手握住患者肘部，以肱骨头位支点，使患者患侧上臂做顺（逆）时针旋转，以进一步使肱骨头周围的粘连得到松解。注意，粘连松解开时可听到连续不断的"咯吱"声，类似撕布的声音。

手法松解后，患者患侧的肩关节的活动范围能恢复与健康的另一侧大致相同的功能，但要注意术后的功能锻炼，以巩固疗效。

此外，肩周炎患者每天可采取多种方法对肩关节进行按摩。比较常用的方法有：

（1）用健侧手掌部自上而下轻揉患侧肩臂部 3 ～ 5 分钟。

（2）用健侧手的拇指和食指自上而下按揉患侧肩臂的前部和外侧部 3 ～ 5 分钟，再在压痛点处用拇指点按拨动 10 ～ 20 次，使其有酸胀

养生百宝箱

加强肩关节的功能锻炼，比较常见的方法有以下几种。

（1）患者两腿分开站立，用健侧手扶住桌椅等物使腰部弯曲 90 度，用患侧手持 2 公斤的重物并保持腕关节放松。患者可先将重物上提 10 ～ 20 次使患肢做耸肩运动，再前后左右摆动 10 ～ 20 次，最后做旋转运动。患者在练习时活动范围应由小到大，活动次数也应逐渐增多。

（2）患者靠墙站立并使患肩靠墙，将患肢沿着墙壁逐渐上举直至患肢疼痛不能继续为止，然后，在墙壁上作一个记号，争取每日上举的高度有所进步。

（3）患者站立，双手放在身后，用健侧手拉患侧手沿背部向上抬高，可逐渐增加高度。

（4）患者双足分开站立。当身体向左转时，右手向前摆动并轻拍左肩，左手向后甩动并拍击右肩；当身体向右转动时，左手向前甩动并拍击右肩，右手向后甩动并拍击左肩，可反复交替活动数次。

（5）患者站立，先用双手扶后颈部，然后将双肘尽量向后运动，可反复活动数次。

的感觉。

（3）用健侧手的第 3 ~ 4 指按揉患侧肩臂的后部 3 ~ 5 分钟，再在压痛点处用指端点按拨动 10 ~ 20 次，使其有酸胀的感觉。

（4）用健侧手指的指端轻揉或提捏患侧肩臂部的肌肉 3 ~ 5 分钟。

（5）用健侧手掌自上而下拍打患肩及上肢 3 ~ 5 分钟。

▶臂丛神经炎，就要反复揉按上肢肌肉

臂丛神经炎是神经受到病毒等外来致病因素侵袭所出现的神经支配局域麻痹、肌肉萎缩、肌瘫痪、不能形容的疼痛等临床症状的疾病，常发生于受凉、感冒、手术等之后，也可发生于肩部外伤之后。

在刚得此病的时候，可能会出现颈肩部及锁骨上部的疼痛，然后疼痛逐渐扩张，先是到肩部，继而可以传到前臂及手。疼痛在刚开始的时候一般是间歇性的，慢慢会发展成持续性，严重的还会影响睡眠。但也有部分患者没有明显的疼痛。患者活动受限，活动的时候疼痛明显加重，甚至连生活也不能自理。日久天长，上肢则会出现麻木、肌肉萎缩甚至瘫痪。

【具体方法】

（1）患者采取端坐的姿势，操作的人站在患者的身后，首先用中指点揉推或者点揉，再用拿揉法，在手臂的上侧反复推按，来解除出现痉挛的结节，缓解疼痛麻木等症状。

（2）用拍打法，反复拍打上肢肌肉，上下游走，需要注意的是不要用大力。

（3）用双手抓法抓上肢肌肉，用拔指法顺序牵拔五指，再用捏揉法反复捏揉上肢肌肉。

（4）用拍打法再重复拍打肩部和上肢 4 面，来促使肌肉放松，保持经络气血畅通，从而解除疼痛麻木等症状。

养生百宝箱

对于急性期，患者应注意休息患肢，也可以用三角巾悬吊患肢。

点揉前膀肾脉，主要的作用是使局部的痉挛或者结节得以解除消散。必要的时候还可配合点拨法，使患者产生强烈的麻胀感或者电击样感，放射到整个上肢，这样效果会更好。

急性臂丛神经炎是一种自限性疾病，也就是说它有一定的自然病程，不需要进行手术治疗。但是肌力强度的恢复是一个逐渐而且较为缓慢的过程，也有恢复不完全的患者。西医没有特异性的治疗方法，一般会选用止疼药或者激素治疗，这在初期可以说能够较好地治疗疼痛，但是并不能改善其他症状。因此，采用物理治疗对防止肩关节痉缩很有帮助。

这个病的预后较好，所以得病以后不要过分紧张，只要能积极治疗，疾病的恢复是非常好的。

▶治疗冈上肌腱炎，须学解结松筋四大手法

冈上肌腱炎又称冈上肌综合征，外展综合征。冈上肌腱在肩峰下面和肱骨头上面的狭小间隙内受到喙肩韧带和肩峰等的摩擦，由此而产生肩部外侧疼痛，并在肩外展60~120度时产生疼痛弧，这是一种无菌性炎症。冈上肌腱炎的发生不仅与慢性磨损引起退行性病变有关，还与外伤及受寒等有一定关系。患者以中青年及以上体力劳动者、家庭主妇、运动员为常见。

冈上肌腱炎以疼痛为主要表现，属于中医"痹证"的范畴。由于感受风寒湿等外邪，或者由劳损、外伤等引起气血凝滞，经络痹阻，中医认为"不通则痛"，导致了本病的发生。

【具体方法】

治疗方法一

（1）拿法。用拇指与其余4指构成钳形，在肌肉丰富的地方，由冈上肌的上段到上臂，由上而下反复的拿捏数次。

（2）按法。用手掌的小鱼际，以冈上肌到肩部之间为重点，反复用按法按摩数次。

（3）点按法。用拇指指腹点按重点的地方，选择冈上肌到肩部之间区域，反复点按数次。

（4）摇转。一手扶住患肩，另一手托住肘部，将肩部摇转外展高举，缓慢的反复操作数次。

这4种方法主要有活血散瘀、疏通筋络、理筋顺结的作用。疼痛明显的时候以轻柔手法为主，稍微缓解后手法可稍重。

治疗方法二

（1）摇肩。患者采取端坐的姿势，操作的人站在患者患侧，握住腕关节按照前、上、侧、后、下慢慢地画大圈，圈圈范围由小逐渐变大。

（2）搓肩。坐位，两掌分放患肩前后，掌心相对旋揉，力度适中，拨动肩前，配合点按疼痛的阿是穴及肩胛部位的动静脉。

（3）牵抖法。操作患者采取端坐的姿势，双手握腕之两侧，松臂，在向下牵引动作同时，双臂用力均匀颤动3~5下。既可以解除筋膜之间的粘连，也可以消除症状和疼痛。

抖臂的时候需要右手擒住患者手掌背侧，手背朝上，伸直位用腕缓慢轻抖数下，再用腕臂合力重抖1~2下，形似抖绳状。结合使用牵抖的方法，可以加快消除不适的症状，和局部的炎症。

治疗方法三

患者采取端坐的姿势，保持双肩自然下垂并稍内收的姿势，在冈上肌处用拍打的方式，结合滚法来疏通血脉，然后再稍做外展肩关节的动作，并用一手托住肘关节上部，另一手在冈上肌处用大拇指作按揉手法以舒筋活络，剥离筋膜的粘连，最后可以加一些局部的按摩。

治疗方法四

患者采取端坐的姿势，操作的人站在患者的患侧，以左手前臂从后方插于患侧腋下，右手持患腕，两手做对抗牵引，同时将前臂向前旋转慢慢落下，然后操作者两膝分开屈曲，将患侧腕部夹于两膝之间，同时操作者用插于腋下的左前臂将患者上臂向外侧牵拉，使肱骨大结节突出。操作者用右手拇指掌面压于肱骨大结节前下方，用力向后上部按揉弹拨冈上肌肌腱，同时两腿松开夹着的手腕。最后两手握患腕向上拔伸，并向前后活动肩关节3次左右。所有的牵拉都必须要注意操作的力度。

> **养生百宝箱**
>
> 冈上肌腱炎需要注意以下方面。
>
> （1）对处于急性疼痛期的患者，操作的手法一定要轻柔，待疼痛减轻后再加重手法的力度。
>
> （2）患者要主动加强锻炼肩关节各方向活动。
>
> （3）可配合局部封闭理疗、外涂活血止痛擦剂等治疗。

▶ 肩部经筋痹病康复锻炼

对于肩背部的疼痛，一般也是由于气血痰凝，阻滞经络，不通则痛，引起局部的疼痛。平时采取一些锻炼的手法，可以帮助气血运行，经络通畅，促使身体康复。下面介绍一些简便易行的康复锻炼方法，供大家参考。

（1）举重法。患者直立，双脚分开与肩同宽，两手握虚拳并屈肘使双拳在胸前与肩平，然后双虚拳放开呈掌心向上，两臂向上直举如托重物，努力抬高上举，最大限度地抬头挺胸，停顿后两手缓慢下降还原。

（2）错身法。患者直立，双脚分开与肩同宽，两手自然下垂，然后右臂屈肘，右手前摆到右肩，同时左臂屈肘，左手摆到右肩胛角处，尽量幅度加大，稍做停顿，还原姿势后左右交替进行。

（3）推伸法。患者直立，双脚分开与肩同宽，两手叉腰，然后身体向左侧屈，左手沿体侧向下缓慢伸直，右手沿体侧上至腋下胸胁部，停顿，还原后左右交替进行。

（4）提物法。患者直立，双脚分开与肩同宽，两臂下垂，健臂屈肘向上提起，掌心向前，直至超过头顶向患侧搭住颈项部，然后停顿还原；再由患臂屈肘向上提起掌心向前，最大限度的提向健侧以搭住颈项部，健臂屈肘在体后上提以手背贴于腰背部，让患侧手掌经过头顶由前下垂然后还原。

（5）单举法。患者直立，双脚分开与肩同宽，右臂屈肘向上提起，掌心向外，提过头顶，右掌横在头顶上，掌心保持向上，左臂同时屈肘，掌心向后，自背后向上提拉，手背贴于后腰，尽量使右掌上托，抬头挺胸。左右交替进行。

（6）旋转法。患者直立，双脚分开与肩同宽，两臂屈肘夹于腰际，两手握拳，拳眼向内相对，然后两臂外旋使拳眼朝外，停顿后还原。

（7）摸耳法。患者直立，双脚分开与肩同宽，两臂自然下垂，然后患侧手沿体侧提起置于头部耳垂处，再继续向上移到头顶，并要经过头顶向对侧耳部移动，最大限度触及健侧耳尖部。

（8）弯腰法。患者直立，双脚分开与肩同宽，上身前屈，健手撑腰，患臂自然下垂，然后以患肩为轴心，使患臂对着地面画圆圈，幅度缓慢由小到大。有高血压、脑供血不足等引起的眩晕的患者避免迅速操作，以免意外摔倒，引起损伤。

（9）拉手法。患者直立，双脚分开与肩同宽，两手置于身体背后，以健侧手握住患侧手，由健侧手牵拉患侧手臂，达到最大可能限度后回推，拉推的动作都须带动患侧的肩关节才有效果。

（10）挎臂法。患者直立，双脚分开与肩同宽，健手叉腰，患肘屈曲90度，以肘部紧贴腰部，上臂紧靠胸廓，患侧握空拳，拳心向上，然后使患侧前臂向外摆出，停顿后还原。

第三节 肘部解结松筋术

▶治疗肘部扭挫伤，点揉、拍打全用上

肘部扭伤多由间接外力所致，如跌倒或高处坠下，手掌着地，肘关节出现了过度的外展，或者伸直位，造成肘部的关节囊、侧副韧带、环状韧带和肌腱出现不同程度的损伤。肘部扭伤常损伤尺侧和桡侧副韧带，一般以桡侧常见。大部分的损伤局部都会充血、水肿，严重的关节内还会出血、渗出，影响肘关节活动。直接暴力打击则可造成肘关节挫伤，严重肘部扭挫伤后处置不当，则可使血肿扩大，进一步容易形成骨化性肌炎。

【具体方法】

如果是肘部扭挫伤刚刚发生，要用轻手法进行，先把肘关节在0°～140°的范围

内被动屈伸数次，这样有利于一些关节错位。

假如患者关节伸直活动受限，可在拔伸牵引下，揉捏肘前肌肉，然后徐徐伸直肘关节，有时可闻及响声。如果是屈曲活动受限，则可以在拔伸牵引下，揉捻肘后肌肉，然后慢慢屈曲肘关节。

上述手法不宜反复做，更不能强力屈伸或揉按，否则易加重损伤，甚至会形成骨化性肌炎。

治疗的时候，患者取坐位，术者坐于患者对面，先用拇指点揉法，点揉肘桡三脉及肘部桡侧软组织。再用中指抠揉，抠揉肘尺三脉及肘部尺侧周围软组织，用合掌搓揉上肢肌肉，再用拇指点揉，点揉肘中脉。然后进行肘关节的屈伸活动。最后用拍打法拍打上肢四面。通过这些手法，可以疏通经络，活血化瘀，从而减轻肿胀，缓解疼痛，促进康复。

> **养生百宝箱**
>
> 对于肘部扭挫伤的患者，早期须制动，患肢屈肘 90 度，用三角巾功能位悬吊于胸前，限制肘关节活动 2 ～ 3 周。待 2 周后肿痛减轻，可逐步练习肘关节的屈伸功能。锻炼的时候，应着重于自主锻炼，或辅以被动之理筋按摩，以使粘连逐步松解开来，促使关节功能恢复正常。

▶ 治疗肱骨内上髁炎，六法在手不用愁

肱骨下端两侧的隆起部位分别称为内上髁和外上髁，其中内上髁是前臂屈肌总腱的附着处，外上髁是前臂伸肌总腱的附着处。肱骨内上髁处发生的急性扭伤或慢性劳损性疾病，就是肱骨内上髁炎，又名肘内侧疼痛综合征。因为该病多发于学生、高尔夫球选手两类人群，因此也被称为"学生肘""高尔夫球肘"。

肱骨内上髁炎的表现是怎样的呢？这个病在早期的时候常表现为肘部内侧疼痛，或者是酸痛不适，重复损伤动作时疼痛加重，休息后则疼痛减轻。病情逐渐发展的话，则表现为肘关节内侧的持续性疼痛，活动受限，主要表现为不能充分伸展或过屈，上肢酸软，屈腕无力，小指、无名指可出现间歇性麻木感。有的患者可能还有轻微的肿胀及压痛等表现。

【具体方法】

（1）推滚活血法。采用仰卧的姿势，水平伸臂伸肘。操作的人站在患者的伤侧，坐在稍低的凳上，先用一个手的手掌自下而上推前臂腕屈肌几遍；然后，用手的小鱼际部往返滚腕屈肌 3 ～ 5 分钟，这样就可以达到活血之目的。

（2）揉搓散瘀法。同样采用仰卧的姿势。操作的人用手掌的大鱼际部位反复揉搓疼痛出现的部位 3 ～ 5 分钟，这样就能达到散瘀消炎以及祛痛的目的。

（3）推按回旋法。采取仰卧的姿势。操作的人用一只手的拇指按压在肘内侧疼痛部位，另一只手握住疼痛手臂的腕部，两手一起进行推按、屈伸和回旋肘关节，这样做就可以促进剥离关节内部的粘连，起到滑利关节的作用。

（4）旋臂推筋法。采取端坐的姿势。操作的人站在患者的伤侧，用一只手托住肘关节，另一只手握住腕部，然后使肘关节屈曲，进而前臂外旋，这时嘱咐患者尽量进行伸腕，然后迅速用力托肘，将肘关节屈伸过度，可听到肘内侧有撕布样的声响。而在肘关节屈伸的过程中，中指和无名指进行推理、按压肌腱数遍，最后能达到舒筋活络的目的。

（5）按压腧穴。选取极泉、少海、手三里等手臂上的穴位，用中指推拨极泉穴，点揉少海或手三里穴，同时要求患者屈伸腕关节进行配合，可以通络活血，有镇痛的效果。

（6）弹拨法。操作的人与患者相对而坐，如果是右侧疼痛，操作者就用左手握患者患肢，右手在肘关节内侧痛点先用指揉法，左侧同理按摩，先放松周围软组织，然后用单侧拇指垂直屈肌附着点行分盘手法，这样可以松解周围粘连。

养生百宝箱

得了肱骨内上髁炎，如果症状轻微的话，一般会几天到几个月，这个病自己就好了。但是，得了这个病的话，不能因为它能自愈而不管不顾，一定要加以注意。这是因为，如果不加注意，急性病会转变成慢性病，换句话说，就是落下病根，稍微不注意的话，肘关节疼痛的老毛病就会找上门来，影响正常的生活和工作。

在急性期的时候，要注意休息，患肢要限制活动，暂停工作。在急性期的时候，可以用冰块等进行冷敷，以减少炎症局部的渗出。对于慢性期的患者来说，除了要注意休息，患肢制动以外，还要积极进行按摩理疗，必要的时候配合口服止痛药或局部进行封闭。但是封闭治疗次数不宜过多。

对于本病，大家平时应该怎么预防呢？打球的时候最好选择质地轻、弹性好、质量佳的球拍；平时买菜的时候，少用提篮，最好用推车；拧衣服的时候要注意手腕姿势，不要背屈；拖地的时候，以腰部力量带动上肢用力，而不要单靠手臂的力量来拖动。这些只是很少的一部分，供大家参考。一旦出现症状，应尽可能减少工作量，及时就医，以免病情恶化。

▶解结松筋，治疗肱骨外上髁炎

肱骨外上髁炎是指以肘部外侧筋肉局部微热、压痛，做伸腕握物并前臂旋后活动时，肱骨外上髁部疼痛等为主要表现的慢性损伤性疾病，又名肘外侧疼痛综合征，俗称网球肘。和前面的高尔夫肘一样，这个病由于打网球的人易得，而叫作网球肘。它主要影响的是伸腕和前臂旋转的功能。

肱骨外上髁炎的主要表现为肘关节外侧的疼痛，起初为间断性，可能是在做某一动作时发生，休息后可以缓解。后来会慢慢变成持续性疼痛，或者是酸痛感，可能会放射到前臂、腕部或者是上臂。但是一般不会影响肘关节的屈伸功能，也没有局部发红的现象。

【具体方法】

（1）在肘外侧痛点部做揉捻的方法，让局部有发热的感觉，然后用指做按法点按曲池、外关等穴位，以达到行气活血、舒通经络的作用。用拨络法弹拨刺激桡侧腕伸肌等，以达到剥离局部粘连的作用，如果有明显压痛点可以用拇指剥筋。

（2）操作的人与患者面对面，让其他人协助拿住患者的上臂，然后右手拿患者右腕或左手拿患者左腕，另一手拿住肘部痛点，用屈肘摇法旋前以及旋后摇晃肘关节，大约5次后，在拔伸下使肘关节屈曲，在旋后位使肘关节突然伸直，以撕脱局部粘连。

（3）对手臂远离患侧的部位进行适度的拍打，保持整个手臂的血液运行畅通，促进疼痛缓解。

> **养生百宝箱**
>
> 肱骨外上髁炎一般都是由于慢性劳损引起的疾病，其局部反应多有充血、水肿，或渗出、粘连等。为防止肘关节僵硬及周围软组织粘连，应当坚持每天主动进行握拳、屈肘、旋前、用力伸直出拳等锻炼，这样可以促进局部血液循环，使新陈代谢加快，有利于恢复健康，以及减少后遗症。
>
> 在治疗中，如果单是靠理疗及口服止疼药效果不好的话，也可以考虑其他治疗方法。对一些顽固性肱骨外上髁炎患者，可试试用小针刀疗法来松解炎症造成的粘连，从而达到治疗的作用。一些严重病例，局部骨质增生明显，也可以考虑通过手术的方式进行治疗。

▶ 尺骨鹰嘴滑囊炎，五大解结松筋法来治疗

尺骨鹰嘴部有两个滑囊，一个位于鹰嘴突与皮肤之间，另一个位于肱三头肌腱下与鹰嘴尖上端的骨面之间，在这两个囊之间有时是相通的，尺骨鹰嘴滑囊炎多发生在前者。本病的发生多是由于滑囊受到慢性刺激后，局部产生无菌性炎症，从而表现为局部的肿胀、疼痛，但肘关节一般没有活动受限。偶尔也会有有急性感染与损伤产生粘连，甚至造成纤维性的闭锁，或者钙质的沉积，这样的话症状就比较明显，病情也比较重。在过去，煤矿工人工作条件差，长年累月爬巷道背煤，经常做匍匐动作，肘部经常与地面摩擦，并感受风寒，造成肘内侧的疼痛和活动障碍，因此，本病也被称为"矿工肘"。

【具体方法】

（1）按揉法或一指禅推法在患侧肘部至腕部操作5～8分钟。

（2）用拿法从上而下拿捏肱三头肌10～20次。

（3）用拇指按揉尺骨鹰嘴部及少海、曲池、手三里等穴，各约1分钟，同时配合患侧肘关节的被动屈伸活动。

（4）用擦法擦肘关节周围（肘关节伸直位），在肌肤涂抹按摩乳，肱三头肌和尺

骨鹰嘴部位为重点，向前臂尺侧缘延伸，让肌肤深层感到有热量渗透最佳。

（5）也可以采用自我保健的方法，采取坐姿，将患臂放在腹前，用另一个手掌在肘后部及肱三头肌部位做环形揉动约5分钟，然后做患侧肘关节主动屈伸及前臂的旋前或旋后活动，最后用健侧手掌在患侧肘部沿前臂上下擦动，以局部透热为度。适当的拍打远处的关节和肌肉。

> **养生百宝箱**
>
> 　　一般来说，按摩疗法对尺骨鹰嘴滑囊炎的治疗效果较好。治疗后应当叮嘱患者避免肘后部着力，防止复发。
>
> 　　如果患者出现肘部红肿、疼痛、患肢无力、肘关节功能受限时，应考虑为继发感染。这时可暂缓推拿治疗，进行必要的检查如血象、拍X片等，服用清热解毒药物，或给予抗生素等，待感染控制后，再行推拿治疗。也可以在严密消毒后抽出液体，然后加压包扎。
>
> 　　对于经久不愈及纤维性闭锁或钙质沉积的患者，如果有较严重症状，可考虑手术治疗。

▶肘部经筋痹病康复锻炼

肘关节有屈伸和旋转两大功能。在肘关节发生损伤后，局部形成的血肿很容易发生纤维化或骨化，从而导致肘关节僵硬或骨化性肌炎。因此患者早期主动进行肘关节的锻炼，有利于加快局部血液循环，促进血肿吸收，防止脱位并发症的发生。

对肘部进行康复锻炼的主要目的有两个，一是使关节的活动度恢复至正常水平或者是生病前的水平，二是保持肌肉的力量和正常肌纤维的长度。因此，所做的任何康复锻炼都是以这两者为出发点的。锻炼的方式主要以屈伸及旋转肘关节为主，同时配合锻炼前臂及上臂的肌肉。

以下是一些简单的康复锻炼方法，大家可做参考。

（1）肘关节屈伸。握住患侧手腕，尽可能屈肘关节，保持最大角度5秒钟，然后尽可能伸直肘关节，重复动作，20次为一组，每次做1组，每天做3次。切记不能用大力进行屈伸。

（2）旋前与旋后。保持肘关节在适当的位置，握住患侧的手腕，使患侧手臂产生旋前与旋后的动作。一定要注意力量轻柔动作和缓，必须经过前臂的中立位。维持5秒钟，重复动作，20次为一组，每次做1组，每天做3次。

（3）背伸手腕。借助健侧手的帮助，尽可能让患侧手腕进行背伸运动，保持5秒钟，重复20次为1组，每次做1组，每天做2次。

（4）握拳动作。在康复初期进行徒手的空抓动作，当肌肉力量增加后，可进行抓球拍的握捏动作，要求是让手掌进行充分的伸与最大范围的握拳动作。

功能锻炼时应以屈肘锻炼为主，因伸肘功能容易恢复，前臂下垂的重力，提物的重量，都有利于伸肘功能的恢复功能锻炼，可配合理疗和轻手法按摩，但必须禁止肘关节的粗暴被动活动，以免增加新的损伤，加大血肿，产生骨化性肌炎。若有合并骨折或神经损伤者，要在充分考虑稳定性的基础上指导锻炼。

锻炼贵在坚持，持之以恒地进行康复训练，可以达到良好的康复效果，多数患者能恢复日常的生活和重返工作岗位。

第四节 腕部解结松筋术

▶桡骨茎突狭窄性腱鞘炎，多多弹拨腕部肌腱

桡骨茎突狭窄性腱鞘炎也叫做拇长展肌、拇短伸肌狭窄性腱鞘炎。这个病好发于家庭妇女、哺乳期女性、包装工人等经常应用腕部工作的人身上。这是由于当拇指及腕部活动时，拇长展肌和拇短伸肌的肌腱会在共同的腱鞘中来回磨动，天长日久的不断劳损，使得肌腱局部变粗，腱鞘管壁变厚，同时发生损伤性炎症，造成纤维管的充血、水肿、管腔变窄，肌腱在管腔内滑动困难产生相应的症状。

桡骨茎突狭窄性腱鞘炎的主要表现是腕桡侧疼痛，可向手及前臂放射，手指活动无力，在倒热水瓶等活动手腕时疼痛加重，严重的时候甚至无法用力拧毛巾，也无法刷牙，可伴有弹响和闭锁。有的时候，在手腕附近可见有小的隆起，并能摸到小的硬结，用力压的时候会有疼痛感。

【具体方法】

（1）医者一手托住患者患手，另一手于腕部桡侧痛处及其周围做上下来回地按摩及揉捏，然后按压手三里、阳溪、合谷等穴，并弹拨肌腱4～5次。

（2）用左手固定患肢前臂，右手握住患手在轻度拔伸下将患手缓缓

养生百宝箱

桡骨茎突狭窄性腱鞘炎主要是由于大拇指和腕关节的过度使用，以及用力不当而引起的。一般来讲，30～50岁的女性比较易患这种病，女性的发病率是男性的6倍以上，这与妇女常抱婴儿和常做家务有关，所以这个病也被称为"妈妈手"。"妈妈手"在医院很常见，除了妈妈抱孩子姿势不当的因素之外，还有其他一些诱发原因，比如那些从事雕刻、刺绣、编织等职业的女性，由于手腕长时间处在屈曲状态，导致血液运行不畅，从而引发桡骨茎突腱鞘炎。

和其他疾病一样，桡骨茎突狭窄性腱鞘炎同样也是可以预防的。比如说，女性做手工精细活的时候，一定要注意劳逸结合，适当做一些手腕的背伸运动锻炼，就可以有效消除疲劳。那些新妈妈，一定要掌握好抱孩子的正确姿势：要把孩子的主要重心放在前臂，手腕只是起到轻轻扶挡的作用，最好是两侧手臂交替抱小孩。同时注意不要一个姿势保持时间过长，要经常变换姿势。这样有助于缓解疲劳，减少发病的可能性。

旋转及伸屈，最后用右手拇指、食指捏住患手拇指末节，向远心端突然拉伸，可引起弹响，起舒筋作用。

（3）结束前再按摩患处一次，理筋手法可每日或隔日 1 次。

▶ 治疗腕管综合征，按摩穴位再顿筋

腕管综合征是正中神经在腕管内受压而引起的正中神经支配的手部感觉和手内在肌受累的临床综合征。它的主要表现为患者桡侧 3 个半手指出现麻木或者刺痛，一般会在夜间较重，有的会因为疼痛而影响睡眠，温度高时疼痛加重，活动或甩手后可减轻；寒冷季节患指发凉、颜色青紫、手指活动不灵敏、拇指外展肌力差；病情严重者患侧大小鱼际肌肉萎缩，甚至出现患指溃疡等神经营养障碍症状。

首先，一起来了解一下什么是腕管。腕管是一个骨性纤维管道，由腕骨和腕横韧带共同构成，其中有 9 条屈肌腱和正中神经通过。它缺乏伸展性，因此，腕管容积的减小（如骨折、炎症等）或腕管内容物的增多（如肿物等），都有可能造成正中神经受压，而导致腕管综合征的发生。

下面，一起来看看得了腕管综合征应该怎么办。

【具体方法】

选择在患肢的压痛点及外关、阳溪、鱼际、合谷、劳宫穴等穴位处进行轻微的揉摩，然后将患手在轻度拔伸下再施以顿筋法。另外可以一手握住腕上，另一只手用拇指和食指 2 指捏住患者患手拇指末节，向远端迅速拔伸，以发生弹响为佳，依次拔伸食指、中指和无名指，每日 1 次。

按揉大陵 10 次，其余经穴和经外奇穴每次选用 3 个，每穴按揉 30 次；推按各反射区 10 次；点按各反射点 10 次；掐按各全息穴 10 次。每天按摩，治疗以上述穴位为重点，采用按揉拿捏等手法，以腕关节为中心进行治疗。

按摩时涂抹一些药用的润滑乳膏，可以加强按摩的治疗效果，又可保护患者的皮肤。

养生百宝箱

用中药熏洗可缩短疗程，提高疗效。一般选用伸筋草、透骨草、红花、防风、荆芥、桂枝、川芎等药物，煎水熏洗患部，每天早晚各 1 次。

对于急性期病情较重患者，应将患臂用硬纸板托住，呈功能位。用三角巾悬吊于胸前，松弛压迫，减少运动。患者每天可自行活动手部数次，以促进血液循环。急性期后，疼痛缓解。嘱患者练习腕伸屈、臂旋转、伸指握拳等，促使肌肉及肌腱的活动，防止萎缩和粘连。患者应注意局部保暖，防止受凉，避免用冷水，可经常自行擦热患部。

▶桡侧伸腕肌腱周围炎，腕指部都要舒筋

由于桡侧伸腕肌周围没有腱鞘，仅有一层疏松的腱膜覆盖，当手腕及拇指活动的时候，肌腱相互摩擦，因此，很容易使得肌腱及其周围损伤。如果经常活动，造成慢性损伤，或者是突然的外伤，都有可能使相互交叉而又摩擦的桡侧伸腕肌腱发生广泛的炎症，出现渗出和肿胀或者纤维变性，使得局部表现出来明显的肿胀和疼痛。

桡侧伸腕肌腱周围炎多见于木工、砖瓦工等手腕频繁活动者，也可见于一时性突然从事紧张的伸肘腕劳动时的文职人员。本病一般以青壮年男性为多，病变部位多为右前臂。通常起病较为迅速，常出现在前臂桡背侧下1/3处，表现为酸痛或疼痛，伴有压痛、肿胀，腕部活动受限，并有微细的摩擦感和捻发音。

【具体方法】

（1）如果是处于急性期一般不适宜理筋手法。肿痛消退后可用拇指指腹在患处按揉、推拿再提捏伸腕肌腱，最后作相对拔伸牵拉拇指并稍加旋转动作，以使其筋腱疏顺。

（2）先用滚法施于前臂桡侧伸腕肌群5分钟左右。然后用拿法拿前臂桡侧至腕部3分钟左右。用点法或按法点按手三里、偏历、温溜、下廉、合谷等穴，每穴约2分钟。或者可以用轻柔的拨法拨伸腕肌腱1～3分钟。

（3）每天按摩都要用擦法擦前臂桡侧伸肌群，以透热最佳。用搓法搓前臂，往返5次。最后配合抖法抖上肢，约半分钟。

（4）自我推拿则可以用指按揉法在腕关节背、掌、桡、尺侧等处按压，选择少海、尺泽、阳溪、列缺、合谷等穴位做重点按压；再用摇法摇腕关节，首先将患手手背朝上，在拔伸摇腕后，充分使腕关节掌屈片刻快速复回，再令其掌心朝上，再拔伸摇腕，伸直腕关节，再快速桡屈，反复操作约3分钟；用擦法擦患侧前臂桡侧，以透热为最佳。

养生百宝箱

桡侧腕伸肌腱周围炎急性期一般要主动休息，推拿治疗的话宜用轻手法。对发病急、疼痛重的患者，则不宜立即用理筋手法进行治疗，需要等到病情缓解后再做手法治疗。对于后期的患者，配合功能锻炼的话有益于功能恢复。

一般来说，如及时治疗，经1～2周即可恢复；如不痊愈易反复发作，日久则局部可纤维变性而引起肌腱粘连，造成后遗症，影响腕关节功能。

在患病期间，还要注意以下几点。

（1）急性期最好用小夹板固定1～2周，以减少渗出。

（2）避免前臂用力过度，例如用患侧手提重物或伸腕动作。

（3）避免寒冷刺激，局部可加用湿热敷。

▶治疗腱鞘囊肿，试试指压法

腱鞘囊肿是发生于关节附近，生长于关节囊、韧带或腱鞘内的囊性肿物，好发于青壮年，以女性多见。关于这个病的发病原因，目前尚不明确，大多认为它主要是由于反复的慢性劳损导致的，也有人认为它与关节囊、韧带、腱鞘组织发生退变有关。

腱鞘囊肿好发于什么部位呢？它最常见于腕背部，多见于腕舟骨及月骨关节的背侧，指总伸肌腱桡侧；其次为腕掌部附近的桡侧位置，桡侧腕屈肌腱与拇长展肌腱之间；掌指关节皮肤横纹处，屈指肌腱腱鞘上，也是腱鞘囊肿的好发部位。在此处的腱鞘囊肿一般为绿豆大小，质地坚硬。

一般人得了腱鞘囊肿后，一般除了局部出现肿物外，并没有其他的不适。囊肿大多会呈现半球形，表面光滑，与皮肤不会粘连，几乎无活动性，按压还会有比较明显的弹性感。一部分的人可出现腕部力量减弱，握物时有挤压痛。囊肿的大小与症状的轻重无直接关系，囊肿小而张力大者疼痛就会比较明显，囊肿大而柔软者一般多无明显症状。此外，囊肿引起的症状与囊肿的位置有关。

【具体方法】

对囊壁薄者，可做指压法。如囊肿在腕背部，将手腕尽量掌屈，使囊肿更为高突和固定。术者用拇指压住囊肿，并加大压力挤破之。此时囊肿内黏液冲破囊壁而出，散入皮下，囊肿即不明显。再用按摩手法散活血，局部用绷带加压包扎 1～2 天。部分患者仍可复发。

> **养生百宝箱**
>
> 腱鞘囊肿发生于关节囊、韧带、腱鞘上，但并不与关节腔或腱鞘的滑膜腔相通。囊壁为致密坚韧的纤维结缔组织，囊内为透明胶状黏液，含有透明质酸和蛋白质。它并不含有肿瘤细胞，并不是肿瘤，因此，得了这个病不必过分担心。

▶治疗两种手部软组织损伤，就用复位法

手部软组织损伤是指各种急性外伤或慢性劳损以及自己疾病病理等原因造成人体手部的皮肤、皮下浅深筋膜、肌肉、肌腱、腱鞘、韧带、关节囊、滑膜囊、椎间盘、周围神经血管等组织的病理损害，称为手部软组织损伤。临床表现为疼痛、肿胀、畸形、功能障碍等。

手部软组织损伤主要是第 1 腕掌关节挫伤和指尖关节挫伤，主要对症施行复位法，患指很快便能恢复健康。

1.第 1 腕掌关节挫伤

第 1 腕掌关节挫伤多因打球等不慎重创拇指尖而造成腕掌关节受损的挫伤。主要

表现为患处疼痛，关节周围肿胀，拇指内收、外展或对掌功能受限等症状。针对这种病证，医生主要施行以下复位法。

【具体方法】

将病人的患手五指张开，医生用一只手的四指从患者的拇指桡侧（或尺侧）握住患者的患指，然后，医生用拇指按压住患者的第1腕掌关节，握住患指的四指用力牵引患指，同时医生用拇指向下按压关节处，即第1掌骨底，可听到响声，这就说明患者鞍状关节完好，此时再将关节囊周围的软组织顺正。一段时间后，关节周围肿胀即可自行消失。

2. 指尖关节挫伤

指尖关节挫伤多发生在第1、2指骨间的关节，即滑车关节，此关节周围有侧副韧带（十字韧带）及指背腱膜、滑液鞘等保护。主要表现为指关节肿胀，指关节屈曲、伸直受限，多呈半屈曲状态（外末节指骨背侧的撕脱骨折除外）。针对此种病证，冯医师制定了以下复位法。

【具体方法】

患者伸出患指，医生用自己的一只手的拇指、食指两指捏住患者患指关节近端的指骨桡尺两侧，并向近心端牵引，同时，医生用自己的另一只手的拇指、食指两指捏住患指关节远端指骨，无名指屈曲扶持于患指侧面，两只手做对抗牵引，同时内收、外展患指指尖关节远端，可听到响声，则表明患指关节已复位。此时，医生握远端指骨的拇指可触察患指指关节囊及侧副韧带，看是否剥离、损伤，如有，再顺手复位。过一段时间后，患者患指的关节囊肿胀症状自然消失。

在施行此复位疗法时要注意，如果患者患指关节肿胀明显或伴有侧副韧带剥离，则要选用热醋浸泡患指，每天1次，2~3次即可。

此外，如果病患的患指病史较长，且侧副韧带剥离过久而没有愈合，关节肿胀也迟迟不消解，患指功能受限较严重，此时可选用醋酸泼尼松或醋酸可的松10毫克，加0.5%普鲁卡因0.5毫升，对患指处进行封闭，1~2次即可收到明显疗效。

▶ 指腕部经筋痹病康复锻炼

别看手在人身上只是很小的一部分，但是，手指是人体身上最灵活的部位，因此，手部发生的疾病往往会给人的生活质量带来很大影响。同时，此处的手术治疗也因为局部血管、神经丰富、功能复杂，而有很大难度，稍有差池，其带来的后果往往是很严重的。所以，人们平时就要做好手部的保护工作，没病的时候要注意预防，得病之后，则应该采取积极、正确的治疗方法，以免带来不必要的困扰。

对于手指和腕部的疼痛，或者功能障碍，有什么康复锻炼的方法吗？

（1）抓空增力。做这个动作的时候将5个手指尽量伸展张开，然后用力屈曲握拳，可以两手同时进行，也可以左右手交替进行。通过这个动作能促进前臂与手腕部的血液循环，消除手指或腕部的肿胀，并有助于恢复手指及腕部各个关节的功能，缓解疼痛麻木等不适的症状。

（2）拧拳反掌。将上肢向前平举，掌心向上，然后逐渐向前内侧旋转，使掌心向下，在旋转的过程中逐渐握拳，需要注意的是，在握拳过程中要有"拧"劲，如同拧毛巾一样，然后还原，恢复到掌心向上的位置，反复进行。这个动作有助于锻炼前臂及腕部的旋转功能。如果空手做此动作无法掌握要领的话，可以手中握一毛巾，做拧毛巾的动作。

（3）上翘下沟。先将双手手掌翘起成立掌的姿势，然后逐渐下垂成钩手，反复进行此动作。在做的过程中要注意动作缓慢而有力。此动作能帮助恢复腕关节背伸及掌屈的功能。

上面所说的这些锻炼方法，不但可以用于康复治疗，而且可以用来缓解疲劳，预防疾病的发生。不管是有没有疾病，平时都可以进行锻炼，不会对身体带来什么伤害。

第五节 胸部解结松筋术

▶胸壁扭挫伤的治疗，常用两大方

胸壁扭挫伤一般是由于直接暴力撞击所导致的。胸壁挫伤后，局部出现血肿、水肿、渗出等创伤炎症反应。胸壁里面紧连着胸膜壁层，因此，发生胸壁挫伤后，还可能使胸膜壁层发生炎症反应，使患者呼吸时引起胸膜摩擦，而表现出来局部疼痛。

胸壁扭挫伤的诊断，一般有明显胸部外伤史。有的患者在受伤后数小时或1～2天后才出现症状，3～5天疼痛可达到高峰。胸胁部疼痛可牵涉肩背部，活动时加重，以后逐渐减轻。损伤局部明显肿胀、疼痛，严重者可有皮下瘀斑；如果胸壁扭挫伤还引起了肋椎关节错缝，那么患者还会有放射性肋间神经痛，吸气时因加重神经压迫，而使疼痛加重。

【具体方法】

（1）一般要采取端坐的姿势，其他人协助蹲在患者前方，用双手分别按住患者两胯腋部。操作者站在患者身后，双前臂由患者两腋下穿过，双手按在其胸前，并用一手持清洁毛巾准备堵患者口鼻。将患者轻轻摇晃 6 ~ 7 次，用提法将患者提起，令患者深吸气，并用毛巾捂其口鼻，向健侧旋转，然后使患者向患侧屈旋，一手按在所伤之肋骨由后向前戳按。

（2）依旧要采用端坐的姿势，操作的人站在患者身后，先用拇指点揉法，点揉肩胛骨，再用四肢揉法，揉环跳脉。然后一手持患侧上肢使之举起，另一手用掌揉法，揉乳侧和督脉的位置。最后用掌推法，先由上向下顺推胸胁部，再由后向前沿着肋间隙横推胸胁部，使气血消散，疼痛缓解。

如果是胸骨或剑突部位的挫伤疼痛，再加用揉法，揉胸前侧胸壁和反复揉按剑突位置。一般 1 ~ 2 次即可痊愈。

手法治疗后，患者要注意功能锻炼。早期疼痛甚者，施理筋手法后可用胶布做适当外固定，2 周后行功能锻炼。嘱患者尽量下地行走，可做扩胸、肢体伸展运动，加强深呼吸，鼓励患者咳嗽等。

此外，患者还应内服非甾体消炎镇痛药如双氯芬酸（扶他林）等。中药早期治宜以祛瘀、活血、理气为主，可用复元活血汤加减。如受伤时间较久，则治宜以舒筋、活络、止痛为主，可用伸筋片，大、小活络丸等。还应配合使用以祛瘀、消肿、止痛为主的外用药物，比如红药气雾剂等。

▶ 治疗肋软骨炎，提端法、拍打法必不可少

肋软骨炎是指发生在肋软骨部位的慢性非特异性炎症，又称非化脓性肋软骨炎、肋软骨增生病，一般好发于中青年，以女性居多。关于它的病因目前尚不明确，一般认为与病毒感染和劳损、外伤有关，如搬运重物、急剧扭转等上肢用力操作以及胸部挤压等，可使肋软骨造成损伤，引起肋软骨炎，上呼吸道感染也可能引起肋软骨炎。

肋软骨炎发病部位多为第 2 ~ 4 肋软骨，以第 2、3 肋软骨最常见，也可侵犯胸骨柄、锁骨内侧和前下诸肋软骨。临床表现为胸部钝痛或锐痛，深呼吸、咳嗽和上肢活动时疼痛加重，并逐渐在胸前出现肿块，查体可见胸肋关节面软骨肿大，压痛，皮肤表面光滑，无红、热现象。X 光检查多无异常发现。

【具体方法】

1. 提端法

患者采用端坐的姿势，协助的人蹲在前方，用双手分别按住患者两腹股沟部。操作的人站在患者身后，双臂穿过患者两腋，抱住患者。将患者轻轻向上提起，环转摇晃，用提端法提起后,速撤双手,用两手掌戳按凸起处,同时医者胸压患者背部,令患者前屈。

2. 拍打法（以右侧为例）

患者坐在凳上。医者站在患侧，一手扶其肩部（拇指在后，余4指在前），另一手拿住腕部，将患侧上肢拉直与肩相平，环转摇晃6～7次。将伤臂高举过头，屈曲肘关节，伤肢手指触到右肩。医者骑马蹲裆式站好。拿肩部之手的手背放在胸前疼痛处，轻轻拍打数次。嘱患者咳嗽一声，同时拿腕之手迅速将伤臂拉直；拍胸之手迅速翻掌拍打疼痛处。

> **养生百宝箱**
>
> 肋软骨炎属于自限性疾病，可以自愈，一般只做对症治疗，比如说口服解热镇痛药，或者进行热敷、理疗等，疼痛剧烈者局部可采取封闭治疗，极少数病人长期保守治疗而疼痛不能缓解的，可考虑手术疗法，做肋软骨切除术。
>
> 对于肋软骨炎的预防，首先要避免感冒，平时注意保暖，防止受寒。身体出汗时不要立即脱衣，以免受风着凉。衣着要松软、干燥、避免潮湿。注意劳逸结合，不要过于劳累。劳动时，注意提高防护意识，搬抬重物姿势要正确，不要用力过猛，提防胸肋软骨、韧带的损伤。通过这些措施可以预防肋软骨炎的发生。

▶ 胸廓出口综合征，多多舒活胸、肩、臂肌腱

如果人们经常出现单侧颈肩部及上肢疼痛、酸困无力、刺痛或有烧灼感等症状，且臂丛下干神经受压时，症状多发生于手及手指的尺神经分布区，并渐渐出现感觉丧失、肌力减弱和骨间肌及小鱼际萎缩等症，间断发作手凉、出汗；而动脉受压时，上肢有套状感觉异常，肢体上举困难，稍一活动即感觉上肢发凉和肌肉无力，并可因神经的血液供应不足而产生缺血性神经痛；静脉受压时，则可出现患肢远端水肿、发绀，严重者可有锁骨下动脉或静脉的血栓形成，造成更为严重的肢体远端血液循环障碍症状。这就是典型的胸廓出口综合征的表现，多发于30岁以上的瘦弱女性。

胸廓出口综合征是指在左右第1肋骨所包围的胸廓出口处，臂丛和锁骨下动、静脉长期受压所引起的一系列症状的总称，包括颈肋综合征、前斜角肌综合征、过度外展综合征、胸小肌综合征和肋骨-锁骨压迫综合征等。

针对这种病证，人们可以采取以下的拉筋拍打法来松筋治疗，有利于解痉止痛、理顺筋脉、改善局部血液循环、减轻或消除胸廓出口处的神经血管受压状况。

【具体方法】

（1）医者一手扶托患者头部，另一手以小鱼际揉颈椎两侧肌肉，往返进行3～5分钟。点按风池、风府、天鼎、缺盆、肩井等穴。

（2）在前斜角肌、斜方肌、胸锁乳突肌、冈上肌和上臂施以滚法、弹拨法及上臂搓法反复数分钟。

（3）端提摇转头部及用摇法环旋肩关节，适当牵抖上臂。

（4）施行上述方法每日 1 次，手法后用三角巾悬吊患肢。

手法治疗后，患者应在避免前面提及的损伤体位状态下，加强颈肩部肌肉的功能锻炼，以增强肌力，避免肩下垂，而恢复正常锁骨 - 肋骨间隙，减少或消除其对血管、神经的压迫。

此外，患者还应内服以镇痛为主的药物来舒经通络、温经止痛，并用蠲痹汤加减；针对以肢体发绀、发凉、无力、汗出为主属气血亏损、气滞血瘀的患者，治宜内服补气养血、活血行气的药物，比如，用补阳还五汤、桂枝加葛根汤、桃红四物汤或当归四逆汤加减；西药可口服甾体或非甾体类消炎镇痛药物如双氯芬酸等。并同时用温经活血药熏洗及湿、热敷。

▶胸背部经筋痹病康复锻炼

通过一些适当的运动，可以对胸背部的疼痛起到辅助治疗的作用，同时还可以预防胸背部肌肉骨骼疾病的复发，也有一定的预防保健作用。

1. 哑铃操

第一部分：取仰卧位，使腰背部紧贴台阶凳，这样可以保护下背部，使其在运动中不会受伤。两手各握一哑铃，双手放在头的两侧，然后手握哑铃向胸部两侧伸出，高于身体。注意手腕要直，与手成一直线。肘部要刚好低于台阶凳。然后垂直向上伸出哑铃，两臂完全伸展，同手腕、两肘与两肩成一直线。数 2 下，举起哑铃时呼气，举起后数 1 下，坚持；然后数 4 下，放下哑铃回原位，吸气。这个动作重复 2 组 10 次。

第二部分：平躺在台阶凳上，使头、背和臀部都在凳子上。大腿拉向胸部，双脚踝交叉。双手握住 1 个哑铃向上伸直，然后缓缓向后落下直至脑后，落下时吸气，举起时呼气。请你一定要控制好速度，如果太快就无法锻炼到胸前的肌肉。重复此动作 3 组 10 次。

2. 双手挤球

坐在地上，双腿交叉。双手中间夹 1 个球（也可以徒手做，即双手紧握），注意保持前臂与地面平行。双手挤压球，感觉胸部用力，请保持 1 ~ 2 秒，然后松开。重复此动作 2 组 20 次。这个动作既可以锻炼胸部，也可以锻炼肩膀和手臂，对于上半身是一个很好的锻炼方法。

3. 俯卧撑

这个动作相信大家都知道应该怎么做。如果上肢力量不够的话，可以面向墙站立，做推墙动作。如果是比较强壮的人，也可以在做俯卧撑的时候采取头低脚高的位置，即用东西垫高脚部，这样可以起到更好的锻炼作用，但是相对来说也对上肢力量有着更高的要求。

4. 扩胸运动

双上肢外展平举并屈肘，不断向后做扩胸动作10次，然后用力伸肘，将手及前臂尽力向左右两侧扩伸，保持2秒。重复上述动作2组。

5. 肩上揉背

将一手搭至对侧肩上，另一手握住该手肘，然后向上托，使该手尽量增加伸向背后的幅度，这时用手指拿捏上背部皮肤及肌肉；然后以同样的方法拿捏对侧上背部皮肤及肌肉。

第六节 腰背部解结松筋术

▶腰椎间盘突出症，就选坐、卧两式复位法

腰椎间盘突出症是纤维环破裂后髓核突出压迫神经根造成以腰腿痛为主要表现的疾病。中医学典籍中无腰椎间盘突出症之名，根据该病的临床表现，可归于"腰痛""腰腿痛""痹证"等范畴。

腰椎间盘突出多是由于人们不良的生活习惯和工作习惯所致，不良的坐姿、站姿以及长期弯腰或重体力劳动皆可引发该症。而突出的椎间盘压迫到神经，就有了发麻、发胀、四肢无力、疼痛的症状。解除突出对神经的压迫是治疗的根本。采用何种治疗方案取决于此病的不同病理阶段和临床表现。

专家针对腰椎间盘突出症提出了独特的疗法——脊柱（定点）旋转复位法。专家认为："经以脊柱（定点）旋转复位法为主的综合治疗后使两椎体和关节突关节恢复原位或代偿位，去除了对神经根的压迫，消除了无菌性炎症，恢复了原来脊柱力的平衡，这就保证了患处的脊柱稳定，临床症状、体征即可减轻以至消失。纤维环及椎间韧带则还需经过一段时间方能修复。"下面，我们就来介绍腰椎间盘突出症的两种复位法。

【具体方法】

1. 坐姿脊柱（定点）旋转复位法

患者端坐，两脚分开，与肩齐宽。医生在患者身后正坐，用双手拇指触诊法检查偏歪的棘突：双手拇指顺着脊柱棘突，自上而下，直到骶椎，用"八"字形动作逐椎

按序摸一遍；接着再将两手拇指分别压于相邻两个棘间隙，上下交替摸一遍，以察觉棘突的方向、高低和棘间隙的宽窄。如果用这种方法摸不清楚棘突偏歪的状况，则可让患者身体前屈或后伸，以增大或缩小棘间隙，则较为容易比较和摸清。

在摸清患者棘突歪偏情况之后，医生就可施行复位手法：如果患者棘突向右偏歪，则医生应右手自患者右腋下伸向前，掌部压于颈后，患者稍低头，但要臀部坐正不要移动。医生助手则面对患者站立，用两腿夹住患者左大腿，双手压住患者左大腿根部，维持患者正坐姿势。与此同时，医生左手拇指扣住偏向右侧的棘突，然后右手压患者颈部使其身体前屈约60度（可略小），接着使其向右侧弯，尽量大于15度，在最大侧弯位时医生以右上肢牵引患者躯干向后内侧旋转，同时左手拇指顺向向左上顶推棘突，立即可察觉指下椎骨轻微错动，多能听到一声响。然后，医生用双手拇指从上至下将棘上韧带理顺，同时松动腰肌。最后，医生用一只手的拇指从上至下顺次按压棘突，检查偏歪棘突是否已经拨正，上下棘间隙是否已经等宽。如果是，则此套复位法完成。

如果患者棘突向左偏歪，则与上述方法相同操作，但方向与其相反。

2. 俯卧位脊柱（定点）旋转复位法

如果遇到患者是急性的较大髓核突出，使患者疼痛异常，站立不能，卧床不安，则应采取俯卧位脊柱（定点）旋转复位法，还应趁患者躁动不安的时候抽空复位。

让患者俯卧，两腿稍微分开，医生用双手拇指触诊其腰部，以摸清棘突偏歪情况。如果患者棘突向右偏歪，医生应站在患者右侧，将左臂从患者右大腿下面伸进，将其右腿抱起，使膝、髋过伸，以患椎为支点旋转大腿，右手拇指借大腿摇转牵引之力，将偏向右侧的棘突拨正。如棘突向左偏歪，则方向与上述方法相反即可。接下来的治疗手法与坐姿复位法相同。

需要注意的是，这种针对腰椎间盘突出症的手法复位看似简单易行，其实要熟练掌握需要一定时间的反复练习，才能准确摸清棘突歪偏情况，进而使用手法将其准确复位。

此外，在施行旋转复位法之后注意卧床休息，因为患者在经手法复位之后，患椎及椎间盘的异常位置虽然得到了纠正，但还不稳固，受损的组织需要一个修复的过程，因此要保证足够的时间卧床休息，以避免病证复发。在卧床休息时，患者需要注意以下几点。

（1）卧床的姿势并不受限制，以患者觉得舒适为佳。

（2）一般来说，患者在手法复位后宜静卧3～5天，然后再改为一般卧床，恢复较好者可在室内轻微活动，直到急性症状基本缓解为止，才可下床正常走动。

（3）患者症状得到缓解，可下地行走之后，至少1周内避免腰椎过屈运动，可在床上有计划地进行仰卧位拱桥式背伸肌功能锻炼及腰腿活动锻炼。

【具体方法】

仰卧位拱桥式背伸拉肌功能锻炼，主要分为 3 个阶段循序渐进。

五点支重背伸肌锻炼；三点支重背伸肌锻炼；拱桥式背伸肌锻炼。

▶ 过于劳累出现腰背痛，两大手法快速治疗

腰背痛是比较常见的一种症状，长时间的劳累就会出现腰背痛，但是持续的腰背痛一般说明是存在病理性的改变，这其中就包括急、慢性损伤。急性损伤如脊柱骨折，韧带、肌肉、关节囊的撕裂，急性椎间盘突出等；慢性损伤如韧带炎，肌肉劳损，脊柱骨关节的增生和退变，脊柱滑脱等。另一个原因为炎性的病变，可能有细菌性炎症和非细菌性炎症两种。但是很多老年人都是因为存在了脊柱的退行性改变，可能是椎间盘退变，小关节退变性骨关节炎，继发性椎管狭窄症，老年性骨质疏松症，假性滑聪及脊柱不稳定等。

而现代的白领们因为姿势不良，长期伏案工作或弯腰工作，以及肥胖所致的大腹便便，也会造成腰背疼痛。而女性的妊娠也可能是影响因素之一。为了防止这些原因对我们的腰背部产生伤害，就要适当进行一些有效的运动。

【具体方法】

1. 屈膝团滚法

屈膝抱腿使身体形成圆团状，能牵伸腰背部的肌肉达到舒展状态。在床上滚动时让腰背部的肌肉和床面接触，发生机械的按摩作用，肌纤维拉长，血管扩张，血液循环加快，运送到腰背部的养料和氧气增多，腰背部肌肉的抵抗力增强，牵伸开挛缩的肌肉和韧带，防止了瘢痕粘连和肌肉萎缩，维持了正常的腰背部功能，腰背痛的症状逐渐减轻或消失。

2. 拍打法

采取俯卧的姿势，操作的人选择膈俞、环跳、委中等穴位，进行适当的拍打，力量由轻至重，然后拍打足三里、阳陵泉、昆仑穴，这时的姿势可以适当地调整，最后在整个

养生百宝箱

长时间保持同一坐姿或站姿之后，应放松腰部，或伸展腰肢。适度变换颈部的姿势，最好每工作 1 小时休息几分钟。严重肥胖的人，应该恰当减肥以减少腰部的负担。不宜选用过软的床垫，较硬的床垫对腰部有帮助。同时，尽量不要俯卧，对腰部不利。提着重物时，尽量贴近身边。弯腰或扭腰时要尽量小心，或是避免尽量弯腰或扭腰。长期身心劳累也是腰背痛的诱因，因此在工作之余尽量放松自己也能很好地预防。

腰背部沿着脊柱两侧，进行推按，力量也要由轻至重的逐渐增加，使所有按摩的穴位和部位都感到温热，或者有酸胀的感觉。

▶ 第三腰椎横突综合征，四大手法轻松缓解

人体的脊柱有 4 个生理弯曲，第 3 腰椎位于腰椎生理前凸的顶点。腰椎对上半身的活动有着重要的意义，而第 3 腰椎又是腰椎活动的中心。骶棘肌、腰方肌及腰大肌都附着于第 3 腰椎横突上，因此，在腰部活动时，该横突所受到的牵引力最大。此外，第 3 腰椎横突在腰椎横突中为最长，因此受到损伤的机会也较多。因此，临床上，第 3 腰椎横突综合征是慢性腰痛中的最常见的疾病之一。

医学认为，劳损或较大的牵拉暴力会导致附着在第 3 腰椎横突上的肌肉、筋膜撕裂损伤，并由此形成血肿、结缔组织纤维化、粘连变性及痉挛，使软组织的胶原纤维化及钙盐的沉着，进而形成钙化、骨化，也就是说出现了骨质增生的现象，第 3 腰椎横突末端附近的神经、血管受到刺激或压迫，从而产生一系列临床症状。患者会表现出来腰部的慢性疼痛，通常以一侧为主，在早晨起来疼痛会比较明显，或长期固定某一位置后稍加腰部活动则疼痛减轻。此外，还会有腰部的功能活动受限，第 3 腰椎横突末端有明显的压痛，并且可以摸到软组织硬块。如果腰部剧烈活动的话，往往会使腰部疼痛明显加重。如果有上述症状，再加上腰部的 X 片，一般就可以明确诊断了。

【具体方法】

（1）放松手法：患者采取俯卧位，尽量将双腿伸直。操作的人以推、揉、按、拍等手法在脊柱两侧的竖脊肌，直至骶骨或臀及大腿后侧进行按摩，并按揉腰腿部的膀胱经腧穴，主要以患侧为主。达到理顺腰、臀、腿部的肌肉，解除局部的痉挛，缓解疼痛的目的。

（2）双指封腰法：用拇指及中指分别挤压、弹拨第 3 腰椎横突尖端两侧，以剥离粘连，消肿止痛。应当注意的是手法应由浅入深，由轻到重。

（3）肘揉环跳法：采取侧卧的姿势，保持患侧在上，患肢大腿屈曲，而另外一条腿尽量伸直。操作时用肘尖压揉环跳及臀部条索状结节。

（4）扳法：一般需要扳腿使腰部反复后伸，或斜扳腰部，或采用晃腰手法使腰部肌肉进一步放松。多为辅助的手段。

通过揉、捻、滚、散、弹拨等手法治疗，可以解除腰部肌肉痉挛，松解粘连，能够通络消肿，从而改善腰部肌肉、筋膜及神经的血液供应，收到缓解疼痛的效果。

对于第 3 腰椎横突综合征的患者，平时要尽量避免或减少腰部的旋转活动，局部注意保暖，以免感受风寒。

患者应配合进行适当的功能锻炼。例如，身体直立，双脚分开，与肩同宽，两手叉腰，两手拇指向后置于第3腰椎横突处，揉按局部，然后旋转、后伸和前屈腰部，这样有利于舒通筋脉、放松腰部肌肉、解除粘连、促进炎症消除。需要注意的是，不可过度或过久的腰部活动，否则的话会加重损伤。

▶ 腰椎椎管狭窄症，试试三种解结松筋术

腰椎椎管狭窄症，也叫做腰椎椎管狭窄综合征。凡是使腰椎椎管、神经根根管及椎间孔隧道的变形或狭窄，进而引起马尾神经或神经根受压，出现腰腿痛、间歇性跛行等临床症状的，都属于本病。这个病以中、老年人较为多见，男性患者较女性患者多见，体力劳动者多见。

腰椎椎管狭窄症根据其发病原因，可以分为原发性和继发性两种。所谓的原发性的多为先天性所致，继发性的多为后天性所致。其中，退行性变是本病发病的主要原因。主要症状是长期慢性腰腿痛、间歇性跛行。腰痛一般仅为下腰及骶部痛，多于站立或行走过久时发生，若躺下、蹲下或骑自行车时疼痛多可自行消失。局部有明显酸、胀、痛感，无固定压痛点。腿痛常累及两侧，亦可单侧或左右交替出现。间歇性跛行是本病的主要特征，大多数患者都有间歇性跛行。

【具体方法】

适用于轻度椎管狭窄的患者，根据其腰痛及腿痛情况，可选用点穴舒筋、腰部三扳法、抖腰法等手法，但手法应和缓，且不可用大力进行推按，以免加重损伤，对于脊椎滑脱患者最好禁止使用手法治疗。

手法治疗腰椎椎管狭窄症可以舒筋活络、疏散瘀血、松解粘连，使症状得以缓解或消失。

1. 掌按揉法

一般会采取俯卧的姿势，操作者站在患者的一侧，在腰骶部采用掌根按、揉法，沿督脉、膀胱经向下，经臀部、大腿后部、窝部直至小腿后部上下往返3次；然后点按腰阳关、肾俞、大肠俞、环跳、承扶、殷门、委中、承山等穴位。弹拨骶部两侧的竖背肌及揉拿腰腿部。

或者是采取仰卧位的姿势，用掌揉法自大腿前、小腿外侧直至足背上下往返2～3次，再点按髀关、伏兔、血海、风市、阳陵泉、足三里、绝骨、解溪等穴，拿捏委中、昆仑穴。

2. 腰部按抖法

一个协助的人握住患者腋下，另一个人需要握住患者两踝部，两人做对抗的牵引。操作者两手交叠在一起置于患者第 4、5 腰椎外行按压抖动。一般要抖动 20 ～ 30 次。

3. 直腿屈腰法

患者采取仰卧的姿势，操作者面对患者两足底部，然后以两手握住患者的两手或前臂，用力将患者拉向自己，再放松回到原位。一拉一松，迅速操作，重复 10 次。最后屈伸和搓动患者下肢，适当放松腿部的肌肉。

> **养生百宝箱**
>
> 间歇性跛行是指在行走后出现单侧或双侧下肢麻木、沉重、疼痛、无力，越走症状越严重，常被迫停下休息。下蹲休息后症状马上缓解，若继续行走则出现同样症状，通常形象地描述为走路走不了几十米，骑车能骑几十里。
>
> 急性期的患者应卧床休息，一般 2 ～ 3 周。症状严重者可采用屈曲型石膏背心或支架固定，减少腰骶后伸，减轻对马尾神经或神经根的压迫。

▶ 治疗臀上皮神经损伤，复位法见效好

臀上皮神经为第 1 ～ 3 腰神经后支之外侧支，在股骨大转子与第 3 腰椎间连线交于髂嵴处平行穿出深筋膜，分布于臀部皮肤，一般不易摸到。臀上皮神经损伤是指该神经在其越过髂嵴及穿出臀部深筋膜处受嵌压产生的疼痛，又称"臀上皮神经嵌压综合征"。简单点说，就是臀上皮神经容易在劳动中因久弯腰、躯干左右旋转时受到损伤，造成严重的腰臀部疼痛，产生一系列症状，即可诊为臀上皮神经损伤。此症多见于中老人较肥胖者，女性居多，属于中医学"筋出槽"的范畴。

一般来说，臀上皮神经损伤的临床症状有：

（1）一侧腰臀部疼痛，主要呈刺痛、酸痛或撕裂样疼痛，可向患者患处一侧的下肢放射，但串痛多不过膝盖，就是说疼痛不会蔓延至膝盖以下的小腿及脚部位。

（2）患者弯腰困难，甚至连起、坐都吃力。尤其是由端坐位改为立位时，患者因腰部使不上力，往往站不起来，需要他人搀扶，自己双手撑膝才能勉强站立。

（3）医生用双拇指触诊法检查患者患处时，在髂嵴中点直下 3 ～ 4 厘米处的软组织内可触摸到一滚动、隆起的绳索样的物体，而且触压该处时患者感到胀、麻、疼痛难忍。再仔细触摸，可在该物体附近软组织内找到该物原位的沟迹或压痕。而且，该患处周围组织松软、钝厚，并显示局部肿胀。慢性患者也可触到一绳索样物，但较粗厚，活动幅度大，压痛及胀、麻感较轻，而且多不易触清原位的沟、痕。

专家认为，针对臀上皮神经损伤的病证，应根据患者的病史和其发病的临床特点，来推断其病变部位，再施行相应的手法进行复位。专家针对臀上皮神经损伤症的复位

手法具体表现为：

医生在摸到患者体内异常滚动和隆起的物体后，应接着摸清原位的沟、痕，再用一只手的拇指将神经向上牵引，另一只手的拇指按压那块滚动和隆起的物体，使其归复原位，再顺神经走向按压，并松揉周围软组织。如果触摸到滚动和隆起的物体和周围组织已经平复，则完成该套复位手法。

要注意的是，因为慢性患者的滚动和隆起的物体较粗大，而且原位沟、痕不够明显，复位往往较困难，因此需要医生手法娴熟。

此外，对于一些慢性患者和局部组织反应较重的急性患者，还应该给予一定的药物辅助治疗，具体操作为：

在患者患处一侧髂嵴中点下找到该滚动和隆起物体，并做好标志，对患处皮肤进行常规消毒后，用 6.5 号枕头按标记点向髂骨面垂直刺入，针尖触到髂骨后，稍微后退一些，注射针筒内一般的药量。接着改换枕头方向，将其斜刺，做周围浸润注射。

注射的药物处方有 3 种，可任选一种，均以 2 ～ 3 天为 1 疗程。这三种药物处方具体为：

2% 普鲁卡因 4 毫升加醋酸泼尼松 12.5 毫克，每 5 天局部注射 1 次。

0.5% 普鲁卡因 6 毫升加维生素 B_{12} 200 微克，每 3 天局部注射 1 次。

2% 普鲁卡因 2 毫升加 10% 葡萄糖液 8 毫升，每 3 天局部注射 1 次。

此外，需注意的是，患者在被施行该复位法治疗后，3 日内腰部不宜做过大的活动，最好卧床休息。

> **养生百宝箱**
>
> 大量的临床观察发现臀上皮神经通过骨纤维管道、筋膜裂隙时受到卡压，尤其是脂肪疝的压迫为本病产生的主要原因。推拿可缓解疼痛，解除肌肉痉挛，疗效较好，尤以急性期为佳，手法刺激不宜过强。下面介绍几个治疗臀上皮神经损伤常用的几个按摩穴位。
>
> 取穴：八髎、秩边、环跳、委中及髂嵴附近压痛点。
>
> 手法：主要采取按揉法、擦法、拨法。
>
> （1）用按揉法在患侧髂嵴附近及臀部操作 5 ～ 10 分钟。
>
> （2）用拨法拨髂嵴处条索样硬结 10 ～ 20 次。
>
> （3）用拇指按揉八髎、秩边、环跳、委中，每穴约 1 分钟。
>
> （4）用擦法擦患侧臀部（压痛点为中心），以透热为度。
>
> 功效：舒筋通络，松解粘连，理筋整复。

▶ 腰部经筋痹病康复锻炼

腰部在人身上有着重要的"承上启下"的功能，是一个很重要的枢纽，如果腰部出现疼痛或者其他不适，往往会使人浑身都不舒服。随着社会的进步，科技的发达，长期坐着工作的人群越来越多，随之而出现的腰部疾病也越来越多。因此，大家应该学会一些简单的锻炼方法，有助于腰部疾患的康复。

【具体方法】

（1）按摩腰眼。采用坐姿或者站立均可，两手掌对搓发热后立即紧按腰部。双手掌用力向下推摩到骶尾部，然后再向上推回到背部，重复20次。

（2）风摆荷叶。两脚分开站立，比肩稍宽即可，两手叉腰，拇指在前，其余四指在后。腰部按顺时针方向做回旋动作，重复12～24次，然后再逆时针方向转动。在转动的过程中，两腿始终伸直，双手轻托腰部，回旋的圈子可逐渐增大，重复12～24次。

（3）转腰推掌。两脚自然分开站立，两臂下垂。先向右转体，左手成立掌向正前方推出，右掌变拳抽回至腰际抱肘，眼看右后方；然后再向左转体，右手变立掌向正前方推出，左掌变拳抽回至腰际抱肘，眼看左后方，重复20次。推掌的动作要缓慢，手腕自然用力，动作不要僵硬，保持头颈与腰部同时转动，两腿不动。

（4）回旋插掌。两脚分开站立，比肩稍宽，两臂下垂。先以右掌向右搂回腰际抱肘，左掌向正右方伸出，身体向右转，成右弓步；然后，左掌向左方平行搂回腰际抱肘，右掌向正左方伸出，身体向左转，成左弓步。在做的过程中，要眼看插出之手掌，手向外插出的动作可稍快，重复20次。

（5）展翅飞翔。两脚开立站立，比肩稍宽，两手下垂。上身下俯，两膝稍屈，右手向右上方撩起，头自然转向右上，眼看右手，左手虚按右膝；上身仍下俯，两膝仍稍屈，左手向左上方撩起，头自然转向左上，眼看左手，右手下放虚按左膝。头部左转或右转时吸气，转回正面时呼气，转动时用力要轻。手臂撩起时动作要缓慢，手按膝时不要用力。重复20次。

（6）曲体伸展。采取俯卧的姿势，头转向一侧。两腿交替向后作过伸动作，然后两腿同时作过伸动作，然后两腿不动，上身躯体向后背伸，上身与两腿同时背伸，再恢复原样。重复20次。

（7）仰卧撑。采用仰卧的姿势，以两手叉腰作支撑点，两腿屈膝成90度，脚掌放在床上。以头后枕部及两肘支撑上半身，两脚支撑下半身，成半拱桥形，挺起躯干。当挺起躯干架桥时，膝部稍向两边分开，重复20次。

（8）蹲起动作。两脚自然开立，距离与肩同宽，两手抱肘。脚尖着地，脚跟轻提，随后下蹲，尽可能臀部下触脚跟，两手放开成掌，两臂伸直平举，起立恢复预备姿势。下蹲程度根据患者的可能，不应勉强，必要时可扶住桌椅进行，重复12～24次。

（9）踢腿动作。先两脚自然正立，双手叉腰，拇指在后。右小腿向后提起，大腿保持原位，然后右脚向前踢出，足部尽量跖屈；右腿还原再向后踢，以脚跟触及臀部为度；右下肢抬起屈膝，右脚向里横踢，似踢毽子一样；右下肢抬起屈膝，右脚向外横踢。练完后换左下肢作同样动作，每个动作重复12～24次。

通过上述康复锻炼，对腰部疾病有防止复发和预防作用，可以作为常规治疗方法之外的一种巩固和提高疗效、防止复发的手段，并能矫正工作和生活中的腰部不良姿势，降低腰部疾患的发病率。

第七节 骶髋部解结松筋术 ～

▶坐骨神经痛，多多按摩臀腿部肾经

相信大家对坐骨神经痛这个病名并不陌生，但是要说出来这个病是怎么回事，都有些什么症状，就不是每个人都知道了。

坐骨神经痛是指坐骨神经通路及其分布区域内的疼痛，包括臀部、大腿后侧、小腿后外侧和脚的外侧面。坐骨神经是人体内最长的 1 根神经，左右各有一根，其功能包括支配肌肉运动和传导感觉两大类。腰部的长期劳损或突然扭伤，可使腰椎间盘向侧后方突出，压迫坐骨神经根，引起充血、水肿以至粘连等病理变化。表现为突出的一侧腰部疼痛，经臀部向大腿后方放射，直到小腿和足部，有时还有麻木、咳嗽、大便时症状加重。这种症状就是坐骨神经痛。它如同发热一样，只是一种症状。腰椎间盘突出症或腰椎管狭窄症等疾病才是引起坐骨神经痛的真正原因，正如引起发热的原因是上呼吸道感染、肺炎或脑膜炎等等一样。那么，得了坐骨神经痛的话，应该怎么用拉筋拍打的方法来治疗呢？

【具体方法】

治疗方法一

（1）首先采取站立或者端坐的姿势，用患侧拇指的指尖按压环跳、承扶、阿是等穴，每穴按压 10 秒钟，以局部感到酸胀为度。

（2）然后恢复体位如前，用患侧拇指的指腹对梨状肌处进行弹拨 6 ～ 10 次，以局部感到酸痛为度。

（3）恢复体位如前，用患侧拇指的指腹在环跳穴处进行由轻而重，再由重而轻地按揉 1 ～ 3 分钟，以局部感到酸胀、发热、舒适为度。

（4）最后用患侧手掌的掌根在患处进行按揉 2 ～ 3 分钟，以局部感到发热、舒适为度。

治疗方法二

（1）患者俯卧，先在腰、臀部做推、揉、滚等动作，反复多遍。然后肘尖用力点按臀部环跳穴约30秒钟。

（2）擦摩、揉捏患侧大腿、小腿后群肌，用掌根揉小腿外侧部，反复几遍。

（3）用手指点、按、揉承山、承筋、委中、风市等穴各30秒钟。

（4）双手拍打臀部、大腿和小腿，反复来回做几次；然后双手五指并拢，并指端自下而上啄击患腿后部及外侧部，反复几遍。

治疗方法三

（1）采取健侧卧姿。用患侧的手擦、揉患侧腰、臀部，再按揉患侧肾腧穴，然后换患侧卧姿，擦、揉健康一侧腰臀部及按揉肾腧穴。

（2）采取健侧卧姿，用手擦、捏、揉、拍、啄患侧大腿和小腿后外侧，反复做几遍。

总之，引起坐骨神经痛的原因颇多，如腰部软组织损伤时，在痛点用拇指作按揉，若有硬强或条索状物，要施拔筋法，即用指、掌、肘等深压于治疗部位上，作直线往返的拨动。但是必须注意拨动方向一定要与肌纤维、韧带、神经走行方向相垂直，这样才能促进血液循环、放松肌肉。

臀部梨状肌损伤时，在疾病初期用掌根按法，用手掌根部为着力点，按压于所要按摩的部位上，使局部产生酸痛感，后期用拔筋法和揉法。

骶髂关节扭伤时可用侧扳法，即对患者先施予腰臀部一般按摩后，患者向右侧躺，左腿屈曲，右腿伸直。按摩者与患者对立，左手按于患者左肩前，右手按于左臀部并固定臀部不动。然后令患者上身慢慢向左后方转动，当转至最大限度时，按摩者双手须略施巧力，使者的左臂与左肩作相反方向的轻轻扳动，这时常会听到一声轻响。接着，患者向左侧躺，再做侧扳法1次，方法同前。

腰椎间盘髓核突出症的患者，应尽快就医，平时应睡木板床休息，注意腰部保暖，并可采用按摩方法治疗。在腰、臀部做擦、推、揉、滚、拍等一般手法，在消除肌肉紧张或痉挛后，可施行晃背法和侧扳法。晃背法的具体做法是：患者直立，按摩者背对着患者，用双手肘勾住患者双肘，臀部则顶住患者腰部，把患者背起离地3次，再左右摇晃3次，然后慢慢放下。但要注意的是，对于年老体弱、孕妇、患有心血管疾病及有脊椎骨折患者，禁止按摩。

因遭受风寒、湿气侵袭者，下肢肌肉有痉挛、疼痛时，除可对腰腿部施治一般按摩外，还可用拇指重压风市穴，用手掌重拍下肢大肌群，最后于风市、阳陵泉穴做捏法，以皮肤出现红紫色为佳。

▶治疗梨状肌综合征，常用两大妙方

梨状肌综合征是指由梨状肌损伤引起，以骶髂关节区疼痛，坐骨切迹和梨状肌痛较重，放射到大腿后外侧，以行走困难、跛行为主要表现的综合征，又称梨状肌损伤或梨状孔狭窄综合征。本病是由于梨状肌发生损伤、痉挛、变性等导致梨状肌下孔狭窄，使通过该孔的坐骨神经和其他骶丛神经及臀部血管遭到牵拉、压迫或刺激，从而表现为臀部及下肢的疼痛。

大多数梨状肌综合征患者有过度旋转、外展大腿的病史，有些患者有夜间受凉的病史。疼痛多发生于一侧臀腿部，呈"刀割样"或"烧灼样"，排便或咳嗽等引起腹内压增高时可使疼痛加剧。偶有会阴部不适、小腿外侧麻木。

拉筋拍打的手法治疗可以明显改善症状，缓解疼痛，是梨状肌综合征的主要治疗方法。

【具体方法】

采用手法治疗时，首先要选准部位。患者可取俯卧位，双下肢后伸，使腰臀部肌肉放松，术者自髂后上棘到股骨大粗隆做一连线，连线中点直下 2 厘米处即为坐骨神经出梨状肌下孔之部位，其两侧即为梨状肌。手法治疗围绕此部位进行，常用的手法有以下几种。

治疗方法一

（1）患者取俯卧位，操作的人先两手重叠，按摩其臀部、腰部痛点，可用擦法、揉法等，使局部有温暖舒适感。然后以指代针点按痛点阿是穴，以及痛点周围及下肢诸穴，如大肠俞、秩边、阳陵泉等穴，以局部有沉胀酸痛感为度，亦可用肘压法按压痛部。

（2）操作的人可使用拨络法，用双手拇指推拨梨状肌，推拨的方向应与肌纤维走行方向相垂直，以剥离其粘连。一般 10 ~ 20 次即可。对较肥胖的患者，力度不够时可用肘尖部深压弹拨。

（3）可按照髋关节后侧部筋伤手法施用摇拨、屈按等手法，以及伸膝蹬脚等活动臀部肌群，以解除其痉挛。

（4）最后用捋顺法、拍打法做结束手法。

治疗方法二

患者俯卧推拿治疗硬板床上，暴露臀部，术者于患者左侧或右侧，两手重叠，用手掌根，按压梨状肌，反复揉按3分钟，以右侧下肢为例，右侧患肢置于左腿上部，呈交叉形，术者右手将病员右下肢用力向左方推，

养生百宝箱

坐骨神经痛的患者发病时要在硬板床上休息，可坚持做床上体操。平时注意劳逸结合，生活有规律，适当参加各种体育活动。运动后要注意保护腰部和患肢，衣服汗湿后要及时换洗，防止潮湿的衣服在身上被焐干，出汗后也不要立即洗澡，以免受凉或受风。

使左腿最大限度内收；前臂肘关节屈曲，用肘尖部按揉环跳穴约 3 分钟；体位同上，患肢交叉到健肢上，用拇指指腹在梨状肌部位垂直揉按，在指尖触及梨状肌肌腹后，沿外上方至内上方，来回拨动，并沿全部肌腹拨动 1 遍，再往压痛部位弹拨 3 遍；指压命门、环跳、阳陵泉等穴位。术者双手交叉用力揉按臀部痛点，患者可有发热舒适感。

▶ 治疗弹响髋，多种手法齐上阵

弹响髋又称为髂胫束摩擦综合征，是指髋关节在主动伸屈活动和行走时，出现听得见或感觉得到的响声。这是因为髂胫束因某些原因导致肥厚或紧张，或大转子过于突出，或有滑囊炎，就可以造成髋关节活动时两者相互摩擦产生弹响。还有一种弹响髋是因为髋关节先天性脱位或关节囊松弛，造成髋关节过伸外旋时出现弹响。针对这种病证，人们可以通过拉伸一下髂胫束，或者推拿一类的理疗缓解症状。

弹响髋分为关节内型和关节周围型两种。关节外弹响较常见，是因为髂胫束的后缘或臀大肌肌腱部的前缘增厚，在髋关节作屈曲、内收、内旋活动时，增厚的组织在大粗隆部前后滑动而发出弹响，同时可见到和摸到一条粗而紧的纤维带在大粗隆上滑过。被动运动时无此现象，多见于青壮年，常为双侧性。这种弹响往往是自发出现，可以发展到走一步响一声的严重程度。但一般无疼痛，如出现疼痛，则常是并发大粗隆部滑囊炎的结果。

弹响髋的诊断不难，检查时令患者作患侧髋关节的伸屈，内收或内旋活动，在大转子部听到弹响，同时摸到或看到索状物在大粗隆上滑移，就可确诊。弹响髋不伴疼痛时，一般不需治疗。

【具体方法】

先点按环跳、股门、阴市等穴，再于臀部施以捋顺法，对股骨大转子部位增厚部分用分筋手法、捻法。

在手法治疗的同时，要注意内服舒筋丸，外用海桐皮汤熏洗，以舒筋活血。

▶ 治疗骶尾部挫伤及尾骨疼痛，牢记三个步骤

当人们不小心从高处坠落、滑倒或坐空致臀部着地，容易造成骶尾部的软组织挫伤或尾骨骨膜损伤，主要为尾骨周围韧带损伤。受伤后立即感到骶尾部疼痛，坐凳时疼痛加剧，由坐位站起时疼痛明显。患者常采取半侧臀部坐位，行走时疼痛不会加剧。针对这种症状，可寻找专业的中医师进行以下手法治疗。

【具体方法】

患者取侧卧位，髋、膝关节屈曲。医者左手戴手套，食指伸入患者肛门，按摩尾

骨两侧,以缓解两侧肌肉痉挛,改善局部血液循环。按摩手法宜轻柔,逐步加重按摩力量。

骶尾部挫伤可能引发的较长时间的尾骨疼痛症状,也可能因人们长期坐着工作,压迫尾骨过久,造成尾部韧带劳损或关节退行性改变,炎症水肿压迫尾骨附近的神经,导致疼痛。严重者大便时疼痛,便秘时尤为明显,卧床休息时可缓解。为减轻疼痛,患者喜用枕头或海绵当坐垫。针对这种病证,人们可以采取以下手法治疗。

【具体方法】

（1）患者取俯卧位,骨盆部垫以高枕。医者两拇指在骶尾关节两侧自上而下施以点按法、揉捻法、捋顺法。

（2）然后由一助手拿住患者双踝部,另一助手扶住患者双腋下,做对抗牵引;医者一手抱患者双大腿,协同拉踝之助手向后上方牵引并抬举患者双下肢,另一手用大鱼际按压尾骶关节处,并向上推、摩。

（3）最后让患者仰卧,双下肢屈膝、屈髋。医者一手扶其膝,一手以大鱼际放在其尾骶关节处,让助手拿住双踝,帮助患者将双下肢伸直,同时医者在下之手向上做托按法。

注意,在施行完上述手法治疗后,人们还应内服以行气活血、祛瘀止痛为主的药物,比如用桃红四物汤加减,或内服三七伤药片、跌打丸等;还要注意可做提肛练习;并用伤科洗方煎水熏洗臀尾部或进行坐浴。

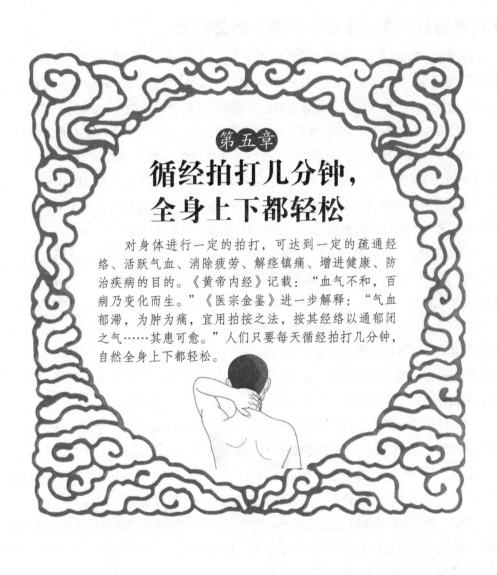

第五章

循经拍打几分钟，
全身上下都轻松

对身体进行一定的拍打，可达到一定的疏通经络、活跃气血、消除疲劳、解痉镇痛、增进健康、防治疾病的目的。《黄帝内经》记载："血气不和，百病乃变化而生。"《医宗金鉴》进一步解释："气血郁滞，为肿为痛，宜用拍按之法，按其经络以通郁闭之气……其患可愈。"人们只要每天循经拍打几分钟，自然全身上下都轻松。

第一节 拍打养生，疏通经络气血旺

▶ 经络拍打本是养生功，大病小病都防治

经络拍打养生法是一种强身健体的养生方式，它是从古代流传的"拍击功""排打功""摇身掌"及按摩法等演化而来的。拍打法主要通过手指、掌、拳等拍击人体经络、穴位或患处，以达到祛病防病和健康身心的效果，其轻者为"拍"，重者为"打"。

拍打养生主要拍打人体的十四经脉，即人体十二经脉加奇经八脉中的任脉和督脉。十四经脉是人体经络中最主要的部分，经脉是人体气血的通道，通则不痛，痛则不通。《黄帝内经》说："夫十二经脉者，人之所以生，病之所以成，人之所以治，病之所以起。"所以经脉决定着生命是否存在，决定着疾病是否发生，也决定着疾病的治疗效果。经脉不通是万病的起源，而要治愈疾病则必须从疏通经脉开始。

中医认为，通过对身体进行一定的拍打，可达到一定的疏通经络、活跃气血、消除疲劳、解痉镇痛、增进健康、防治疾病的目的。正如《黄帝内经》记载："血气不和，百病乃变化而生。"《医宗金鉴》进一步解释："气血郁滞，为肿为痛，宜用拍按之法，按其经络以通郁闭之气……其患可愈。"因此，中医认为，人之所以生病，是由经络阻滞，气血虚弱，外邪入侵所致，通过辨证施治，对症拍打相关经络、穴位，可使经络通畅，气血旺盛，从而能够防治疾病，起到"诸脉皆通，通则疾除"的效果。而且，拍打法还具有方法独特、简便易行、安全可靠、适用面广、效果显著等特点。

人们在拍打经络的同时，也拍打了十二经筋。因为十二经筋是十二经脉之气结聚于经内关节的体系，是其外周的连属部分，循行走向均从四肢末端走向头身，行于体表，不入内脏，结聚于关节骨骼部。所以，它能约束骨骼，利于关节屈伸，提高了人体运动功能。正如《素问·痿论》所说："宗筋主束骨而利机关也。"

此外，使用拍打养生时还能拍打十二皮部，它是十二经脉的功能反应于体表的部位，也是经脉之气散布之所在。十二皮部的分布区域就是十二经脉在体表的分布范围。《素问·皮部论》记载："欲知皮部，以经脉为纪考，诸经皆然。"意思是说，由于十二皮部居于人体最外层又与经脉气血相通，故是机体的卫外屏障。起着保卫机体抵御外邪和反映机体病证的作用。人总要承受外感六淫（风寒暑湿燥火）的侵袭。经过拍打，体表十二皮部对机体的保护作用提高了。所以，人机体的抗病能力也提高了。

而从西医的角度来说，拍打法主要是通过刺激人体毛细血管的波动，来达到减轻心脏负担、降低血压的功效。有研究表示，肌肉每平方毫米的横切面上约有 4000 根毛细血管，在安静状态下仅开放很少一部分，开放 30～270 根，运动时毛细血管大量开放，其开放数量可达安静时的 20～50 倍，这样肌肉可获得比平时多得多的氧气和养料；毛细血管是依照一定周期来开闭它的口径的，它们的搏动如同给人体以几百万微小的心脏一样，这些外围"小心脏"，对生命的重要性并不亚于心脏。运动时，全身毛细血管的大量开放会减轻心脏负担，降低血压。因此，经络理论认为，经络保健是最好的运动锻炼。

▶经络拍打的要领

拍打是从按摩推拿疗法中产生的一种独特的治疗方法，所以拍打与推拿疗法在操作上有许多相似的特点。拍打和推拿一样强调持久、有力、均匀、柔和，从而达到渗透，这是手法的基本要领。所谓"持久"，是指手法能按要求持续运用一定的时间，手不感到疲劳、酸痛；所谓"有力"，是指手法必须具有一定的力量，这种力量应该根据个人体质、病证、部位等不同情况而增减，也就是说，这种力量是一种能产生良好治疗和保健作用的力，而不是有害的蛮力；所谓"均匀"，是指动作要有节奏，速度不要时快时慢，压力不要时轻时重；所谓"柔和"，是指手法轻而不浮，重而不滞，柔中有刚，拍打表皮无痛苦，而身体内部快然无比。这样就可以达到手法较高境界"渗透"也。

但拍打还有自己独特的手法要求。首先，在拍打时要求全身心整体放松。从头到脚自然松弛，做到体松、肩松、臂松、腕松、指松。两脚自然踏地，分开与肩同宽（或略宽），身体微微前倾，呼吸自然，如果拍打时感到呼吸急促，可改为深呼吸。拍打时放松各部位，要感觉到手是柔软而中空的，而不是僵硬和实心的。第二，要求拍打的线路清晰，有规律，或者从上往下，或者从左往右，或者按经络循行路线等，这样意念就会随着拍打而跟随，如果东一下西一下，就会感到零乱，无所适从。第三，拍打时手法要有弹性，有让性，要顺着肌肉的弹性来操作，切忌生硬地击打。第四，拍打的频率要合适，快慢要根据每人的体质和拍打的部位来确定，如背部心脏附近的拍打，就不能太快或太慢，不然会影响正常节律，从而感到难受。第五，拍打节奏要有艺术性。拍打时会发出清脆的响声，

养生百宝箱

使用徒手拍打时，常用右手的掌指背作拍打工具。施术时，患者取坐位或卧位，术者采用站位，稍向左侧身，用右上肢指掌背，对施治部位施行拍打。拍打的施术要求：一是四小指合拢；二是善于运用掌力；三是腕部活动灵活，使指掌背真正地成为拍打工具。

就像打击乐演奏一样，节奏明快的话，不仅悦耳动听，还可以使身心放松，精神得到安慰快乐。

▶ 擦胸捶背就能提高免疫力

现代科学研究发现，要获得较强的免疫力，除了用一些药物调节外，擦胸是调节胸腺素、提高免疫力的一条重要途径。经常擦胸能使"休眠"的胸腺细胞处于活跃状态，增加胸腺素分泌，作用于各脏器组织，提高免疫功能，对防治疾病以及推迟衰老极为有益。擦胸的方法很简便，取坐位或仰卧位均可。将双手擦热后，用右手掌按在右乳上方，手指斜向下，适度用力推擦至左下腹；然后再用左手掌从左乳上方，斜推擦至右下腹，如此左右交叉进行。一上一下为 1 次，共推擦 36 次。还可兼做擦背动作，用双手反叉于背后，沿着腰背部（脊柱两旁）用力上下来回擦背，一上一下为 1 次，共擦 36 次。擦背有助于激活背部免疫细胞，促进气血流通，调适五脏功能。擦胸摩背通常每天起床和晚上睡前各做 1 次。可在中饭 1 小时后加做 1 次。

实践证明，坚持擦胸锻炼，可改善脏腑血液循环，促进胃肠和肺肾的代谢，提高免疫功能，对冠心病、高血压、肺心病、糖尿病、肾炎、腰痛症及各种胃肠道疾病有良好的辅助疗效，如患有肿瘤、出血症时应停止锻炼。

捶背是一种比较适合于中老年人的养生保健方法。捶背可以刺激背部组织与穴位，再通过神经系统和经络传导，促进局部乃至全身的血液循环，增强内分泌与神经系统的功能，提高机体免疫机能和抗病能力。

捶背通常有拍法和击法，均沿脊柱两侧进行。前者用虚掌拍打，后者用虚拳叩击，手法均宜轻不宜重，力求动作协调，节奏均匀，着力富有弹性。如此自上而下或自下而上轻拍轻叩，既可自我操作，也可请别人帮忙，每分钟 60 ～ 100 下，每日 1 ～ 2 次，每次捶背时间以 30 分钟为限。

长期坚持捶背至少有 3 个方面的好处：一是改善局部营养状态。通过捶背可促进局部血液循环，加速背部组织的新陈代谢，减少皮肤细胞的老化，有利于皮肤的清洁与健康。二是舒筋活血，健身防病。尤其对于从事重体力劳动的中老年人来说，经过一天的劳作，难免会出现腰酸背疼，肌肉紧张，此时如接受轻柔的捶背，不仅有利于肌肉放松，消除疲劳，还能防止慢性病及腰肌劳损的发生。三是宁心安神，振奋精神。人过度疲劳时，就会出现心烦意乱、坐卧不宁的现象，捶背带来的良性刺激会使心绪逐渐安定下来，从而感到全身舒适和精神倍增。

▶动手做个"一拍灵"，立即开始拍打养生

日常生活中人们直接用手拍打身体就行，但中医上专业的拍打疗法往往需要较为专业的拍打工具，来对施治部位施行拍打，使治疗部位潮红充血、血脉舒通，从而达到治疗疾病目的。

一般来说，拍打用具多以幼细的柳枝条一握，用纱布捆绑成为拍打工具。拍打工具的长短为60～70厘米，粗细以适合手握为度。施行拍打时，以右手执握工具的一端，以工具的另一端，对准施治部位，施行拍打，要善于运用腕力的灵活性，施予治疗部位的适宜量度，进行拍打。

经络拍打时，用自己的手掌拍打最简便，因为自己手掌的灵活性、宽度、柔韧度都最适合自己，而且还可以充分刺激手掌面的穴位，如劳宫穴（手掌心，握拳屈指的中指尖处）、鱼际穴（手拇指本节第1掌指关节后凹陷处）、中冲穴（手中指指尖中央）等，可增强保健效果。

但是，手掌拍打，对老年人会感觉吃力一些，尤其腰骶部、肩背部会难于拍到，即使拍到，也用不上力，就会影响拍打的效果。所以，平常市面上卖的用来拍打身体的各种小器具，也可以用来代替手掌。这些小器具，本来是为了给人们用来拍打穴位的，倒不是用于经络拍打，例如，带手柄的橡皮球、硬塑料球、小木槌、小竹槌等，它们都可以起到一定的作用，但由于拍打时的接触面积小，需要打得比较准确，效果才会好。也正因为接触面积小，加上过轻，拍打的力度就不好掌握，力量过大，或者有时还会打着骨头，就感觉疼痛，力量过小，加上打不准，效果就差。这些小器具，实际上就成为"哪儿疼痛，打向哪儿"的小玩意儿了，并没有真正对穴位拍打起良效，更不用说用来拍打经络。

因此，我们主张大家自己动手，做个"一拍灵"，其实就是专门用来拍打经络的拍子，它的好处有：接触面积类似手掌，有一定的重量，拍面柔韧性好，拍打起来感觉很舒服。

另外，"一拍灵"还可以用于运动或劳动后，对全身各部位肌肉群的大面积拍打放松。因为用手掌拍打好处多，进行经络拍打时，大家可以把两者相互配合起来，以手掌拍打为主，拍打不到的部位，就可以改用"一拍灵"。

【具体方法】

（1）用一块五合板，锯成一个带长柄的椭圆形状，再找一块要小于五合板的椭圆形面积的磁铁或其他固态物体，重100～200克，放于五合板的椭圆形部位中。

（2）用胶带或医用胶布固定，然后在五合板两侧，垫上塑料泡沫，在椭圆形部位要垫得厚一些。

（3）再用胶带或医用胶布从头到尾密密缠绕一遍。

（4）做一个布外套将它套起来，"一拍灵"就做好了。

▶ 拍打疗法具体操作解析

在使用拍打疗法时，人们需要注意以下几个方面。

（1）用实心掌展拍，拍打时要让身体微微感觉疼痛才见效。

（2）手掌每次拍打皮肤时可加上从手掌向体内注入清气之意念，手掌离开皮肤时，可加上手掌抓出浊气的意念和动作。

（3）要学会两只手掌握拍弹打法，以便劳累时可替换，尤其是自我拍打时，有些部位只能用某只手才拍打到位，所以学会双手均能拍打是必要的。

（4）大面积拍打时整个手掌、手指部分全部用上，比如拍打膝盖正面。如被拍打部位面积不大，如拍打膝盖反面的窝，可以手指部分为主拍，拍时腕关节可灵活抖动。

（5）每次拍打时，开始手法宜轻，然后力量渐渐加重，到拍打快结束时，才可于某些重点脉位上进行重拍。

拍打按用力轻重，可分为3种：①轻拍法。拍打时用力较轻，多用于年老体弱、儿童及初次接受治疗的患者，或用于肌肉较薄（如关节处）的地方和有重要脏器的地方。②中拍法。用中等力量拍打，拍打时微有痛感为度。适用于一般人和大部分部位。③重拍法。用力较重，不仅用腕力，而且要用前臂的力量进行拍打，拍打时有痛感，但应以能忍受为度。此法多用于体质壮实之人，或体质较好而病情顽固的复诊病员，或拍打肌肉丰厚的骶、臀部等部位时用。

▶ 拍打养生的十大手法

在中医的历代典籍上，不乏拍打疗法治病的例子，比如唐代孙思邈《千金要方·养性》、明代高濂《遵生八笺·延年却病笺》、明代江瓘《名医类案》、清代陈士铎《石室秘录·摩治法》等书中均有记载。明代李梴《医学入门》中曾介绍杭州马湘擅长用竹杖击打法治病。清代吴谦《医宗金鉴·正骨心法要旨》中也记有用"振挺"（短木棒）治疗伤科疾病的方法。

一般来说，拍击疗法的常用手法主要有以下几种。

（1）拍法：用手掌拍打。手指自然并拢，掌指关节微屈成"虚掌"状，平稳而有节奏地进行拍打。

（2）打法：用相并的四指拍打。食指、中指、无名指和小指4指相并，用掌侧面或背侧面进行拍打。

（3）捶法：用空拳敲击。手握空拳，腕伸直，用空拳的小指侧敲击肢体。

（4）击法：用掌根或拳背击打。手指自然松开，手掌略为背屈，用掌根部进行叩击。或手握空拳，腕稍屈，用拳背进行敲击。

（5）劈法：用手掌的尺侧部捶击。腕指伸直，用手掌尺侧的小鱼际肌部进行捶击。

（6）支法：五指合拢，用指端部进行敲击。

（7）捣法：单指叩击。手指屈曲，用单指的指端或屈曲的近端指关节背侧突起部（一般为中指或食指）进行叩击。

（8）弹法：用手指弹击。拇指与食指（或中指）对合如环状，用拇指将食指（或中指）的指甲部按住，然后用力使食指（或中指）从拇指后方滑出，进行弹击。

（9）棒击法：用特制软棒敲击。将细桑枝（直径约5毫米，长约40厘米）12根去皮阴干，每根用桑皮纸卷紧，并用线绕扎，然后把12根桑枝一起用线扎紧，再用桑皮纸卷紧，并用线扎好，外面裹以布套，封口予以缝合，要软硬适中（有一定弹性）、粗细合用（用手握之合适，一般直径为4.5～5厘米）。

养生百宝箱

对于身强体壮的年轻人来说，也可以使用棒震法来拍打全身经络，下面就来介绍棒震63棒法。

（1）小腿部：患者取弓步（前弓后箭式），用棒击患者承山穴处，左右腿各3棒。可用以治疗腰腿酸痛麻木、头目昏花等症。

（2）大腿部：患者姿势同前。在患者左右腿殷门穴处各击3棒。可用以治疗腰腿酸痛麻木、下肢活动无力等症。

（3）背部：在患者左右肓腧穴处各击3棒。可用以治疗肩背酸痛、胸闷、胸痛、咳痰不爽等症。

（4）前臂部：在患者两前臂屈侧面和伸侧面各击3棒。可用以治疗前臂酸痛麻木等症。

（5）上臂部：在患者两上臂屈侧面各击3棒。可用以治疗前臂酸痛麻木、上肢活动无力等症。

（6）拳部：患者握拳，在患者左右手拳面各击3棒。可用以治疗手指酸痛麻木、活动不利等症。

（7）肩部：在患者左右臂穴处各击3棒。可用以治疗肩臂酸痛不举等症。

（8）前胸部：在患者两乳外上方中府穴各击3棒。可用以治疗胸痛、胸闷、肩臂活动不利等症。

（9）颈项部：在患者大椎穴处击3棒。可用以治疗背痛、上肢麻木、头痛、项强等症。

（10）腰部：在患者腰部命门穴处击3棒。可用以治疗腰膝酸痛、肾虚阳痿、小便不利等症。

（11）头部：在患者头顶部百会穴处击3棒。用以治疗头晕目眩等症。

需要注意的是，使用拍击疗法，尤其是棒击法，用力要适度，由轻渐重，不可用力过猛。对初次接受拍击疗法者，应先使用拍法，捶法，击法等，以后根据情况再逐渐改用棒击法。而且，对感染性疾病，肿瘤，以及肌肤破损、烫伤、正在出血的部位，不宜采用本疗法。

（10）药鞭法：用细桑枝、柳枝去皮后，蘸取药酒进行拍打。

▶ 从上往下拍打后，针对症状重点拍打

中医认为，拍打养生的顺序一般是从上往下拍打，下面，我们就来介绍一套完整的拍打养生动作。

【具体方法】

（1）起势，双脚自然站立，与肩同宽，膝盖微屈，双手下垂，送胯放松，闭目养神，以下每节拍打时皆如是开始，以调息身心。

（2）先拍头部前额到百会穴直至头后颈处风府穴，其次拍头部两侧，从头部前额两侧拍打至头后风池穴，采用从上至下顺拍方法，也可采用按揉、摩擦头部的方法，头部拍打因人而异，头部拍打时宜口目闭合。

（3）拍打颈部后侧、颈部两侧。可由上而下顺拍，也可由上而下，然后由下而上，反复进行拍打。最后左右手掌轮流拍打大椎。

（4）拍打背部。先拍背部两侧，用掌背或掌心拍打肩背部至臀部，可顺拍亦可上下反复拍打；再用掌背或掌心拍背部中央即督脉，由背部正中身柱、神道穴（或以手背能尽量拍到处为好）拍打至长强穴或骶骨处，可顺拍亦可上下反复拍打。

（5）拍打两侧胳肢窝及两胁内侧。先拍打两侧胳肢窝，手臂抬起高举，用另一手掌拍打，拍两胁时，由腋下拍打至侧胯部，再由侧胯部拍打至腋下，可顺拍亦可上下反复拍打；心脏、肺、乳腺患者尤其要多拍此处；两肋中间有"胸腺"穴位，拍打按摩可起到安抚心脏的作用。

（6）拍打胸腹部。手掌先轻拍胸腹部两侧，由两侧锁骨处拍打至两大腿根部，可顺拍亦可上下反复拍打；再拍胸部中央即任脉（宜轻拍），从颈下天突穴拍打至腹下曲骨穴，可顺拍亦可上下反复拍打；胸腹有心肺、任脉、足阳明胃经、足少阴肾经、足太阴脾经、足厥阴肝经等经络。

（7）拍打肩部和手臂。先拍打肩部四周，然后拍打手臂，左臂内侧，沿着左肩部、手臂、肘部、手腕、手心，再翻转手臂，拍打左臂外侧，沿着手背、手腕、手臂、肘部，回到肩部。总之，双臂的内外侧前部、内外侧后部以及内外侧中部，进行轮流拍打，手臂拍打，经络循行是先阴经后阳经。手上有6条经络，心包经、肺经、心经、大肠经、小肠经、三焦经。

（8）拍打尾椎骨、臀部和腿部。先用掌背拍打尾椎骨，再用掌背拍打臀部，然后用掌心拍打双腿，沿着腿部、膝盖外侧、脚跟部；之后再拍打双腿内侧，从脚跟部拍起，双腿内侧，膝盖内侧，以及膝盖后的腘窝，总之，两腿的外内侧前部、两腿的后内侧

后部以及两腿的外内侧中部，进行轮流拍打，腿部拍打，经络循行是先阳经后阴经。臀部腿上有膀胱经、肝、胆、脾、胃、肾经6条经络。

（9）摩擦腰肾、脘腹部。双手叉腰，拇指在前，4指在后，先摩擦腰肾，摩擦到尾闾部位（长强穴）。再回头重搓，然后仍以双手叉腰，但拇指在后，4指在前，再摩擦脘腹部，也可从腰部带脉处向下斜推搓至下腹曲骨处，经常摩擦腰肾可补肾壮腰和加固元气，还可以防治腰酸，摩擦脘腹可促进消化、防止积食和便秘。

（10）拍打命门、肾腧穴。以双手掌心或双拳拳眼轮流拍打或敲打命门；肾腧穴拍打由双手掌心轮流拍打左右肾腧穴，或双手半握拳，以拳背轮流拍打。

（11）双拳按摩腰眼或瞬间强肾法。双手轻握拳，用拳眼或拳背紧贴腰部旋转按揉腰眼（位于背部第3腰椎棘突左右各开3～4寸的凹陷处），而瞬间强肾法则是，双手握拳，拳心虚空，贴在肾俞位置，利用膝关节的上下抖动进行反复摩擦，双拳不动，双脚随着身体抖动轻微起踮，感觉到腰部轻微发热为止。这种运动被誉为中医里的金匮肾气丸，有温补肾阳的功效，是最有效的补肾方法。对肾虚、慢性腰脊劳损、腰椎间盘突出的病人非常实用。对过度疲劳、精神不好、睡眠不足的人效果良好。不仅能缓解疲劳，还能在短时间内补足肾气。

瞬间强肾法也可在最后全身上下抖动时，结合运动，因为其方法原理都一样，抖动时或两臂下垂，或双手握拳贴在肾俞位置，交叉轮流进行亦可。

（12）全身上下抖动放松。身体站立、自然、放松，两臂下垂，两腿略宽于肩，身体随两腿一直一曲有节奏地上下颤抖，速度根据个人身体状况而定，幅度要感觉到胸肌震颤起来为标准，脚跟挨地离地均可；时间可长可短。

（13）"哈"气，身体站立，双手放松自然下垂，双脚脚跟抬起（尽量抬高），两肩耸紧，吸气，发出"哈"的一声，同时脚跟落地。并要有弹动，急吸快呼，放松全身。注意脚跟落地时，膝盖要稍微弯曲，自然劲会内收，用巧劲，以免用蛮劲脚跟着地，震动对后脑不利。

（14）收势，最后将双掌由背后经体侧向上经头顶，尔后双掌心朝下，缓缓按于腹前，稍停，意想全身气血归向丹田，双手自然回归体侧缓缓收势结束。

当然，这并不是严格规定了人们拍打的位置，人们可以随意拍打全身任何部位，哪里有病灶就拍哪里，浑身无处不是穴。比如各类痛证可拍打病灶处，痒证患者除拍打患处，还可拍血海、风市、曲池等穴位；妇科病（如子宫肌瘤、卵巢囊肿、痛经等）、男科病（如前列腺类疾病、阳痿、早泄等）、肾虚、更年期综合征、高血压、糖尿病、心脏病、肾病、肝病患者，可沿大腿内侧一直拍到大腿根部，并可重点拍打大腿根，再拍小腹、腰腹部。减肥者可拍打腰腹等肥处，配合拉筋疗效更佳。

养生百宝箱

拍打的顺序是从上往下，从左到右，从外到里，一下挨一下，紧锣密鼓地进行拍打，不要有遗漏，如有遗漏，不要回拍补打。拍打时用实心掌，拍打时感觉疼说明拍对了。通常拍打几次后再拍打不易出痧，但无论出痧与否，只要拍打就会疏通经络，起到保健、治疗功效。手掌每次拍打皮肤时可加上从手掌向体内注入清气之意念，手掌离开皮肤时，可加上手掌抓出浊气的意念。拍打前，手腕最好做一些准备活动，如手腕抖动、手腕转动以及握空拳等。

拍打上肢内侧时，全部从上往下拍打，而拍打上肢外侧时，全部从下往上拍打；但拍打下肢外侧时，全部从上往下拍打；而拍打下肢内侧时，全部从下往上拍打，与上肢拍打顺序正好相反。拍打由各人根据自己情况，拍打次数自定。

肩背部拍打：两脚开立，略宽于肩。两臂自然松垂于两侧。以腰为轴带动两臂先向左侧转腰抡臂，右臂屈肘以手掌拍打左肩背部肩井、大椎等穴位；左臂屈肘以手背拍打腰背部脾俞、胃俞、肾俞、命门、大肠俞一直到骶骨等，然后向右侧转腰抡臂，方法同左。如此不断地扭身、摆臂，两手交替由上而下、由下而上进行拍打，拍打次数自定。然后再以手掌背拍打督脉，总之，背部拍打过程中动作要协调、连贯，要有节奏。

如拍打部位面积不大，如拍打膝盖反面的窝，可以手指部分为主拍，拍时腕关节可灵活抖动。拍打力度越大越好（注意循序渐进），开始稍痛，随后疼痛会逐步降低。拍打时若口中念佛（阿弥陀佛），则效果更佳（意念祛病能事半功倍）。

▶ 拍打的时间和频率，因人而异

拍打养生法尽管较为随意，但要想获得更好的效果，不同的人适合不同的拍打时间和频率，下面我们就来介绍一些拍打时间和频率的注意事项。

（1）一天的任何时候都可以拍打。

（2）身体健康者，单纯保健，每次可拍打头、肩、胳肢窝、肘、膝等处1～5分钟，每天1～2次，多次不限。

（3）亚健康者，某些部位功能不佳，除拍打以上保健部位外，可在病灶处加长拍打时间，一般每处拍5～30分钟，每天1～2次，更多次不限。

（4）自感不适，或有明显病灶者，除拍打保健部位外，可重点拍打病灶处半小时以上，比如膝盖痛、肩周炎、颈椎病、头痛、失眠患者，可重点拍双膝、双肘，拍打次数不限，但每天起码1～2次。

（5）大病患者，如肩不能举、腿不能走，或被医院诊断为牛皮癣、心脏病、高血压、糖尿病、癌症等患者，建议从头到脚拍，拍双肘、双膝及其相应病灶部位可拍打1小时以上，上不封顶，每天1～3次，待病情缓解后再酌情减少拍打时间。

（6）通常拍打几次后再拍打不易出痧，但这时仍应定期拍打，权当吃药打针或服用营养品。因为无论出痧与否，只要拍打就会疏通经络，起到保健、治疗功效。

（7）拍打时间和频率如同拉筋，没有绝对标准，因人而异，这正是中医的美妙之处。无论有病没病，出痧与否，都可每天拍打。一次拍打不能完成也可分几次拍打。拍打不同于吃药，没副作用。如果患者出现严重疲劳反应，可休息几天后接着拍。

▶拍打与刮痧、拔罐的区别

拍打和刮痧、拔罐虽然都是疏通经络的保健方法，但它们也存在不同之处，主要区别在以下几个方面。

（1）主动心理与被动心理：拍打和刮痧、拔罐等保健方式相比，拍打是人们主动治疗，因此更能调动人的心理治疗力量。从西医的角度看，主动拍打产生的刺激令中枢神经和全身细胞都处于高度兴奋状态，产生大量修复、免疫激素，导致人体自愈功能全面加强。而被动治疗的刮痧和拔罐的治疗效果则相对差一些。

（2）得气与否：人们在使用手掌拍打自己的身体时，手掌会产生一种发胀的感觉，其实就是得气（气功中的气）的一种表现，促进了体内气血的流通，而刮痧、拔罐都无此气感。

（3）穿透力的强弱：人们在使用手掌拍打身体时，其作用力垂直向内，随拍打层层深入体内，拍打的穿透力较强，可调出更深层部位的邪气，所以被道家称为"调伤"。而刮痧的大部分用力是横向的，作用面较浅；拔罐力量虽然垂直，但处于静态，不像拍打处于动态发掘，层层深入，因此二者的穿透力不如拍打强，也就不如拍打见效快。

（4）一功两得：拍打疗法主要是用人们自己的手掌去拍打自己的身体，因此在拍打时不仅刺激了被拍打的身体的经络穴位，也刺激了手部的全息穴位和两手上的各6条经络，相当于对身体进行了一次"地毯式轰炸"，而被拍打处则相当于被"定点轰炸"，两者相得益彰，令手足十二条经络交互刺激，在体内形成了一种气场的内循环，更利于排毒治疗。而刮痧、拔罐则只是让患者单方受益的保健方法。

第二节 经络保健操，看似复杂的简单拍打法 🌊

▶经络保健操，集多种手法于一身

经络保健操具有非常好的医学保健效果。从中医经络学的角度分析，练操时通过掐、揉、疏、刮、拍打等手法，刺激穴位或经络通道，进而疏通了全身经络，调节了阴阳气血的平衡，使人精力充沛，达到"气血冲和，百病不生"，扶正祛邪的效果。且因为这种拍打方式简单易学，副作用小，成为一种日益盛行的大众保健方法。

1. 起势送髋

【具体方法】

（1）站立，双脚自然分开，与肩同宽，挺胸收腹，将髋部微微向前挺，膝关节弯曲，让会阴中点正好正对两脚心（涌泉穴）连线的中点。

（2）舌尖微抵上腭，颈部肌肉放松，面带微笑，使面部肌肉处于松弛的状态，双手自然下垂。

（3）闭眼，保持以上姿势1～2分钟，平静而缓缓地呼吸。

【功效】

减缓腰背肌肉紧张，放松脊柱，使头面部、躯干经络更加通达，并有助于调整放松心态。

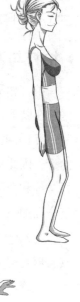

2. 马步运球

【具体方法】

（1）在起势的基础上，将右腿横跨一步，根据自身耐受力，膝关节弯曲成90°～135°，成"马步"姿势。

（2）双臂向前伸直，双掌十指略微弯曲，仿佛抱球的姿势，开始呈顺时针或逆时针方向转圈，颈部要随着轻微转动，眼睛要时时随着手的姿势移动，这样才能达到形神意三者合一的理想状态。

（3）将上述动作重复30次。

【功效】

锻炼腰、髋、肩、背部的关节和肌肉，让全身在柔缓的画圆运动中疏通全身经络，有解乏的效果。

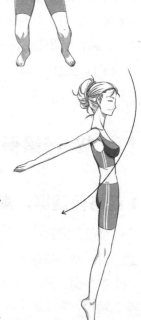

3. 甩手踮脚

【具体方法】

（1）保持起势的站姿，双手举过头顶，同时深呼吸。

（2）以自然的姿势，将上举的双手从胸前沿胸、腰侧往下、后甩。

（3）同时，双脚踮起，呼气。

（4）将以上动作重复50～100次。

【功效】

锻炼上肢的肌肉和关节，并配合深呼吸来调息，使气血活动增强，疏通经络的效果更好，此方法尤其适合高血压、糖尿病和轻度冠心病人练习。

▶堵堵开开：常做耳部保健，改善体内脏腑状况

【具体方法】

（1）将双掌心相向，压住双耳郭，并按摩耳郭 20 ~ 30 次。

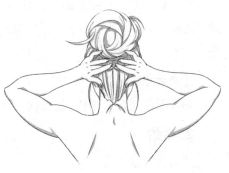

（2）压紧双耳郭，将双手食指与中指交叉，迅速发力，弹击后脑勺 10 次，可听到后脑勺"砰砰"作响。

（3）双掌交替进行按压、松开的动作 20 次，最后一次按压的力度应大一些，按压的时间应长一些，完成最后一次按压后，可听见"嗡"的一声。

【功效】

中医认为，耳郭上分布着众多的耳穴，这些耳穴与人体的五脏六腑和四肢百骸各有连接，是机体各种生理或病理变化的一处重要窗口，因此，通过按摩或敲打耳郭上的耳穴，能起到改善机体脏腑功能的效果。长期练习，更可治疗因肾亏引起的耳鸣、头痛、头晕、眩晕、失眠、记忆力衰退等症状。

▶叩齿吞咽：时时可做的护齿健脾胃妙法

【具体方法】

（1）叩齿：轻轻用上下牙齿相互叩击 100 次。

（2）吞咽：用舌头搅动蓄积于口中的唾液，并徐徐吞下，也就是养生中常见的"漱醴泉"。

【功效】

常做叩齿运动，可有效改善牙根的血液循环，并能使牙齿坚固。而通过"漱醴泉"的吞咽动作，促进口中唾液分泌，并将唾液中许多帮助消化的酶类活性物质带入消化道，从而起到维护脾胃功能的作用。

▶ 转遍上下：让气血贯穿上下，通达全身

1. 转眼

【具体方法】

尽量睁大眼睛，平视前方，维持 10 秒钟，身体保持起势的姿势不动，开始转动眼睛，依照"左→上→右→下→左"的顺序缓慢转动，转动幅度渐渐增大，转 3 圈。然后，依照"右→上→左→下→右"的方向转 3 圈。

【功效】

活动眼部肌肉，加快气血流通，有效缓解眼睛疲劳，有明目的效果。

2. 转颈

【具体方法】

身体保持起势的姿势，双手自然下垂，依照"左→后→右→前→左"的顺序，缓慢转动颈部 10 圈，渐渐增大转动幅度。接着将头后仰，并保持后仰姿势 5 ~ 10 秒钟，并将手伸后拉直。然后，依照"右→后→左→前→右"的顺序，将上述动作重复一遍。

【功效】

有效促进颈部肌肉活动，加快颈部气血流通，并起到了缓慢牵引颈肌的作用，从而有效缓解颈肌疲劳，对防治颈椎病有一定的帮助。但要注意的是，如果你是常因颈椎压迫而导致头晕、眩晕现象的颈椎病患者，则宜小幅度转颈，如果转颈过程中出现不舒服的情况，则应立即停止转颈。

3. 转肩

【具体方法】

保持起势的姿势，双手掌心向内，自然地贴住大腿外侧，并在大腿外侧上下滑动，同时，依照"上→前→下→后→上"的顺序，缓慢做耸肩和转肩的旋转动作 10 圈。接着，双手贴住大腿内侧不动，同时用力挺胸、向前抬头，并保持这个姿势 10 秒。然后，依照"上→后→下→前→上"的顺序，重复上述动作 1 次。

【功效】

充分活动和牵引肩颈部肌肉，使肩颈部经络畅通，起到防治颈椎病和肩周炎的功效。

4. 转腰

【具体方法】

保持起势的姿势，双腿分开，与肩同宽，先依照顺时针方向转动腰部 20 圈，再按照逆时针的方向转动腰部 20 圈。要注意的是，在转腰时，人们将双手握拳，以手背面

抵住腰部，用指掌关节顶住腰骶部的脊柱两侧，利用转腰时腰部产生的旋转力，既按摩了双拳指掌关节，也按摩了腰部肌肉。每一个方向转腰结束后，要保持双拳抵腰的姿势 10 秒钟，以增强腰肌的力量。

【功效】

充分活动和牵拉腰骶部肌肉韧带，通过对腰骶部的经络同时进行按摩，更有利于经络畅通，对腰肌劳损等慢性腰腿痛的防治产生积极的作用。

5. 转胯

【具体方法】

保持起势的姿势，双腿分开，与肩同宽，膝关节微微弯曲，两手叉髋，先后按顺、逆时针或逆、顺时针的方向转动胯部，各 20 圈。但要注意的是，在将胯部向左旋转时，同时要做提肛的动作，而腰部以上的身体要保持正直，基本上只是胯部在旋转。每个方向的转胯结束后，要保持胯部前挺的姿势 10 秒钟。

【功效】

充分活动牵拉会阴部和髋部肌肉韧带，能有效防治泌尿生殖系统疾病。

6. 转膝踝

【具体方法】

保持起势的姿势，双腿分开，与肩同宽，膝关节微微弯曲，两掌轻轻按住两侧膝盖，先后同时向里、外或同方向转动膝踝关节，每一个方向转 20 圈。结束时，将膝关节打直，同时用双掌稍用力按压膝关节，保持这个姿势 10 秒钟。

【功效】

充分活动膝踝关节和牵拉下肢后群肌肉，起到疏通下肢经络、提高膝踝关节灵活性的作用，可作为防治关节疼痛的辅助练习。

▶ 掐掐揉揉：疏通头部经络，防治头晕头痛

【具体方法】

（1）将双手五指尖平放在双眉尖至太阳穴一线，轻轻掐揉印堂穴（两眉连线的中点）、攒竹穴（在眉毛内侧端、眼眶边缘处）、丝竹空穴（眉梢处凹陷中）、太阳穴（眉外梢与外眼角之间向后约 1 寸处凹陷中）等穴位 20 ~ 30 次。

（2）在上述动作的基础上，将两手五指的位置逐渐平行向上，沿额部→顶部→枕部的方向一点点推进，每换一个部位，都需要同时用两手五指尖轻轻掐揉 20 ~ 30 次。此外，还要兼顾到加力掐揉上星穴（前发际正中直上 1 寸）、头维穴（额角发际之上 0.5

寸)、百会穴（两耳尖直上、头顶正中），推进到枕部后，用双手拇指加力掐揉风池穴（项后、大筋两侧的凹陷中、紧挨着露骨下缘处）20～30次。

【功效】

有效疏通头部经络，有效防治一般的头痛、头晕、眩晕、失眠、记忆力衰退等症状。

梳梳刮刮：简单的梳理头发动作，蕴藏多种保健功效。

【具体方法】

双手五指微微张开，从前向后梳理头发100次。但要注意的是，在梳理时要指掌并用，连梳带刮，有意让指力经印堂穴、上星穴、头维穴、百会穴、风池穴等穴位，尤其是梳理到头顶往后下方向时，要改用双掌小鱼际沿耳后，稍微用力一直刮向颈根部，其中刮到的穴位包括翳风穴（耳垂后方、下颌角与乳突指间凹陷中）、翳明穴（在翳风穴后1寸）、风池穴等。

【功效】

通过对头颈部的梳梳刮刮，使头颈部产生发热的感觉，头颈部气血畅通，进而使得头颈部交汇的多条经络贯通，增加了对头颈部的供血量，起到了护发、提神、醒脑、明目的功效，也可缓解因一些慢性病引起的头痛症状。

▶ 推推搓搓：揉通前部经络，养益五官、强健各系统

1. 推搓面部

【具体方法】

（1）用双手中指指腹推搓面部，先沿眉毛上缘向外推压至太阳穴，重复20～30次。

（2）按照印堂发际眼圈鼻翼两侧印堂的顺序，推搓面部皮肤。

（3）在推搓时，要稍用力按压印堂穴、睛明穴（目内眦0.1寸处）、四白穴（眼球正中线直下、框下孔凹陷中）、迎香穴（鼻翼旁0.5寸，鼻唇沟中）、地仓穴（嘴角旁0.4寸）等穴。

（4）在用中指推搓的同时，大拇指则始终随同沿着脸部外侧，也就是沿着耳前下关穴（耳前发际部凹陷处，闭口时摸到凹陷，张口时隆起）、耳门穴（耳屏上切迹前）、听宫穴（耳屏前，张口呈凹陷处）、听会穴（耳屏间切迹前）到颊车穴（下颌角前上方一横指凹陷中，咬牙时此处会隆起）等穴，沿此线来回推搓20～30次。

【功效】

有效舒活面部气血、调节五官功能、增强上呼吸道的抗病能力。

2. 推搓胸腹部

【具体方法】

保持起势的姿势，用双掌沿着胸腹正中线，稍微用力，自上而下不断向左右画圈，双掌向上时吸气，双掌向下时呼气。实际上就是对胸腹部穴位进行自我按摩。

常用的胸腹部穴位有：大包穴、乳中穴、乳根穴、章门穴、期门穴、膻中穴、上脘穴、中脘穴、神阙穴、气海穴、关元穴、中极穴、天枢穴等。

【功效】

有效促进体内血液循环，刺激体内气血运行，改善心血管系统、呼吸系统、消化系统和泌尿生殖系统的功能。

▶ 拉拉扯扯：补肾、护颈肩的三大方法

1. 提耳

【具体方法】

将一侧手臂绕过头顶，捏住对侧耳朵，慢慢往上提拉耳郭，在持续使劲的同时，突然松手，如此为1次。按以上方向做30次。然后换一只手捏提另一侧耳郭，同样进行30次。

【功效】

有效刺激耳郭的柔韧性，而且，此法中捏提的耳郭部位正好是耳轮的"三角窝"，它对应人体的生殖功能，因此，利用此法是刺激了三角窝耳轮内外侧缘的中点，能有效防治女性月经不调、男性遗精等症。

2. 横拉颈部

【具体方法】

将右手往后握住颈部，头向左转，让右手手指间抵住左下颌，同时将头慢慢向右移动，右手则要拉紧颈部肌肤，连续20次后，换左手，重复以上姿势20次。

【功效】

通过横拉颈部肌肤，可明显改善颈部肌肉的气血运行，有效防治颈椎病以及颈椎病引起的颈部气血不通引发的筋膜炎、筋膜结节等症。

3. 背后握手

【具体方法】

双手在身后相握，并尽量向后拉伸，同时要挺胸收腹，头向后仰，保持这个姿势

5 ～ 10 秒，休息几秒，再继续重复以上姿势。

此外，人们也可采用前文提过的"拉手筋"的姿势，就是一手从肩部往下，一手从背部往上，两手要抓在一起（勾住手指头也行），保持这个姿势 5 ～ 10 秒，休息几秒，再继续重复以上姿势。

【功效】

有效舒活肩背部气血，并疏通肩背部经络，有效防治颈椎病、肩周炎、腰背肌劳损、肩背筋膜炎等症。

▶弯弯压压：有效拉伸腰背、下肢经筋，使身形健美

1. 包头压肘肩

【具体方法】

将双掌按住对侧肘关节，并将双臂举过头顶，分别向左或向右弯压，各 20 次。同时也做一些腰部侧弯动作。

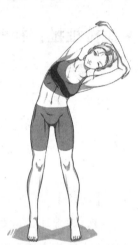

【功效】

增强肩关节的灵活性和腰部的柔韧性，有效防治肩周炎和腰痛等症。

2. 弯腰触地

【具体方法】

刚开始练习时，可双脚分开，与肩同宽，慢慢弯下腰来，双手垂直向下，手指触到地面，同时注意膝关节不能弯曲，并要将脸部尽量要进下肢。保持这个姿势 10 秒钟，直起腰来，休息几秒，再重复以上动作。整个动作持续 1 ～ 2 分钟为佳。当练习的时间长了，人们就要加大难度，尽力争取将整个手掌都贴在地面上。

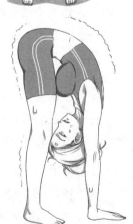

【功效】

有效拉伸全身经筋，尤其是腰背部和下肢的筋，还具有消减小腹部赘肉、美化小腿曲线的作用。

▶放放收收：增加胸腹腔压力，改善脏腑气血运行

【具体方法】

（1）将起势的姿势改为"马步"姿势，屈肘，双手半握拳，拳心向上，置于身体

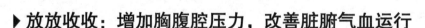

两侧，深吸气末，右拳变化为掌式，深呼一口气，再屏气暗暗发力于手掌上，将手掌缓缓向前伸直。

（2）打直手臂向，再深吸一口气，屏气暗暗发力于手掌，并将手掌缓缓往回收，逐渐将手势变为半握拳，将手收回到下垂于大腿两侧时，手掌打开。

（3）换一只手重复以上动作。两边交替进行，各 10 ～ 20 次。

【功效】

此法通过深吸气和屏气发力，有效增加胸腹腔压力，改善脏腑气血运行，还能增强心肺功能，提高热耗，有强身健体的效果。

▶蹲起推墙：增强下肢的力量，有利气血的畅通

【具体方法】

（1）保持起势的姿势，双臂交叉，掌心向上，放于胸前。

（2）慢慢深吸气，同时保持屈肘的姿势，缓缓将双臂向左右两侧平推开，注意掌心朝外。

（3）接着缓缓放气，同时双手慢慢放下，自然垂落于两边大腿外侧，双腿慢慢站直。最后再深呼吸 1 次。

（4）将以上动作重复 10 ～ 20 次。

此外，人们还可进行练习"蹲墙功"，也有同样的效果。前文已对"蹲墙功"有详细介绍，此处不再赘述。

【功效】

保持和增强下肢的力量，促进下肢的气血流通，有效预防心肺疾病、下肢疾病等。

▶拍打周身：上下左右前后都拍打，疏通全身经脉

1. 拍打上肢

【具体方法】

用手掌沿三阴经和三阳经的走向，上下拍打 20 ～ 30 次，然后左右交换。对于合谷穴、内关穴、外关穴、曲池穴等要穴，可稍加拍打力度。

【功效】

舒活上肢气血，调和体内阴阳。

2. 拍打肩穴和肩关节周围

【具体方法】

用手掌拍打手臂外侧、三角肌正中的肩穴和肩关节周围的腧穴，左右交替拍打，各拍打 20 ～ 30 次。

【功效】

舒活肩部气血，有效防治肩周炎。

3. 拍打肺腧穴、大椎穴

【具体方法】

用手掌拍打背上第 3 胸椎旁开 1.5 寸处的肺腧穴，以及背上第 7 颈椎棘突下的大椎穴，左右手交替拍打，各拍打 20 ～ 30 次。

【功效】

有效舒活上背部气血，使气机畅通，增加上呼吸道抗病能力，有一定的防治肺部疾病和感冒的功效。

4. 拍打天宗穴

【具体方法】

用手掌拍打肩胛骨后面中部凹陷中的天宗穴，稍有力度，左右手交替，各拍打 20 ～ 30 次。

【功效】

只要找准了穴位拍打，再加上一定的力度，往往会使受拍者的整个肩背部及上肢产生串麻的感觉，有效防治肩背痛。

5. 拍打肩井穴、秉风穴

【具体方法】

用手掌拍打在肩部上面正中点的肩井穴，以及天宗穴直上、肩胛骨冈窝中的秉风穴，左右手交替，各拍打 20 ～ 30 次。

【功效】

舒活肩背部气血，有效防治肩背和肩颈疼痛症状。

6. 拍打气海穴、命门穴

【具体方法】

用一只手掌拍打腹部正中，另一只手掌拍打腰部正中，两只手掌呈相对的姿势，同时发力拍，拍打 30 ～ 40 次。此法不仅要拍打气海穴、命门穴，还应该兼顾拍打腹部的神阙穴、关元穴、中极穴、天枢穴，以及腰部的阳关穴。此外，每次拍打的一瞬间要注意呼气，以便预防内脏震伤，还能增强舒筋活络的效果。

【功效】

有效舒活腰腹部气血，舒经活络，还能调节消化系统、泌尿生殖系统和内分泌系统的功能。

7. 拍打脊柱与脊柱两侧

【具体方法】

用手背相互交替来拍打脊柱与脊柱两侧部位，从骶部开始，依次逐渐向上拍打，直至手背不能再往上为止，然后依次慢慢往下拍打，直到回到骶部。一上一下来回拍打为1次，宜拍打10～20次，每天练习1～3次该手法。同时配合扭动腰身来带动双臂。此外，拍打时，双臂要尽量轮开，才能形成较大的爆发力。

【功效】

有效舒活背部气血，对肩周炎、腰肌劳损、腰腿疼痛及颈椎病有较好的防治效果。

8. 拍打臀部和大小腿外侧

【具体方法】

将两手握拳，用拳的掌侧面对臀部及大小腿进行较有力度的拍打。拍打时，两侧同时进行，由拍打环跳穴开始，从上而下，再从下而上依次从小腿外侧面的前、中、后位置循环拍打，循环拍打1遍即可。

【功效】

人体的大小腿外侧面主要分布着足三阳经脉：足阳明胃经、足少阳胆经、足太阳膀胱经，此法就是拍打这3条经络，对腰腿痛等下肢疾病有较好的防治效果。

9. 拍打大、小腿内侧

【具体方法】

双手握拳，用拳的小鱼际部分来拍打，拍打时，两侧同时进行，以拍打箕门穴开始，从上而下，再从下而上依次沿着小腿内侧的前、中、后位置循环拍打，循环拍打1遍即可。此外，在拍打时，还可重点拍打血海穴、阴陵泉穴、三阴交穴、蠡沟穴。

【功效】

人体的大小腿的内侧面分布着足三阴经脉：足太阴脾经、足厥阴肝经、足少阴肾经，通过拍打这3条经脉，可以起到健脾、补肝肾的功效，有效防治腰腿痛等下肢疾病。

10. 拍打前胸

【具体方法】

用右掌拍打左侧前胸，用左掌拍打右侧前胸，注意拍打前要深吸一口气，拍打节奏要稍快，并从上往下拍打。而且，在拍打时要发出"啊"的声音来深呼气。

【功效】

舒活胸部气血，有效预防心肺疾病。

▶晃晃抖抖：让身体在颤动中放松

【具体方法】

（1）将两腿分开，与肩同宽，双膝微微弯曲，两臂自然下垂，呈屈肘姿势，手指略弯曲，手指间自然分开。

（2）闭眼，全身前后左右晃动或抖动2～3分钟，晃动或抖动的顺序随意，但要尽量使所有肢体的关节，颈、肩、肘、腕、腰、髋、膝、踝关节都要活动到。此外，晃动和抖动的幅度可由小变大，从慢变快；再由大变小，由快变慢。

【功效】

有效调动人体全身气血，促进气血流通。

▶闭目养神：静下来，让气血归于平顺

【具体方法】

（1）两臂左右分开，掌心向上，深吸气，同时两臂上举至头项。

（2）掌心向下，两臂呈环抱状下压，同时呼气，待两臂伸直后，双掌自然交叉重叠，置于下腹部正中，也可以双臂自然下垂放在身体两侧。

（3）保持起势的姿势，闭目静立，做轻缓的腹式呼吸，注意力尽量集中在手掌与腹部的一起一伏之中，想着"丹田"，而不去想其他事情。

【功效】

可以使整个身体处于一种异常松弛和舒适的状态，气血归于平顺，阴阳归于调和，神清而气定，慢慢进入一种练功后的忘我状态，独自在冥冥之中陶醉。2～3分钟后，或者自然睁开眼睛后，经络保健操即告结束，你的精神头也就养足了。这最后两式配合起来单练，每天1～3次，每次5～10分钟，对许多存在心理问题或神经－精神功能紊乱病证的人，均会产生很好的调节作用。

第三节 拍打养生，练练八式穴位拍打养生功

▶舒经活络，不妨练习八式穴位拍打功

八式拍打功主要是通过拍打全身上下的穴位，来起到舒活全身气血、经络的功效。下面，我们就来介绍八式穴位拍打功的歌诀。

八式穴位拍打功，双手相搓开劳宫。

一拍天枢脐边找，健脾养胃功效奇。

二拍气海脐下寻，益肾延年不老功。

三拍神阙脐正中，生死命门少人修。

四拍中府乳上找，调理气血应手取。

五拍膻中两乳间，开胸顺气解郁遏。

六拍百会头当顶，六阳魁首须仔细。

七拍肩井手交叉，肩臂疼痛即时疗。

八拍尾椎使拳法，祭起龙骨长精神。

背后起颠百病消，八式拍打至此终。

▶八式穴位拍打养生功预备式

【具体方法】

（1）自然站立，双足分开与肩同宽，脚尖朝前或微内扣，双膝微弯，膝不过足，含胸拔背，头顶项竖，呼吸自然，气沉丹田，精神贯注，目视前方；双臂合抱于小腹前，掌心相对，虚腋圆臂，松肩坠肘；下缩谷道，上搭鹊桥，吐唯细细，纳唯绵绵；肩井涌泉应相对，百会会阴成一线。

（2）待上式静站10分钟左右，然后将双手轻轻上举，当举至与乳同高时，双掌相合，掌心相对，掌指朝前；双掌相互交错，连贯相搓10次，至双掌发烧时，即可做以下拍打功法。每次拍打前都必须将双掌搓至极热，后不再述。

【动作要领】

起势谓混元桩，它与太极、八卦等混元桩功法功理基本相同。医家谓肩井穴（大椎与肩峰连线中点）为井口，而脚底之涌泉（蜷足前端凹窝）为泉水，故井口必须与泉水相对；百会穴（两耳尖连线中点）与会阴穴（前后阴之间）天地阴阳相对，自然会使三田合一，三线贯通，使周天运转自如。

▶一拍天枢脐边找，健脾养胃功效奇

【具体方法】

（1）由预备式始，当双掌搓至极热时，双掌心劳宫穴对准脐旁两侧的天枢穴，先用左掌拍打，再用右掌拍打，左右交替，双掌同时拍打，力度适中，共拍打7次。

（2）拍打结束后，双掌掌心相贴搓至极热，双掌劳宫穴紧贴两侧天枢穴，先顺时针揉摩7次，再逆时针揉摩7次。

【动作要领】

（1）天枢穴位于脐旁开2寸处，左右各1，属足阳明胃经，为大肠募穴，能分利水谷，降浊导滞，和营调经；天枢又为胃之枢纽，导痰行滞，引胃气下行，调理以治气，故其主治各种肠道疾病、妇科疾病和泌尿系统疾病。故拍打按摩均可起到健脾养胃的目的。

（2）拍打时，两手同时进行，速度快慢适中，自然用力。不可妄用拙劲，以免自伤。

（3）若治疗腹部疼痛，可配点按足三里穴；若腹泻、痢疾等，可配关元、分水2穴，其效甚捷；若妇科疾病可配三阴交；泌尿系统疾病可配阴陵泉、三阴交等穴，可速收防病治病之功效。

▶二拍气海脐下寻，益肾延年不老功

【具体方法】

（1）紧接上式，双手掌心相贴搓至极热，先用左掌劳宫穴对准气海穴拍打，再用右掌劳宫穴对准气海穴拍打，左右手相互交替各拍打7次结束。

（2）拍打完毕后，双手掌心相互搓至极热，用左掌劳宫穴紧贴气海穴，右掌内劳宫对准左掌外劳宫，双掌紧贴，然后顺时针揉按7次，逆时针揉按7次。若是妇女，则右掌在下，左掌在上，揉按方法相同。

【动作要领】

（1）气海穴在脐下1.5寸处，属任脉经穴，乃生气之海，元气之所居，是全身强壮穴之一，能补元气，回生气，振肾阳以散诸阴，温下元四肢。主治妇科下阴之疾病。故经常拍打按摩，可起到强壮性机能，提高身体素质之功效。

（2）拍打时，用力要适中，速度要均匀；揉按时，力度应适中，不可强用蛮力。

（3）气海穴，临床上以治气病效果最好，常与关元穴相配伍或交替运用。如治妇女月经不调，可配伍三阴交，以及血海、归来、关元等穴；阳痿病可配伍三阴交、中极、归来等，或针灸，或按摩，均可起到较好的疗效。

▶三拍神阙脐当中，生死命门少人修

【具体方法】

（1）紧接上式，当双掌搓至极热时，先用左掌劳宫穴对准神阙穴拍打，再用右掌劳宫穴对准神阙穴拍打，左右手相互交替各拍打7次。

（2）拍打结束后，双掌搓至极热，如上式，男左掌在下，女右掌在下，顺时针逆时针各揉摩7次。

【动作要领】

（1）神阙穴位于脐窝正中央，属任脉经穴，为生命之根蒂，后天之气舍，为心、肾、肺3脏的交通门户，能调节全身的精气血，故医家称其为元神之门户，而功家则以脐调转呼吸，即内呼吸，又称"胎息"。故经常拍打揉摩，有温阳固脱、健脾养胃、回阳急救之功。

（2）拍打时，用力要适中，速度要均匀；揉摩时，力度要适中，不可妄用拙力。

（3）神阙穴主治肠道疾病、中风脱症及产后血晕等危重急症。此穴一般禁针宜灸，有隔盐灸、隔姜灸等法。配伍关元穴可治缩阳症；与天枢、关元、建里配伍可治疗腹泻、痢疾等肠胃疾病；配伍关元、气海、百会、内关等穴可治疗中风脱证。

▶四拍中府乳上找，调理气血应手取

【具体方法】

（1）紧接上式，当双手掌心相贴搓至极热时，先用左掌心劳宫穴对准右肩侧乳上肩下凹陷处的云门穴拍打，再用右手掌心的劳宫穴对准左侧中府穴拍打，左右手交替拍打各7次。

（2）拍打结束后，双手掌心相贴搓至极热，先用左掌劳宫穴紧贴右中府穴揉摩，再用右掌劳宫穴紧贴左中府穴揉摩，左右手顺时针逆时针各揉摩7次。

【动作要领】

（1）中府穴位于乳上3肋，距任脉6寸处，属于太阴肺经穴位，系肺之募穴，手足太阴之会，穴在胸膺，能清宣上焦，疏调肺气。肺主一身之气，肺气若为寒邪外来，或为内热上升，失其宣降则咳嗽喘息，胸满胀痛。故可治疗咳嗽、气喘、胸痛、肩臂痛等症。

（2）拍打时，用力要适中，速度要均匀；揉摩时，力度适中，不可妄用拙力。拍打此穴，可直接震动手太阴肺经穴，通经活络效果奇特。

（3）在临床医学上，中府穴亦常同云门穴，交替使用。如配少冲可治胸痛；配大椎可治肺炎；配内关可治手发凉；配内关、列缺、肺俞，可治肺气郁遏引起的胸满咳嗽；配肩髃、曲池、手三里、合谷等穴，可治疗肩臂痛等症。

▶ 五拍膻中两乳间，开胸顺气解郁遏

【具体方法】

（1）紧接上式，将双手搓至极热，先用左手劳宫穴对准两乳间的膻中穴拍打，再用右手劳宫穴对准膻中穴拍打，左右手轮换各拍打 7 次。

（2）拍打结束后，复将两手掌心相对搓至极热，然后用右掌抱左掌，内外劳宫穴相对，左掌内劳宫穴紧贴膻中穴，顺时针逆时针各揉摩 7 次。

【动作要领】

（1）膻中穴位于两乳连线中点，属任脉经穴，是八会穴之一，是人体宗气汇聚的部位，是心胞之募穴，有调理气血之能，又能降逆气，清肺化痰，宽胸利肺，可治一切气病。故兼治呼吸系统、气滞乳少等杂症。

（2）拍打时，用力要适中，速度要均匀；揉摩时，力度适中，不可妄用拙力。

（3）在临床医学上，膻中配伍少泽穴、乳根穴，可治乳少；配伍天井穴，或内关穴、三阴交，可治心痛(包括心绞痛)。

▶ 六拍百会头当顶，六阳魁首须仔细

【具体方法】

（1）紧接上式，将双手掌心相贴搓至极热，先用左掌内劳宫穴对准头顶的百会穴拍打，再用右掌内劳宫穴对准百会穴拍打，左右手轮换拍打百会穴，左右各 7 次。

（2）拍打结束后，复将左右手掌心相对搓至极热；用左掌内劳宫穴紧贴百会穴，将右掌覆于左手背上，内外劳宫穴相对，先顺时针揉摩 7 次，再逆时针揉摩 7 次。

【动作要领】

（1）百会穴位于头顶正中，属督脉穴。百会穴为三阳五合之所，即足太阳、足少阳、手少阳、督脉、足厥阴经俱会通于此而入脑内。四周各穴罗列有序，大有百脉朝宗之势。息肝风，潜肝阳，举阳气下陷，清阳明燥热，散风热于上，可治中风、心脑血管疾病与神经系统疾病，且有下病上治之特效。

（2）拍打时，用力要适中，速度要均匀；揉摩时，力度要适中，应轻柔和顺，不可妄用拙力。

（3）在临床医学上，百会配伍长强穴、承山穴，可治脱肛；配伍合谷穴、太冲穴，可治头顶痛；配伍风池穴、上星穴、合谷穴、太冲穴,可治疗肝热上冲引起的头晕目眩症；

配伍关元穴、气海穴、三阴交穴，可治妇科子宫脱垂症。

（4）百会穴是炼神还虚的一大要穴，以百会为练门的功夫已为上乘功，唯在练好命功的基础上循序渐进，切勿急功贪进而贻害自身。

▶ 七拍肩井手交叉，肩臂疼痛即时疗

【具体方法】

（1）紧接上式，将两手掌心相对搓至极热，双臂在胸前交叉，尽力用右掌内劳宫穴拍打左肩井穴，用左掌内劳宫穴拍打右肩井穴，左右手各拍7次。

（2）拍打结束后，复将双手掌心相贴搓至极热，先用右掌揉摩左肩井穴，顺时针逆时针各7次；再用左掌揉摩右肩井穴，顺时针逆时针各7次。

【动作要领】

（1）肩井穴位于肩上凹陷中，属足少阳胆经穴，手足少阳、足阳明、阳维之会，连入五脏。故其对高血压、脑出血、头项疼痛、乳腺炎、子宫出血、甲状腺功能亢进均有较好疗效。而功家修习时，往往与涌泉相对应，以顺应人体经脉运行机理，调节气血循环，打好筑基功，从而为进一步修习上乘功法打好基础。

（2）拍打时，用力要适中，速度要均匀；揉摩时，力度要适中，应轻和柔缓，不急不躁，不可妄用拙力。

（3）临床医学上，肩井穴常用于治疗手臂痛疾病。《玉龙歌》曰："急痛两臂气攻胸，肩井分明穴可攻。"《玉龙赋》云："肩井除臂痛如拿。"家师传曰："治牙痛针肩井二分，其效甚著。"在实践中，由于肩井穴禁灸亦不可深针，恐晕针或成气胸，故多以拍打揉摩为主。

▶ 八拍尾椎使拳法，祭起龙骨长精神

【具体方法】

（1）紧接上式，双手握拳，先用左右拳背轮流捶打尾椎各7次，再用左右拳心轮流捶打尾椎7次，先左拳后右拳，交替进行。

（2）拍打结束后，将两掌心相对搓至极热，用左掌内劳宫穴紧贴尾椎，右掌覆于左掌上，内外劳宫穴相对，然后先顺时针，后逆时针各揉摩7次。

【动作要领】

（1）尾椎本身无穴位，不属任何经脉，但属全身龙骨之起始，可谓牵一发而动全身，加之其周围穴道罗列密布，故拍打尾椎不但能起到极好的保健作用，而且可震动其附近穴位（如长强穴、腰奇穴等），从而起到通经活络，强健机体的作用。

（2）在拍打尾椎时，用力一定要适中，不可妄用拙力，以免自伤；揉摩时，动作应轻缓柔和，可用掌，亦可用指，劲力适中。

▶ 背后起颠百病消，八式拍打至此终

做完前面八式之后，这套八式穴位拍打功也就进入了收功阶段。

【具体方法】

紧接上式，将两手掌心相对搓至极热，用左右掌心劳宫穴正对左右腰眼紧贴，然后脚跟抬起（尽量抬高），落地时要有弹动；脚跟抬起时吸气，落地时呼气，急吸快呼，共做7次；然后将双掌由背后经体侧向上经头顶，尔后双掌心朝下，缓缓按于腹前，稍停，双手自然回归体侧缓缓收势。

研练本套功法时，最好能除去衣衫在室内演练；夏日在空气新鲜宁静的野外习练，其效果更佳。

▶ 八式穴位拍打，别忘了劳宫穴

尽管在此套功法中并未有拍打劳宫穴的一节，但在本套功法中多次提到劳宫穴，这是为什么呢？

劳宫穴，最初称"五里"，后又名"掌中"，最后因"手任劳作，穴在掌心"而定名为劳宫穴。劳宫穴有内外之分，属手厥阴心包经穴，为心包经之"荥穴"。配五行属火，火为木子。所以，取劳宫穴治疗可清心热，泻肝火。故由肝阳上亢、化生风和上扰心所造成的中风，或神志病证均可治疗。劳宫穴治疗风火牙痛疗效甚佳。劳宫穴不但有调血润燥，安神和胃，通经祛湿，息风凉血之功效，而且又是炼气、运气、发放外气等重要穴位之一，常人均可意守。而八式穴位拍打功，其所拍打的穴位均是人体内重要穴位，劳宫穴如此重要，自然也不能忽略，以便人们通过拍打刺激这些穴位，起到强身健体、防病治病功效，而且还能对武术技击及气功研练方面大有神益。

人们在练习此拍打功法时一定要参考标准的人体穴位图，找到准确位置，再参考功法说明进行拍打。还应注意拍打时用力应循序渐进，切不可急于求成，妄用拙力，否则极易伤身。此外，对于初学此功者，最好身边有专业人员进行指导训练，以免误伤自己，同时达到事半功倍的效果。

第四节 循经拍打几分钟，从头到脚都轻松

▶一分钟拍打功，从头到脚都轻松

"拍打"是人们自我解除疲劳和疼痛的一种方法，也是古代导引、按摩中最简单的一种方法。它不仅可以促进气血循环、疏通经络、调节脏腑、放松肌肉、缓解疼痛、强壮筋骨，而且可以使瘀滞得到疏散、虚弱得到补益，有助于清除体内垃圾，排除毒素、调畅气血。

通过双手沿着经络的循行方向，从头到脚全身拍打一遍，立刻会觉得气血通畅、全身轻松。如果在每次练习健身气功结束后全身拍打一遍，非常有利于收功，并可收到事半功倍的效果，所以古代更有专门的拍打功法进行练习。

这里推荐给您的是一种非常简单的拍打功法———分钟拍打功。

【具体方法】

站立或者端坐，用两手轻轻拍打自己的身体。

两手拍面部8拍→头部8拍→脖子加后背8拍→腰部8拍→臀部加两大腿外侧8拍→两小腿外侧8拍→两小腿内侧8拍→两大腿内侧8拍→腹部8拍→胸部8拍→右手拍左上臂内侧8拍→左前臂内侧8拍→左前臂外侧8拍→左上臂外侧8拍→左手拍右上臂内侧8拍→右前臂内侧8拍→右前臂外侧8拍→两手拍胸部8拍→腹部8拍。

【动作要领】

（1）拍打时，两手尽量放松，运用腕力，用力要适中。

（2）拍打要按照上述的顺序进行，不应自己随便拍打。

（3）随时随地皆可练习，如果在每次练习健身气功结束之后，能够做一次拍打功，尤为惬意。

（4）如果能够配合音乐，拍打时跟着音乐的节奏和韵律进行，效果会更好。

一分钟拍打功，拍打路线是根据中医经络理论中经络的循行路线和规律而编排。具体拍打路线是足三阳经→足三阴经→手三阴经→手三阳经，形成一个循环。所以，练习的时候应该按照这个次序和节奏进行。

中医的经络理论认为，人体的气血循着特定的路线和规律不断运行，而这些路线就是经络。经络不仅仅是气血运行的路线，也将身体的各个部分连成一个整体，经络联系着脏腑和人体体表的各种组织、器官。所以，刺激体表穴位、经络可以作用于身体内部的器官，相反，调理内在脏腑也可以改善体表各部的疾病和症状。在现代医学的角度来看，适当力度的轻轻拍打亦同样起到保健、预防疾病的作用。拍打所产生的

振动可以传导到肌肉的深部，舒缓肌肉紧张，从而促进血液循环及增加血管的柔韧性。有利于各种相关疾病的防治。

拍打头颈部可以通过振动来活跃大脑，有利于产生愉快的情绪，使人精神放松。可治疗头痛、头晕及脑供血不足等，对于中老年还有健脑和增强记忆的作用。

人体的胸背部分布有丰富的胸壁神经和脊神经，支配人体运动及心肺功能。拍打胸背可以刺激胸背部皮肤和皮下组织，促使体内的血液循环加快，增强内分泌功能和免疫力，可防治各种呼吸道及心血管疾病或减轻症状，并能一定程度上防止中老年人肌肉萎缩。

拍打四肢和各个关节，通过震动可以使肌肉、关节得到适度的放松，并通过松弛肌肉、柔韧血管的作用，防治各种四肢、关节的不适症状如酸、痛、沉重、麻木、僵硬、活动不利等等。

拍打腰腹部可以防治腰痛、腰酸、腹胀、便秘和消化不良等疾病。

每天练练一分钟拍打功，从头到脚都轻松！

▶拍打手掌：手掌、手背、指尖都是养生要点

中医认为，人的手掌上有心经、肺经和心包经3大经络，通过拍打手掌，振动这3条经络，就可以调理五脏，增强心肺的活力和身体的免疫力。

人的手背上又有大肠经、小肠经和三焦经3大经络，常拍打手背，可以保证呼吸、血液、消化和排泄系统通畅。

人的手指是使用最多的器官，而指尖末梢神经极为丰富，是全身经脉的交汇处，常拍打可以促进全身经脉通畅和强筋健体，又可以增强手脑联系，延缓脑衰。

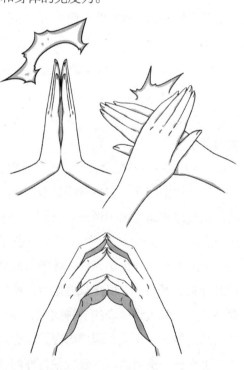

【具体方法】

（1）双手掌心、手指分别相对，类似鼓掌，连续拍打5分钟。

（2）拍手背，先用左手拍右手背2分钟，然后再用右手拍左手背2分钟，如此交替做3次。

（3）拍手指尖，两手五指张开呈弯曲

状，指指相对，拍打 3 ～ 5 分钟。

当然，人们可根据自己的习惯来延长或缩短拍打的时间。

▶拍打头部：两手合力轻拍打，治疗多种疾病有奇效

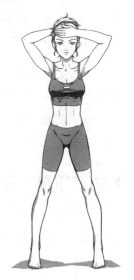

中医认为，人们通过拍打头部可以起到提神醒脑，舒缓头痛、脑涨、眩晕等功效,同时还可延缓中老年人脑力衰退,增强记忆力。此外，如果人们在中午或晚上临睡前拍打头部，则可健脑，防治高血压、脑栓塞及失眠等病证。而且，老年人如果坚持拍打头部，则有防治动脉硬化、老年痴呆症等老年疾病的作用。

【具体方法】

（1）双脚分立，与肩同宽。

（2）用两手掌心轻拍头部，从头顶中央开始，一只手向前拍至前额，另一只手向后拍至大椎穴 (颈后平肩第 1 大椎骨)。

（3）再从头顶中央起向头部两侧拍至太阳穴，反复 10 次。

（4）最后用左手掌心拍打"百会穴"(头顶中央旋毛处)100 次。

▶拍打胸背部：双手半握拳，先拍胸再拍背

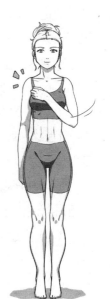

中医认为，人们通过拍打胸背部，可以促使局部组织温度升高，加快血液、淋巴液的循环和新陈代谢，有助于减轻呼吸及心血管疾病症状。同时，还可防治中老年人肌肉萎缩，促进局部肌肉健康，增加肺活量，增强机体免疫力。

【具体方法】

（1）站立，全身自然放松，冬天宜脱掉棉衣。

（2）双手半握拳，先用左手拍打右胸，再用右手拍打左胸，先由上至下，再由下至上，左右胸各拍打 200 次。但要注意的是，胸上部拍打用力可稍大，向下力量可减小，不可用蛮力，以免损伤身体。

（3）拍打胸部后再拍打背部，手仍半握拳，然后用左手伸至头后拍打右背部，右手拍打左背部，各拍打 100 次。

▶拍打腹部：拍打加扭腰，消减腰腹部赘肉效果好

随着人体的衰老，也随着人们物质生活的日益提高，中老年人出现肚腩的情况较为常见，此时，可选择拍打腹部，起到消减腰腹部赘肉的作用。此外，有肚腩的人还

宜经常做腰部旋转摆动。也可收腹降脂，同时预防腰部肥胖。总之，两者配合来消减腰腹部赘肉，效果更佳。

【具体方法】

（1）自然站立，两手自然下垂，身体先向左侧旋转摆动，两手顺势摆动。右手掌轻拍腹部左侧，左手背则轻打腰后部右侧，拍打100次。

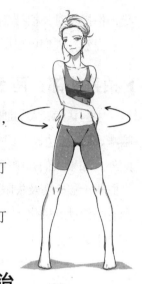

（2）身体向右侧旋转摆动，两手也顺势摆动如上，拍打100次。然后，重复上述动作，时间充裕可以多做几次。

拍打力度可以根据自己承受的情况而定，用力较大，拍打效果自然好一些。

▶ 拍打下肢：腰腿疾病，可拍打大腿、小腿来治

中医认为，人们通过拍打下肢，有利于双腿的血液循环，让久坐不动的双腿得以舒展。防止腿部疾病发生。尤其是水湿型肥胖者，最容易出现下肢水肿的症状，还可能伴有腰痛和膝痛。这个拍打运动，既可以强化腰部和下肢，又可以拍走水湿，防治下肢水肿，而且对腰痛和膝痛也有不错的疗效。

【具体方法】

（1）自然站立，两脚分开，两手下垂。

（2）上半身徐徐向下弯曲至90度。

（3）双掌或双拳同时拍打双腿，先大腿外侧过膝盖，再大腿正面及内侧过膝盖。

（4）拍小腿，双掌或双拳同时拍打双腿，先小腿外侧及后侧，再小腿内侧及正面。

（5）上述动作各做3分钟。

第五节 拍打养生的注意事项

▶ 拍打养生的注意事项

拍打养生并非适用于任何人，毕竟每个人的身体状况不同，适宜的养生方式也不同。下面，我们就来介绍一些拍打养生的注意事项。

（1）拍打治疗时，室内温度要适中，温度过低容易受凉，温度过高容易出汗，一般以25℃~30℃为宜。

（2）受术者每次治疗前要适当安静休息，使情绪安定，然后排净二便，脱去外衣，准备接受拍打治疗。

（3）拍打开始宜轻，以后逐渐加重。对儿童和年老体弱者手法宜轻，对年青体壮者手法宜重。对痹证、痿证和感觉功能迟钝者手法应适当加重。肩部、背部和腰部宜轻拍，骶部要重拍。四肢肌肉丰满处手法宜重，关节及肌肉较薄处手法宜轻。

（4）当人们出现昏迷症状，或是身体有急性创伤或严重感染部位，此时不宜拍打养生，以免刺激伤口，引起出血症状，不利于伤病情的恢复治疗。

（5）在拍打过程中，如果人们出现心悸、发热、炎症、出血、疮疖等症状时，应立即停止拍打。

（6）当人们在进行拍打时如果出现烦躁不安、面色发白或冷汗、脉搏过快等反应，应立即停止拍打，可平卧并喝一些温热的糖水或盐水。

（7）但人们拍打后，如果积滞严重，可选用热敷或药酒轻揉，不要用冷水。

（8）同一部位如果痧未退，不要带痧拍打，待瘀滞之状消失后再进行拍打。

（9）拍打时应避风，不可用电扇或空调直吹，以免风寒之邪通过开泄的汗孔进入体内，引起新的疾病。

（10）拍打前后可饮热水，补充水分，防止头晕疲劳，促进新陈代谢，加快代谢物排出。

（11）拍打后洗浴要在3小时后并要用热水，不可用凉水。

▶ 慎用拍打疗法的几类人

上面介绍了一些拍打养生的注意事项，下面我们来介绍慎用拍打养生法的几类人。

（1）如果人们是对疼痛过敏的体质，那就不要使用拍打养生，因为拍打时会产生一定的疼痛感，可能导致这些人因不耐疼痛而昏厥。

（2）有出血性疾病者，如血小板减少、白血病、过敏性紫癜等，也不宜使用拍打养生法,因为拍打养生主要是通过活跃体内气血的方式来保健,不利于血液疾病的治疗。

（3）恶性肿瘤、结核病患者及骨质疏松患者；乳头、肚脐、原因不明肿块者，也不宜使用拍打养生法，容易使病情加重。

（4）骨折、新扭伤、脱臼未恢复者及皮肤有开放性损伤者，也不适宜拍打养生。

（5）孕妇；月经期妇女。

（6）皮肤局部有化脓、感染者，皮肤外伤或有明显炎症、红肿、渗液溃烂者。

（7）急性传染病患者。

（8）发热及高热患者，精神病患者。

（9）有严重的心、肺、肝、肾等重要脏器损害者以及严重糖尿病患者。

（10）过饥、过饱及酒后神志不清者。

（11）年老体弱、病重、病后极度衰弱者。

▶ 拍打后的身体小症状

在进行拍打养生时，因为对身体有一定的刺激，有激活体内气血的功效，因此也导致有气冲病灶的现象，即病灶或身体某部位出现痛、麻、酸、胀、肿、痒、大小便、打嗝、放屁、长痘、出疹等现象，这说明身体正在排毒，筋络穴位等正被打通，正是拍打养生见效的表现。

从中医的理论来讲，这是因为当气机运行到有明显病变或不正常的经络时，气行受到强大的阻力，这是因为所有器质性病变的部位，经络都处于瘀滞或堵塞状态(气滞、血瘀、痰凝、湿聚等)，气要通过受到病变的阻碍，就形成了两个相反的力，冲击力和阻滞力，病变部位受到外力的冲击就会出现明显的反应，如疼痛、发热、出血以及其他类似于病情加重的反映。这便是气功界通常讲的"气冲病灶"。道家气功把这一阶段称之为"脱胎换骨"前的"大死大活"过程。

气冲病灶的过程，少则几分钟、几小时、几天，多则几个月，有的病情较重或年老又身患多种疾病的学员，甚至经历几年的气冲病灶的过程。这个过程的长短（撇开精神因素和念力调控的因素）是以修炼者自身所积聚的能量的量级和体内需要修补的疾病的性质、严重程度及病变部位的多少来决定的。

此外，别为拍打后的瘀青恐慌。拍打养生法为了刺激体内气血流通，因此需要使用一定的力度来拍打身体，因此在刚开始拍的几分钟，都会出现红色、青瘀、紫红色斑点或黑色包块等。拍出后，请应继续拍 0.5 ~ 1 小时，把拍出的瘀块再拍散化瘀（也就是让瘀、紫、黑色变回红色）才可停手。一般 2 ~ 4 天内就可以恢复。如果拍几分钟出瘀块后就停止，恢复的时间则稍长一点，要 5 ~ 8 天。

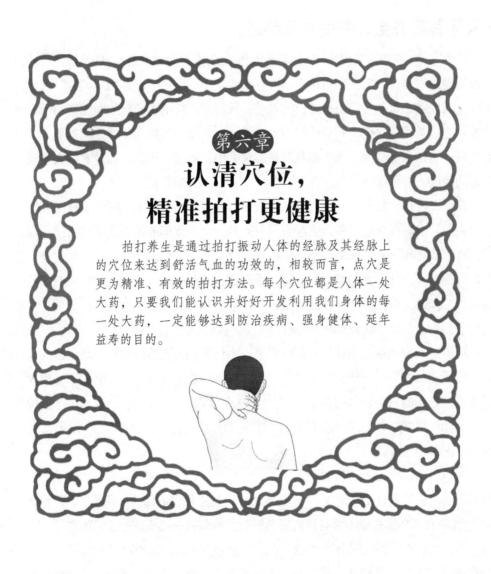

第六章
认清穴位，
精准拍打更健康

　　拍打养生是通过拍打振动人体的经脉及其经脉上的穴位来达到舒活气血的功效的，相较而言，点穴是更为精准、有效的拍打方法。每个穴位都是人体一处大药，只要我们能认识并好好开发利用我们身体的每一处大药，一定能够达到防治疾病、强身健体、延年益寿的目的。

第一节 循经来点穴，精准拍打更健康

▶ 人体百药齐全，每处穴位都是大药

说到穴位，它的学名叫腧穴，代表着人体脏腑经络气血输注出入的特殊部位。"俞"就是传输的意思，"穴"说明这个部位存在着空隙，所以一般都用"穴位"来称呼。实际上穴位就是每条经络上最突出的地方，穴位对经络的重要就如同经络对于人体的重要。它位于经脉之上，而经脉又和脏腑相连，穴位、经脉和脏腑之间就形成了立体的联系。当然穴位就成了这个相互联系的体系中最直接的因素，通过穴位来发现身体存在的问题，更可以利用它们来治疗疾病，保持身体的健康。

在远古时代，我们的祖先当身体出现不舒服的时候会怎么办呢？那时没有医生，没有医院，没有先进的设备，更没有灵丹妙药，但是我们的祖先发现在病痛的局部按按揉揉，或用小石头刺刺，小木棍扎扎，就能减轻或者消除病痛。其实这种"以痛为腧"的取穴方式，就是腧穴的原型。后来通过实践活动，古代人对腧穴有了进一步的认识，知道了按压哪个位置能起到什么样的治疗作用，为了便于记忆，便于交流，还给它们起了名字。在公元前 1 世纪的时候，有名字的穴位大概有 160 个。

随着对穴位主治功能认识的不断积累，古代医家发现这些穴位不是孤立的，这些穴位位于"经络"——能量的通路上，通过经络与脏腑相通。历代医家不断整理，到了清代，有名的穴位一共有 361 个，包括 52 个单穴，309 个双穴。这 361 个穴位位于十二经和任督二脉之上，有固定的名称和固定的位置。这也是我们现代人常说的"经穴"，或者"十四经穴"。

在这 361 处经穴中，有 108 个要害穴。要害穴中有 72 个穴一般采用按摩手法点、按、揉等不至于伤害人体，其余 36 个穴是致命穴，就是我们俗称的"死穴"。严格地说这 36 个致命穴，平常按摩不会有任何不良影响。所谓致命必须超乎正常的意外重力，造成了极大的打击。死穴又分为软麻、昏眩、轻和重 4 穴，每类都有 9 个穴。一共是 36 个致命穴。有些文学作品中甚至说，在生死搏斗中为"杀手"使用，还有歌诀作了描述："百会倒在地，尾闾不还乡；章门被击中，十人九人亡；太阳和哑门，必然见阎王；断脊无接骨，膝下急身亡。"

还有一些穴位，也有自己的名字，有固定的位置，但是却不属于十四经，它们属

于另外一个系统，那就是"经外奇穴"，简称"奇穴"，其中也包括许多近代发现并获得认可的新穴。比如说四缝、八风、十宣、定喘等。常用的奇穴有40个左右。

其实还有一类穴位，没有固定的名字，也没有固定的位置，这就是"阿是穴"。相传在古时有中医为病人治病，但一直不得其法。有一次无意中按到病者某处，病者的痛症得到舒缓。医者于是在该处周围摸索，病者呼喊："啊……是这里，是这里了。"医者加以针灸，果然使疾病好转。于是把这一个特别的穴位命名为"阿是穴"，其实就是病痛局部的压痛点或者敏感点，这种叫法最早见于唐代。

可以看出，人们对腧穴的认识是不断发展的，关于究竟有多少穴位这个问题，也是在不同时代有着不同的答案。

▶ 开发我们的穴位大药

按照中医基础理论，人体穴位主要有4大作用，首先它是经络之气输注于体表的部位；其次它还是疾病反映于体表的部位，当人体生理功能失调的时候，穴位局部可能会发生一些变化，比如说颜色的变红或者变暗，或者局部摸起来有硬结或者条索状的东西等等；再者我们可以借助这些变化来推断身体到底是什么部位出了问题，从而协助诊断；最后，当人体出现疾病的时候，这些穴位还是针灸、推拿、气功等疗法的刺激部位，当然我们也可以用这些穴位来预防疾病的发生。

穴位有那么多，我们怎么能记住每一个穴位都有什么作用啊？其实方法很简单，我们只要掌握住其中的规律就可以了。第一条，穴位在什么部位，就可以治什么部位的病。比如说膝关节附近的膝眼、梁丘、阳陵泉等都能治疗膝关节的疼痛。第二条，穴位在哪条经脉上，就可以治疗这条经脉经过部位的疾病。比如说手阳明大肠经的合谷穴不仅可以治疗手部局部的病证，还可以治疗大肠经经过的脖子和头面部的疾病，如牙疼等。第三条，穴位除了可以治疗所在经脉的疾病以外，还可以治疗相表里的经脉的疾病。比如说手太阴肺经的列缺穴，不仅可以治疗与肺相关的咳嗽、胸闷，还能治疗和肺经相表里的手阳明大肠经的头疼、脖子僵硬等。第四条，就是有些特殊穴位的特殊作用，比如说大椎穴可以退热，至阴穴可以矫正胎位等等，这些可能就需要稍微记忆一下了。

穴位的治疗作用和用药不太一样，每一个穴位对身体都有双向良性调节作用。这就是说，在按摩或者针灸穴位的时候，我们的身体会根据自身或虚或实的情况，来采取或补或泻的调节方法。比如说内关穴调节心率，不管心率是快还是慢，我们都可以取这个穴位。每一处穴位都是一处大药，能够放松肌肉、解除疲劳、激发人的经络之气、通经活络，从而达到调整人体机能、平衡阴阳、调节脏腑、防病祛病、强身健体的目的。

现代生命科学预测人类的寿命是 125 ～ 175 岁，而目前我们的平均寿命才 78 岁，这说明我们的身体还存在着巨大的潜能，许多大药都还没有被我们好好利用。我们周身的数百个穴位，每个穴位都是人体一处大药，可谓百药齐全。只要我们能认识并好好开发利用我们身体的每一处大药，一定能够达到防治疾病、强身健体、延年益寿的目的。

▶ 量穴位，用身体的尺子就够了——穴位的定位方法

相信很多人都有这样的困惑：穴位的位置都是固定的，但是为什么我就取不准呢？下面就告诉大家定位的方法。其实很简单，这个尺子就在我们自己的身上，随身携带，不用担心用的时候没有尺子。

首先我们要了解自己身上的一些标志，包括固定的和活动的。固定的标志就是身上各部位有骨节和肌肉所形成的突起、凹陷、五官轮廓、发际、指甲、乳头、肚脐等。活动的标志是指由于活动而在关节、肌肉、皮肤出现的凹陷、空隙、皱纹等。也就是要想找到这些位置可能需要特殊的活动姿势。比如说听宫这个穴位取穴时就需要张口，这样耳屏前就会出现凹陷，也就是听宫的位置。

再者就是以身体突起的骨节为标志，不同骨节之间的距离都是固定的，不管男女老少，高矮胖瘦，对于同一个人来说，都可以用这个为标准来量自己的尺寸。这也就是中医常说的"骨度分寸"。常用的骨度分寸如下。

（1）头部：前发际至后发际 12 寸；如前后发际不明，从眉心量至大椎穴为 18 寸；眉心至前发际 3 寸；大椎至后发际 3 寸；前额两发角之间为 9 寸；耳后两乳突之间为 9 寸。

（2）胸腹部：两乳头之间 8 寸；胸骨上窝至胸剑联合中点 9 寸；胸剑联合至脐中 8 寸；脐中至趾骨联合上缘 5 寸；腋窝顶点至第 11 肋游离端为 12 寸。

（3）背腰部：两肩胛内缘之间为 6 寸；两肩峰缘之间为 16 寸。

（4）上肢部：腋前纹头至肘横纹 9 寸；肘横纹至腕横纹 12 寸。

（5）下肢部：耻骨联合上缘至股骨内上髁上缘 18 寸；胫骨内侧髁下缘至内踝尖 13 寸；股骨大转子至膝中 19 寸；臀横纹至膝中为 14 寸；膝中至外踝尖 16 寸。

还有一个方法就是用自己的手做尺子来量自身的尺寸，这叫"手指同身寸"。我国古人很早就有"布手知尺，布指知寸"的说法。常用的有以下 3 种。

（1）中指同身寸：将中指弯曲，指尖触及拇指，以中指节侧面两横纹尽处为 1 寸。

（2）拇指同身寸：是以拇指指关节的横度作为 1 寸。

（3）横指同身寸：又名"一夫法"，是将食指、中指、无名指和小指并拢，以中指中节横纹处为准，四指的宽度为 3 寸。

注意：

（1）拇指、中指屈曲成环形，中指第二指节两端纹头之间为 1 寸。

（2）大拇指指间关节宽度，为 1 寸。

（3）食指到小拇指，4 指距离，为 3 寸。

最后还有一种取穴方法，那就是简便取穴法。比如说立正姿势，双手下垂，这时中指指端所指的位置就是风市穴。这种方法很适合初学者。不过，并不是所有的穴位都有简便的取穴方法，而且这种方法只是一种辅助的方法，在使用的时候我们还需要结合前面提到的几种方法。

虽说每个人的高矮胖瘦各不同，但自己的身体，只有自己最了解，所以这些方法都是用自己的身体为标准来量身体取穴位。同时，还有一点要提醒大家注意，那就是这些方法在应用的时候要灵活使用，还要互相结合，否则可能会长短失度。比如说条口穴在外踝尖上 8 寸，这时我们如果用手指一寸一寸地量，很容易出现偏差，但是换一个角度想想，外踝尖和横纹之间是 16 寸，我们只要找到中点就可以了，这样问题就简单了。再举一个例子，比如说足三里，在犊鼻下 3 寸，犊鼻很容易就找到了，这个 3 寸我们直接用"一夫法"一量，很容易。但是如果还是按横纹和外踝尖 16 寸，取 3/16 找来足三里的话，那可能很难找准确了。

▶ 十大神奇特定穴位，防治疾病有特效

在十四经穴中，有一部分腧穴被称之为"特定穴"，它们除具有经穴的共同主治特点外，还有其特殊的性能和治疗作用。根据其不同的分布特点、含义和治疗作用，将特定穴分为"五腧穴""原穴""络穴""郄穴""下合穴""背腧穴""募穴""八会穴""八脉交会穴"和"交会穴"等 10 类。特定穴其实是最常用的经穴，掌握特定穴的有关知识，对发生疾病时选穴具有很重要的指导意义。

1. 五腧穴

十二经脉中的每一经脉分布在肘、膝关节以下的 5 个特定腧穴，即"井、荥、腧、经、合"穴，称"五腧穴"。

古代医家认为，经脉之中的气血流注运行就好像自然界的水流一样，由小到大、由浅入深，注于江河，汇于海洋。古人以此为依据，将"井、荥、输、经、合"5 个名称分别冠之于 5 个特定穴，即组成了五腧穴。五腧穴从四肢末端向肘膝方向依次排列。井穴分布在指或趾末端，为经气所出，就像是水的源头；荥穴分布于掌指或跖趾关节之前，为经气开始流动，像刚出的泉水微流；腧穴分布于掌指或跖趾关节之后，其经气渐盛，喻水流由小到大，由浅渐深；经穴多位于前臂、胫部，其经气盛大流行如水

流宽大，通畅无阻；合穴多位于肘膝关节附近，其经气充盛且入合于脏腑，喻江河之水汇合入湖海。《灵枢·九针十二原》指出"所出为井，所溜为荥，所注为输，所行为经，所入为合"，是对五腧穴经气流注特点的概括。五腧穴与五行相配，故又有"五行输"之称。

五腧穴是十二经脉之气出入的地方，具有治疗十二经脉、五脏六腑病变的作用。简单来说，井穴可以用来急救，荥穴可以治疗热病，腧穴可以治疗肢体关节的酸楚疼痛和五脏病变，经穴可能治疗气喘咳嗽以及经络病，合穴可以治疗六腑病变。

2. 原穴、络穴

什么是原穴呢？原穴是脏腑原气（即元气）经过和留止于四肢的穴位。脏腑的原气源于肾间动气，是人体生命活动的原动力，通过三焦运行于五脏六腑，通达头身四肢，是十二经脉维持正常生理功能的根本。十二经脉在腕、踝关节附近各有 1 个原穴，合为 12 原穴，分别是：肺经——太渊穴，大肠经——合谷穴，胃经——冲阳穴，脾经——太白穴，心经——神门穴，小肠经——腕骨穴，膀胱经——京骨穴，肾经——太溪穴，心包经——大陵穴，三焦经——阳池穴，胆经——丘墟穴，肝经——太冲穴。

当脏腑发生病变时，会在原穴表现出来。根据原穴部位出现的异常变化，可以推测、判断脏腑功能的盛衰、气血盈亏的变化。"五脏有疾，当取之十二原"。在临床上，原穴有祛邪和扶正补虚的功能。取用原穴能激发原气，调动体内正气以抗御病邪，临床主要用来调整脏腑经络的虚实来治疗五脏病变。在具体应用的时候，还可以与其他穴位相配伍。

那又什么是络穴呢？十五络脉从经脉分出处各有 1 腧穴，称之为络穴，又称"十五络穴"。络，有联络、散布之意。十二经脉各有 1 络脉分出，故各有 1 络穴。十二经脉的络穴位于四肢肘膝关节以下；任脉络穴鸠尾位于上腹部；督脉络穴长强位于尾骶部；脾之大络大包穴位于胸肋部。络穴可以用来治疗络脉上的病，表里两经的病，慢性病。

原穴和络穴既可单独应用，也能配合使用，中医称之为"原络配穴"。

3. 郄穴

"郄"有孔隙之意。郄穴是指经脉之气深深藏聚的部位的腧穴。十二经脉和奇经八脉中的阴跷、阳跷、阴维、阳维脉各有 1 个郄穴，共有 16 个，分别是肺经孔最，心包经郄门，心经阴郄，大肠经温溜，三焦经会宗，小肠经养老，脾经地机，肝经中都，肾经水泉，胃经梁丘，胆经外丘，膀胱经金门，阴维脉筑宾，阳维脉阳交，阴跷脉交信，阳跷脉跗阳。除胃经的梁丘之外，其余的都分布于四肢肘膝关节以下。

根据古代文献记载，阴经郄穴多用于治疗出血，阳经的郄穴多用于治疗急性疼痛。比如说我们前臂上的孔最穴就是手太阴肺经的郄穴，而肺与大肠相表里，所以孔最就有了这个作用。现在社会中，无论大人还是孩子，工作还是学习，经常会长时间保持坐着的姿势，患上痔疮的概率也越来越大，经常按摩孔最穴，就可以让你和家人脱离痔疮的困扰，安心工作。传说孔子就是因为读书久坐而患上了痔疮，之后用按压孔最穴的方法缓解了疼痛，最终治愈此病。再比如说，夏天很多人过于贪凉饮冷，然后出现胃部疼痛，这时我们就可以用手指按摩膝盖附近的梁丘穴，有很好的止疼作用。

4. 腧穴、募穴

脏腑之气输注于背腰部的腧穴，称为"腧穴"，又称为"背腧穴"。"俞"，有转输、输注之意。腧穴一共有12个，都位于背腰部足太阳膀胱经第一侧线上，大体依脏腑位置的高低而上下排列，并分别冠以脏腑之名。

脏腑之气汇聚于胸腹部的腧穴，称为"募穴"，又称为"腹募穴"。"募"，有聚集、汇合之意。募穴也有12个，都位于胸腹部有关经脉上，其位置与其相关脏腑所处部位相近。

腧穴和募穴既可以单独使用，也可以配合使用。一般而言，脏病和虚证多取腧穴，腑病和实证多用募穴。

5. 下合穴

六腑之气下合于足三阳经的腧穴，称为"下合穴"，又称"六腑下合穴"。下合穴共有6个，其中胃、胆、膀胱的下合穴位于本经，大肠、小肠的下合穴同位于胃经，三焦的下合穴，位于膀胱经。

下合穴可用于治疗相应的腑的病证。比如，胆的下合穴是阳陵泉，如果胆出现问题，比如说胆囊炎、胆结石等病就可以用阳陵泉来治疗。胃的下合穴是足三里，所以足三里可以治疗各种胃炎、胃溃疡、消化不良等等这些和胃有关的疾病。膀胱的下合穴是委中，委中可以用来治疗尿频、尿急、尿痛、尿血、尿潴留、遗尿等各种和膀胱有关的问题。大肠的下合穴是上巨虚，和大肠有关的便秘、腹泻、痔疮、便血等等都可以用上巨虚来治疗。三焦的下合穴是委阳穴，这个穴位可以用来治疗水肿、肾炎、膀胱炎等和三焦有关的疾病。小肠的下合穴是下巨虚，因此，下巨虚可以用来治疗和小肠相关的疾病，比如说急慢性肠炎、消化不良等等。

6. 八会穴

八会穴是指脏、腑、气、血、筋、脉、骨、髓等精气聚会的8个腧穴。具体来讲，脏会章门，腑会中脘，气会膻中，血会膈俞，筋会阳陵泉，脉会太渊，骨会大杼，髓会绝骨。八会穴分散在躯干部和四肢部，其中脏、腑、气、血、骨之会穴位于躯干部；筋、脉、髓之会穴位于四肢部。

这8个穴位虽然分别属于不同的经脉，但对各自相对应的脏腑、组织的病证具有特殊的治疗作用。比如说我们背部的膈腧穴，这个穴位在第7胸椎棘突下，旁开3寸的位置，这个穴位是血会，也就是血汇聚的地方，当身体任何地方出现有出血、血亏或者血瘀等情况，都可以用这个穴位来治疗。再比如说任脉上的中脘穴是腑会，所以中脘不仅仅可以治疗和任脉相关的疾病，还可以用来治疗和六腑相关的疾病，尤其是经常用它来治疗胃的各种病证，常常会有很好的效果。

7. 八脉交会穴

十二经脉与奇经八脉相通的8个腧穴，称为"八脉交会穴"，又称"交经八穴"。八脉交会穴均位于腕踝部的上下。

八脉交会穴具有治疗奇经病证的作用，比如说后背部脊柱的疼痛、僵硬，这属于督脉的病证，我们就可以用通于督脉的后溪穴来治疗，而后溪穴本身是属于手太阳小肠经的穴位。公孙穴通冲脉，内关穴通阴维脉，这两个穴位配合使用，可以用来治疗心、胸、胃的疾病。后溪通督脉，申脉通阳跷脉，这两个穴位一起配合可以治疗眼内角、颈项、耳朵以及肩部的疾病。足临泣通带脉，外关通阳维脉，这两个穴位配合可以治疗眼内角、耳后、脸颊、颈肩部的相关疾病。列缺通任脉，照海通阴跷脉，这两个穴位配合起来，可以治疗肺、咽喉、胸膈的疾病。

8. 交会穴

两经或数经相交会的腧穴，称为"交会穴"。交会穴多分布于头面、躯干部。这样的穴位有很多，它们既可以治疗本经的病证，也可以治疗相交会的经脉的病证。比如说三阴交，它既是足太阴脾经的腧穴，又是足三阴经的交会穴，所以，可以用它来治疗脾经病证，也可以治疗足厥阴肝经、足少阴肾经的病证。由于这样的穴位实在是太多了，在这里我们就不一一介绍了。

▶ 让穴位的魔力尽情挥洒——点穴

在中医学上，点穴被广泛应用于各种疾病的临床治疗中，这种医、武结合的治疗方法，既不同于推拿按摩，又不同于针灸疗法，但它又与这二者有着不可分割的内在联系，精妙之极，对疾病的治疗具有精准、见效快、疼痛感轻的效果。

那么，点穴法到底是怎样治疗疾病的呢？中医学认为，点穴法将手法和经穴相合，通过气血营卫的循环，促进五脏精气的反应，使先天的支配能力和后天的供给气血过程达到生理正常，从而消除疾病症状，恢复健康。虽然点穴只刺激经穴，但这种外力的刺激可以传导到脏腑，开导闭塞，舒筋活络，使气血畅通，消肿止痛，开窍提神，从而达到平衡的目的。

具体来说，点穴主要通过对以下几个方面的影响来发挥疗养身体和治疗疾病的功效。

1. 对经穴的影响

点穴的疗效是建立在经穴的基础上，也就是说，医者必须根据人体经穴的分布和循环关系来进行点穴，而不能在人体上随意点击。因为经络是人体气血营卫运行的通路，五脏六腑、四肢百骸、皮肉筋脉等的生理功能，必须依靠经络的密切联系；而经穴又是背、卫、气、血运行通路中的交会点，如大椎穴就是手三阴、足三阴及督脉的交会点；关元穴，是足三阴与任脉的交会点。经络和穴位组成一个气血循环的系统，疏通全身，使脏腑、骨肉关节等组成一个有机的整体。如果经络不通，就不能发挥它的联络和传导作用，那么脏腑器官的功能就不能协调，气血就得不到营卫，而气血是奉养机体最宝贵的物质，全身的皮肉筋脉、肢体、骨骼都需要它的滋润和保护。点穴能调整经络之间的表里变化及阴经和阳经之间的寒热差别，调节人体的生理功能，使人体周身的气血流畅，阴阳调和，脏腑生机旺盛，从而消除疾病，达到健身的目的。

2. 对脏腑的影响

点穴对脏腑也是有影响的，人体由气、血、筋、脉、骨、髓、腑、脏等组成，而每个组成部分都相互依赖，具有不可分割的阴阳关系，气和血，筋和脉，骨和髓，脏和腑，都是相互作用的。气为血之帅，气行则血行，气止则血止。筋为脉之使，筋动则脉急，筋静则脉缓。骨为髓之含，骨坚则髓实，骨软则髓虚。腑为脏之表，腑壮则脏盛，腑弱则脏衰。可见它们都是属表里阴阳的。在这个当中起主导作用的为五脏六腑。五脏六腑配合着木、火、土、金、水，起着互相生克、制约，互相维持其平衡的作用。此外，点穴还能影响气、血、筋、脉、骨、髓等各方面的正常生理关系。

也就是说，无论人体哪一部分发生病变，都与脏腑的生克制约有着密切的关系。十二经脉统属脏腑，而脏腑与经穴又有着密切关系。在人的体表进行点穴，就能够对脏腑起到一定的影响。它直接地调节五脏六腑之间的有余或不足，使之互相生克、制约，恢复到平衡的状态。经穴是营、卫、气、血在人体循环的必经之点。人体一旦发生病变，与病变有关的经脉区内的经穴就发生一定的反映变化，如麻木、疼痛、红肿等，这些现象直接妨碍了营、卫、气、血的正常循行。使用点穴法，就能消除经穴及其范围内的这些反映现象，起到调节营、卫、气、血的作用，达到治疗疾病的目的。

▶点穴常见的八大手法

一般来说，点穴法主要分为点（打）、闭、拿、弹、拨、提、压、掐等8种手法，并与按摩相互配合，往往有更好的疗效。

1. 点法

以一指（如食指）或两指（食指与中指）相并，按照时辰朝一个穴位用力击下，此为点法。也有用鸡心槌、凤眼槌、肘部尖等手法点取某一穴位，按时辰用力击下。当然这种用力不是用死力，而是量力。

2. 闭法

用掌的后半部，按时辰取一穴位，突然发出寸劲拍下，然后紧紧贴住所拍之穴位，好像要把那个穴位闭住，此为闭法。

3. 拿法

用拇指和食指或拇指和中指，按时辰扣按在相对称的两个穴位上，以对合之力拿之，此为拿法。

4. 弹法

一般取经筋和神经的走行部位的关键处，以拇指和中食指将该部位的筋头捏拿着，突然向上一提，再向下一丢，如弹弓弦一般，此为弹法。在以弹法施治时，被治者一般会出现酸、麻、胀的触电传导感觉。

5. 拨法

以左手的拇指和中指、食指，将经筋和神经的走行部位一端拿稳后，固定不动，右手的拇指、食指、中指沿着经筋行走的部位突然提起丢下，或向相反的方向直推向另一端头，此为拨法。

6. 提法

根据各个不同的部位，如腰背部，用双手的拇指、食指、中指，将肌肉和肌腱提起向上并依次走动为提法。

7. 压法

用拇指的指面，或四指并拢，按时辰接触在某一穴位上，突然用力按下，此为压法。也可以用双手掌重叠进行此法。

8. 掐法

以两手对称的姿势，按时辰掐住某一穴位，停留片刻，此法为掐法。

▶治病先"开门"，学学气功点穴开门法

气功点穴法有起始、扩大、发展、融化、使通之意。对于气血闭塞一类的疾病，医者必须在影响人体整体机能的部位，首先开其门，然后守之，以使其气血畅通，打开壅塞之门户，使疾病消失。它不仅具有开通的作用，而且常用于在一般点穴、按摩治病之前。

气功点穴的最大特点，就是治病要先"开门"，若门不开，好比捉贼一样，人进不了门贼就捉不到，这是从根本上治病的方法。打开了门，医者的内气才能从病人身体关窍的通道上发放进去，起到治病的作用。气功点穴一法，前面讲过，是在熟知人体经络、经穴的基础上，医者根据不同的病变，采用点穴手法，不用针药，而仅仅运用医者的两手去点开有关部位的门户，然后以强烈的意念将自己的内丹之气提出，并直达到双手掌指，再对准病灶处，经一定的时间，就可以达到治疗的奇效。

此法可以疏通气血，通经活络，增强人体的免疫能力和抗病能力，营卫气血，平衡阴阳，扶正祛邪，动员机体的潜在能量，调动人体气血的正常运转。对防病治病、增强体质、延年益寿具有可靠的作用。

点穴开门术共分8法。

1. 开天门

天门起于两眉之间，止于百会。

【具体方法】

医者用右手中指，有节奏地点击两眉之间的印堂穴9次，天心穴9次，天庭穴9次，囟门穴9次，百会穴9次，然后用左手掌扶着病者的后颈部位，右手以大拇指的螺纹面，紧贴于天门穴，向上直推，经天星、天庭、上星、囟门（泥丸宫）直达百会穴为止，力度不宜过重，为开天门。

2. 开地门

地门乃肠的终点。

【具体方法】

医者用点法以右手中指在病者肚脐（神阙）处点击7次，左肓俞点击7次，右肓俞点击7次，气海点击7次，双天框各穴位按上述次序各点击7次，然后医者将左手重叠在右手上，紧贴于病者腹部神阙周围，按逆时针方向运转多次，然后将双手重叠于肚脐上敷1~3分钟，使病者肚脐部发热。通过揉动、点击达到气通为度，其作用是加强大小肠的蠕动以促使脏腑气流自相通畅。

3. 开气门

汗孔是阳气散泄的门户，故称气门。

【具体方法】

医者以右手中指点击肺门穴7次，肺腧穴7次，天突穴7次，膻中穴7次，期门穴7次，章门穴7次，以右手拇指第1节紧贴天突穴上，从天突穴至肺门穴、膻中穴、期门穴，直至章门穴连续直推3次；后背从肺腧穴直推至章门穴3次，点太渊穴9次，点列缺穴9次。此法打开气道，使气流通行无阻。重伤者在直推时需要病者配合呼吸进行，以排出浊气。

4. 开血门

人身体里的血如河中的流水一样，日夜不停地流动着，当流到某一个部位时，人体的那个部位因受到了损伤，气血被阻碍不能流通，并使全身受其牵制，人就有了病的症状。若能使反其道而行之，开其门户，使气血流行，则筋脉自舒，其病自消。医者可按子午流注法血流的运转时间，打开病者的血门。

【具体方法】

以右手拇指点按肾经线路上的石关穴7次，任脉线路上的下脘穴7次，阳交穴7次，气海穴7次，关元穴7次，中极穴7次。然后以双手拇指点按肝经上的阴帘穴5次，脾经上的血海穴5次，胃经上的足三里穴9次，肾经上的涌泉穴9次，然后在所点的各穴位上以轻手法拍击各12次，使所闭之穴受到震荡，慢慢开放，所阻滞之气血将缓缓通过，得以周而复始地流行。

5. 开风门

开风门主要是打通督脉、膀胱经、胆经3条经络，使体内气血畅通。

【具体方法】

医者让患者仰卧于床上，在患者的督脉路线上，点按天突穴、身柱穴、灵台穴、脊中穴、击门穴各5次；后以拇指按于天柱穴上直推至命门穴共3次。点在督脉旁1.5寸的膀胱经上的风门穴、督腧穴、肝腧穴、肾腧穴、气海穴、大小肠穴各3次；后以双手大拇指第1节紧贴风门穴，并加重力量直推至小肠穴3次。点按胆经路线上的渊腋穴、京门穴各7次。点按涌泉穴、大冲穴、金门穴、水泉穴各5次。此法为开风门。

6. 开火门

开火门主要是打通督脉、任脉两条经络，舒活气血，释放体内热毒。

【具体方法】

患者端正直坐，医者左手中指对准患者督脉路线上的肾腧穴，右手中指对准任脉路线上的关元穴，同时用中强度的力量，各点击 5 次。

医者左手中指对准命门穴，右手中指对准中极穴，用同样强度的力量同时点击 5 次，然后左右手成掌，双手掌心分别贴紧在命门、关元穴上，左手在命门穴，右手在关元穴，各向逆时针方向运转 18 次，以调阴阳之气使其运转全身。

7. 开筋门

人体中筋门共分为四处：一为双手腕后横纹中与一窝风正对大筋；二为双肩井中两条大筋；三为背脊左右处两条大筋；四为双脚解溪穴处大筋。

【具体方法】

（1）医者将患者的双手掌后腕横纹穴，用左右手的拇指各朝左右拨筋 5 次，要拨得干脆利落；然后用左右手拇指、食指、中指掐住此处，用力推击中指尖。

（2）医者以双手拇、食、中指分别掐住患者双肩之大筋向上各提 3 次，然后突然丢下，再用双手掌后溪处拍击肩井穴 7 次。

（3）医者用双手拇指、食指、中指分别将督脉路线上脊两旁的大筋向上连续提起 5 次，然后突然丢手，再将双手拇指放置于双大筋上分别直推至中髎穴处共 3 次，顺着路线摇动而下。

（4）医者用双手大拇指分别掐住患者双足的解溪穴部位，分别各向左右拨 7 次，然后，顺此路线由足一窝风穴直推至内庭、八风穴。此法为开筋门。

8. 开骨门

人体的骨关节大多数集中于脊背督脉一线上，起着支持人体的作用。33 个脊椎骨中活动量最大的是颈椎，其次是腰椎。第七颈椎棘突下凹陷处为大椎，为调益阳气的总纲。凡治疗腰背疼痛的疾病，医者必须首先施治大椎。

【具体方法】

医者以拇指加强力度点按大椎穴 9 次，重拿大椎穴 9 次，然后将颈椎 7 个、胸椎 12 个、腰椎 5 个，按顺序一个个地拍击、振动，以调和各骨关节的气血。这种方法为打开骨门。

以上所说的气功点穴开门法是在点穴手法的基础上，以点穴法中的"解救法"为治疗依据，并将气功按摩、经络按摩、伤科按摩、穴位按摩、子午按摩融为一体，并严格遵循古代子午流注针法中的气血运转的时间而施术。对病重者，医者在点穴开门之后，以强烈的意念调动内气，将气从丹田内提出，从手三阴通过指梢，对准病灶将内气外放，直照患者有关部位，收到显著的疗效。

▶按摩，让点穴变得更简单更实用

利用点穴治病时，需要医者自身具备一定的气功实力，集体内真气于手指指尖，再顺应古代子午流注针法中的气血运转的时间来施行，具有一定的难度。因此，针对一些较轻微的非急性的病证，人们可以采用按摩疗法来替代点穴疗法，既简单又实用。

一般来说，按摩主要分为以下几种手法。

1. 按法

【具体方法】

医者或以拇指螺纹面，四指间螺纹面，或以手掌的阴面，或以单掌、双掌的掌根部，附在某穴位上，由轻到重的上下掀压或旋转，即为按法。

2. 摩法

【具体方法】

医者用手掌的掌面或四指的指前第1节的指面附着在一定的穴位上，以腕关节连同前臂作环形的移动摩擦，为摩法。

3. 推法

【具体方法】

医者用大拇指的指端或螺纹面部分着力于一定的穴位上，其余四指成握拳状，或由内向外推出，或由下向上、由上向下、由左向右、由右向左推出，此为推法。

4. 揉法

【具体方法】

医者用手掌面或掌根，或掌指，或掌背，或小鱼际按压在体衰部位，根据患者病情的轻重程度，作逆时针方向揉动，此为揉法。

5. 滚法

滚法压力较大、接触面积较广，适用于肩背部、腰骶部及四肢部等肌肉较肥厚的部位，常用于治疗运动损伤及消除肌肉疲劳。具有活血散瘀，消肿止痛，缓解肌肉痉挛，增强肌肉的活动能力和韧带的柔韧性，促进血液循环及消除肌肉疲劳等作用。

【具体方法】

医者用手背的小指外侧部分或小指、无名指、中指的掌指关节突起部分着力，附在患者一定的部位上，通过腕关节伸屈和前臂旋转的复合运动，持续不断地作用于被按摩的部位上，速度稍快。

6. 捻法

【具体方法】

医者以拇指和食指的第1节的螺纹面做对称性的捻动，如捻线状，力量使用要均匀，动作要缓和，此法为捻法。

7. 分法

【具体方法】

医者以单手或双手大拇指的螺纹面紧贴于患者一定的部位，做上下或左右的缓缓移动。并根据病情进行轻重缓急的刺激，此为分法。

8. 搓法

【具体方法】

医者以双手的全掌面，扶住患者一定的部位，以指、掌面带动皮肉作均匀快速的上下左右的搓揉，并来回盘旋，使被操作的部位的气血调和，筋络舒松，此为搓法。

9. 摇法

【具体方法】

医者用双手托住或握住所摇的关节的两端作环旋摇动,以加强关节处的活动能力，在初摇动时医者的手法宜轻、宜缓，摇动的幅度须在生理范围内进行，并由小到大，由轻到重，由慢到快。

10. 击法

击法就是拍打法，特别用于肌肉肥厚部，当肌肉受到振动后，有兴奋肌纤维神经的作用，消除伤后带来的瘀血凝滞，增强血循环，消除疲劳及酸胀等现象。

【具体方法】

医者或以手指、指尖，或握成空拳，有节奏地叩击某部位的肌肉，同时根据病情的轻重缓急决定所击的次数与轻重。也可以用掌侧击、掌心击。此为击法。

11. 通法

"通法"有疏通开导的意思。中医学认为通法有调和营卫、通经活络、祛邪导津的作用。

【具体方法】

若周身肿胀、肌肉麻木、经络不通，在按摩中使用按、推、压、摩等手法作用于精、气、血的特定部位，以通闭郁之气。

12. 和法

和，即有调和之意。和法是运用按摩的开郁和脏功能，配合患者的吐纳，以调整脏腑间的不平衡状态，从而增强内脏功能的一种方法。

【具体方法】

医者以运内气并配合平稳而柔和的手法，对气血不和、经络不通、阴阳失调等病，如脾胃不和、妇女月经不调、周身胀痛等进行治疗，使病人气血调和，阴阳相对平衡，从而恢复生理正常状态的目的。

13. 补法

有修填、充实的意思。按摩中的补法，是针对人体因亏损所引起的各种疾病现象，采取各种不同的手法，达到对人体虚而补之的一种治疗方法。

【具体方法】

医者通过强烈的意念将所炼的内丹之气从丹田提出直达双手发出，使气至病所，达到温经补气的作用。从而使病痛减轻，活力提高。补法对于气虚、血少、体弱或肢体寒冷木胀者，疗效尤佳。

运用此法，医者先以右手拇指、中指点按肺门穴 24 次，继而右手按于胸骨柄上，掌根压于膻中，中指指向天突，左手覆压于右手指上，随着一呼一吸加压，助呼吸逐渐加长；后以左手分按气海穴处，右手仍按膻中穴不动，双手随呼吸交替进行，从而使呼吸增长。

14. 泻法

泻，有泻、降、散之意。本法是泻其实邪之气。

【具体方法】

患者由于结津湿热引起腹胀满或胀痛、食积火盛、二便不通，均用泻法，以推、摩、逆时针方向揉等手法作用于患者体表的不同穴位上，以达到通泻的目的。

15. 拿法

拿法主要用于颈项、肩背及四肢部，具有疏通经络，解表发汗，镇静止痛，开窍提神，缓解痉挛等作用。临床上常拿风池等穴位及颈项两侧部位，治疗外感头痛；也用于运动过程中振奋精神。

【具体方法】

用单手或双手的拇指与食、中两指，或拇指与其他 4 指指面着力，做相对用力，在一定的穴位或部位上进行有节律的提拿揉捏。

16. 刮法

刮法具有松解粘连，消散瘀结，改善病变部位的营养代谢和促进受伤组织的修复等作用，常用于治疗髌骨肌腱末端病。

【具体方法】

拇指屈曲，用指甲（也可用硬币、匙等代替）在病变部位作单方向的匀速刮动的手法为刮法。

第二节　手太阴肺经：调治呼吸的通天大脉

▶肺经：人体最容易受伤的经

手太阴肺经上有 11 个穴位：中府、云门、天府、侠白、尺泽、孔最、列缺、经渠、太渊、鱼际、少商。

手太阴肺经是人体非常重要的 1 条经脉，它起于胃部，向下络于大肠，然后沿着胃口、穿过膈肌，属于肺脏；再从肺系横出腋下，沿着上臂内侧下行，走在手少阴、手厥阴经之前，下向肘中，沿前臂内侧桡骨边缘进入寸口，上向大鱼际部，沿边际，出大指末端。它的支脉交手阳明大肠经。

从肺经的循行路线我们可以看出，肺经与肺、胃、大肠都有很密切的关系。说肺经是人体内的"宰相"，又是怎么回事呢？

这是因为，肺在五脏六腑的地位很高。《黄帝内经》把它比做"相傅之官"，也就是说，肺相当于一朝的宰相，一人之下，万人之上。宰相的职责是什么？他了解百官、协调百官，事无巨细都要管。肺是人体内的宰相，它必须了解五脏六腑的情况，所以《黄帝内经》中有"肺朝百脉"，就是说全身各部的血脉都直接或间接地汇聚于肺，然后敷布全身。所以，各脏腑的盛衰情况，必然在肺经上有

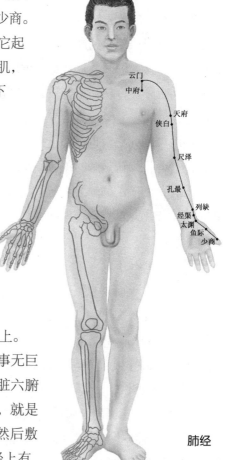

肺经

所反映，而中医通过观察肺经上的"寸口"就能了解全身的状况。寸口在两手桡骨内侧，手太阴肺经的经渠、太渊二穴就处在这个位置，是桡动脉的搏动处，中医号脉其实就是在观察肺经。

我们知道，肺为娇脏，很容易出现问题。当肺的正常功能受损时，就会出现咳嗽、气喘、胸闷等呼吸方面的疾病，以及各种皮肤病。所以，我们要格外爱护肺经。

肺经在寅时当令，也就是凌晨3～5点。这个时候，是按摩肺经的最佳时间。但这个时候应该是人睡得最沉的时候，怎么办呢？在同名经上找，也就是足太阴脾经（上午9～11点当令）。也就是说在上午9～11点脾经旺时进行按摩，也能取得同样的效果。

▶ 列缺穴：通上彻下，调理呼吸通道

列缺穴，别名童玄、腕劳。列，裂也，破也。缺，少也。列缺名意指肺经经水在此破缺溃散并溢流四方。本穴物质为孔最穴下行而来的地部经水，因其位处桡骨茎突上方，下行的经水被突出的桡骨（巨石）所挡，经水在此向外溢流破散，故名列缺。

李白在《梦游天姥吟留别》一诗中写道："列缺霹雳，丘峦崩摧，洞天石扉，訇然中开。青冥浩荡不见底，日月照耀金银台。"意思是说：惊雷闪电，将山峦震倒，神府之门打开，里面是一片金光璀璨，和之前的云山雾罩截然不同。在这里，列缺指闪电，列是分开，缺则是指破裂。闪电的形状就是一分为二的，中间有一条裂缝，所以称之为列缺。

中医中的列缺穴也有通上彻下的功能：这个穴在解剖上的位置就正好位于两条肌腱之间。而且列缺是肺的络穴，从这里又开始走入大肠经，一分为二，贯穿于两条经络之间，正好应了列缺之名。在《四总穴歌》中说："头项寻列缺。"也就是说，列缺的主要作用是治疗头部疾病。当人们头晕目眩的时候寻列缺，能很好地提精神，使人头脑清醒。

【找准穴位】

列缺穴位于前臂桡侧远端，桡骨茎突的上方，腕横纹上1.5寸，呈凹陷状。

【取法】

握拳，掌心向内，手腕微微向下垂，腕后桡侧可见一高骨突起，此即桡骨茎突。该茎突的上方在用力握拳时可见一凹陷，即是列缺穴。

【保健功效】

（1）治疗头面部疾病：在列缺穴处按摩，有助于治疗偏头痛、头痛、颜面神经痉挛及麻痹、咽喉炎、牙关紧闭、齿痛等头面部疾病。

（2）治疗上肢病变：手肘、腕无力及疼痛，半身不遂，可在列缺穴处按摩。

（3）治疗肺经病证：感冒、支气管炎、支气管扩张、咯血及咳喘等肺经病证，可按摩列缺穴。

【配伍】

（1）配偏历（或阿是穴）、阳溪，治腕部狭窄性腱鞘炎。

（2）配照海，有降气平喘利咽的作用，治肾阴虚之咽喉干痛。

（3）配风池、风门、合谷，有疏风解表止咳的作用，主治感冒、咳嗽、头痛、项强。

【注意事项】

（1）按摩时，患者手宜轻握拳，拳心向上，轻放桌上，然后如法或按或掐或揉。

①按法：用拇指指端按在列缺穴处，逐渐用力，做深压捻动。

②掐法：用拇指指端甲缘按掐列缺穴处，做下掐上提的连续刺激。

③揉法：用拇指指端揉动列缺穴。

④推法：拇指指端按在列缺穴处，做有节律而缓慢均匀的推动。

（2）按掐时，列缺穴处会有酸胀或疼痛感，以酸胀感者为好。

（3）按揉列缺穴一般为每天 3 ~ 5 次，每次 3 ~ 4 分钟。

（4）针灸：向上斜刺 0.2 ~ 0.3 寸，局部酸胀，沉重或向肘、肩部放散；向下斜刺 0.3 ~ 0.5 寸。

（5）灸法：艾炷灸 3 ~ 5 壮；艾条灸 5 ~ 10 分钟。

▶太渊穴：补肺的最佳选择

太渊穴，别名太泉，属于手太阴肺经上的腧穴。一提到"渊"，大家都会不自主的想到深渊，就是指水很深。太，隐含的意思就是大。太渊就是指宽广很深的水。在神话传说中，太渊是天池，也就是西王母的瑶池，在昆仑山，昆仑河的源头。此处穴位的手内横纹的凹陷处，经水的流向是从地之天部流向地之地部的，就如同经水从山的顶峰流进地面深渊的底部，因此得名太渊穴。

在我们人体中，太渊就是指气血藏得很深的地方。确实，太渊是肺经的原穴，原同"源"，就是生命的源泉。原穴储藏的是肾的先天之气，脏腑经络的气血是要得到原气才能发挥作用，维持生命的正常活动。所以，这里的气血是非常旺盛的。而肺呢，又是相傅之官，是调节一身之气的，它的原穴必定气血充足，取太渊之名。

现代中医学发现，太渊穴可以增强肺的呼吸机能，改善肺的通气量，降低气道阻力。太渊穴对治疗脑出血和咯血效果很显著。如果血压不稳定、心律不齐都可通过太渊穴调节。

【找准穴位】

在腕掌侧横纹桡侧，桡动脉搏动处。

【取法】

仰掌，在腕横纹上，于桡动脉桡侧凹陷处取穴。

【自我取穴】

正坐，手臂前伸，手掌心朝上，用一只手的手掌轻轻握住另一只手腕，握住手腕的那只手的大拇指弯曲，用大拇指的指腹和指甲尖垂直方向轻轻掐按，会有酸胀的感觉。即是太渊穴。

【保健功效】

（1）呼吸系统疾病：扁桃体炎、肺炎。

（2）循环系统疾病：心动过速、无脉症、脉管炎。

（3）其他：失眠、肋间神经痛、桡腕关节及周围软组织疾患、膈肌痉挛。

【配伍】

（1）配尺泽、鱼际、肺俞，治咳嗽、咯血、胸痛。

（2）配人迎，治无脉症。

【注意事项】

（1）本穴位在动脉搏动之处，所以在按摩时不可以用力按压，宜轻柔按摩。

（2）按摩也不宜太久，每天 3～5 次，每次 1～2 分钟。

（3）儿童或老年人要酌情按压，尽量不要过长时间按压。

（4）针灸：直刺 0.2～0.3 寸，局部麻胀，但要注意避开动脉。

（5）灸法：艾炷灸 1～3 壮；艾条灸 5～10 分钟。

▶鱼际穴：哮喘发作了，揉揉鱼际穴

鱼际穴，为手太阴肺经上五腧穴之荥穴，五行属火。鱼，水中之物也，阴中之阳也；际，际会、会聚也。该穴者，水中之阳聚集也。本穴气血为太渊穴传来的地部经水，由于肺经经水经过列缺穴的分流，太渊穴的失散，因此传至本穴的地部经水已较稀少。而本穴所处为西方之地，地性干燥，故其经水吸收脾土之热后大量蒸发上达于天。鱼际之名即是意指穴内气血由阴向阳的这种主要变化。

我们摊开手掌，会看到，在手掌心里面，靠近大拇指和小指的地方的皮肤颜色和别的地方是不一样的，肌肉隆起，泛白。这两个地方一块大一块小，大的就为大鱼际，与大拇指相连，鱼际穴就藏在这里面。

【找准穴位】

在手拇指本节（第1掌指关节）后凹陷处，约当第1掌骨中点桡侧，赤白肉际处。

【取法】

仰掌，在第1掌指关节后，掌骨中点，赤白肉际处取穴。

【保健功效】

（1）呼吸系统疾病：感冒、扁桃体炎、支气管炎、支气管哮喘。

（2）其他：多汗症、鼻出血、乳腺炎、小儿疳积、手指肿痛、胃气下溜、五脏气乱、岔气、胸背痛不止、肘挛肢满、喉干、呕血、心痹、悲恐、乳痈等。

【配伍】

（1）配合谷，有宣肺清热、利咽止痛的作用，主治咳嗽、咽喉肿痛、失音。

（2）配孔最、中府，有温肺散寒、化痰平喘的作用，主治哮喘。

（3）配天突、大椎、肺俞，治疗哮喘发作期患者有较好疗效。

（4）配少商，治咽喉肿痛。

【注意事项】

（1）点按鱼际时拇指要微微弯曲，并稍加用力，以免在点按的过程中出现手指过伸或过曲，造成损伤。

（2）按摩本穴时间可以适当加长，一般每天3～4次，每次3～5分钟。

（3）针灸：直刺0.5～0.8寸。

（4）灸法：艾炷灸1～3壮；或艾条灸3～5分钟。

▶中府穴：调补中气的要穴

中府穴，别名膺中外俞、膺俞、膺中俞、肺募、府中俞，是调补中气的要穴。中，中气也，天地之气，亦指中焦、胸中与中间；府，聚也。中府是指天地之气在胸中聚积之处，因此中府穴有宣肺理气、和胃利水、止咳平喘、清泻肺热、健脾补气等功效。

现在人们的生活压力较大，因此经常会导致长期闷闷不乐、心情烦躁等现象，也伴有胸闷、气短等症状。遇到这种情况，只要我们按压下中府穴就会好很多。《针灸大成》中记载："治少气不得卧"最有效。从中医的病理来说，"少气"即气不足的人，"不得卧"是因为气淤积在身上半部分，所以，按摩中府穴可使体内的淤积之气疏利升降而通畅。

【找准穴位】

在胸前壁的外上方，云门下1寸，平第1肋间隙，距前正中线6寸。

【取法】

（1）仰卧位，在胸壁的外上部，平第1肋间隙，距胸骨正中线6寸处取穴。

（2）两手叉腰立正，锁骨外端下缘的三角窝处为云门，此窝正中垂直往下推1条肋骨（平第1肋间隙）即本穴。

（3）男性乳头外侧旁开两横指，往上推3条肋骨即本穴。

【保健功效】

（1）呼吸系统疾病：支气管炎、肺炎、哮喘、肺结核、支气管扩张。

（2）肺结核、肺与支气管疾患：常在此穴出现压痛，具有一定的诊断价值。

（3）运动系统疾病：肩关节周围软组织损伤，如肩周炎。

【配伍】

（1）配肺俞，治外感和内伤咳嗽。

（2）配复溜，治肺阴虚之干咳、肺痨等。

【注意事项】

（1）手法要轻柔，不可过度用力。

（2）要是采用点按手法保健后，宜轻揉一小会儿，可以消除因点按出现局部的酸痛感。

（3）每日2～3次，每次治疗时间2～5分钟即可。

（4）针灸：直刺0.3～0.5寸，局部酸胀；向外斜刺0.5～0.8寸，局部酸胀，针感可向前胸及上肢放散。注意针尖不可向内斜刺，以免误入胸腔，刺伤肺脏。

（5）灸法：艾炷灸3～5壮；艾条灸10～15分钟。

▶天府穴：立止鼻出血的妙穴

天府穴，穴义是指输供肺经的阳热之气上达于天。天，天部也。府，府宅、门府也。天府名意指本穴为肺经阳气上输天部之门府。本穴物质由云门穴传输而来，和天府穴处的温度场相比，云门穴传来的气血物质温度仍处于高位，在天府穴处气血物质的变化仍是散热缩合冷降的变化，所散之热以阳热之气的形式上输于天，穴名之意即在于强调穴内气血物质的这一变化，故名天府，有调理肺气、安神定志的功效。

【找准穴位】

臂内侧面，在腋皱襞上端下3寸，肱二头肌桡侧缘。

【取法】

坐位或卧位，在腋前皱襞上端下3寸，肱二头肌桡侧缘取穴。简便取法：臂向前平举，俯头鼻尖接触上臂侧处是穴。

【保健功效】

（1）呼吸系统疾病：支气管炎、哮喘。

（2）精神神经系统疾病：精神病、煤气中毒、健忘。

（3）其他：吐血、鼻衄、瘿气、肩臂部疼痛。

【配伍】

（1）配合谷，治鼻衄。

（2）配气舍、百会，治瘤、瘿气、咽肿。

【注意事项】

（1）揉时要轻快柔和，柔中带刚，力度适中，不要偏离穴位，也不要按而不动。

（2）速度为每分钟120～150次，每次3～5分钟。

（3）针灸：直刺0.3～0.5寸，局部酸胀，可向臂部或肘部放散。

（4）灸法：温针灸3～5壮；艾条灸5～10分钟。

养生百宝箱

古人将祖先称为"天"，"府""库"相通，是谓天府。在《大戴礼记·少闲》中记载：殷代武丁时开先祖之府，国家典制及官府档案均藏其内，制有禁令，以禁守不得妄入。西周宗法制度逐渐完备，宗庙设置与收藏更趋完善，于"春官"下设"天府"，"掌祖庙之守藏与其禁令"。西周时期也有记载：先王之典法，载全国民数和山川形势之版图，群臣百官之功过，刑狱诉讼、选贤举能之文书，维系诸侯国之盟书，以及记录王室世系的谱牒等。此类记述中的正本均上呈天府，意为拜受神祖的赐予，并受其考察，要求神祖的保证信誓以及显示周天子共主的地位，也是统治者处理政事、稽查官员、统治臣民的重要凭据。

▶尺泽穴：腹痛发热的首选穴

尺泽穴，属于手太阴肺经，出自《灵枢·本输》，又名鬼受，鬼堂，为肺经的合穴。尺，"尸"（人）与"乙"（曲肘之形象）的合字，指前臂部。泽，浅水低凹处。因其位置特点而名。《灵枢·明堂》杨上善注："泽，谓陂泽水钟处也。尺，谓从此向口有尺也。尺之中脉注此处，留动而下，与水义同，故名尺泽。"尺泽穴为清热和胃、通络止痛的要穴。

又说，尺在这里暗指肾的意思，泽是雨露的意思，就是恩泽、灌溉，尺泽意思就是补肾的穴位。因此中医认为，尺泽穴是最好的补肾穴，通过降肺气而补肾，最适合上实下虚的人，高血压患者多是这种体质。肝火旺，肺亦不虚，脾气大但很能克制自己不发火的人常会感到胸中堵闷，喘不上气来。此时可点揉肺经的尺泽穴。

【找准穴位】

尺泽穴位于在肘横纹中，肱二头肌腱桡侧凹陷处。

【取法】

手掌向上，微屈肘，在肘横纹上，肱二头肌腱桡侧缘处取穴。

【保健功效】

（1）呼吸系统疾病：肺结核、咯血、肺炎、支气管炎、支气管哮喘、咽喉肿痛、胸膜炎。

（2）运动系统疾病：肘关节病、脑血管病后遗症、前臂痉挛。

（3）精神神经系统疾病：肩胛神经痛、精神病、小儿抽搐。

（4）其他：膀胱括约肌麻痹（小便失禁）。

【配伍】

（1）配列缺、肺俞，治咳嗽、气喘。

（2）配合谷，治肘臂挛痛、肘关节屈伸不利。

（3）配委中，治急性吐泻、中暑。

【注意事项】

（1）按揉本穴时，用力要大，这样才能有好的效果；儿童除外，不可太过用力。

（2）按揉本穴时不宜时间过长，每天 3 ～ 5 次，每次 2 ～ 3 分钟即可。

（3）针灸：直刺 0.5 ～ 0.8 寸，局部酸胀，针感向前臂或手部放散；点刺出血，用于急性吐泻；独取尺泽，用三棱针点刺出血，可治急性咽喉肿痛。

（4）灸法：艾炷灸或温针灸 5 ～ 7 壮；艾条灸 10 ～ 20 分钟。

▶孔最穴：久坐不痔的秘诀

孔最穴为手太阴经郄穴，穴义指肺经的地部经水由此渗入脾土。孔，孔隙的意思；最，多的意思。此处穴位是肺经之穴，肺之时序应秋，其性燥，肺经所过之处其土（肌肉）亦燥（肺经之地为西方之地），尺泽穴流来的地部经水大部分渗透漏入脾土之中，脾土在承运地部的经水时如过筛一般，故名孔最，有清热止血、润肺理气的功效。

孔最穴有个最好的作用就是治疗痔疮，痔疮有好几种，但以痔核占绝大多数。肛门周围有许多静脉如网络般地流通着，若有瘀血，就会产生叫"静脉瘤"的小疣状物，这种状态，就是痔核。而发生在肛门的痔核称之为外痔核，发生在肛门内侧时则称之为内痔核，一般称为"疣痔"的，就是指内痔核。若是初期的疣痔时，只要刺激孔最穴，可减轻令人无法忍受的痛苦。

【找准穴位】

在前臂掌面桡侧，当尺泽与太渊连线上，腕横纹上 7 寸处。

【取法】

伸臂仰掌，于尺泽与太渊的连线上，距太渊穴7寸处取穴。

【自我取穴】

肘部弯曲时，肘部内侧的正中央有一条很硬的筋。在这条筋的外侧，就是尺泽穴。从尺泽穴往手腕内侧的横线，画一条直线，将此线九等分，从尺泽穴起约4/9处，就是孔最穴。

【保健功效】

（1）呼吸系统疾病：肺结核咳血、咽喉炎、扁桃体炎、支气管炎、支气管哮喘。

（2）运动系统疾病：肘臂痛、手关节痛。

（3）其他：痔疮、大肠炎。

【配伍】

（1）配肺俞、尺泽穴，治咳嗽、气喘。

（2）配鱼际，治咯血。

【注意事项】

（1）揉时可用一指、数指等方式揉，速度要适宜，起到揉活放松的效果。

（2）儿童、体弱者要酌情使用，不可过于用力。

（3）每天3～5次，每次3～4分钟，速度一般每分钟100～200次。

（4）针灸：直刺0.5～0.8寸，局部酸胀，针感可向前臂部放散；针刺时应避开桡动、静脉，以防刺破血管，引起出血。

（5）灸法：艾炷灸或温针灸5～7壮；艾条灸10～20分钟。

▶侠白穴：克服恐惧的"大侠"

人们知道，"侠"是指那些艺高胆大的人，他们面对恶势力时没有半点恐惧，反而勇于反抗恶势力。在人体上，也有这么一位"大侠"——"侠白穴"，它能帮助人们克服恐惧情绪，也就说，当你感到恐惧、紧张时，可以通过按揉拍打侠白穴来放松情绪。

侠白穴属手太阴肺经。侠，挟也，指穴位的功能作用。白，肺之色，指气血物质在经过本穴的变化转变后所表现出的特征。侠白名意指肺经气血在此分清降浊。本穴的气血物质为天府穴传来的雨状云系，由于气血物质不断地远离人体的胸腹高温区，因此水湿云气在本穴处的变化乃是一个散热冷降缩合的过程。由于不断地散热冷降缩合，因此，在本穴位置上气血物质以雨降的形式从天部降到了地部，也就是从皮层降到了肌肉层。穴名之意即是取水被挟挤则下，天部乌云化雨而落由此变得清白之意。侠白穴有宣肺理气、宽胸和胃的功效。

人们通过按揉拍打等方式刺激此穴，就相当于在人体内进行"人工施雨"。"雨"降得多了，地面（肺经）的水流也就多了，肺气就足了，人们就会感到精神饱满，体力充沛，对任何事情都充满了信心。

【找准穴位】

天府穴下1寸，肘横纹上5寸，就是侠白穴。

【取法】

坐位或卧位，在天府下1寸，肱二头肌桡侧缘取穴。

【自我取穴】

沿着肺经走，天府穴往下一拇指宽的地方有个穴位，就是侠白穴。

【保健功效】

（1）呼吸系统疾病：支气管炎、支气管哮喘、肺炎、咳嗽、干呕、烦满。

（2）神经系统：缓解恐惧情绪、心动过速，上臂内侧神经痛。

【配伍】

配曲池、肩髎，治肩臂痛。

【注意事项】

（1）可用拇指按住此穴用力下压或按揉，时间在2～3分钟之间，以有酸、胀感觉为佳。

（2）很多人在面试或遇到重大事情的时候，总会感到紧张，心跳得很快，这是由肺气不足所致，宜按侠白穴，如果心跳速度过快，可稍用力按揉侠白穴。

（3）针灸：直刺0.5～1寸，局部酸胀，向前臂部放散。

（4）灸法：温针灸3～5壮；艾条灸5～10分钟。

▶ 经渠穴：总管咳嗽的"专家"

经渠穴隶属手太阴肺经之经穴。经，经过、路径也；渠，水流之道路也。经渠穴因处列缺穴之下部，列缺穴溢流溃决之水在此处又回流肺经，成为肺经经水流经的渠道，故而得名"经渠穴"。正如《灵枢·本输》中记载："寸口中也，动而不居。"

经渠穴属金，经渠穴物质为地部经水和天部之气，地部经水性温热，天部之气性凉湿。地部经水一方面循肺经流向太渊穴，一方面又不断气化上行天部，以气化水湿的形式将肺经气血的热能传输天部。因此经渠穴的功效是蒸发散热，为生气之穴，故其属金。因此，中医认为经渠穴能治疗咳嗽、气喘、胸满喉痹、咽喉肿痛、疟疾寒热，胸背佝偻、热病无汗，心痛呕吐等症状，但要遵循"寒则补而灸之，热则泻针出气"的原则。

【找准穴位】

在前臂掌面桡侧，桡骨茎突与桡动脉之间凹陷处，腕横纹上1寸。

【取法】

仰掌，在前臂掌面桡侧，腕横纹上1寸，当桡骨茎突内侧与桡动脉之凹陷处取穴。

【保健功效】

（1）呼吸系统疾病：气管炎、支气管炎、哮喘、肺炎、扁桃体炎、胸痛。

（2）精神神经系统疾病：膈肌痉挛、食道痉挛、桡神经痛或麻痹。

（3）治手腕痛。

（4）《资生经》认为，经渠穴可以"治足心痛"。

【配伍】

（1）配肺俞、尺泽，治咳嗽。

（2）配丘墟，有肃降肺气、宽胸利气的作用，治疗咳嗽胸满、胸背急等。

（3）配丘墟、鱼际、昆仑、京骨，有舒经活血、缓解疼痛的作用，治疗背部疼痛。

【注意事项】

（1）伸出一只手，将这只手的掌心朝上，用另一只手以把脉的姿势放在这只手臂上。中指指腹所对应的位置就是经渠穴，用中指指腹用力按压，感到酸胀。坚持按摩，每日1次，每次1～3分钟。

（2）按摩经渠穴是否疼痛，若疼痛则按摩直至不痛为止。

（3）针灸：直刺0.2～0.3寸，局部酸胀注意针刺时应避开桡动脉。

（4）不可灸法，因为《甲乙针灸经》认为，经渠穴是"不可灸，灸之伤人神明"。

▶云门穴：轻轻按一按，浊气排光光

云门穴为手太阴肺经第二穴，其功用是传输肺经的气血物质，调节输入肺经及输入肺经以外部分的物质比例。

云指云雾，门指门户。"云门"的艺术是指人体气血似天气云雾一样，能滋生万物，而其首出之处即称为云门（最终归于期门）。云门穴之所以得名"云门"，就是因为它是肺经与其他经络交换物质的一个门户，是气体宣发的地方。如果浊气瘀积在这里排不出去，就会四肢烦热，心里感到堵得慌，这时按按云门穴，就相当于打开一扇大门，浊气就可以排出了。因此，中医认为云门穴有"清肺除烦，止咳平喘，通利关节"的功效。

【找准穴位】

胸前壁外上方，肩胛骨喙突上方，锁骨下窝（胸大肌与三角肌之间）凹陷处，距前正中线（璇玑）6寸，当锁骨外1/3折点下方一横指，中府上1寸。

【取法】

正坐位，以手叉腰，当锁骨外端下缘出现的三角形凹陷的中点处取穴。

【保健功效】

（1）呼吸系统疾病：胸中热、气管炎、咳嗽、胸痛、哮喘。

（2）肩关节周围炎：肩臂痛、上肢不举。

（3）肺及支气管疾患时常在此处过敏压痛。

【配伍】

配中府，每天按摩1~2分钟，长期坚持可"包治百咳"。

【注意事项】

（1）云门穴处肌肤娇嫩，因此宜用手轻轻按住此穴，稍稍用力按摩1~2分钟即可。

（2）针灸：向外斜刺0.5~0.8寸，局部酸胀，可向前胸及腋下放散；针刺时不可向内深刺，以防刺破肺脏，造成气胸。

（3）灸法：艾炷灸3~5壮；艾条灸10~15分钟。

▶少商穴：秋燥咳嗽就找少商穴

少商穴，别名鬼信穴，是肺经上最后一个穴位，在拇指上，是肺经的经期传入大肠经的起始处。少，与大相对，小也，阴也，指穴内气血物质虚少且属阴；商，古指漏刻，计时之器，滴水漏下之计时漏刻也。该穴名意指本穴的气血流注方式为漏滴而下。本穴物质为鱼际穴传来的地部经水，因经过上部诸穴的分流散失，因而在少商的经水更为稀少，流注方式就如漏刻滴下。少商在拇指之端，其滴下的位置是从地之上部漏落到地之下部，即由体表经脉流向体内经脉。

少商有个很好的疗效就是可以治疗咳嗽。少商位于大拇指的指角，没办法像平常一样按摩。我们可以用棉签或者牙签的大头来刺激。其实这个穴位随时随地利用些圆钝头的东西就可以刺激。

【找准穴位】

在手拇指末节桡侧，距指甲角0.1寸（指寸）处。

【取法】

在拇指桡侧，去指甲角 0.1 寸处取穴。

【保健功效】

（1）呼吸系统疾病：扁桃体炎、腮腺炎、感冒发热、支气管炎、肺炎、咳血。

（2）精神神经系统疾病：休克、精神分裂症、癔症、失眠。

（3）消化系统疾病：食道狭窄、黄疸。

（4）五官科系统疾病：齿龈出血、舌下肿瘤、口颊炎。

（5）其他：脑出血、盗汗、小儿惊风、手指挛痛。

【配伍】

（1）配商阳，治咽喉肿痛。

（2）取手上双少商、双鬼哭灸之，治少儿五迟之患。

【注意事项】

（1）捻动时以食指运动为主，拇指运动为辅，动作要有连贯性，捻时，移动要慢。

（2）搓动时用力要对称、沉稳，搓动要快，移动要慢。

（3）按摩本穴位每天 3 ~ 5 次，每次 3 ~ 5 分钟。

（4）针灸：向腕平刺 0.2 ~ 0.3 寸，局部胀痛；三棱针点刺出血，推血至指端捏紧，迅速刺入并挤出 5 ~ 10 滴血。

（5）不宜灸法。

第三节 手阳明大肠经：保护胳膊的排泄大脉

▶大肠经：肺和大肠的保护神

手阳明大肠经上有 20 个穴位：商阳、二间、三间、合谷、阳溪、偏历、温溜、下廉、上廉、手三里、曲池、肘髎、手五里、臂臑、肩髃、巨骨、天鼎、扶突、口禾髎、迎香。

手阳明大肠经起于食指末端的商阳穴，沿食指桡侧，通过合谷、曲池等穴，向上会于督脉的大椎穴，然后进入缺盆，联络肺脏，通过横膈，入属于大肠。

"循行所过，主治所及"，是说经络从哪里经过就能治哪里的病，因此，从大肠经的循行路线我们可以看出，肺和大肠都与大肠经关系密切，所以，疏通此经气血就可以预防和治疗呼吸系统和消化系统的疾病。虽然，肺和大肠看起来是两个毫不关联的两个内脏，但是它们通过大肠经互相联系、互相影响，也就是说，肺与大肠相表里。

所谓表里，指一种内外关系，就好像夫妻。丈夫在外边忙着的时候，妻子就应该把家里的事务管理好；丈夫如果在外面特别忙，那妻子也相对比较忙。肺为里，为妻；大肠为表，为夫。

在人体中，气血是维持生命活动的基础，《黄帝内经》上说："阳明经多气多血。"手阳明大肠经与足阳明胃经所属的肠胃是人体消化、吸收以及排出废物的器官。人体的体质由先天和后天决定，先天部分是遗传于父母的，我们无法改变，后天部分就来源于我们的食物。肠胃消化吸收功能正常，体内生成的气血充足，抵抗疾病的能力自然会增强；胃肠排泄功能正常，体内产生的垃圾就能及时排出，不在体内堆积，那么由内在原因引起的疾病自然会减少。所以，手阳明大肠经是人体中重要的经络，平时一定要注意疏通。

什么时候按摩大肠经最好呢？大肠经当令的时间是早上5～7点，这时候大肠经运行最旺盛，按摩效果也最好。大肠经很好找，你只要把左手自然下垂，右手过来敲左臂，一敲就是大肠经。敲时有酸胀的感觉。

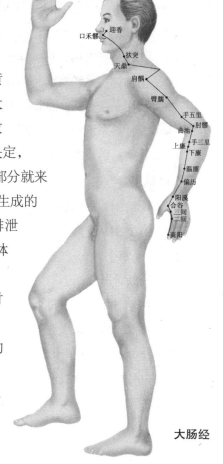

大肠经

▶迎香穴：宣肺通窍，提高嗅觉

迎香穴，别名冲阳穴。在生活中我们要是遇到感冒，鼻子不通气了，只要一按迎香穴，马上就恢复正常，又能闻到香气了，这也是这个穴位被称作迎香的原因。迎香穴位于鼻子两旁，又是大肠经的穴位，所以，它有宣肺通窍的作用。而且，这个穴对于增强我们鼻子的功能，强化鼻黏膜对于外界不好空气的抵抗力都有很好的作用。

我们在刺激它的时候，可以用拇指和食指同时放在鼻翼两侧，掐住鼻子，屏住呼吸，然后隔三四秒，再突然放开手指，进行呼吸。

其实不止是感冒鼻塞，各种原因引起的和鼻子有关的疾病，我们都可以用这个穴位来治疗。受寒时，喷嚏不止时，也可以用力压迎香穴直到发酸为止，放开后再压，重复直到不打为止。

【找准穴位】

迎香穴位于人体的面部，在鼻翼旁开约 1 厘米皱纹中。取穴时一般采用正坐或仰卧姿势，眼睛正视，在鼻孔两旁五分的笑纹（微笑时鼻旁八字形的纹线）中取穴。用食指的指腹垂直按压穴位，有酸麻感。

【保健功效】

（1）经按压迎香穴，能够治疗各种鼻症，如鼻腔闭塞、嗅觉减退、鼻疮、鼻内息肉、鼻炎、鼻出血等。

（2）按压迎香穴，对口歪、面痒、胆道蛔虫等也有一定疗效。

（3）按揉迎香穴对治疗习惯性便秘有很好的疗效。

【配伍】

（1）配印堂、合谷，可治各种鼻炎。

（2）配合谷，治面痒肿。

（3）配听会，治耳聋气痞。

（4）配临泣、太冲、合谷，治赤眼。

（5）配上星，治鼻塞无闻。

（6）配四白、人中、曲池、足三里，治胆道蛔虫症。

【注意事项】

（1）用本穴治疗习惯性便秘时，按压时间要稍长一些，约 10 分钟。

（2）在按压本穴的时候，力度要适中，速度由慢到快。

（3）用食指尖点压按摩，以左右方向刺激比较有效，一次约一分钟，按摩后喝一杯热开水。

（4）用拇指外侧沿笑纹及鼻子两侧，做上下，呈正三角形方向的按摩。由于拇指属手太阴肺经，与迎香穴所属的大肠经具有"阴阳表里"关系，而且刺激范围大，颇值推荐，一次约 1 分钟，按摩后喝一杯热开水。

（5）对本穴治疗的时间一般为每天 2 ～ 3 次，每次 5 分钟左右。

（6）刺法：直刺 0.2 ～ 0.3 寸。沿鼻根向内上方横刺 0.3 ～ 0.5 寸；或沿皮向四白方向横透。禁直接灸。

▶合谷穴：缓解病痛的"隐士神医"

合谷穴，别名虎口、容谷、合骨、含口，大肠经气血会聚于此并形成强盛的水湿风气场。合，汇也，聚也；谷，两山之间的空隙也。因其在大拇指和食指的虎口间，拇指食指像两座山，虎口似一山谷，因而得名合谷穴。"合谷"穴名意指本穴物质为三间穴天部层次横向传来的水湿云气，行至本穴后，由于本穴位处手背第一、二掌骨之间，肌肉间间隙较大，因而三间穴传来的气血在本穴处汇聚，汇聚之气形成强大的水湿云气场，故名合谷。

在《四总穴歌》里头，有这么一句"面口合谷收"，就是颜面以及口部的毛病都可以找合谷治疗；合谷还可以治疗"疟病热还寒"，就是疟疾先热而后冷的打摆子症状。也可治龋齿及鼻衄，就是蛀牙和流鼻血；"口噤不开言"，牙齿咬得很紧，不能张口说话，可以在此穴针入五分深，"令人即便安"，可是要注意，合谷跟另一个叫三阴交的穴道，在孕妇身上要小心，有可能导致流产。

合谷穴这个穴位恰到好处就在手背，而且好找，无论什么情况都可以方便简单地按两下，并且疗效惊人。

【找准穴位】

一手的拇指第一个关节横纹正对另一手的虎口边。

【取法】

让患者侧腕对掌，自然半握拳，合谷穴位于人体的手背部位，第二掌骨中点，拇指侧。

【保健功效】

（1）主治齿痛、手腕及臂部疼痛、口眼歪斜、感冒发热等症。

（2）镇静止痛，通经活络，清热解表。主脉浮于表，伤寒大渴，发热恶寒，头痛脊强，耳聋，下齿龋，喉痹，面肿，唇吻不收，口噤不开，偏正头疼，偏风，风疹，腰脊内痛。

【配伍】

（1）配列缺，治感冒。

（2）配颊车，治牙疼。

（3）配三阴交，治闭经。

（4）配太冲穴，治高血压等引起的头晕头疼。

【注意事项】

（1）在按摩本穴时，要注意用力适度，尤其是儿童，不要擦伤皮肤。

（2）按压本穴每天 3 ~ 5 次，每次 2 ~ 3 分钟为宜。

（3）刺法：直刺 0.5 ~ 0.8 寸。但孕妇禁用，因为孕妇针刺

养生百宝箱

孕妇为什么不能扎针合谷穴？

在宋朝的时候有一位太子，他很喜欢医学，有一次看到一位孕妇，把了脉后，希望证实自己的判断，要剖腹看一看到底怀的是男孩还是女孩，或者是双胞胎，跟他同行的医师徐文伯说不可以这样，用针刺合谷及三阴交这两个穴胎就可以顺利产出。所以合谷、三阴交在孕妇身上不可以随便扎针，要非常小心的。

合谷穴可能会引起流产。

（4）灸法：艾炷灸或温针灸 5 ～ 9 壮；艾条灸 10 ～ 20 分钟。

▶ 阳溪穴：手肩综合征的克星

阳溪别名中魁穴，穴位位于手背上，就是指阳气的溪流。阳，热也、气也，指本穴的气血物质为阳热之气。溪，路径也。该穴名意指大肠经阳溪穴经气在此吸热后蒸升上行天部。本穴物质为合谷穴传来的水湿风气，至此后吸热蒸升并上行于天部，故名。阳溪穴有清热散风，通利关节的功效，主治狂言喜笑、热病心烦、胸满气短、厥逆头疼、耳聋耳鸣、肘臂不举、喉痹等症。

阳溪最大的作用就是可以治疗手肩综合征，也就是手腕、手肘、肩膀等部位的疼痛。如果手肩部酸痛，我们这有一个非常好的刺激方法，用右手握住左手的腕部，同时左右握拳，用拳头前后晃动，这样来帮助腕部的活动。在腕部活动的时候也能很好地刺激阳溪穴。

现代人的生活中离不开电脑，但是长期使用电脑的人经常在电脑前一坐就是很长的时间，长时间保持固定的姿势会使肩臂部甚至手指的肌肉僵硬，这都是气血流通不畅惹的祸。很多人在缓解腕部酸痛的时候都会活动活动手腕，其实做这个动作就是在刺激自己的阳溪穴，促进气血的流通。在临床中，医生也常常利用阳溪穴治疗腱鞘炎、中风半身不遂、腕关节及其周围软组织疾患等。

【找准穴位】

屈肘，掌心向胸，在腕背横纹桡侧，手拇指上翘起时，当拇短伸肌腱与拇长伸肌腱之间的凹陷中。

【保健功效】

（1）五官科系统疾病：鼻炎、耳聋、耳鸣、结膜炎、角膜炎。

（2）精神神经系统疾病：面神经麻痹、癫痫、精神病。

（3）其他：腕关节及周围软组织疾病、扁桃体炎。

【配伍】

（1）配合谷，治头痛。

（2）配少府、通里、内关，治心律不齐。

（3）配阳谷，治神经衰弱。

【注意事项】

（1）按摩本穴时，手要自然放松，不要紧张弯曲，以防影响到效果。

（2）儿童按摩时要适度，不要用力太大。

（3）每次按揉2～3分钟，每天施治2～3次。

（4）刺法：直刺0.5～0.8寸。

（4）灸法：艾炷灸3～5壮；艾条灸10～20分钟。

▶ 手三里穴：缓解腹痛、齿痛、腰扭伤

手三里穴，别名三里、鬼邪、上三里，因为它能通知上中下三部的疾病，所以称为三里。手，指穴所在部位为手部；三里，指穴内气血物质所覆盖的范围。"手三里"穴名意指大肠经冷降的浊气在此覆盖较大的范围。本穴物质由上廉穴传来，上廉穴的水湿云气化雨而降，在手三里穴处覆盖的范围如三里之广，故名手三里。

手三里专治肚脐以上及肩背部疾病，按揉它时有个很简单的方法，就是将一侧的手臂放在桌面上，然后将另一侧的手肘放在穴位上，用手肘来轻轻地按揉此穴。手三里穴有个很好的作用，就是可以治疗肩周炎。所以，我们在闲暇的时候多按手三里穴。

大家去医院后很可能会需要打针、抽血、输液，这些都对身体有点小的损伤，出血和疼痛是很常见的，用拇指弹拨手三里这个穴位，可以很好地缓解不舒服的感觉。

【找准穴位】

在前臂背面桡侧，当阳溪与曲池连线上，肘横纹下2寸。

【取法】

侧腕屈肘，在阳溪与曲池的连线上，曲池下2寸处取穴。

【保健功效】

（1）运动系统疾病：腰痛，肩臂痛，上肢麻痹，半身不遂。

（2）消化系统疾病：溃疡病，肠炎，消化不良。

（3）五官科系统疾病：牙痛，口腔炎。

（4）其他：颈淋巴结核，面神经麻痹，感冒，乳腺炎。

【配伍】

如果有上肢活动不利，可以配合曲池穴一起使用。

【注意事项】

（1）施用点法时，拇指要注意保持一定姿势，以免在点的过程中出现手指过伸或过曲，造成损伤。

（2）对儿童施以点法时，用力要适度，不要伤着患者的皮肤。

（3）按时要沉稳用力，重而不滞；揉时要用力均匀，轻而不浮。

（4）刺法：直刺 0.5 ～ 0.8 寸，局部酸胀沉重，针感可向手背部扩散。

（5）灸法：艾炷灸或温针灸 5 ～ 7 壮；艾条灸 10 ～ 20 分钟。

▶曲池穴：降低血压有独效

曲池穴，别名鬼臣、洪池、阳泽。曲，隐秘也，不太察觉之意；池，水的围合之处、汇合之所。曲池名意指本穴的气血物质为地部之上的湿浊之气，由手三里穴降地之雨气化而来，位处地之上部，性湿浊滞重，有如雾露，为隐秘之水，故名曲池。

曲池穴作为大肠经的合穴，这里的阳气达到顶峰，就好像万支河流入海。《针灸甲乙经》中记载："伤寒余热不尽。胸中满，耳前痛，齿痛，目赤痛，颈肿，寒热，渴饮则汗出，不饮则皮干热。目不明，腕急，身热，惊狂，蹙痿痹重，癫疾吐舌，曲池主之"。意思是说，曲池穴对很多疾病都有治疗或缓解的作用。

曲池穴还有一个很重要的作用，就是可以降低血压。高血压发作的高峰期在早上6 ～ 10 点，下午 15 ～ 17 点之间。如果在这两个时段，间歇性地按摩曲池穴，就可以起到平稳血压的作用。有高血压病证的患者，在闲着的时候可以多按摩曲池。

【找准穴位】

屈肘成直角，在肘横纹外侧端与肱骨外上髁连线中点。完全屈肘时，当肘横纹外侧端处。简单点说，就是先将右手手掌摊开，左臂微微弯曲，用右手的掌侧，来敲打左手的手肘处，也就是曲池的位置。

【保健功效】

（1）痹痛、上肢不遂等上肢病证。

（2）热病、高血压、癫狂、腹痛、吐泻等肠胃病证。

（3）咽喉肿痛、齿痛等五官疼痛。

（4）湿疹、瘰疬等皮、外科病证。

【配伍】

（1）配合谷穴、外关穴，有疏风解表、清热止痛作用，主治感冒发热、咽喉炎、扁桃体炎、目赤。

（2）配合谷穴、血海穴、委中穴、膈腧穴，有散风清热、调和营卫作用，主治丹毒、荨麻疹。

（3）配内关、合谷、血海、阳陵泉、足三里、太冲穴、昆仑穴、太溪穴、阿是穴，有温阳散寒、活血止痛作用，主治血栓闭塞性脉管炎。

（4）配合谷、血海、三阴交穴，有扶正解毒作用，主治冬眠灵药物反应。

（5）配肩髎，治疗上肢疼痛。

【注意事项】

（1）在按摩过程中，点的时候要轻重适中，节奏和谐；按的时候要沉稳有力；揉的时候用力而不轻浮。儿童尤其注意。

（2）在按揉曲池的时候，不要忘了按揉曲池周边。

（3）对本穴的按摩时间一般为每天 2 ~ 3 次，每次 2 ~ 3 分钟。

（4）刺法：直刺 1 ~ 1.5 寸。

（5）用艾条灸曲池穴下 2 寸与尺骨小头后缘两穴，每次温灸 6 ~ 8 分钟，以患者皮肤温热为度，每日 1 ~ 2 次，适用于疖肿初期。

▶二间穴：散热冷降，消炎止痛

二间穴，别名间谷、闻谷、周谷。二，概数，在此表示较小之意；间，间隔、空隙也，指本穴物质所处为空隙之处。二间穴处在不太高的天部层次，"二间"之名即是对本穴气血物质所在的空间层次范围的说明。本穴物质为商阳穴传来的温热水气，主要是散热冷降的变化，表现出水的润下特征，故其属水。

二间穴的气血物质大部分为天部之气，同时地部亦有极少经水，天部之气及地部经水性皆温热。天部之气向三间穴上行，地部经水向商阳穴下行。大肠经经气在此分清降浊。

【找准穴位】

微握拳，在食指本节（第 2 指关节）前，桡侧凹陷处。

【保健功效】

（1）主治目昏、鼻出血、齿痛、牙龈炎、口歪、咽喉肿痛、热病、面神经炎、三叉神经痛等症。

（2）治疗睑腺炎，可以指压二间。指压时只指压患有睑腺炎眼睛同边的手，先一面缓缓吐气一面压 6 秒钟。指压时并非握拳，而是将手张开。如果还是不愈的话，就用压按之手的拇指和食指强捏，如此重复 30 次，睑腺炎就会自愈或即刻化脓自愈。

（3）二间穴对治疗膝盖疼痛也非常有效。

【配伍】

配合谷穴治齿痛。

【注意事项】

（1）以另一手大拇指指腹按压在二间穴上，另一手食指顶挟住食指关节处上，大拇指行顺时针揉按，由轻到重，反复几次，5 分钟即可见效。

（2）每天按摩二间穴 5 分钟。

（3）刺法：直刺 0.2 ~ 0.3 寸。

（4）取双侧二间穴，以米粒大小艾炷各灸 3 ~ 5 壮，灸时须使每炷艾火自然熄灭，不可用手按灭，可治睑腺炎。睑腺炎未成脓者，施灸 1 次即可肿消痛止，肿大成脓者，施艾 1 次脓即溃出，一般 2 次可获痊愈。

▶三间穴：有效缓解手部肌肉紧张

三间穴也被叫做"少谷穴""小谷穴"，属木，是以合谷穴的名字来区分命名的。《针灸甲乙经》记载："多卧善睡，胸满肠鸣，三间主之。"我们每天大量地使用手部来辅助自己的工作，用电脑、打游戏或者发短信都不能离开手，手部姿势固定，时间长了，气血运行不畅，手部就会出现僵硬疼痛，刺激三间穴可以促进血液循环，缓解手部肌肉紧张。

【找准穴位】

微握拳，在手食指本节（第 2 掌指关节）后，桡侧凹陷处。

【取法】

微握，拳在食指桡侧，第二掌指关节后，第二掌骨小头上方处取穴。

【保健功效】

（1）五官科系统疾病：牙痛、急性结膜炎、青光眼。

（2）其他：三叉神经痛、扁桃体炎、手指肿痛、肩关节周围炎。

【配伍】

（1）配阳溪，治梅核气，即好像喉间有异物，吐也吐不出来，咽也咽不下去的症状。

（2）配间使，治喉痹。

（3）配肾俞，治肩背浮风劳。

（4）配后溪，治手背肿痛。

（5）配攒竹，治目中漠漠。

【注意事项】

（1）按摩或拍打三间穴时应有局部麻胀，或向手背放散的感觉。

（2）刺法：直刺 0.3 ~ 0.5 寸，局部麻胀，或向手背放散。

（3）灸法：艾炷灸 3 ~ 5 壮；艾条灸 5 ~ 10 分钟。

▶ 商阳穴：强身健体，加快人体新陈代谢

商阳穴，别名绝阳、而明。商，漏刻也，古之计时之器，此指本穴的微观形态如漏刻滴孔；阳，阳气也。"商阳"穴名意指大肠经经气由本穴外出体表。人体经脉由气血物质的运行构成内外无端的循环，它分为体表部分和体内部分，体表部分运行在三部九候的表层，也即是地之上部，体内部分运行在三部九候的里部，也就是地之内部。商阳穴即是大肠经体内经脉气血向体表经脉运行的出口。简单点说，由于人体系统的重力场特征，人体内部的温压场高于外部的温压场，因此大肠经体内经脉所产生的高温高压气态物就会由本穴的漏刻滴孔向外喷射。商阳之名正是对本穴气血物质这一运动特征的概括描述。

大家都知道感冒受凉后最好能出出汗，人们会多喝水、多穿衣服或是捂在被子里，但是有些时候，不管用什么办法，就是不出汗。这时还有什么办法能促进出汗呢？你可以试着掐按商阳穴，坚持一会，汗水就会慢慢渗出体表了。总之，经常掐一掐商阳穴，能旺盛大肠经的气血，调节消化道功能，加快人体新陈代谢，对身体有强壮补益的作用。

【找准穴位】

食指末节桡侧，距指甲角 0.1 寸处。

【保健功效】

（1）五官疾病：齿痛、咽喉肿痛、耳鸣耳聋等。

（2）热病：中风昏迷、手指麻木等。

【配伍】

（1）配合按摩少商穴、合谷穴，有清热泻火的作用，治疗咽喉肿痛、目赤肿痛。

（2）配少商、中冲、关冲，有醒脑开窍的作用，主治中风、中暑。

（3）配合谷、阳谷、侠溪、厉兑、劳宫、腕骨等，有发汗泻邪热的作用，主治热病汗不出。

（4）配少商穴点刺出血治热病，昏迷。

【注意事项】

（1）食指上商阳穴属于大肠经，便秘时按此指会痛，则可确定是大肠某个部位有了异常现象。

（2）刺法：浅刺 0.1 寸，或点刺出血。

> **养生百宝箱**
>
> 商阳穴是男性性功能保健的重要穴位，就位于食指尖端桡侧指甲角旁，刺激该穴具有明显的强精壮阳之效，可延缓性衰老。其按摩方法也简便易行，可在上下班乘公共汽车或地铁时，用食指钩住车内的扶手或吊环，或在闲暇时两手食指相钩反复牵拉，也可利用伞柄等按摩食指等。

（3）灸法：艾炷灸 1 ～ 3 壮；或艾条灸 3 ～ 5 分钟，左取右，右取左。

▶偏历穴：清热利尿，通经活络

偏历穴是手阳明大肠经的别行络脉，距腕 3 寸，别行于手太阴肺经。它的别出分支，向上沿臂部，经肩髃穴上行至下颌角，遍布于齿中，再别出分支，上行入耳中，合于该部所聚的主脉。偏，与正相对，偏离之意。历，经历。该穴名意指本穴的气血物质偏离大肠正经而行。本穴物质为阳溪穴传来的炎上之气，行至本穴后因进一步受热膨胀并向外扩散，而由于肺经所处的西方之地天部之气不足，所以本穴的膨胀扩散之气偏行肺经，故名。因此，偏历穴有清肺气、调水道、通脉络的功效。

【找准穴位】

屈肘，在前臂背面桡侧，当阳溪与曲池连线上，腕横纹上 3 寸；或以两手虎口交叉，当中指尽处是穴。

【保健功效】

（1）五官科系统疾病：鼻衄、结膜炎、耳聋、耳鸣、目赤、牙痛、口眼歪斜。

（2）其他：面神经麻痹、扁桃体炎、前臂神经痛、腕臂痛、水肿。

【配伍】

（1）配太渊，为原络配穴法，有疏风解表作用，主治感冒、头痛、咽喉痛。

（2）配水分、阴陵泉，有健脾利水作用，主治水肿。

（3）配阳溪、商阳、络却、腕骨、前谷，有疏散清热、行气利窍作用，主治实邪耳鸣。

（4）配列缺、阳溪，治腕部腱鞘炎。

【注意事项】

（1）按揉拍打偏历穴时，会产生局部酸胀感。

（2）刺法：直刺 0.3 ～ 0.5 寸。

（3）灸法：艾炷灸 3 ～ 5 壮；或艾条灸 5 ～ 10 分钟。

▶温溜穴：清热理气的人体大药

温溜穴，别名逆注、池头，是手阳明经之郄穴。温，温热也，是对穴内气血物质性状的描述；溜，悄悄地走失也。"温溜"穴名意指偏历穴传来的天部之气在本穴悄悄地散失。本穴物质由偏历穴传来，为吸热后上升于天之天部的阳热之气。气血行至本穴后，因其所处为天之天部，外部环境对其的升温作用少，气态物质仍保留原来的余热而缓缓地散热蒸发，散失的情形如悄悄地溜走一般，故名。

温溜穴有清热理气的功效，主肠鸣腹痛、伤寒逆噫、寒热头痛、风逆肢痛、嬉笑狂言等症。

【找准穴位】

屈肘，在前臂背面桡侧，当阳溪与曲池的连线上，腕横纹上 5 寸。

【取法】

侧腕屈肘，在阳溪与曲池的连线上，阳溪上 5 寸处取穴。

【保健功效】

（1）五官科系统疾病：口腔炎、舌炎、腮腺炎。

（2）其他：扁桃体炎、面神经麻痹、下腹壁肌肉痉挛、前臂疼痛。

【配伍】

（1）配合谷，治头痛。

（2）配厥阳俞、内庭，治牙痛。

（3）配期门，治项强伤寒。

（4）配仆参，治癫疾。

【注意事项】

（1）本穴在消化道溃疡穿孔时常出现压痛，与它穴配合可做出进一步诊断。

（2）刺法：直刺 0.5 ~ 0.8 寸，局部酸胀，针感向手部放散。

（3）灸法：艾炷灸或温针灸 3 ~ 5 壮；艾条温灸 5 ~ 10 分钟。

▶下廉穴：调理肠胃，通经活络

下廉穴也叫手下廉穴，隶属手阳明大肠经。下，与上相对，指下部或下方；廉，廉洁清明也。手，指本穴位于手部。下廉、手下廉名意指本穴下部层次的气血物质洁静清明。因为本穴物质为温溜穴传来的水湿云系，此水湿云气在本穴所处的位置是在天之天部，而天之下部的气血物质相对处于廉洁清静，故名"下廉"，有调理肠胃、通经活络之功效。

【找准穴位】

在前臂背面桡侧，当阳溪与曲池连线上，肘横纹下 4 寸处。侧腕屈肘，在阳溪与曲池的连线上，曲池下 4 寸处取穴。

【保健功效】

（1）运动系统疾病：网球肘、肘关节炎。

（2）消化系统疾病：腹痛、肠鸣音亢进。

（3）其他：急性脑血管病。

【配伍】

（1）配足三里，治腹胀、腹痛。

（2）配神庭、五处，治头风。

（3）配肾俞、丘墟、侠溪，治胸胁满引腹。

【注意事项】

（1）按揉或拍打此穴时有局部酸胀感，并可能向手臂及手指放散。

（2）刺法：直刺0.5～0.8寸。

（3）艾炷灸或温针灸3～5壮；艾条灸5～10分钟。

上廉穴：肩膀麻木，当找上廉穴。

上廉穴也叫手上廉穴，隶属手阳明大肠经。上，与下相对，指下部或下方。廉，廉洁清明也。手，指本穴位于手部。上廉、手上廉名意指大肠经气血物质所处为天之下部，天之上部气血虚少，洁静清明。本穴物质为下廉穴传来的水湿云系，在本穴所处的位置是在天之下部，而天之上部的气血物质相对处于廉洁清静，故名上廉。

【找准穴位】

在前臂背面桡侧，当阳溪与曲池连线上，肘横纹下3寸处。

【保健功效】

主治头痛、肩膀酸痛、半身不遂、手臂麻木、肠鸣腹痛。

【配伍】

配曲池治手臂麻木。

【注意事项】

（1）刺法：直刺0.5～1寸。

（2）灸法：艾炷灸3～5壮；或艾条灸5～10分钟。

▶肘髎穴：肘髎臂有问题，常按肘穴

肘髎穴，隶属手阳明大肠经。肘，肘部，指穴所在部位。髎，孔隙，指穴内气血的运行通道为孔隙。该穴名意指大肠经经水由地之天部流入地之地部。本穴物质为手三里穴降地之雨流来的地部经水，至本穴后经水循地部孔隙从地之天部流入地之地部，故名。

肘髎穴为肺经、大肠经气血与肾经气血转换的重要穴位，即是我们所说的金生水之穴，肺肾关系的失衡皆可通过此穴作出快速的调整。

【找准穴位】

在臂外侧，屈肘，曲池上方1寸，当肱骨边缘处。

【取法】

屈肘，在曲池外上方1寸，肱骨边缘处取穴。

【保健功效】

（1）运动系统疾病：肩周炎、肱骨外上髁炎等肘关节病。

（2）其他：肘臂部疼痛、麻木、挛急。

【配伍】

（1）配曲池，治肘臂疾病。

（2）配手三里，治肱骨外上髁炎。

【注意事项】

（1）按揉拍打此穴时可产生局部酸胀感，并向前臂放散。

（2）刺法：直刺0.5～1寸，沿肱骨前缘，进针1.0～1.5寸，局部酸胀，可向前臂放散；治肘部痛时可用"齐刺"或"恢刺"法。

（3）灸法：艾炷灸或温针灸3～7壮；艾条灸10～20分钟。

▶ 手五里穴：理气散结、通经活络的法宝

手五里穴别名五里穴、尺之五间穴、尺之五里穴、大禁穴、手之五里穴。手，指穴位所在的部位为手部；五里，穴内气血物质所覆盖的范围。"手五里"穴名意指穴内物质覆盖的较大范围场，且比手三里穴覆盖的范围要大。本穴物质由下廉穴传来，下廉穴是水湿云气开始下降的过程，手五里穴则是水湿云气降地之所，下廉穴所处天部位置比上廉穴高，其所降之浊亦比手三里穴所覆盖的范围要大，故而得名，有理气散结，通经活络之效，主治肘臂挛痛、瘰疬。

【找准穴位】

在臂外侧，当曲池与肩连线上，曲池上3寸处。

【取法】

屈肘，在曲池与肩的连线上，曲池上3寸处取穴。

【保健功效】

（1）呼吸系统疾病：咯血、肺炎、扁桃体炎、胸膜炎。

（2）精神神经系统疾病：嗜睡、肋间神经痛。

（3）运动系统疾病：偏瘫、上肢疼痛。

（4）其他：腹膜炎、颈淋巴结核。

【配伍】

配曲池穴，治肘臂挛痛。

【注意事项】

（1）按揉拍打此穴时会产生局部酸胀感，可传至肩部、肘部。

（2）刺法：直刺 0.5 ～ 0.8 寸，局部酸胀，可传至肩部、肘部。

（3）灸法：艾炷灸或温针灸 3 ～ 5 壮；艾条灸 5 ～ 20 分钟。

▶ 臂臑穴：眼疾、肌肉痉挛就找它

臂臑穴，别名头冲穴、颈冲穴，手阳明经之阳气交会于此。臂，指穴所在的部位；臑，动物的前肢，为灵巧、好动之意，此指穴内气血物质为阳气。该穴名意指穴内的气血物质为天部的阳气。本穴位处臂部，穴内气血由大肠经各穴中上行的阳气聚集而成，阳气充盛而使臂能活动自如，故名，主治肩臂痛、颈项拘挛、瘰疬、目疾等疾病。

【找准穴位】

在臂外侧，三角肌止点处，当曲池与肩连线上，曲池上 7 寸。

【取法】

垂臂屈肘时，在肱骨外侧三角肌下端。

【保健功效】

（1）运动系统疾病：上肢瘫痪或疼痛、肩周炎、颅顶肌肉痉挛。

（2）其他：眼病、颈淋巴结核、头痛。

【配伍】

（1）配风池、肩井，治肩颈部肌肉酸痛。

（2）配光明，治目疾。

【注意事项】

（1）按揉或拍打此穴时会产生局部酸胀，如果用力按揉或拍打，可使局部酸胀感向整个肩部放散。

（2）刺法：直刺 0.5 ～ 1 寸，局部酸胀；或向上斜刺 1 ～ 2 寸，透入三角肌中，局部酸胀，可向整个肩部放散。

（3）灸法：艾炷灸或温针灸 3 ～ 7 壮；艾条温和灸 10 ～ 20 分钟。

第四节 足阳明胃经：生成气血的康体大脉

▶ 胃经：多气多血的勇士

足阳明胃经上有 45 个穴位：承泣、四白、巨髎、地仓、大迎、颊车、下关、头维、人迎、水突、气舍、缺盆、气户、库房、屋翳、膺窗、乳中、乳根、不容、承满、梁门、关门、太乙、滑肉门、天枢、外陵、大巨、水道、归来、气冲、髀关、伏兔、阴市、梁丘、犊鼻、足三里、上巨虚、条口、下巨虚、丰隆、解溪、冲阳、陷谷、内庭、厉兑。

足阳明胃经是人体前面的很重要的一条经脉，也是人体经络中分支最多的一条经络，有两条主线和四条分支，主要分布在头面、胸部、腹部和腿外侧靠前的部分。

它起于鼻旁，沿鼻上行至根部，入于目内眦，交于足太阳膀胱经；沿鼻外侧下行至齿龈，绕口唇，再沿下颌骨出大迎穴；上行耳前，穿过颌下关节，沿发际至额颅。它的支脉从大迎穴下行，过喉结入锁骨，深入胸腔，穿过横膈膜，归属胃，并与脾相络。它的另一支脉直下足部二趾与中趾缝，此支又分两支，一支自膝膑下 3 寸分出，下行至中趾外侧，一支从足背分出，至大趾内侧，交足太阴脾经。

从胃经的循行路线可以看出，与胃经关系最为密切的脏腑是胃和脾。脾胃是人体的后天之本，这是因为每个人在出生后，主要依赖脾和胃以运化水谷和受纳腐熟食品，这样人体才能将摄入的饮食消化吸收，以化生气、血、津液等营养物质，才能使全身脏腑经络组织得到充分的营养，维持生命活动的需要。

除了消化吸收食物外，胃还有一个重要的功能——生血。"血变于胃"，胃将人体吸纳的精华变成血，母亲的乳汁其实就是血的变现，血是由食物的精华变成的。在抚养孩子的时候，母亲的血又变成了乳汁。

按摩胃经，一方面可以充实胃经的经气，使它与其联系的脏腑的气血充盛，这样脏腑的功能就能正常发挥，就不容易生病；另一方面可以从中间切断胃病发展的通路，

胃经

在胃病未成气候前就把它消弭于无形。

当然，按摩胃经的目的主要还是调节胃肠功能，所以饭后1个小时左右就可以开始按揉胃经的主要穴位了，如足三里、天枢等一定要按到；然后在睡前1个小时左右灸一会儿，灸完后喝1小杯水。每天早上7～9点这个时间按揉的效果应该是最好的，因为这个时辰是胃经当令，是胃经经气最旺的时候。

▶天枢穴：祛除妇科病的好帮手

天枢穴，隶属足阳明胃经，为大肠募穴，是阳明脉气所发处，具有健脾和胃，通调肠腑的功效。

枢，是枢纽的意思。《素问·六微旨大论》篇曰："天枢之上，天气主之；天枢之下，地气主之，气交之分，人气从之，万物由之。"张景岳注："枢，枢机也。居阴阳升降之中，是为天枢。"天地气相交之中点，古人穴位并不是瞎编的，每个穴位都有独到的含义。其实已经告诉我们吸收的营养物质从这个穴位开始分成清与浊，清归上，浊归下。大白话就是精微物质变成血液，垃圾的东西从大肠排出体外，是个中转站。

《灵枢·灵兰秘典》云："大肠者，传导之官，变化出焉。"大肠是胃降浊功能的延续，二腑以降为顺，大肠的传导功能失司可影响及胃。大肠的功能失常（外邪加内邪）就会引起腹泻，六腑之病取其合，因此取大肠募穴天枢来治能取到非常好的效果。正如《胜玉歌》所说："肠鸣时大便腹泻，脐旁两寸灸天枢。"

天枢穴还对便秘、胃肠炎引起的腹泻、痢疾、腹胀等都有很好的作用，经常做"推腹法"，其实就是在推揉这个穴位。

【找准穴位】

在腹部，平脐，距离脐中2寸。

【取法】

仰卧，人体中腹部，肚脐向左右三指宽处，即为天枢穴。

【保健功效】

（1）胃肠病：腹痛、腹胀、便秘、腹泻、痢疾等。

（2）妇科疾患：月经不调、痛经等。

【配伍】

（1）配上巨虚，有解毒清热化湿的作用，主治急性细菌性痢疾。

（2）配足三里，有和中止泻的作用，主治小儿腹泻。

（3）配上巨虚、阑尾穴，有理气活血化瘀的作用，主治急性阑尾炎。

（4）配大肠俞、足三里，有温通气机、调理肠腑的作用，主治肠炎。

（5）配中极、三阴交、太冲，有疏肝理气、调经止痛的作用，主治月经不调、痛经。

（6）配支沟、归来，治习惯性便秘。

【注意事项】

（1）按压本穴时，可以适当用力，但必须做到重而不滞。

（2）每次施治时间每天 2 ~ 3 次，每次 3 ~ 4 分钟。

（3）刺法：直刺 1 ~ 1.5 寸。

（4）孕妇不宜灸法。

▶ 冲阳穴：胃部疾病不可怕，一招就能制敌

冲阳穴，别名会原穴、跗阳穴、会屈穴、会涌穴、会骨穴。冲，穴内物质运动之状；阳，阳气。该穴名意指本穴的地部经水气化冲行天部。本穴物质为解溪穴传来的地部经水，因有解溪穴的分流，传至本穴的经水较为稀少，经水受脾土之热而大量气化冲行于天，故名。

冲阳穴是足阳明胃经的原穴，是胃经气的主要来源，有和胃化痰、通络宁神的功效，可以治疗很多和胃相关的疾病。如果胃不舒服时，可以用手指轻轻按压冲阳穴，也可以将党参切成小片，放于穴位上，再用叠成小方块的医用纱布盖上，最后用医用胶布固定。每 12 小时更换 1 次，隔天贴 1 次。

【找准穴位】

在足背最高处，当拇长伸肌腱与趾长伸肌腱之间，足背动脉搏动处。

【取法】

正坐垂或仰卧位，距陷谷穴 3 寸，当足背动脉搏动处取穴。

【保健功效】

（1）精神神经系统疾病：面神经麻痹、眩晕。

（2）消化系统疾病：胃痉挛、胃炎。

（3）运动系统疾病：风湿性关节炎、足扭伤。

（4）其他：牙痛。

【配伍】

（1）配足三里、仆参、飞扬、复溜、完骨，有补益气血、润养经筋的作用，主治足痿失履不收。

（2）配丰隆、大椎，有豁痰宁神的作用，主治狂妄行走、登高而歌、弃衣而走等

癫狂痫证。

【注意事项】

（1）用手指按压，按的时候要稍稍用力，以穴位感觉酸胀为准。

（2）两侧都要按，每天 3 ~ 5 分钟。

（3）刺法：直刺 0.3 ~ 0.5 寸，但要避开动脉。

（4）灸法：点燃艾条，对准穴位灸，距离皮肤 2 ~ 3 厘米，灸 5 ~ 7 分钟，以皮肤感觉热而不烫为宜。

▶颊车穴：治疗面部疾病效果好

颊车穴，别名曲牙、机关、鬼床、牙车，指胃经的五谷精微物质由此上输于头。颊，指穴所在的部位为面颊；车，运载工具也。颊车名意指本穴的功用是运送胃经的五谷精微气血循经上头。本穴物质为大迎穴传来的五谷精微气血，至本穴后由于受内部心火的外散之热，气血物质循胃经输送于头，若有车载一般，故名颊车。

颊车穴在人体的下颌骨位置，下颌骨是我们牙槽生长的地方，如果下颌骨出现了问题，牙齿就会脱落。因此按压颊车穴可以治疗牙痛，我们也知道合谷穴也可以治疗牙痛，它们是有分工的。颊车治疗上牙齿痛，而合谷穴则是治疗下牙疼痛的好手。当感觉上牙齿痛的时候，鼓起腮帮子，找到颊车，轻轻地按摩 3 ~ 5 分钟。颊车穴可以缓解牙齿因为咬硬物造成的腮痛。

经常按摩颊车穴可使内外上下皆无滞塞，直接关系脸面容貌的美观，而且还会影响牙齿的咀嚼能力。

【找准穴位】

颊车穴位于面颊部，下颌角前上方约 1 横指（中指），当咀嚼时咬肌隆起，按之凹陷处。

【取法】

正坐或仰卧、仰靠，人体的头部侧面下颌骨边角上，向鼻子斜方向约 1 厘米处的凹陷中，即为颊车穴。

【保健功效】

（1）面部疾病：口歪、牙痛、颊肿、口噤不语、面部皱纹、面肌痉挛。

（2）其他：腮腺炎、扁桃体炎。

【配伍】

（1）配下关、阳白、合谷穴，缓解三叉神经痛。

（2）配地仓、合谷穴，治口眼歪斜、牙疼、脸肿。

（3）配下关、合谷，治颞颌关节炎。

【注意事项】

（1）点、按时力度宜轻缓，使之有酸胀之感即可。

（2）对本穴的施治时间一般为每天 2 ～ 3 次，每次 2 ～ 3 分钟即可。

（3）刺法：直刺 0.3 ～ 0.5 寸，平刺 0.5 ～ 1 寸。可向地仓穴透刺。

▶ 梁丘穴：胃痉挛疼痛的急性止痛药

梁丘穴，别名鹤顶穴，为人体足阳明胃经上的重要穴道。梁，屋之横梁也；丘，土堆也。梁丘名意指本穴的功用为约束胃经经水向下排泄。本穴物质为阴市穴下传的地部经水，至本穴后，因本穴位处肌肉隆起处，对流来的地部经水有围堵作用，经水的传行只能是满溢越梁而过，故名梁丘。

梁丘穴有一个很大的作用就是治疗胃痉挛。由于胃痉挛导致肚腹部急剧疼痛的时候，要赶紧坐下来按摩梁丘穴，用大拇指使劲地在穴位上施加压力，尽可能用力，施加压力的时候最好能感觉到疼痛。每次压 20 秒，停下来休息 5 秒，再继续下一次施压。

【找准穴位】

屈膝，在大腿前面，当髂前上棘与髌底外侧段连线上，髌底上 2 寸。

【取法】

（1）伸展膝盖用力时，筋肉凸出处的凹洼处，即为梁丘穴。

（2）从膝盖骨右端，约三个手指的上方是该穴。

【保健功效】

（1）肠胃疾病：胃痉挛、腹泻、胃热胃痛、胃痉挛。

（2）其他：下肢不遂、腰膝肿痛、膝盖头痛、水肿、中老年人双脚酸软无力、膝盖冰冷。

【配伍】

（1）配足三里、中脘穴，治胃痛。

（2）配犊鼻、阳陵泉、膝阳关穴，治膝关节痛。

【注意事项】

（1）对本穴的按摩须做到用力沉稳，以使力道渗透。

（2）本穴施治时间约每天 3 次，每次 3 ～ 4 分钟左右。

（3）刺法：直刺 1 ～ 1.2 寸。

▶梁门穴：治疗胃部疾病的良药

梁门穴位于上腹部。梁，就是横木；门，就是出入的门户。"梁门"指即破横亘之梁，而开通敞之门的意思。梁门穴有和胃消滞、健脾理气的作用，所以按摩梁门穴可以增进食欲，促进消化，脾胃虚弱的人可以经常按摩。

因此，梁门穴是治疗胃病的要穴，尤其是治疗胃溃疡很有效。胃溃疡是一种慢性病，需要长期疗养。所以，有胃溃疡病的患者可以经常按摩刺激梁门穴，可以选择在每天早晨还没起床的时候，在梁门穴上按揉 3 ~ 5 分钟，这样对巩固胃功能有很好的疗效。

【找准穴位】

脐中上 4 寸，前正中线旁开 2 寸。

【取法】

上腹部，脐中上 4 寸（中脘）旁开 2 寸处，当承满下 1 寸，不容与天枢连线的上 1/3 折点。

【保健功效】

胃疾：纳少、胃痛、呕吐、胃炎、胃或十二指肠溃疡、胃下垂、胃神经症等。

【配伍】

（1）配公孙、内关、足三里穴，治胃痛、腹胀、呕吐。

（2）配中脘、手三里、足三里穴，治溃疡病。

【注意事项】

（1）对本穴按压的时候，用力要沉稳，以使力道渗透。

（2）施治时间每天 3 次左右，每次 3 ~ 4 分钟。

（3）刺法：直刺0.8 ~ 1.2寸。过饱者禁针,肝肿大者慎针或禁针,不宜做大幅度提插。

（4）灸法：艾炷灸 3 ~ 5 壮；艾条灸 10 ~ 15 分钟。

▶犊鼻穴：对治关节炎疗效好

犊鼻穴，别名外膝眼穴。犊，小牛也，脾土也；鼻，牵牛而行的上扪之处。该穴名意指流过的胃经经水带走本穴的地部脾土微粒。本穴物质为梁丘穴传来的地部经水，为从梁丘穴的高位流落本穴的低位，经水的运行如瀑布跌落，本穴的地部脾土微粒被经水承运而行，如被牵之牛顺从而行，故名。

犊鼻穴对治疗关节炎有很好的疗效。我们在按压的时候，先将大拇指和食指圈成一个环，就像牛鼻子上那个环一样，将掌心贴在膝盖上，同时掐住两穴，进行按揉，这样同时刺激两穴，效果会很好。

【找准穴位】

屈膝时,当髌骨下缘,髌骨韧带之外侧凹陷处。

【取法】

屈膝成直角,于膝关节髌韧带之外侧凹陷处取之。

【保健功效】

(1)膝关节疾病:膝痛、下肢麻痹、风湿、类风湿性关节炎、膝骨性关节炎。

(2)其他:犊鼻肿、脚气、外伤。

【配伍】

(1)配阳陵泉、足三里穴,缓解膝盖疼痛。

(2)配阳陵泉、委中、承山,有行气活血的作用,主治髌骨脂肪垫劳损。

(3)配梁丘、膝眼、委中穴,治膝关节炎。

【注意事项】

(1)对本穴位按摩,可适当用力。儿童尤其要注意。

(2)按压时间为每天 2 ~ 3 次,每次 3 ~ 4 分钟为佳。

(3)刺法:向后内斜刺 0.5 ~ 1 寸。

(4)灸法:灸 3 壮;温灸 10 ~ 15 分钟。

▶足三里穴:消除百病的奇穴

足三里穴是足阳明胃经的主要穴位之一,它具有调理脾胃、补中益气、通经活络、疏风化湿、扶正祛邪之功能。"三里"是指理上、理中、理下。胃处在肚腹的上部,胃胀、胃脘疼痛的时候就要"理上",按足三里的时候要同时往上方使劲;腹部正中出现不适,就需要"理中",只用往内按就行了;小腹在肚腹的下部,小腹上的病痛,得在按住足三里的同时往下方使劲,这叫"理下"。

现代医学研究证实,针灸刺激足三里穴,可使胃肠蠕动有力而规律,并能提高多种消化酶的活力,增进食欲,帮助消化;在神经系统方面,可促进脑细胞机能的恢复,提高大脑皮层细胞的工作能力;在循环系统、血液系统方面,可以改善心功能,调节心律,增加红细胞、白细胞、血色素和血糖量;在内分泌系统方面,对垂体-肾上腺皮质系统功能有双向性良性调节作用,提高机体防御疾病的能力。

【找准穴位】

足三里穴在外膝眼下 3 寸,距胫骨前嵴 1 横指,当胫骨前肌上。

【取法】

由外膝眼向下量4横指，在腓骨与胫骨之间，由胫骨旁量1横指，该处即是。

【自我取穴】

从下往上触摸小腿的外侧，右膝盖的膝盖骨下面，可摸到凸块（胫骨外侧髁）。由此再往外，斜下方一点之处，还有另一凸块（腓骨小头）。这两块凸骨以线连接，以此线为底边向下作一正三角形。而此正三角形的顶点，正是足三里穴。

【保健功效】

（1）如胃十二指肠球部溃疡、急性胃炎、胃下垂等，解除急性胃痛的效果尤其明显。

（2）对于呕吐、呃逆、嗳气、肠炎、痢疾、便秘、肝炎、胆囊炎、胆结石、肾结石绞痛以及糖尿病、高血压等，也有辅助治疗作用。

【配伍】

（1）配中脘、梁丘穴，治胃痛。

（2）配内关穴，治恶心呕吐。

（3）配冲阳、仆参、飞扬、复溜、完骨穴，有补益肝肾、濡润宗筋的作用，主治足痿失履不收。

（4）配天枢、三阴交、肾俞、行间穴，有调理肝脾、补益气血的作用，主治月经过多、心悸。

（5）配曲池、丰隆、三阴交穴，有健脾化痰的作用，主治头晕目眩。

（6）配梁丘、期门、内关、肩井穴，有清泻血热、疏肝理气、宽胸利气的作用，主治乳痈。

（7）配上巨虚、三阴交、切口两旁腧穴，有良好的镇痛作用，用于胃切除术。

（8）配阳陵泉、行间穴，有理脾胃、化湿浊、疏肝胆、清湿热的作用，主治急性中毒性肝炎。

（9）配中脘、内关穴，有和胃降逆、宽中利气的作用，主治胃脘痛。

（10）配脾俞、气海、肾腧穴，有温阳散寒、调理脾胃的作用，主治脾虚慢性腹泻。

【注意事项】

（1）揉的时候要注意幅度不要太大，节奏不宜太快。

（2）在点、按时，要用力适当，有节奏。

（3）每天用大拇指或中指按压足三里穴，每次每穴按压5～10分钟，每分钟按压15～20次，每天3～4次。每次按压要使足三里穴有针刺一样的酸胀、发热的感觉。

（4）灸法：每周用艾条灸足三里穴 1 ~ 2 次，每次灸 15 ~ 20 分钟，灸法时应让艾条的温度稍高一点，使局部皮肤发红，艾条缓慢沿足三里穴上下移动，以不烧伤局部皮肤为度。

▶ 条口穴：舒筋活血的好帮手

条口穴位于小腿部，在上下巨虚的中间。条，木之条也，风也；口，气血出入的门户也。该穴名意指本穴气血物质以风的形式而运行。本穴物质为上巨虚穴传来的天之下部水湿云气，其量及范围皆大，经本穴的狭小通道下行时是快速的通行之状，如风之运行，故名。

条口穴最大的作用就是舒筋活血，而且也是治疗肩周炎的好手。因为肩周炎就是受寒所致，以至于肌肉韧带得不到气血的滋养而出现的毛病。肩周炎疼痛的时候可以用拇指指腹按压刺激条口穴 3 ~ 5 分钟。

【找准穴位】

在小腿前外侧，当犊鼻下 8 寸，距胫骨前缘一横指（中指）。

【取法】

正坐屈膝位，在犊鼻下 8 寸，犊鼻与下巨虚的连线上取穴。

【保健功效】

（1）运动系统疾病：肩周炎、膝关节炎、下肢瘫痪、脘腹疼痛、转筋、跗肿、肩臂痛。

（2）其他：胃痉挛、肠炎、扁桃体炎。

【配伍】

配肩髃穴、肩髎穴，治肩臂痛。

【注意事项】

（1）在施治的过程中，用力要适度，加力要缓慢，节奏要均匀。

（2）每次施治时间一般为 4 分钟，每天 2 ~ 3 次。

（3）刺法：直刺 1 ~ 1.5 寸。

▶ 丰隆穴：祛湿化痰，数它最佳

丰隆穴，为足阳明经络穴。丰即丰满，隆指突起，足阳明经多气多血，气血于本穴会聚而隆起，肉渐丰厚，故名之。《会元针灸学》云：“丰隆者，阳血聚之而隆起，化阴络，交太阴，有丰满之象，故名丰隆。”本穴物质主要为条口穴、上巨虚穴、下巨虚穴传来的水湿云气，至本穴后，水湿云气化雨而降，且降雨量大，如雷雨之轰隆有声，故名。胃经浊气在此沉降。

丰隆穴首载于《灵枢·经脉》，具有调和胃气、祛湿化痰、通经活络、补益气血、醒脑安神等功效，被古今医学家公认为治痰之要穴。中医讲的痰湿，是体内代谢废物堆积。常吃辣的甜的，"肥甘厚腻"，会困住脾胃，湿排不出去。《丹溪心法》："脾胃受湿，沉困无力，怠惰嗜卧。"意思是说，身重象没拧干的湿衣服，没精神。

按摩丰隆穴可以祛湿化痰。丰隆，轰隆打雷。按摩能把脾胃上的浊湿像打雷下雨一样排出去。从腿的外侧找到膝眼和外踝这两个点，连成一条线，然后取这条线的中点，接下来找到腿上的胫骨，胫骨前缘外侧1.5寸，大约是两指的宽度，和刚才那个中点平齐，这个地方就是丰隆穴，每天按压 1 ~ 3 分钟。

除此之外，丰隆穴还是瘦腰收腹的减肥良穴，经常按摩它，可以起到消食导滞、化痰消脂的功效。

【找准穴位】

小腿前外侧，外踝尖上 8 寸，胫骨前缘外 2 横指（中指）处。内与条口相平，当外膝眼（犊鼻）与外踝尖连线的中点。

【取法】

仰卧或正坐垂足，在外膝眼（犊鼻穴）下 8 寸，即外踝最高处与外膝眼联机之中点，距胫骨前缘二横指处取穴。

【保健功效】

（1）头痛、眩晕。

（2）咳嗽痰多等痰饮病证。

（3）癫狂。

（4）下肢痿痹。

【配伍】

（1）配风池穴，治眩晕。

（2）配肺俞、尺泽穴，治感冒咳嗽痰多。

（3）配冲阳穴，有豁痰宁神的作用，主治狂妄行走、登高而歌、弃衣而走。

（4）配照海、陶道穴，有涤痰醒神的作用，主治癫痫。

（5）配阴陵泉、商丘、足三里穴，治痰湿诸症。

【注意事项】

（1）在对本穴按摩时主要做到用力适度，力道要深透深邃，效果方好。

（2）穴位一般比周围要敏感，按摩丰隆穴会有轻微疼痛感。

（3）每次施治时间为2～3分钟，每天3～4次即可。

（4）刺法：直刺1～1.5寸。

▶内庭穴：清胃火、减赘肉的神穴

内庭隶属足阳明胃经。庭，是指房屋的内室，本穴在趾缝之间，位置非常隐蔽，所以称为内庭。

内庭穴有很好的清胃火的作用，有些人食欲大，关键是胃火旺盛，进去的食物都被烧没了，经常刺激这个穴位就可以降下胃火，对牙疼、口臭、便秘都有一定的治疗效果。胃火旺盛时，我们以一侧拇指指腹按住内庭穴，轻轻揉动，以酸胀感为宜，每侧1分钟，共2分钟。内庭穴是泻胃火的效穴，此穴对青年过食酒肉辛辣所致的便秘效果最好。

【找准穴位】

在足背，当2、3趾间，趾蹼缘后方赤白肉际处。

【取法】

正坐垂足或仰卧位，在第2跖趾关节前方，2、3趾缝间的纹头处取穴。

【保健功效】

（1）五官科系统疾病：牙痛、齿龈炎、扁桃体炎、咽喉肿痛、鼻衄。

（2）消化系统疾病：胃痉挛、急慢性肠炎、吐酸、腹泻、痢疾、便秘。

（3）其他：三叉神经痛、减肥、热病、足背肿痛、跖趾关节痛。

【配伍】

配合谷穴，治胃火旺盛引起的牙疼。

配太冲穴、曲池穴、大椎穴，治疗各种热病。

【注意事项】

（1）按摩穴位时可以稍稍用力，病情严重者可加大力度。

（2）每次2～3分钟，每天3～4次即可。

（3）刺法：直刺或斜刺0.3～0.5寸，局部酸胀。

（4）灸法：艾炷灸3～5壮；艾条灸5～10分钟。

养生百宝箱

内庭穴歌

内庭次趾外，本属足阳明。能治四肢厥，喜静恶闻声。

瘾疹咽喉疼，数欠及牙疼。疟疾不能食，针着便惺惺。

▶下关穴：调和阴阳，远离疾病

下关穴为足阳明、足少阳经交会穴。下，指本穴调节的气血物质为属阴、属下的浊重水湿；关，关卡。该穴名意指本穴对胃经上输头部的气血物质中阴浊部分有关卡作用。本穴物质为颊车穴传来的天部水湿之气，上行至本穴后，水湿之气中的浊重部分冷降归地，本穴如有对上输头部的气血精微严格把关的作用，故名。胃经气血在此分清降浊，因此，此穴有消肿止痛、益气聪耳、通关利窍之功。

下关穴的治疗作用主要是针对耳朵和口部的疾病。但是很多人不知道，下关穴还可以治疗足跟疼，尤其是老年人骨质增生，长骨刺，疼痛不适，要是按摩脚的话，在公共场所就很不方便了，但是要是按摩面部的下关穴就可以随时随地，没有困扰，而且还简单有效。

【找准穴位】

下关穴，在面部耳前方，当颧弓与下颌切迹所形成的凹陷中，张口时隆起。

【取法】

正坐或仰卧，闭口取穴。

【保健功效】

（1）牙科疾病：牙痛、牙龈肿痛、牙关开合不利、口噤。

（2）面部疾病：治疗面痛、三叉神经痛、口眼歪斜。

（3）耳科疾病：耳聋、耳鸣、耳痛、眩晕、颈肿。

【配伍】

（1）配合谷穴，有清热止痛的功效，治阳明热邪上扰之牙痛。《备急千金要方》："牙齿痛配下关、大迎、翳风、完骨；口失欠、下牙齿痛配下关、大迎、翳风。"

（2）配大迎、颊车、地仓、巨、风池穴，有疏风通络牵正之功，治风痰阻络之面瘫。《针灸甲乙经》："口僻配颧、龈交、下关。"

（3）配听宫、太冲、中渚穴，有疏风清热降火、聪耳利窍之功，治肝胆火旺耳聋。《针灸甲乙经》："耳鸣耳聋配下关、阳溪、关冲、腋门、阳关。"

【注意事项】

（1）按摩本穴要轻柔缓和，如果病情严重者，可稍稍用力。

（2）每天按摩 3 ~ 5 次，每次 2 ~ 3 分钟。

（3）刺法：直刺 0.5 ~ 1.2 寸。

▶ 地仓穴：治疗孩子的口角流水

地仓穴，别名会维穴，胃维穴，跷脉手足阳明之会。地，脾胃之土也；仓，五谷存储聚散之所也。该穴名意指胃经地部的经水在此聚散。本穴物质为胃经上部诸穴的地部经水汇聚而成，经水汇聚本穴后再由本穴分流输配，有仓储的聚散作用，故名。（地仓之所以在头之地部，而不在脾胃所主的腹部，乃地仓为一身之粮仓，国家之粮库，为君皇所管辖，头乃皇室之位，故穴在头而不在腹。）

地仓穴有一个很大的作用，尤其是对于小孩子来说，更是值得引起注意的一个穴位。因为，本穴是治疗口角流水、口角炎、面瘫最好的穴位。小孩子容易流口水的话，做妈妈的不妨在孩子睡觉之前，以一种亲子游戏的方式来帮助孩子刺激两角的地仓穴。即不让孩子受吃药打针皮肉之苦，还能增进与孩子之间的感情。

【找准穴位】

地仓穴位于人体的面部，口角外侧，上直对瞳孔。

【取法】

沿着嘴角向外画条线，从瞳孔向下垂直画条线，这两线的连接点就是地仓穴。

【保健功效】

（1）口歪，流涎，眼睑动。

（2）分流胃经地部经水，为阳跷脉提供阳热之气。

【配伍】

配颊车、合谷穴，治疗口歪、流涎、牙疼等症状。

【注意事项】

（1）按摩本穴力度适中为好，给孩子按摩的时候要注意力度，不可太用力。

（2）每次施治时间为 3 ~ 5 分钟，一天 3 次左右。

（3）刺法：斜刺或平刺 0.5 ~ 0.8 寸。

▶ 水道穴：将人体垃圾顺流带去

水道很好理解，就是水渠，我们身体的水道指水液运行的通道。水道穴物质为大巨虚穴传来的地部经水，经水由本穴循胃经向下部经脉传输，本穴为胃经水液通行的道路，故名。因此可知，一切和水液有关的问题，如小便不通、三焦热结等都可以找水道来解决。

经期疼痛的女性，可以试着按摩水道穴，如果嫌按摩麻烦，可以弄一个热水袋，在每个月月经前几天，晚上睡觉之前在这里热敷 10 ~ 30 分钟，同时辅以手掌的轻微刺激，效果非常好。

【找准穴位】

水道穴和关元穴在同一水平面，也就是关元旁开2寸。

【取法】

该穴位于人体的下腹部，当脐中下3寸，距前正中线2寸。

【保健功效】

主治小腹胀满、小便不利、痛经、不孕、疝气等症。

【配伍】

配三阴交、中极穴，治痛经、不孕。

【注意事项】

（1）在对本穴施以按摩时，用力要适度，节奏宜缓和。

（2）每次2～3分钟，每天3～4次。

（3）刺法：直刺1～1.5寸。

▶人迎穴：迅速止呃逆

人迎穴，别名天五会、五会穴，隶属足阳明胃经，足阳明、少阳之会。人，民众也，指胸腹部；迎，迎受也。人迎名意指胃经气血由本穴向胸腹以下的身体部位传输。本穴物质为地仓穴分流传来的地部经水，其传输部位是头部以下的胸腹手足。与大迎穴传送上头的气血相比，头部为君，其所受气血为大、为尊，胸腹手足部则为民，气血物质的配送方式不同，故本穴名为人迎。

人迎有一个很好的作用就是可以止呃逆，发生呃逆的时候用指压人迎穴6秒，重复10次。就能很好地缓解呃逆。此外，经常用手指按压人迎穴，还有利于增进面部的血液循环，能够使脸部的皮肤紧缩，并且可以去除双下巴。

【找准穴位】

在颈部，结喉旁，当胸锁乳突肌的前缘，颈总动脉搏动处。

【取法】

正坐仰靠，与喉结相平，在胸锁乳突肌前缘，距喉结1.5寸处取穴。

【保健功效】

（1）精神神经系统疾病：头痛、心脏神经症。

（2）呼吸系统疾病：咽喉炎、扁桃体炎、声带疾患、哮喘、肺结核、咯血。

（3）其他：甲状腺功能亢进、甲状腺肿大、雷诺氏病。

【配伍】

配大椎穴、太冲穴，治高血压。

【注意事项】

（1）按摩本穴手法要轻，力度适中，儿童尤其注意。

（2）每天3次，每次施治时间2分钟左右即可。

（3）刺法：直刺或斜刺0.3～0.5寸，避开颈动脉。

（4）禁止灸法。

▶四白穴：眼睛累了，揉揉四白穴

四白穴是人身体一个重要的穴位。四，数词，指四面八方，亦指穴所在的周围空间；白，可见的颜色、肺之色也。该穴名意指胃经经水在本穴快速气化成为天部之气。本穴物质为承泣穴传来的地部经水，其性温热，由地部流至四白时，因吸收脾土之热而在本穴快速气化，气化之气形成白雾之状充斥四周，且清晰可见，故名。

随着电脑、网络等办公自动化系统的普及，工作的紧张、休息不足，容易导致眼部疲劳，视力疲劳。在感觉疲劳的时候，除了给予适当的休息外，按摩四白穴进行刺激，也是舒缓疲劳的好方法。使用双手的食指，略微用力进行按压；每次持续按压3秒，10次为1组，早、中、晚各一组。

四白穴还能治疗色盲症。色盲症是眼底网膜的视觉细胞异常，无法区分色彩。但是如果这种情形并非视觉细胞异常而只是发育迟缓，这种状况只能刺激视觉细胞，使其发达，那就是按揉四白穴。用中指指腹按压四白穴，一面吐气一面用食指强压6秒钟。指压时睁眼和闭眼都可以。

四白穴也叫"美白穴""养颜穴"。每天坚持用手指按压它，然后轻轻地揉3分钟左右，你会发现脸上的皮肤开始变得细腻，美白的效果非常不错。

【找准穴位】

四白穴在面部，瞳孔直下，当眶下孔凹陷处。

【取法】

正坐位，双眼平视时，瞳孔正中央下约2厘米处，承泣直下3分，当眶下孔凹陷处取穴。

【保健功效】

（1）精神神经系统疾病：三叉神经痛、面神经麻痹、面肌痉挛。

（2）五官科系统疾病：角膜炎、近视、青光眼、夜盲、结膜瘙痒、角膜白斑、鼻窦炎。

（3）其他：胆道蛔虫症、头痛、眩晕。

【配伍】

（1）配阳白、地仓、颊车、合谷穴，治口眼歪斜。

（2）配攒竹穴，治眼睑蠕动。

（3）配人迎穴，脸部血液循环顺畅了，小皱纹就会消失，皮肤自然会有光泽。

【注意事项】

（1）对本穴的按摩要力度适中，过重或过轻都起不到好的效果。

（2）每天2～3次，每次施治的时间为2～3分钟。

（3）四白穴位于眼眶下方的凹陷处，按揉时，手指不要移动，按揉面不要太大，连做4个八拍。

（4）刺法：直刺0.2～0.3寸，此穴正对眶下孔，不可深刺；或朝直下沿经刺约1寸。

▶承泣穴：治疗眼部疾病的法宝

承，受也；泣，泪也、水液也。承泣名意指胃经体内经脉气血物质由本穴而出。眼泪流出来的时候，受到重力因素的影响，最先流到眼眶下面承泣穴的部位，所以人们就把这个穴位叫做"承泣穴"。

承泣穴是治疗眼病非常重要的穴位之一，具有祛风清热、明目止泪的功效。按摩这个穴位，对近视、远视、眼睛疲劳、迎风流泪、白内障等各种眼病都有极好的恢复功能。坚持按摩承泣穴，能疏通经络，减轻眼肌紧张和疲劳，改善眼的调节功能，故能达到防治多种眼疾的功效。

如果你想有一双明亮的眼睛，可以每天早起坚持做眼部保健按摩，即早起时用食指肚按摩承泣穴36次，使之有酸重感即可。

【找准穴位】

在面部，瞳孔直下，当眼球与眶下缘之间。

【取法】

正坐位，两目正视，瞳孔之下0.7寸，当眼球与眶下缘之间取穴。

【保健功效】

（1）五官科系统疾病：急慢性结膜炎、近视、远视、散光、青光眼、色盲、夜盲症、睑缘炎、角膜炎、视神经炎、视神经萎缩、白内障、视网膜色素变性、眶下神经痛。

（2）精神神经系统疾病：面肌痉挛，面神经麻痹。

【配伍】

（1）配太阳穴，治目赤肿痛。

（2）配阳白穴，治口眼歪斜。

【注意事项】

（1）揉的时候要轻柔缓和，揉动的幅度要适中。

（2）对本穴的按摩一般为2～3分钟，每天3～5次。

（3）刺法：直刺0.5～0.8寸，左手推动眼球向上固定，右手持针沿眶下缘缓慢刺入，不宜提插、捻转，以防刺破血管引起血肿。或平刺0.5～0.8寸，透向目内眦，局部酸胀，可致流泪。如果针刺过深或斜刺可刺伤视神经，当深达2寸时可通过神经管刺伤脑，造成严重后果。

（4）禁止灸法。

养生百宝箱

日常生活护眼有以下常识：

（1）防止用眼过度，近距离用眼以一次不超过50分钟为宜，每个小时应休息10分钟。

（2）不要在阳光直射下或暗处看书，不要躺着、趴着或走动、乘车时看书。

（3）学习或工作时要经常眨眨眼睛。

（4）注意饮食营养，不要偏食挑食，多吃一些富含维生素A的食物，如羊肝、猪肝、鸡蛋、牛奶、蔬菜等，不要过多吃糖。

（5）注意个人用眼卫生，保持眼睛周围清洁。

（6）提倡户外活动性休息，经常进行远眺，每日3～4次，每次至少5～10分钟。

▶巨髎穴：五官科疾病的"大药"

巨髎穴是足阳明、阳跷之会穴。巨，大也，形容穴内气血场覆盖的区域巨大；髎，孔隙。该穴名意指胃经天部浊气化雨冷降归于地部。本穴物质为四白穴传来的天部之气，行至本穴后散热化雨冷降，而因本穴位处天之上部（头面的天部），降地之雨覆盖的区域大，名为之巨，又因其降地之雨细小，如孔隙漏落一般，名为之髎，故名。

巨髎穴有清热息风、明目退翳的功效，主治口眼歪斜、眼睑动、鼻塞、鼻衄、齿痛，以及三叉神经痛等。

【找准穴位】

巨髎穴位于人体的面部，瞳孔直下，平鼻翼下缘处，当鼻唇沟外侧。

【取法】

正坐或仰卧，目正视，瞳孔直下，与鼻翼下缘平齐处取穴。

【保健功效】

（1）精神神经系统疾病：面神经麻痹、面肌痉挛、三叉神经痛。

（2）五官科系统疾病：青光眼、近视、白内障、结膜炎、鼻炎、上颌窦炎、牙痛。

【配伍】

（1）配天窗穴，治颊肿痛。

（2）配合谷穴，治齿痛。

（3）配地仓、颊车穴，治口歪。

（4）配迎香，预防鼻出血。

【注意事项】

（1）按摩时将双手食指指腹放于左右穴位，对称地进行按揉。

（2）刺法：直刺或斜刺0.3～0.5寸，局部酸胀。向颊车方向透刺治疗面瘫等；针尖向同侧四白穴或瞳子方向透刺，可治疗面瘫、近视等。

（3）灸法：温针灸3～5壮；艾条灸5～10分钟。

▶ 大迎穴：祛风、利口齿的不二之选

大迎穴别名髓孔穴，隶属足阳明胃经。大迎，大，多也、尊也；迎，受也。大迎名意指胃经气血物质的大部分由本穴上输头部。大迎穴的物质由地仓穴分配而来，一支是由头面循项下走胸腹，一支由本穴上走头部。由于头部为君主之地，因而上输头部的皇粮其量也大、其质也精，运送亦有浩荡之势，故名大迎，有祛风、利口齿之功效。

【找准穴位】

大迎穴位于下颌角前方，咬肌附着部前缘，当面动脉搏动处。颌下缘中点上方一横指，鼓颊时呈凹陷处。

【取法】

正坐或仰卧、仰靠，大迎穴位于人体的头部侧面下颌骨部位，嘴唇斜下、下巴骨的凹处。

【保健功效】

（1）五官科疾病：颊肿、牙痛、面肿、发热、口噤、口歪、舌强不能言、目不得闭、牙关脱臼、面神经麻痹、口不收食或不得嚼、流行性腮腺炎。

（2）其他：瘰疬、癫疾、寒痉、胃中满、喘呼逆息、数欠气、风痛面水肿、虾蟆瘟。

【配伍】

（1）配颊车穴，治齿痛。

（2）配颧髎、听会、曲池穴，治齿痛恶寒。

（3）配手五里、臂穴，治颈部瘰疬。

（4）配曲池、合谷穴，治虾蟆瘟。

【注意事项】

（1）刺法：斜刺 0.3 ～ 0.5 寸，或沿皮刺 0.5 ～ 1 寸，避开血管。

（2）灸法：艾条灸 3 ～ 5 分钟。

▶ 头维穴：头痛了，找头维穴准没错

头维穴，别名颡大穴，为足阳明、足少阳经与阳维脉交会穴。头，穴所在部位，亦指穴内物质所调节的人体部位为头；维，维持、维系之意。该穴名意指本穴的气血物质有维持头部正常秩序的作用。头部为诸阳之会，它要靠各条经脉不断地输送阳气及营养物质才能维持它的正常运行。胃经属多气多血之经，在输送头部的阳气当中占有一定比例，对头部各项功能的正常运转起着重要作用，而胃经气血传之于头又是靠本穴传输，故名。

【找准穴位】

人体头维穴位于头侧部，当额角发际上 0.5 寸，头正中线旁 4.5 寸。

【取法】

正坐或仰靠、仰卧，头维穴位于人体的头侧部发际里，位于发际点向上一指宽，嘴动时肌肉也会动之处。

【保健功效】

（1）眼科疾病：迎风流泪、眼睛红、看不清东西、近视、老视、结膜炎。

（2）各种头痛：不论偏正都可以用头维来治疗。

（3）面目疾病：指压头维可以治疗脸部痉挛、疼痛等面部疾病。

【配伍】

（1）配角孙、百会穴，防治血管性头痛。

（2）配合谷穴，治头痛。

（3）配太冲穴，治目眩。

（4）配大陵穴，治头痛如破、目痛如脱。

（5）配攒竹、丝竹空穴点刺，治眼睑动。

（6）配临泣、风池穴，治迎风有泪。

（7）配曲鬓、风府、列缺穴，治偏头痛。

（8）配阳白、下关、翳风、颊车穴，治疗面瘫。

（9）配后溪、太冲、涌泉穴，治精神分裂症。

【注意事项】

（1）用指按揉两侧头维穴（头侧部，额角发际上0.5寸）1分钟。

（2）刺法：平刺0.5～1寸。

（3）禁止灸法。

▶水突穴：咽喉疾病的克星

水突穴，别名水门穴、水天穴、天门穴。水，指穴内的物质为地部水液；突，突破也。该穴名意指胃经的地部经水受心火上炎之热大量气化。本穴物质为人迎穴传来的地部经水，位处颈部，受心火上炎之热经水大量气化，如同釜中之水受热时的翻滚上突之状，故名，主治咽喉肿痛、咳嗽、气喘。

【找准穴位】

水突穴位于人体的颈部，胸锁乳突肌的前缘，当人迎穴与气舍穴连线的中点。

【取法】

颈部，人迎与气舍连线的中点；当胸锁乳突肌前缘，与甲状软骨下缘相平处。

【保健功效】

（1）呼吸系统疾病：咽喉肿痛、咳嗽、哮喘。

（2）其他：瘿瘤、瘰疬。

（3）刺激此穴位，可使甲状腺受到刺激，促进新陈代谢消除脸部多余水分，消除水肿。

【配伍】

（1）配天突穴，治咳嗽、气喘。

（2）配气舍穴，治咽肿。

（3）配膻中、巨阙、关元穴，治发作性横膈膜痉挛。

（4）配风门、百会、气户穴，治百日咳。

【注意事项】

（1）刺法：直刺0.3～0.8寸，避开动脉。

（2）灸法：艾条灸5～10分钟。

▶气舍穴：立即止住打嗝的大药

气舍穴为人体足阳明胃经上的主要穴道之一，其主治症状为：不停地打嗝时，可以利用指压法指压气舍穴，对止嗝非常有效。

有时不停地打嗝，这种连续性怪音会使人感到厌烦。尤其是在别人面前不停地打嗝，不仅是自己，连对方也会无法安静下来，会给人以不快之感，尽管自己想法止嗝，但时常无法得到预期效果。此时，可指压气舍穴来止嗝。气舍穴位于锁骨根部稍中之处，可一边吐气一边在此强压 6 秒钟，在压时，张嘴边说"啊——"边进行效果更好。若将肌肉放松，仰卧进行，也很有效。如此重复 5 次就可止嗝。

【找准穴位】

气舍穴在人迎穴直下，锁骨上缘，在胸锁乳突肌的胸骨头与锁骨头之间。

【取穴】

可采用正坐或仰卧的姿势，气舍穴位于上胸部，锁骨根部稍中之处。

【保健功效】

主治咽喉肿病、气喘、呃逆、瘿瘤、瘰疬、颈项强。

【配伍】

（1）配水突穴，治瘿瘤。

（2）配脾俞、关元、肾俞、复溜、腹哀、长强、太溪、大肠俞、足三里、气舍、中脘穴来灸，可治泻痢。

【注意事项】

（1）刺法：直刺 0.3 ~ 0.5 寸，但本经气舍至乳根诸穴，深部有大动脉及肺、肝等重要脏器。不可深刺。

（2）灸法：艾炷灸 3 ~ 5 壮；艾条灸 5 ~ 10 分钟。

> **养生百宝箱**
>
> 打嗝是由于横膈膜不规则痉挛所引起，在吸气同时，筋肉突然收缩，使喉咙紧闭，由于这种活动而产生奇怪的声音。打嗝原因很多，一般都是由于暴饮暴食之后突然喝冷饮、热饮或食物，或吃刺激性食物也会引起打嗝。如果是因这种原因而打嗝，那不必操心。
>
> 其实有许多是属于危险性打嗝。例如因胃癌、胃溃疡、胆结石、腹膜炎、肝脏病等所引起的打嗝。如果是事先毫无征兆地突然打起嗝，且无法止嗝时，这是一种疾病，应多加注意。其他因腹部手术后，横膈膜之下有脓或是因心脏病也会引起打嗝。第四颈椎所产生的神经会支配横膈膜，因此颈椎或脊椎有毛病时，也会打嗝。

▶缺盆穴：养心不能忘"缺盆"

缺盆穴，别名天盖穴、尺盖穴，属足阳明胃经。缺，破散也；盆，受盛之器也。缺盆穴名意指本穴的地部经水溃决破散并输布人体各部。本穴物质为气舍穴外溢而来的地部经水及外散的天部之气，至本穴后，地部经水满溢外散输布四方，如水注缺破之盆的溢流之状，故名缺盆穴。

《黄帝内经》里有"五脏六腑，心为之主"的说法，就是五脏六腑是由心来统摄的，心为"君主"。而心又靠什么来统摄五脏六腑呢？——"缺盆为之道"，就是缺盆是心统摄五脏六腑的通路。所以即使心这个"君主"能发布政令，假如通路受阻，也无法管好五脏六腑。人体必须要保证缺盆这条道路的通畅。凡是走肩膀的经脉，全部都走缺盆，所以缺盆的重要性不言而喻。

【找准穴位】

缺盆穴位于人体的锁骨上窝中央，距前正中线4寸。

【保健功效】

（1）主治咳嗽、气喘、咽喉肿痛、缺盆穴中痛、瘰疬。

（2）点按缺盆穴可治胸膈急症。

【配伍】

配肺腧穴，治咳嗽。

【注意事项】

（1）把手心的劳宫穴贴在缺盆处，轻轻地蠕动，慢慢地提捏，提捏的劲道采取"落雁劲"，就好像是大雁落沙滩那样，看似轻柔，但内带劲力。没事的时候可以多做这个动作，松开了缺盆，肩膀疼痛就会缓解很多。

（2）刺法：直刺或斜刺0.3～0.5寸。孕妇禁针。

（3）灸法：艾条灸5～10分钟。

> **养生百宝箱**
>
> 两肩里有一个重要的穴位——缺盆。人吸气时两肩的锁骨处会形成一个窝，这个窝的中间就是缺盆穴。我们常会看到很多美女影星的照片，她们在锁骨的缺盆穴处形成一个所谓的"美人骨头"，非常好看，其实这种"美人骨头"就是靠吸气来完成的。我们如果知道了这个窍门，也能造出"美人骨头"。

▶ 乳中穴：产妇乳汁源源不断的秘诀

乳中穴，别名乳首穴、当乳穴。乳，乳房也；中，正也。首，头也。当，正对也。乳中穴是五谷生化的乳汁精微输出之所。

乳中为乳汁外出之处，乳汁为液态物，而乳头在人体坐标系中位处高位，何以人体的液态物能从高位而出？这是因为人之乳汁为精血所化，精血性热，在体内的运动变化是气化过程，气化之气由地部升至天部，此气上升天部后又冷却液化，液化之乳则在人体系统的内部高压作用下外出乳头（乳孔在张开的情况下致使内外存在压差），此即是乳汁能从属气的层次外出体表的原因。

【找准穴位】

在胸部，当第4肋间隙，乳头中央，距前正中线4寸。

【保健功效】

为乳汁外出之处。

【配伍】

配乳根穴，宜产妇在产后按摩，能有效促进乳汁分泌，且方便实用。

【注意事项】

本穴不针不灸，只做胸腹部腧穴的定位标志——两乳头之间为8寸。

▶乳根穴：解决乳房问题的"高手"

乳根穴隶属足阳明胃经。乳，穴所在部位也；根，本也。该穴名意指本穴为乳房发育充实的根本。本穴物质为胃经上部经脉气血下行而来，由于气血物质中的经水部分不断气化，加之膺窗穴外传体表的心部之火，因此，本穴中的气血物质实际上已无地部经水，而是火生之土。由于本穴中的脾土微粒干硬结实，对乳上部的肌肉物质（脾土）有承托作用，是乳部肌肉承固的根本，故名。乳根穴有燥化脾湿的功效。

【找准穴位】

在胸部，当乳头直下，乳房根部，当第5肋间隙，距前正中线4寸。

【保健功效】

（1）胸部疾病：咳嗽、气喘、呃逆、胸痛、乳痛、乳汁少、胸下满闷。

（2）其他：食不下咽、霍乱转筋、寒痛咳逆、臂肿痛。

【配伍】

（1）配少泽、膻中穴，治乳痈。

（2）配少泽、足三里穴，治乳少。

（3）配乳中穴，刺激乳汁分泌。

（4）配库房穴，因为库房与乳根为调节乳肌的两个重要穴道，因此有隆胸效果，可治疗单纯因胃气不足所致的乳房扁平细小或乳房下坠。

【注意事项】

（1）乳根穴左侧内为心脏，如果在拍打按摩时用力过度，可冲击心脏，使人休克，严重者将产生致命危险。

（2）刺法：斜刺或平刺0.5～0.8寸。

▶不容穴：胃部疾病都怕它

不容穴属足阳明胃经。不容，胃经的气血物质本穴不为容纳也。本穴位处乳之下部，所受气血乃胃经上部区域脾土中的外渗水液，至本穴后因无外界之热使其气化转变，其运行只是单纯的循经下传，故名。不容穴担负着承传胃经的地部经水的责任，有调中和胃、理气止痛的功效，因此对食欲缺乏、呕吐、胃痛等胃部疾病有较好的疗效。

【找准穴位】

在上腹部，当脐中上 6 寸，距前正中线 2 寸。

【取法】

仰卧位，在脐上 6 寸，巨阙穴（任脉）旁开 2 寸处取穴。

【保健功效】

（1）消化系统疾病：食欲缺乏、胃炎、胃扩张、神经性呕吐、消化不良、腹胀腹痛。

（2）呼吸系统疾病：咳嗽、哮喘。

（3）其他：肋间神经痛、肩臂部诸肌痉挛或萎缩。

【配伍】

（1）配中脘、公孙穴，有行气和胃止痛的作用，主治胃痛、腹胀。

（2）配期门，有疏肝理气和胃的作用，主治心痛、喜噫酸。

【注意事项】

（1）刺法：直刺 0.5 ~ 0.8 寸，局部酸胀。不宜深刺，防止刺伤肝、胃。

（2）艾炷灸 3 ~ 5 壮；艾条灸 5 ~ 10 分钟。

▶ 承满穴：胃胀胃痛，就找承满穴

承满穴隶属足阳明胃经，承，受也；满，满盛也。该穴名意指胃经的地部经水在此满溢而行。本穴物质为不容穴传来的地部经水，因本穴所处为腹部肉之陷，故而地部经水为囤积之状，又因本穴肉陷也浅，经水一注即满，故名，有和胃、消胀、降逆的功效。

【找准穴位】

在上腹部，当脐中上 5 寸，距前正中线 2 寸。

【保健功效】

（1）肠胃疾病：胃痛、吐血、食欲缺乏、腹胀、肠鸣疝痛、脘痛、下痢、黄疸吐血、上气喘逆、肩息唾血、膈气。

（2）其他：肝炎、肋下坚痛。

【配伍】

配足三里穴，治胃痛。

【注意事项】

（1）刺法：直刺 0.8 ~ 1 寸。

（2）灸法：艾炷灸 3 ~ 5 壮；艾条灸 5 ~ 10 分钟。

▶阴市穴：祛寒湿、利膝关的大穴

阴市穴隶属足阳明胃经。阴，水也；市，聚散之地。该穴名意指胃经的地部经水在此汇合。本穴物质为髀关穴传来的地部经水，为脾土中的外渗之水，因本穴位处肉之陷，经水在此为汇合之状，故名。阴市穴有祛寒湿、利膝关的功效。

【找准穴位】

在大腿前面，当髂前上棘与髌底外侧端的连线上，髌底上3寸。

【保健功效】

（1）膝关节疾病：腿膝无力、屈伸不利、膝中寒、水肿、两足拘挛、膝关节炎、股外侧皮神经炎。

（2）其他：疝气、腹胀腹痛。

【配伍】

（1）配足三里、阳陵泉穴，治腿膝痿痹。

（2）配肝俞、太溪穴，治寒疝、寒疝腹痛。

【注意事项】

（1）刺法：直刺1～1.5寸。

（2）禁止灸法。

养生百宝箱

禁止灸阴市穴，是因为此穴因汇集的经水多而性寒凉，地部经水较少气化，其功用即为汇聚上源经水并传输给胃经下部经脉，如在本穴施以灸法则会改变本穴固有的寒凉特性，促使穴内经水的气化，穴内的经水则会因此而变得干少，经水不足也就不能濡养胃经梁丘穴以下经脉诸穴，故而经书对阴市作出禁灸的规定。

▶上巨虚穴：理气通肠，下肢麻痹就用它

上巨虚隶属足阳明胃经。上，上部也；巨，范围巨大也。虚，虚少也。该穴名意指本穴的气血物质处于较低的天部层次，较高的天部层次气血物质虚少。本穴物质为足三里穴传来的气化之气，因其气水湿较多而滞重，至本穴后所处为较低的天部层次，天之上部的气血相对处于空虚之状，故名。

上巨虚是大肠的下合穴，有理气通肠、通经活络的作用，可以用来治疗跟大肠有关的疾病。同时它也可以用来治疗下肢的疼痛无力，比如说小儿麻痹后遗症、半身不遂等。

【找准穴位】

在小腿前外侧，当犊鼻下6寸，距胫骨前缘一横指（中指）。

【取法】

正坐屈膝位，在犊鼻下6寸，当足三里与下巨虚连线的中点处取穴。

【保健功效】

（1）肠胃疾病：肠鸣、腹痛、腹泻、便秘、肠痛、急性细菌性痢疾、急性肠炎、单纯性阑尾炎、胃肠炎、痢疾、疝气、消化不良。

（2）运动系统疾病：脑血管病后遗症、下肢麻痹或痉挛、膝关节肿痛。

【配伍】

（1）配天枢、曲池穴，治细菌性痢疾。

（2）配支沟、大肠腧穴，治便秘。

（3）配足三里、气海穴，治便秘、泄泻。

【注意事项】

（1）拍揉此穴时以产生酸胀感为宜。

（2）刺法：直刺 0.5 ~ 1.2 寸，局部酸胀。

（3）灸法：艾炷灸或温针灸 5 ~ 9 壮；艾条灸 10 ~ 20 分钟，亦可采用药物衬填灸。

▶下巨虚穴：腰背疼痛，拍拍下巨虚穴

下巨虚穴，别名下林、足下廉，隶属足阳明胃经，小肠之下合穴。有调肠胃、通经络、安神志的功效，可以用来治疗小腹及腰背部的疼痛，还能治疗乳腺炎、腹泻、下肢疼痛等。

【找准穴位】

在小腿前外侧，当犊鼻下 9 寸，距胫骨前缘大约一横指。

【取法】

正坐屈膝位，在犊鼻下 9 寸，条口下约一横指，距胫骨前嵴约一横指处。当犊鼻与解溪穴的连线上取穴。

【保健功效】

（1）消化系统疾病：急慢性肠炎、急慢性肝炎、胰腺炎、腹泻、痢疾、小腹痛。

（2）精神神经系统疾病：癫痫、精神病、肋间神经痛。

（3）运动系统疾病：下肢瘫痪、下肢麻痹痉挛。

（4）其他：乳痈。

【配伍】

（1）配曲池、太白穴，治泻痢脓血。

（2）配阳陵泉、解溪穴，治下肢麻木。

【注意事项】

（1）刺法：直刺 0.5 ~ 0.9 寸，局部酸胀，向下扩散至足背。

（2）灸法：艾炷灸或温针灸 5 ~ 9 壮；艾条灸 10 ~ 20 分钟。

①艾炷灸或温针灸 5 ~ 9 壮，治疗胆囊炎。

②艾条悬灸 10 ~ 20 分钟，治疗胃肠冷痛。

③隔姜灸，治疗失眠。

▶解溪穴：脚腕扭伤，指压解溪来解决

解溪穴，别名草鞋带穴，鞋带穴。解，散也；溪，地面流行的经水也。解溪名意指胃经的地部经水由本穴散解，流溢四方。本穴为丰隆穴传来的地部经水，至本穴后，因本穴的通行渠道狭小，地部经水满溢而流散经外，故名解溪，有理脾、化湿、清胃热的功效。

据《医学入门》记载："足腕上、系鞋带处之陷凹中，适当吾人束缚鞋带之处，解而开之，因名解溪。"我们经常会听到别人用"头疼医脚，脚疼医头"来形容庸医，其实还真有这样的治法。比如说我们现在谈到的解溪穴，它就擅长消头面部的热，所以要是遇到头疼、眼睛发红、牙疼什么的，就可以通过按摩解溪来治疗。

【找准穴位】

足背踝关节横纹的中点，两筋之间的凹陷处。

【取法】

正坐平放足底或仰卧伸直下肢，解溪穴位于小腿与足背交界处的横纹中央凹陷处；或在足背踝关节横纹中央凹陷处，当拇长伸肌腱与趾长伸肌腱之间。

【保健功效】

（1）运动系统疾病：下肢痿痹、踝关节病、垂足等下肢、踝关节疾患。

（2）头部疾病：头痛、眩晕。

（3）肠胃疾病：腹胀、便秘。

（4）其他：牙疼、目赤、癫狂。

【配伍】

（1）配昆仑、太溪、商丘、丘墟穴，治踝部痛。

（2）配商丘、血海穴，治腹胀。

（3）配阳陵泉、悬钟穴，治下肢痿痹。

（4）配条口、丘墟、太白穴，治膝股肿、转筋。

（5）配阳跷穴，治癫疾。

（6）配承光穴，治风眩头痛、呕吐烦心。

（7）配八风、涌泉穴，治足趾肿烂。

（8）配肾俞、复溜、阴陵泉穴，治肾炎。

【注意事项】

（1）治疗脚腕扭伤等脚部疾病时，宜采用指压解溪穴的方法。

（2）刺法：直刺 0.5 ~ 1 寸。

（3）灸法：禁直接灸，艾条灸 5 ~ 10 分钟。

▶ 陷谷穴：再见，卒面肿

陷谷穴，别名陷骨、输（木）穴。陷，凹陷之处也；谷，山谷也。该穴名意指本穴为胃经地部经水的聚集之处。本穴物质为冲阳穴传来的地部经水，因本穴位处肉之陷处，地部经水在此聚集，故名。

陷谷穴主要负责输送胃经气血，可用于治疗胃炎、肠炎、下肢酸痛，尤其是治疗卒面肿十分有效。

【找准穴位】

在足背，当第 2、3 跖骨结合部前方凹陷处。

【取法】

正坐垂足或仰卧位，在第 2、3 跖趾关节后方，2、3 跖骨结合部之前的凹陷中取穴。

【保健功效】

（1）消化系统疾病：胃炎、肠炎、腹水、腹大满、肠鸣腹痛。

（2）运动系统疾病：下肢瘫痪、足扭伤、季肋支满痛。

（3）其他：肾炎、结膜炎、胸膜炎、颜面水肿、目赤痛、发热、盗汗、喜噫、咳逆不止。

【配伍】

（1）配列缺穴，治面目痈肿。

（2）配温溜、漏谷、复溜、阳纲穴，治肠鸣而痛。

（3）配上星、囟会、前顶、公孙穴，治卒面肿。

（4）配期门，治产后善噫。

（5）配一间穴针灸，治肱骨外上髁炎。

【注意事项】

（1）刺法：直刺或向上斜刺 0.5 ~ 1 寸。

（2）灸法：艾炷灸 3 ~ 5 壮；或艾条灸 5 ~ 10 分钟。

▶厉兑穴：轻揉厉兑穴，梦魇不再来

厉兑穴，别称鬼垒、鬼眼穴。厉，危岸也；兑，口也，八卦之中以兑为口。厉兑名意指胃经的地部经水由本穴回流胃经的体内经脉。本穴物质为内庭穴传来的地部经水，至本穴后，因本穴有地部通道与胃经体内经脉相通，因此体表经水从本穴的地部通道回流体内，经水的运行如从高处落入危险的深井一般，故名厉兑。

厉兑穴对治疗梦魇很有效。"梦魇"即睡中做一种感到压抑而呼吸难的梦，多由疲劳过度，消化不良或脑皮层过度紧张引起。此时可用手拇指指甲和其余四指相对，掐压足趾端趾甲旁的厉兑和隐白穴，左右足部穴各 36 次，为巩固疗效，掐压后再用手指指端偏峰轻揉穴部一会儿，压抑就会解除。

【找准穴位】

人体厉兑穴位于足第 2 趾末节外侧，距趾甲角 0.1 寸。

【保健功效】

（1）五官科疾病：鼻衄、牙痛、咽喉肿痛。

（2）神经系统疾病：多梦、癫狂。

（3）其他：腹胀、热病。

【配伍】

（1）配内关、神门穴，治多梦。

（2）配隐白穴，治梦魇不安。

【注意事项】

（1）头痛剧烈时，可双手掐点双厉兑穴 3 分钟左右，头痛迅速消失。

（2）刺法：浅刺 0.1 寸。

第五节 足太阴脾经：运化食物的养血大脉

▶脾经：治疗慢性病的关键

足太阴脾经上有 21 个穴位：隐白、大都、太白、公孙、商丘、三阴交、漏谷、地机、阴陵泉、血海、箕门、冲门、府舍、腹结、大横、腹哀、食窦、天溪、胸乡、周荣、大包。

足太阴脾经主要循行在胸腹部及下肢内侧，即从足走头。它从大脚趾末端开始，沿大脚趾内侧脚背与脚掌的分界线，经踝骨，向上沿内踝前边，上至小腿内侧；然后沿小腿内侧的骨头，与肝经相交，在肝经之前循行，上膝股内侧前边，进入腹部；再通过腹部与胸部的间隔，夹食管旁，连舌根，散布舌下。其分支从胃部分出，上过膈肌，流注心中，经气接手少阴心经。

从上面的路线可以看出来，与脾经关系密切的脏腑有脾、胃和心。中医认为，脾除了有运化的作用外，还有统血的作用，就是统摄、约束血液行于脉内而不外溢。如果脾气虚弱，不能承担起这种约束功能，就会出现各种出血病证，如呕血、便血、尿血等。治疗脾虚引发的出血症状重点在于补脾气，中成药归脾丸就是治疗这类出血证的有效药物。

当脾经不通时，人体还会出现一些常见的慢性病：大脚趾内侧、脚内缘、小腿、膝盖或者大腿内侧、腹股沟等经络线路会出现冷、酸、胀、麻、疼痛等不适感，或者全身乏力、疼痛、胃痛、腹胀、大便稀溏、心胸烦闷、心窝下急痛，还有舌根发强、饭后即吐、流口水等。

以上症状都可以从脾经去治，最好在脾经当令的时候按摩脾经上的几个重点穴位：太白、三阴交、阴陵泉、血海等。上午 9 ～ 11 点正处于人体阳气的上升期，这时疏通脾经可以很好地平衡阴阳。

在日常饮食上也要注意多吃清淡的食物，不暴饮暴食，以减轻脾经的负担。

此外，思伤脾。所谓"衣带渐宽终不悔，为伊消得人憔悴"，思虑过度就会扰乱脾的正常工作，使其方寸大乱，反映到身体上就是食欲缺乏、无精打采、胸闷气短。所以，一定要做到思虑有节，这样脾的功能才会正常。

▶三阴交穴：上天赐给女性的护身衣

三阴，指的是足部的三条阴经，也就是足太阴脾经、足少阴肾经、足厥阴肝经。交，交会也。三条阴经在这里交会，所以称为三阴交穴。因此，三阴交可以治疗的疾病有很多，简单介绍一下，有泌尿生殖系统的各种疾病、消化系统的各种疾病、皮肤病、失眠、高血压、肢体疼痛、半身不遂、口舌生疮等等。

三阴交位于小腿内侧，符合阴的特性，所以三阴交对女性有特殊的保护作用。现代女性工作压力大，饮食不规律，情感细腻容易忧郁，导致不孕不育的现象很多。而三阴交对女性不孕有很好的调理作用，经常坐办公室的女性，在工作间隙，或者下班的时候，找机会按摩刺激三阴交，就相当于给自己的身体穿了件防护衣。让自己在辐射包围的环境下，也能保养好自己的身体。

【找准穴位】

在小腿内侧，当足内踝尖上3寸，胫骨内侧缘后方。

【取法】

正坐或仰卧位，在内踝高点上3寸，胫骨内侧面后缘取穴。

【保健功效】

（1）消化系统疾病：急慢性肠炎、细菌性痢疾、肝脾肿大、腹水水肿、肝炎、胆囊炎。

（2）泌尿生殖系统疾病：肾炎、尿路感染、尿潴留、尿失禁、乳糜尿。

（3）妇产科系统疾病：月经失调、功能性子宫出血、痛经、带下、更年期综合征、阴道炎、盆腔炎、前阴瘙痒、胎位异常、子宫下垂、难产。

（4）精神神经系统疾病：癫痫、精神分裂症、神经衰弱。

（5）循环系统疾病：高血压、血栓闭塞性脉管炎。

（6）其他：荨麻疹、神经性皮炎、膝或踝关节及其周围软组织病变、糖尿病。

【配伍】

（1）配神门穴，治失眠。

（2）配廉泉穴，治口腔溃疡。

【注意事项】

（1）孕妇慎用。

（2）每次施治时间一般为3～5分钟，每天2～3次。

（3）刺法：直刺1～1.5寸，孕妇忌针。

（4）灸法：艾炷灸3～7壮；或艾条灸5～15分钟。

▶太白穴：缓解肌肉酸痛的大穴

太白穴隶属足太阴脾经。太，大也；白，肺之色也，气也。太白穴名意指脾经的水湿云气在此吸热蒸升，化为肺金之气。本穴物质为大都穴传来的天部水湿云气，至本穴后受长夏热燥气化蒸升，在更高的天部层次化为金性之气，故名太白穴。

太白穴是土经之土穴，有很好的健脾功效，能够治疗由脾虚引起的各种不适，例如月经失调、胃疼、腹胀、肢体疼痛等，甚至还可以用来治疗心胸部位的疼痛。中医讲脾主肌肉，所以肌肉如果出现酸痛的问题，我们就可以从脾来治疗。相信很多人都有这样的体会，逛街或者长时间站立以后，感觉腿脚都很累，晚上回家用热水泡泡脚，用手揉揉脚，用拳头或保健用的小锤敲击太白穴，感觉会很舒服，这其实就是在不知不觉中按摩了脾经，促进了血液循环，使肌肉得到放松，身体得到休息。

【找准穴位】

在足内侧缘，当足大趾本节（第1跖趾关节）后下方赤白肉际凹陷处。

【取法】

正坐垂足或仰卧位，在第1跖趾关节后缘，赤白肉际处取穴。

【保健功效】

（1）消化系统疾病：胃痉挛、胃炎、消化不良、腹胀、便秘、肠炎、痔疮。

（2）运动系统疾病：腰痛、下肢麻痹或疼痛。

【配伍】

（1）配中脘、足三里穴，治胃痛。

（2）配内关穴，治胃疼腹胀。

【注意事项】

（1）施治的时候，要注意力适中，不可过大。

（2）每天按摩 3～4 次，每次 3～5 分钟即可。

（3）刺法：直刺 0.5～0.8 寸。

（4）灸法：取灸法条一段，在两侧太白穴，采用温和的灸法，灸法持续大约半小时后，肌肉酸痛便会消失。

▶阴陵泉穴：畅通血脉，消除肿胀

阴陵泉穴在胫骨后缘和腓肠肌之间，比目鱼肌起点上，隶属足太阴脾经。阴，水也；陵，土丘也；泉，水泉也。阴陵泉穴名意指脾经地部流行的经水及脾土物质混合物在本穴聚合堆积。本穴物质为地机穴流来的泥水混合物，因本穴位处肉之陷处，泥水混合物在本穴沉积，水液溢出，脾土物质沉积为地之下部翻扣的土丘之状，故名阴陵泉穴。

阴陵泉穴有健脾利湿、通利小便的作用。有些老年人小便排不干净，无论如何用力也不行，严重的甚至一点也排不出来。这种现象在医学上称为"癃闭"。如果能坚持按摩本穴，对这个问题有一定的缓解效果。另外，喜欢喝酒的朋友经常按摩这个穴位，可以促进水湿的排泄。此外，按摩阴陵泉穴可治疗慢性前列腺炎，使患者解小便自如，而且对肛门松弛的治疗也有效。

【找准穴位】

在小腿内侧，当胫骨内侧髁后下方凹陷处（将大腿弯曲90° 膝盖内侧凹陷处）。

【取法】

正坐屈膝或仰卧位，在胫骨内侧髁后下方约胫骨粗隆下缘平齐处取穴。

【保健功效】

（1）泌尿生殖系统疾病：遗尿、尿潴留、尿失禁、尿路感染、肾炎、遗精、阳痿。

（2）消化系统疾病：腹膜炎、消化不良、腹水、肠炎、痢疾。

（3）妇产科系统疾病：阴道炎、月经不调。

（4）其他：失眠、膝关节炎、下肢麻痹。

【配伍】

（1）配水分穴，有利尿消肿的作用，治水肿。

（2）配阳陵泉穴，治膝关节疼痛。

（3）配三阴交穴，有温中运脾的作用，主治腹寒。

（4）配三阴交、日月、至阳、胆俞、阳纲穴，有清热利湿的作用，主治黄疸。

【注意事项】

（1）对本穴施治完后，要做适当的活动，缓解肌肉紧张，消除不适。

（2）每次施治时间约3分钟即可，每天2～3次。

（3）治疗前列腺炎时每次按摩100～160下，每日早晚按摩一次，两腿都需按摩，一般按摩两周见效。

（4）刺法：直刺1～2寸。

▶公孙穴：降低血压的好手

公孙，即公之辈与孙之辈，指此处穴位的气血物质与脾土之间的关系。在五行中，脾胃为后天之本，为土，培育万物而无所怨言。古人认为："肝木为公；木生火，心火为子；火生土，所以脾土为孙。"虽然弱小，却能滋养肺和肾，供应人体最重要的物质能源，所以取公孙之意。

在全身中，这个穴位最明显的效用就是治疗身体的胸腹部疾患。概括来说，主要有各种消化系统疾病、各种和心脏相关的不舒服，还有就是月经不调。

公孙穴最大的功效，就是可以降低血压。按压公孙穴配合手上的内关穴一起按摩对降低血压有很好的疗效。晚上泡完脚后，可以在足弓处抹一点橄榄油，然后用刮痧板，顺着足弓刮拭，如果感觉酸痛一定要多按摩几次。

【找准穴位】

在足内侧缘，当第1跖骨基底的前下方。

【取法】

正坐垂足或仰卧位，在第一跖骨基底前下缘，赤白肉际处取穴，距太白1寸。

【保健功效】

（1）消化系统疾病：胃痉挛、急慢性胃肠炎、胃溃疡、消化不良、痢疾、肝炎、腹水、胃癌、肠痉挛。

（2）妇产科系统疾病：子宫内膜炎、月经不调。

（3）其他：心肌炎、胸膜炎、癫痫、足跟痛。

【配伍】

（1）配内关穴，治腹泻。

（2）配中脘、足三里穴，治胃脘胀痛。

（3）配丰隆、膻中穴，治呕吐、眩晕。

【注意事项】

（1）按摩本穴位时，要适当用力，因为此穴在脚内侧赤白肉之际，用力按压效果会更显著。

（2）每次施治时间一般为3～5分钟，每天2～3次。

（3）刺法：直刺0.6～1.2寸。

▶ 血海穴：缓解湿疹引起的瘙痒

血海穴是足太阴脾经的一个普通腧穴。中医认为，脾统血，血液的运行由脾来统一管理，同时它也是气血生成的源头。膝盖上面的穴位，少阴脾经从脚走头，气血流到这里逐渐升腾，同时脾胃生成的气血也汇聚到这里，就好像是海纳百川，所以说血海是汇聚气血的海洋。

古医书上说："缘何血海动波澜，统摄无权血妄行。"意思是说脾经统血的功能如果出现问题的话，气血就会乱走，这时候要刺激血海穴来引血归原，让气血走向循行通畅。也就是说，血海可以用来治疗各种和血相关的疾病。大家都知道，血对于女性来讲更为重要，女性一生中会不断地生血再失血，这就是中医讲的"女子以血为用"。所以，血海可以用来治疗女子和血有关的疾病，例如月经失调等。

此外，血海穴对皮肤瘙痒有较好的疗效。这是因为皮肤瘙痒的根源就是气血不足，皮肤得不到气血充分的滋养，所以只要把气血引过来，问题就能迎刃而解。皮肤瘙痒症的病人可以在血海穴上多加按摩，按摩时可以采用瑜伽按摩式。盘腿而坐成莲花坐姿，用双手从大腿根部向膝盖的方向来推揉，然后从膝盖推到大脚趾，这样就按摩了整个脾经，在按摩的过程中对血海穴深刺激几次。坚持下去一定会取到很好的养生效果。

【找准穴位】

屈膝，在大腿内侧，髌底内侧端上2寸，当股四头肌内侧头的隆起处。

【取法】

正坐屈膝位，在髌骨内上缘上2寸，当股内侧肌突起中点处取穴；或正坐屈膝，医生面对病人，用手掌按在病人膝盖骨上，掌心对准膝盖骨顶端，拇指向内侧，当拇指尖所到之处是血海穴。

【保健功效】

（1）妇产科系统疾病：月经不调、功能性子宫出血、子宫内膜炎。

（2）皮肤病：湿疹、荨麻疹、皮肤瘙痒症、神经性皮炎。

（3）其他：睾丸炎、贫血、下肢溃疡、膝关节炎。

【配伍】

（1）配带脉穴，治月经不调。

（2）配曲池、合谷、三阴交穴，治荨麻疹等皮肤疾患。

（3）配犊鼻、阴陵泉、阳陵泉穴，治膝关节疼痛。

【注意事项】

（1）每天坚持点揉两侧血海穴，力量不宜太大，能感到穴位处有酸

养生百宝箱

生活中，人们看书、电视、电脑屏幕久了，眼睛就会酸胀、干涩不舒服，有的还会出现手脚麻木现象，这就是肝血虚的症状。正如《黄帝内经》所说："肝受血而能视，足受血而能步，掌受血而能握，指受血而能摄"，肝开窍于目，在液为泪，在体为筋，所以肝血虚了就不能营养眼睛和筋脉，就会出现眼睛酸胀、视物不清、手脚麻木的症状。

当出现这些情况时，可选用血海和足三里穴来补足肝血。

（1）每天9～11点在脾经经气最旺盛时，按揉血海穴，每侧按揉3分钟，以酸胀为度。

（2）用指关节按压足三里穴，每天1次，每次15分钟，或是每月用灸法灸此穴10次。

胀感即可，要以轻柔为原则。

（2）对本穴的施治时间为 2 ~ 3 分钟，每天 2 次即可。

（3）女性午饭前按摩还可帮助祛除面部雀斑。

（4）刺法：直刺 1 ~ 1.2 寸。

▶大横穴：强壮脏器，抗击衰老

大，穴内气血作用的区域范围大也；横，穴内气血运动的方式为横向传输也，风也。大横这个穴位的气血是横向运输的，而且影响波及的范围极其广大，所以被称作"大横"。大横的横指的是横结肠。这个穴在腹中部，和肚脐平行，就在肚脐旁边的大横纹中，内部就是横结肠。横结肠涉及的范围很广，活动度也很大，所以古人就直接将其取名为大横穴，横行霸道的意思。

现代人，尤其是年轻女性，都非常追求完美的身材，谁也不想带着"救生圈"上街，大横穴就可以帮您这个忙，让您轻松摆脱水桶腰、啤酒肚。

此外，大横穴有防止脏器下垂的功能，在治疗脏器下垂的时候，配合百会穴同时使用，会取得事半功倍的效果。

【找准穴位】

在腹中部，距脐中 4 寸。

【取法】

仰卧位，在脐中（神阙）旁开 4 寸处取穴。

【保健功效】

（1）消化系统疾病：肠炎、习惯性便秘、久痢、肠麻痹、肠寄生虫。

（2）其他：四肢痉挛、流行性感冒。

【配伍】

配天枢、足三里穴，治腹痛。

【注意事项】

（1）此穴可使用震法，震动的频率要快，一般每分钟 200 ~ 300 次。

（2）对本穴的施治时间为 2 ~ 3 分钟，每天 2 次即可。

（3）刺法：直刺 1 ~ 2 寸。

（4）灸法：温针灸 5 ~ 9 壮；艾条灸 10 ~ 20 分钟。

▶隐白穴：有效缓解妇科血证

隐白穴，别名鬼垒穴、鬼眼穴、阴白穴，为十三鬼穴之一，统治一切癫狂病，临床上治血崩较好。隐，隐秘、隐藏也；白，肺之色也，气也。该穴名意指脾经体内经脉的阳热之气由本穴外出脾经体表经脉。本穴由地部孔隙与脾经体内经脉相连，穴内气血为脾经体内经脉外传之气，因气为蒸发外出，有不被人所觉察之态，如隐秘之象，故名。也就是说，因为此处穴位隐藏在脚大趾的褶纹中，而且此处的肌肉呈白色，所以被叫做"隐白"。

隐白穴是脾经之井穴，对治疗脾虚有很好的疗效。隐白穴可以用来治疗月经失调、崩漏、腹胀腹泻、小儿惊风、半身不遂、胸闷、咳嗽、心烦多梦等。

【找准穴位】

在足大趾末节内侧，趾甲角旁0.1寸。红白交处。

【保健功效】

（1）妇科疾病：月经过多、崩漏、功能性子宫出血，子宫痉挛。

（2）慢性出血证：便血、尿血、消化道出血。

（3）神志疾患：癫狂、多梦、惊风。

（4）肠胃疾病：腹满、暴泄、小儿疳积、肠炎、腹膜炎、急性胃肠炎。

（5）五官科系统疾病：牙龈出血，鼻出血。

【配伍】

（1）配气海、血海、三阴交穴，治月经过多。

（2）配厉兑穴，缓解经常做噩梦的情况。

（3）配脾俞、上脘、肝腧穴，治吐血。

（4）配大敦穴，治昏厥。

（5）配地机、三阴交穴，治出血证。

【注意事项】

刺法：浅刺0.1寸。

▶大都穴：健脾、化湿、止泻有奇效

大都穴隶属足太阴脾经。大，穴内气血场的范围大也；都，都市也，物质的集散之所也。该穴名意指脾经的气血物质在此聚集。本穴物质为隐白穴传来的生发之气，至本穴后为聚集之状，如都市之物质聚散也，故名。大都穴有健脾、化湿、止泻的功效。

【找准穴位】

在足内侧缘，当足大趾本节（第 1 跖趾关节）前下方赤白肉际凹陷处。

【取法】

大都穴位于人体的足内侧缘，当足大趾本节（第 1 跖趾关节）前下方赤白肉际凹陷处。

【保健功效】

肠胃疾病：暴泄、腹胀胸满、胃心痛、食不化、呕逆、大便难、诸下利、腹胀、胃痛、呕吐、泄泻、便秘、热病。

运动系统疾病：腰痛、身重骨痛、暴四肢肿。

其他：热病汗不出且厥、湿则唏然寒、饥则烦心、饱则眩、卒得中风。

【配伍】

（1）配足三里穴，治腹胀。

（2）配太白穴，治胃心痛。

（3）配商丘、阴陵泉穴，治诸下利。

（4）配经渠，治热病汗不出。

（5）配昆仑、期门、阴陵泉、中脘穴，治暴泻。

【注意事项】

刺法：直刺 0.3 ~ 0.5 寸。

▶ 商丘穴：急慢性肠、胃炎皆有疗效

商丘穴为五腧穴之经穴，五行属金。商，古指漏刻，计时之器也；丘，废墟也。商丘名意指脾经的热散之气由此快速通过。该穴物质为公孙穴传来的水湿风气，其性湿热且循脾经上行，而该穴的气血通道又如漏刻滴孔般细小，因此风气的执行是快速通过本穴，强劲的风气吹走了该穴中的脾土微粒，地部脾土如废墟一般，故名商丘。

商丘穴在内踝骨的前缘偏下一点。商丘穴正好对应足底反射区中的下身淋巴反射区，因此可以治疗各种炎症。同时它又揭示了一个医理：炎症一般是由细菌感染引起的。因为脾是管运血的，它能把新鲜血液运到病灶上去，脏东西被清走后，炎症自然就消除了。商丘穴多用于神经性呕吐，消化不良，急、慢性胃炎，急、慢性肠炎，腓肠肌痉挛，踝关节及周围软组织疾患等。

此外，商丘穴还是能预防和治疗痔疮的穴位，治疗因身体能量大量消耗导致的乳腺疾病，治疗感冒后的恶心、呕吐。经常按压此穴，对乳腺的保养以及提高受孕的机

会有很大好处。

【找准穴位】

商丘穴的位置：足内踝前下方凹陷处，舟骨结节与内踝尖连线的中点。当胫骨前肌腱内侧。

【取法】

正坐垂足或仰卧位，在内踝前下方凹陷处。当舟骨结节与内踝高点连线之中点处取穴。

【保健功效】

（1）脾胃疾病：脾虚、腹胀、肠鸣、溏泄、便秘、寒热善呕、胃脘痛、黄疸、食不化、胃反、腹痛、大惊、乳痛、痔疾、阴股内廉疼、疝引小腹痛。

（2）运动系统疾病：膝不得屈伸或不可以行、内踝疼痛、骨痹。

（3）神经系统疾病：小儿惊风、烦满、厥头痛、癫疾狂多食、善笑不休、梦魇。

（4）其他：喉痹、舌本强痛、面肿起、痔、妇人绝子。

【配伍】

（1）配阴陵泉、曲泉、阴谷穴，治腹胀满不得息。

（2）配幽门、通谷穴，治喜呕。

（3）配解溪、丘墟穴，治脚痛。

（4）配三阴交穴，治脾虚不便。

（5）配天枢、阴陵泉穴，治慢性肠炎。

（6）配三阴交、阴陵泉、足三里穴，治下肢水肿。

（7）配气海、足三里穴，治腹胀肠鸣。

▶漏谷穴：健脾和胃、利尿除湿的大药

漏谷穴，别名太阴络穴。漏，漏落也；谷，五谷也、细小之物也。该穴名意指脾经中的浊重物质在此沉降。本穴物质由三阴交穴传来，因脾经的湿热之气与肝经及肾经气血物质进行了交换，上行至本穴的气态物质则温度偏低，在本穴的变化是散热缩合冷降的变化，浊重的部分由天部沉降到地部，如细小的谷粒漏落之状，故名。漏谷穴有健脾和胃、利尿除湿的功效。

【找准穴位】

漏谷穴位于人体的小腿内侧，当内踝尖与阴陵泉穴的连线上，距内踝尖6寸，胫骨内侧缘后方。

【取法】

正坐或仰卧位，在内踝高点上6寸，胫骨后缘，当阴陵泉和三阴交的连线上取穴。

【保健功效】

（1）消化系统疾病：急慢性肠胃炎、肠鸣音亢进、消化不良。

（2）运动系统疾病：肩胛部疼痛、下肢麻痹。

（3）其他：尿路感染、精神病。

【配伍】

配足三里穴，治腹胀肠鸣。

【注意事项】

刺法：直刺0.5～0.8寸，局部酸胀，可扩散至小腿外侧。深刺时须防刺伤胫后动、静脉。

灸法：艾炷灸或温针灸3～5壮；艾条灸5～10分钟。

▶地机穴：便血证，就要强刺激地机穴

地机穴，别名脾舍、地箕穴，为足太阴经郄穴。地，脾土也；机，机巧、巧妙也。该穴名意指本穴的脾土微粒随地部经水运化到人体各部，运化过程十分巧妙。本穴物质为漏谷穴传来的降地之雨，雨降地部后地部的脾土微粒亦随雨水的流行而运化人体各部，脾土物质的运行十分巧妙，故名。

地机穴是足太阴脾经的郄穴，前面提到过阴经的郄穴擅长治疗血证，所以可以用来治疗月经相关的疾病，以及其他的各种泌尿生殖系统的疾病。此外，急性胃肠炎或者是痢疾，大便中有脓血，也可以用这个穴位来治疗，但是需要强刺激，效果才能好。

【找准穴位】

在小腿内侧，当内踝尖与阴陵泉的连线上，阴陵泉下3寸。

【取法】

正坐或仰卧位，在阴陵泉直下3寸，当阴陵泉与三阴交的连线上，胫骨内侧面后缘处取穴。

【保健功效】

（1）妇产科系统疾病：月经不调、痛经、功能性子宫出血、阴道炎。

（2）泌尿生殖系统疾病：腰痛、遗精、精液缺乏。

（3）其他：胃痉挛、乳腺炎、下肢痿痹。

【配伍】

（1）配肾俞、中极、三阴交，有补益气血、活血化瘀的作用，主治痛经。

（2）配隐白穴，治崩漏。

（3）配血海，有调经的作用，主治月经不调。

【注意事项】

（1）刺激此穴位主要采取点按、揉法、指推法。

（2）刺法：直刺 1 ~ 1.5 寸。

（3）灸法：直接灸 3 ~ 5 壮；温和灸 10 ~ 15 分钟。

▶周荣穴：止咳顺气效果好

周荣穴，别名周营穴、周管穴，隶属足太阴脾经穴。周，遍布、环绕之意；荣，草类开花或谷类结穗的茂盛状态。该穴名意指脾经的地部水湿大量蒸发化为天部之气。本穴虽属脾经穴位，但脾经气血因胸乡穴的流散而无物传至本穴。本穴物质的来源是本穴上部区域散流至此的地部水液，至本穴后，因受心室外传之热的作用，地部水湿大量气化上行天部，气化之气如遍地开花之状，脾土也还其原本的燥热之性，故名。周荣穴主要起生发脾气的功效。

【找准穴位】

在胸外侧部，当第 2 肋间隙，距前正中线 6 寸。

【保健功效】

咳嗽、气逆、胸胁胀满。

【配伍】

配膻中穴，治胸胁胀满。

【注意事项】

刺法：斜刺或向外平刺 0.5 ~ 0.8 寸。

▶大包穴：丰胸先要益脾顺气

大包穴，别名大胞穴，隶属足太阴脾经穴。本穴为脾之大络，统络阴阳诸经，故名大包，有宣肺理气、宽胸益脾的功效。

每天坚持按摩该穴位，具有丰胸美容的效果，具体方法如下：首先，双手按住大包穴后，从胸外侧向内推压胸部 36 次；其次，手掌按住大包穴，再旋转推压 36 次；最后，用手指搓揉大包穴 36 次。

【找准穴位】

在侧胸部，腋中线上，当第 6 肋间隙处。脾之大络。

【取法】

侧卧举臂，在腋下 6 寸、腋中线上，第 6 肋间隙处取穴。

【保健功效】

（1）呼吸系统疾病：气喘、哮喘、胸闷、心内膜炎、胸膜炎、肋间神经痛、胸胁病。

（2）其他：全身疼痛、四肢无力、食多身瘦。

【配伍】

（1）配三阳络、阳辅、足临泣穴，治胸胁痛。

（2）配脾俞、章门穴，治食多身瘦。

【注意事项】

（1）刺法：斜刺或向后平刺 0.3 ~ 0.5 寸。治颈部扭伤可向上斜刺，局部大包穴酸胀。该穴位深部相对应的器官有胸膜腔、肺、膈、肝（右侧）、胃（左侧），故不可深刺。

（2）灸法：艾炷灸 3 壮；艾条灸 10 ~ 20 分钟。

第六节 手少阴心经：通调神智的养心大脉

▶ 心经：攸关生死的经络

手少阴心经上有 9 个穴位：极泉、青灵、少海、灵道、通里、阴郄、神门、少府、少冲。

手少阴心经主要分布在上肢内侧后缘，起始于心中，出属于心脏周围血管等组织（心系），向下通过横膈，与小肠相联络。它的一条分支从心系分出，上行于食道旁边，联系眼球的周围组织（目系）；另一条支脉，从心系直上肺脏，然后向下斜出于腋窝下面，沿上臂内侧后边，行于手太阴肺经和手厥阴心包经的后面，下行于肘的内后方，沿前臂内侧后边，到达腕后豌豆骨部进入手掌内后边，沿小指的内侧到指甲内侧末端，接手太阳小肠经。

从上面的循行路线可以看出，心经和小肠经是互相联系的。这正应了我们常说的成语——心腹之患。所谓心，即指心脏，对应手少阴心经，属里；"腹"就是指小肠，为腑，对应手太阳小肠经，属表。"心腹之患"就是说，互为表里的小肠经与心经，它们都是一个整体。谁出现了问题都会很严重，一定不可小视。

实践证明，心经的问题常常会在小肠经上反映出来，比如心脏病发作时常常表现为背痛、胳膊痛，有人甚至还会牙痛，而这些疼痛部位大多是小肠经的循行路线。

中医认为在五脏中，心为"君主之官"。君主，是一个国家的最高统治者，是全体国民的主宰者。相应的，心也就是人体生命活动的主宰，是脏腑中最重要的器官。它统帅各个脏器，使之相互协调，共同完成各种复杂的生理活动，如果心发生病变，则其他脏腑的生理活动也会出现紊乱而产生各种疾病。所以，疏通心经，让它的气血畅通对身体的整体调节是非常重要的。

按摩心经的最佳时间应该是午时，即 11 ~ 13 点，这个时候人的阳气达到最盛，然后开始向阴转化，阴气开始上升。这时人们最好处于休息的状态，不要干扰阴阳的变化。中午吃完饭小睡一会儿，就是睡不着闭着眼睛休息一下也是很好的。

心经

▶ 少海穴：快速治疗肩臂痛

少海穴，别名曲节穴，为手少阴心经合穴。少海，在古代是指现在的渤海。少，阴也，水也；海，大也，百川所归之处也。该穴名意指心经的地部经水汇合于少海穴本穴。本穴物质由青灵穴水湿云气的冷降之雨和极泉穴的下行之血汇合而成，汇合的地部水液宽深如海，故名。少海穴有理气通络、益心安神、降浊升清的功效。

现在很多人都有颈椎病的困扰，甚至十几岁二十岁就觉得脖子僵硬不舒服，甚至可能出现头晕、手麻，经常按摩少海穴就能缓解这些症状。还有的人有网球肘，其实不一定是因为打网球引起的，也可能是经常挥动手臂，造成肘部损伤，这时利用少海穴就能有效地治疗这种疾病。

【找准穴位】

屈肘，在肘横纹内侧端与肱骨内上髁连线的中点处。

【取法】

屈肘，在肘横纹尺侧纹头凹陷处取穴。

【保健功效】

（1）精神神经系统疾病：神经衰弱、精神分裂症、头痛、眩晕、三叉神经痛、肋间神经痛、尺神经炎。

（2）呼吸系统疾病：肺结核、胸膜炎。

（3）运动系统疾病：落枕、前臂麻木及肘关节周围软组织疾患、下肢痿痹。

（4）其他：心绞痛、淋巴结炎、疔疮、瘰疬。

【配伍】

（1）配极泉穴，治上肢的各种不适。

（2）配合谷、内庭穴，有清泻阳明热邪的作用，主治牙痛、牙龈肿痛。

（3）配后溪穴，有舒筋通络活血的作用，主治手颤、肘臂疼痛。

（4）配天井穴，有活血散瘀的作用，主治瘰疬。

【注意事项】

（1）在按压本穴的时候，用力要适中，按时要逐渐加力，不可用猛力。

（2）本穴每次施治时间3～5分钟，每天2～3次。

（3）刺法：直刺0.5～1.0寸，局部酸胀，有麻电感向前臂放散。

（4）灸法：艾炷灸或温针灸3～5壮；艾条灸10～15分钟。

养生百宝箱

少海穴有一个最大的作用就是治疗网球肘、高尔夫肘。高尔夫和网球是很高雅的运动，在商务活动起着很好的媒介作用。但是，经常打球的人，常常被一个问题困扰着，因为打球的时候经常会挥动手臂，会造成肘部一种慢性的损伤。解决这个问题我们可以利用少海穴，打完球后我们将手臂抬起，手握拳自然放在肩膀上，手肘弯曲，肘尖对外，用一根按摩棒在肘尖内侧轻轻揉。因为这里的皮肤比较细腻，为防止擦破皮肤，可以事先点一两滴橄榄油。少海穴时治疗因为肘部运动过度而引起的高尔夫球肘，网球肘的绝佳处方。

▶少冲穴：清热息风，治疗黄疸效果好

少冲穴，别名经始穴、大冲穴，为五腧穴之合穴，五行属水。少，阴也；冲，突也。"少冲"的意思是指此穴中的气血物质从体内冲出。少冲穴有理气通络、益心安神的功效。

少冲在小指末节，它有一个作用就是可以治疗黄疸。按摩时我们可以正坐，手平伸，掌心向下，屈肘时向内收；用另一只手轻握这只手的小指、大拇指弯曲，用指甲尖垂直掐按穴位，有刺痛的感觉，每天按揉1次，每次按掐3～5分钟即可。

【找准穴位】

在手小指末节桡侧，距指甲根0.1寸。

【取法】

正坐，俯掌，少冲穴位于左右手部，小指指甲下缘，靠无名指侧的边缘上。

【保健功效】

心悸、心痛、胸胁痛、癫狂、热病、昏迷、手挛臂痛。

【配伍】

配中冲、大椎穴，治热病、昏迷。

【注意事项】

（1）在按揉时，要轻柔和缓，速度始终。

（2）本穴施治时间一般为3～5分钟，每天2～3次。

（3）刺法：斜刺0.1～0.2寸，局部胀痛；三棱针点刺出血。

（4）灸法：艾炷灸1～3壮；艾条灸5～10分钟。

> **养生百宝箱**
>
> 按揉少冲穴能减轻疲劳引起的头痛不舒服，有助于醒脑提神。具体做法是：大拇指和食指轻轻夹住左手小拇指指甲两侧的凹陷处，以垂直方式轻轻揉捏此穴位。此穴位是脑部的反射区，要慢慢地出力揉捏，不要用蛮力，左右手可以互相按。

▶ 极泉穴：清心理气，宽胸宁神

极泉穴不但是手少阴心经的起始穴，同时也是非常重要的一个穴，有理气宽胸、活血止痛的作用。有的人，尤其是四五十岁的人，常会觉得自己前胸或者后背疼，但是到医院一检查发现什么问题也没有，这时极泉就可以帮你解决这个问题了。可以用手指弹拨极泉穴，可适当稍用些力，让局部有酸麻的感觉，要是觉得这种感觉顺着手臂向下传导直到手指那就更好了。这个穴位还对心情郁闷的人有帮助，可以帮你赶走忧愁。

刺激极泉的方法是，施治者一手托起被治者左侧上肢，使其腋窝暴露，另一手食、中指并拢，伸入腋窝内，用力弹拨位于腋窝顶点的极泉穴，此处腋神经、腋动脉、腋静脉集合成束，弹拨时手指下会有条索感，注意弹拨时手指要用力向内勾按，弹拨的速度不要过急，被治者会有明显的酸麻感，并向肩部、上肢放散。

【找准穴位】

在腋窝顶点，腋动脉搏动处。

【取法】

上臂外展，在腋窝中部有动脉搏动处取穴；或是曲肘，手掌按于后枕，在腋窝中部有动脉搏动处取穴。

【保健功效】

（1）循环系统疾病：冠心病、心绞痛、心包炎、脑血管病后遗症。

（2）精神神经系统疾病：肋间神经痛、癔症。

（3）其他：腋臭、肩周炎、颈淋巴结核、乳汁分泌不足。

【配伍】

（1）配神门、内关穴，治心痛、心悸。

（2）配侠白穴，治疗心痛、干呕、烦满及肘臂冷痛。

（3）配日月穴、肩贞穴、少海穴、内关穴、阳辅穴、丘墟穴，治腋窝痛。

（4）配日月穴、脾腧穴，治四肢不收。

（5）配太渊穴、偏历穴、太冲穴、天突穴，治咽干咽喉肿痛。

（6）配神门穴、内关穴、心腧穴，有宁心安神的作用，治心悸、冠心病。

【注意事项】

（1）本穴位于动脉搏动处，所以按摩时用力要轻，切不可用力挤压。尤其是儿童，要慎重。

（2）对本穴的按揉一般为1～2分钟，一天2～3次。

（3）弹拨本穴可预防冠心病、肺心病。

（4）刺法：避开腋动脉，直刺0.3～0.5寸，整个腋窝酸胀，有麻电感向前臂、指端放散，或上肢抽动，以3次为度。但本穴一般不灸，而且不宜大幅度提插，因为腋腔内组织疏松，且腋静脉与深筋膜附着，保持扩张状态，如不慎刺中血管，会造成血肿。

（5）灸法：艾炷灸或温针灸3～5壮；艾条灸5～10分钟。

▶通里穴："丢三落四"的毛病，揉通里穴可改善

古书上说"来往不穷谓之通"。通，通往；里，内里。通里穴位于前臂两侧，心经的经气运行到这里的时候，分出去一支走入小肠，与小肠长期保持联系，所以，称为通里。

通里穴位于心经上，这个穴位可以安抚心神，帮助我们增长智慧。如果经常感到自己心慌，没办法安静下来做事，自觉心智不够的人，可以经常刺激通里穴。在日常生活中经常有这样一类人，总是丢三落四，捡了这个忘了那个，这就是因为心经的气血不足造成的，通里穴就可以解决这个问题，它可以帮助我们开心窍，通心神，长心眼。尤其是上班族，如果感觉工作累的时候，在办公室里腾出几分钟的时间，握拳立起，将手的小鱼际放在桌子上边沿上，从手腕内侧开始，沿着桌边向上推，一直推到手肘部位，这样反复推个30～50次，大脑得到了休息的同时，还可以疏通心经，增长智慧。

【找准穴位】

在前臂掌侧，当尺侧腕屈肌腱的桡侧缘，腕横纹上1寸。

【取法】

仰掌，在尺侧腕屈肌腱桡侧缘，当神门与少海连线上，腕横纹上1.5寸处取穴。

【保健功效】

（1）精神神经系统疾病：头痛、眩晕、神经衰弱、癔症性失语、精神分裂症。

（2）循环系统疾病：心绞痛、心动过缓。

（3）呼吸系统疾病：扁桃体炎、咳嗽、哮喘。

（4）其他：急性舌骨肌麻痹、胃出血、子宫内膜炎。

【配伍】

配内关、心腧穴，治心绞痛、心律不齐。

【注意事项】

（1）按揉时用力均衡、沉稳、做到"轻而不浮，重而不滞"。

（2）点时要节奏和谐，用力适度。

（3）本穴出现压痛、结节等阳性反应，可作为心动过缓的定性诊断。

（4）每日2～3次，每次治疗时间2～5分钟。

（5）刺法：直刺0.3～0.5寸。

（6）灸法：艾炷灸1～3壮；艾条温灸10～20分钟。

▶神门穴：益心安神，通经活络

神门穴，别名兑中、中都、锐中穴，隶属手少阴心经。神，与鬼相对，气也；门，出入的门户也。该穴名意指心经体内经脉的气血物质由此交于心经体表经脉。本穴因有地部孔隙与心经体内经脉相通，气血物质为心经体内经脉的外传之气，其气性同心经气血之本性，为人之神气，故名。神门穴有补益心气的功效。

这个穴位是心经的原穴、腧穴，中医说"心藏神"，因此神门可以治疗神志方面的疾病。现代社会，人们工作繁忙，生活节奏紧张，日常工作中，用脑一段时间后，可在神门穴处按摩，这样有助于提神醒脑，也有助于提高工作效率，这正是"磨刀不误砍柴工"。

此外，神门穴在手腕上，心气郁结的时候，刺激它，效果很好。就相当于给心气打开了一条"阳关大道"，让这些郁结的心气能够畅通无阻，横行自如，自然不会存在郁结的问题了。

【找准穴位】

在腕部，腕掌侧横纹尺侧端，尺侧腕屈肌腱的桡侧凹陷处。

【取法】

正坐，仰掌，神门穴位于手腕部位，手腕关节手掌侧，尺侧腕屈肌腱的桡侧凹陷处，腕横纹上取穴。

【保健功效】

（1）循环系统疾病：心悸、心脏肥大、心绞痛。

（2）精神神经系统疾病：神经衰弱、癔症、癫痫、精神病、痴呆。

（3）五官科系统疾病：舌骨肌麻痹、鼻内膜炎。

（4）其他：产后失血、淋巴结炎、扁桃体炎。

【配伍】

配太阳、风池、内关穴，健脑醒神。

【注意事项】

（1）对本穴按揉时可以适度用力，柔中带刚、沉稳深透。

（2）对本穴的按揉时间为 2 ～ 3 分钟，每天 3 ～ 5 次。

（3）刺法：直刺 0.3 ～ 0.5 寸。

（4）灸法：艾炷灸 1 ～ 3 壮；艾条温灸 10 ～ 15 分钟。

▶青灵穴：治疗心绞痛的灵药

青灵穴隶属手少阴心经。青，肝之色也，指穴内气血的运行为风的横行；灵，灵巧也。该穴名意指本穴的气血运行为风木的横向运行方式。本穴物质为极泉穴下传血液的气化之气，在本穴的运行过程中，它因散热而缩合为水湿云气并以云气的方式向下传输，表现出风木的灵巧特征，故名。青灵泉名义与青灵名同，泉指天部运行的云气中富含水湿。青灵穴有理气止痛、宽胸宁心的功效。

【找准穴位】

在臂内侧，当极泉与少海的连线上，肘横纹上 3 寸，肱二头肌的内侧沟中。

【取法】

伸臂，在少海与极泉的连线上，少海穴直上 3 寸，肱二头肌的尺侧缘。

【保健功效】

（1）循环系统疾病：心绞痛。

（2）精神神经系统疾病：神经性头痛、肋间神经痛。

（3）其他：肩胛及前臂肌肉痉挛。

【配伍】

配肩髃穴、曲池穴，治肩臂痛。

【注意事项】

（1）刺法：直刺0.5～1寸，局部酸胀，针感可向前臂及腋部放散。

（2）灸法：艾炷灸3～7壮；艾条灸5～10分钟。

▶ 灵道穴：心之疾，灵道穴来帮忙

灵道穴为手少阴心经穴，五行属金。灵，与鬼怪相对，神灵也，指穴内气血物质为天部之气；道，道路。该穴名意指心经经水在此气化。本穴物质为少海穴传来的地部经水，在本穴处为气化散热，气化之气循心经气血通道而上行，故名。灵道穴有宁心、安神、通络的功效。

【找准穴位】

灵道穴位于人体的前臂掌侧，当尺侧腕屈肌腱的桡侧缘，腕横纹上1.5寸。

【取法】

仰掌，在尺侧腕屈肌腱与指浅屈肌之间，腕横纹上1.5寸处取穴。

【保健功效】

（1）循环系统疾病：心内膜炎、心绞痛。

（2）精神神经系统疾病：癔症、失眠、精神分裂症、失语、肘关节神经麻痹或疼痛。

（3）其他：急性舌骨肌麻痹或萎缩。

【配伍】

配心腧穴，治心痛。

【注意事项】

（1）刺法：直刺0.3～0.5寸，局部酸胀，针感可向前臂及手指放散。针刺时避开尺动、静脉。

（2）灸法：艾炷灸1～3壮；艾条灸10～15分钟。

▶ 阴郄穴：安神止血清虚热

阴郄穴，别名手少阴郄、石宫、少阴郄穴。阴，水也；郄，空隙也。阴郄名意指心经经水由本穴回流心经的体内经脉。本穴物质为通里穴传来的地部经水，因本穴有地部孔隙与心经体内经脉相通，经水即由本穴的地部孔隙回流心经的体内经脉，故名阴郄，起着沟通心肾的作用，有宁心安神、清心除烦的功效。

阴郄这个穴位能安神止血，清虚热，所以由于阴虚引起的心悸、盗汗等都可以用它来治疗。止血一般是止人体上部出血，比如说吐血、鼻子流血等。

【找准穴位】

在前臂掌侧，当尺侧腕屈肌腱的桡侧缘，腕横纹上0.5寸。

【保健功效】

（1）心神疾病：心痛、心悸、失语、惊悸、神经衰弱、急性舌肌麻痹等。

（2）出血证：吐血、衄血、鼻出血、胃出血。

（3）其他：骨蒸盗汗、子宫内膜炎。

【配伍】

（1）配心俞、巨阙穴，治心痛。

（2）配大椎穴，治阴虚盗汗。

（3）配心俞、神道穴，有通阳行气、宁心定悸的作用，主治心痛、心悸、神经衰弱。

（4）配尺泽、鱼际穴，有清热凉血止血的作用，主治衄血、吐血。

（5）配后溪、三阴交穴，有清虚热、敛阴液的作用，主治阴虚盗汗、骨蒸劳热。

【注意事项】

刺法：直刺0.3～0.5寸，局部酸胀，并可循经下行至无名指和小指，或循经上行至前臂、肘窝、上臂内侧，有患者针感还可传向胸部。针刺时避开尺动、静脉。

灸法：艾炷灸1～3壮；艾条灸10～15分钟。

第七节 手太阳小肠经：疏通经气的护肩大脉

▶小肠经：心脏健康的晴雨表

手太阳小肠经上有19个穴位：少泽、前谷、后溪、腕骨、阳谷、养老、支正、小海、肩贞、臑俞、天宗、秉风、曲垣、肩外俞、肩中俞、天窗、天容、颧髎、听宫。

手太阳小肠经的循行路线与大肠经比较相似，只是位置上要比大肠经靠后，从作用上来讲也没有大肠经那么广。它从小指的外侧向上走，沿着胳膊外侧的后缘，到肩关节以后向脊柱方向走一段，然后向前沿着脖子向上走，到颧骨，最后到耳朵。

中医认为，小肠是"受盛之官，化物出焉"。它的主要工作是先吸收被脾胃消化后的食物的精华，然后进行分配，将水液归于膀胱，糟粕送入大肠，精华输入到脾脏。

为什么说小肠经是心脏健康的晴雨表呢？

我们先来了解一个生活现象，现在很多人的工作要每天守在电脑旁，经常会肩膀酸痛，如果不知道休息和保养，发展下去，就是后背痛，接下来是脖子不能转动、手发麻。通常医院会将这些症状诊断为颈椎病，其实，这是心脏供血不足，造成小肠气血虚弱导致的。心与小肠相表里，这种表里关系是通过经络通道联系起来的。心脏有问题，小肠就会有征兆。比如西医所说的颈椎病，开始只是肩膀酸，这就是告诉你：这里的气血已经不足了。然后是酸痛，酸痛是因为血少，流动缓慢而瘀滞，不通则痛。后来发展到僵硬疼痛也是由于血少，血流缓慢，再加

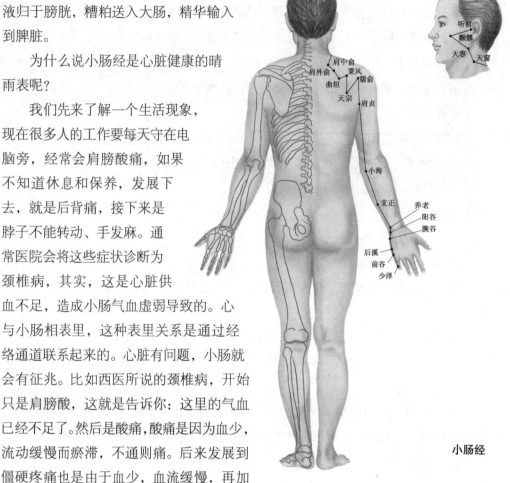

小肠经

上长期采用同一个姿势，血液就停滞在那里；如果心脏持续供血不足，那么停滞的血液就会形成瘀血。没有新鲜血液的供应，肌肉、筋膜就会变得僵硬，而且极易遭受风寒的侵袭，睡觉时容易落枕。

另外，有的人脾气很急，总是心烦气躁，好争执，这在中医看来就是心火亢盛。心里的火气太大，无处宣泄，就拿小肠经"撒气"了。结果小肠经就会肿胀、硬痛，然后牵连到耳朵、喉咙、脖子、肩膀、肘、臂、腕、小手指，造成这些地方疼痛或麻木。

所以，我们说小肠经是心脏健康的晴雨表，一定要多加关注。通过小肠经，我们可以预测心脏的功能状况，还能够用调节小肠经的方法来治疗心脏方面的疾患。

按摩小肠经的最佳时间是 13～15 点，这时小肠经当值，经气最旺，人体主吸收。所以这也是为什么总强调"午餐要吃好"的根源了。因此，应在午时 13 点前用餐，而且午饭的营养要丰富，这样才能在小肠功能最旺盛的时候把营养物资充分吸收和分配，

但是营养丰富还有一个前提，就是人体的吸收能力要好。

▶少泽穴：清热利咽，通乳开窍

少泽穴，别名小吉穴、少吉穴。少，阴也，浊也；泽，沼泽也。该穴名意指穴内的气血物质为天部的湿热水汽。本穴因有地部孔隙连通小肠经体内经脉，穴内物质为小肠经体内经脉外输的经水，经水出体表后汽化为天部的水湿之气，如热带沼泽汽化之气一般，故名。

少泽穴是小肠经的井穴，它最好的作用就是通乳。很多女性朋友产后乳汁不通，而且乳房还胀痛。此时按揉少泽穴是最好的方法，因为在哺乳期是不能乱吃药的。乳汁不通的妈妈可以找几根牙签，或者小小圆钝头的东西，在小指甲的外侧轻轻按揉，按到酸胀就可以。每天这样按揉几分钟，就自然会起到通乳的效果。

另外，少泽配合膻中和天宗，还有美乳丰胸的作用。这几个穴位之所以能丰胸，是因为刺激这几个穴位能促使脑垂体释放激素，这些激素作用于卵巢，进而激活乳腺细胞，促进乳房发育，同时也把血液引流到胸部，给乳腺输送营养，从而达到丰胸的效果。按摩少泽穴不但能丰胸，还能促进神经末梢的血液循环，改善女性手脚总是冰冷的现象。

【找准穴位】

在手小指末节尺侧，距指甲根角 0.1 寸（指寸）。

取法：微握拳，掌心向下，伸小指，在小指尺侧，去指甲角 0.1 寸处取穴。

【保健功效】

（1）精神神经系统疾病：头痛、精神分裂症、脑血管病、昏迷。

（2）五官科系统疾病：扁桃体炎、咽炎、结膜炎、白内障。

（3）妇产科系统疾病：乳腺炎、乳汁分泌不足。

（4）其他：热证、前臂神经痛。

（5）此穴为急救穴之一。

【配伍】

（1）配肩井、膻中、足三里穴，治产后乳汁不足。

（2）配人中穴，醒神开窍，治昏迷休克。

【注意事项】

（1）施用捻法，应注意捻动要快，移动要慢。

（2）孕妇慎用。

（3）治疗时，一般 3 ~ 5 分钟，每天 2 ~ 3 次。

（4）刺法：浅刺 0.1 寸或点刺出血，孕妇慎用。

（5）治疗热证，通常在少泽穴泻血疗法比较好，不适宜按摩。咽喉痛、发烧、牙肿点刺，滴一滴血就可缓解。

▶天宗穴：舒筋活络，有效缓解肩背疼痛

天宗穴位于肩胛部，当冈下窝中央凹陷处，与第四胸椎相平。与小肠经上的曲恒、秉风排列在一起，像星相一样，所以这几个穴位的名字都以星名命名。天宗穴也是如此。天宗穴内气血运行的部位为天部。宗，祖庙，宗仰、朝见之意。该穴名意指小肠经气血由此气化上行于天。穴内物质为臑腧穴传来的冷降地部经水，至本穴后经水复又气化上行天部，如向天部朝见之状，故名。

天宗穴具有舒筋活络、理气消肿的功效，因此对治疗肩背疼痛有很好的效果，尤其对于长期伏案工作的上班族来说，经常按摩此穴，对缓解疲劳有很好的效果。这个穴位自己按摩起来不方便，这里给大家推荐一个很简单的方法，现在的小区里有各式各样的健身器材，也有专门按摩后背的。我们就可以利用这种器材来按摩后背，也能刺激到本穴位。而且后背上有很多的背腧穴，这些背腧穴也是我们脏腑的反射点。刺激它们，就相当于在给我们的脏腑做按摩了，强身健体的效果非常好。

【找准穴位】

在肩胛部，当冈下窝中央凹陷处，与第四胸椎相平。

取法：正坐或俯伏位，在冈下缘与肩胛骨下角的等分线上，当上、中 1/3 交点处；或是肩胛冈下缘与肩胛骨下角连一直线，与第四胸椎棘突下间平齐处，与臑俞、肩贞成三角形处是本穴。

指压取法：上半身保持直立，左手搭上右肩，左手掌贴在右肩膀 1/2 处。手指自然垂直，中指指尖所碰触之处就是天宗穴。

【保健功效】

（1）运动系统疾病：肩胛疼痛、肩周炎、肩背软组织损伤。

（2）其他：气喘、乳腺炎。

【配伍】

（1）配膻中、足三里穴，治疗乳腺炎、产后乳少。

（2）配肩外腧穴，治肩胛痛。

（3）配秉风穴，治肩胛疼痛。

【注意事项】

（1）对此穴施治疗时，注意用力要适度，不要过猛。点的时候，适度用力，节奏快慢有序；采用按法时也要注意手法，不要用力太过猛，逐渐加力，以患者能接受为好。

（2）治疗时间为每次 2 ～ 3 分钟，每天 2 ～ 3 次。

（3）刺法：直刺或斜刺 0.5 ～ 1 寸。

（4）灸法：艾炷灸或温针灸 3 ～ 5 壮；艾条灸 10 ～ 15 分钟。

▶后溪穴：轻轻按摩后溪穴，落枕好得快

《拦江赋》说："后溪专治督脉病。"就是说后溪专治督脉上的问题，督脉上的问题都可以找后溪穴来配合治疗，所以后溪穴就是专门为督脉提供水源的地方。

此穴是手太阳小肠经之腧穴，同时又是八脉交会穴，通督脉，可以用来治疗急性腰扭伤、落枕等疾病，如果能在按摩的同时轻度活动腰部或者颈部，效果会更好，不久症状就能消除。

后溪穴最擅长治疗脖子上的问题，如颈椎病、落枕。有些人晚上睡觉着凉了，姿势不对了，早上起来发现脖子不能动了，也就是我们通常说的落枕，这个时候我们可以轻轻地按摩后溪穴，在按摩的时候轻轻转动脖子，一直到脖子可以自由转动的时候停下来。

此外，这个穴位对驾车族也有很好的帮助，开车的时候，需要精力集中，长时间保持一个姿势，颈椎很容易受伤。在等待红绿灯的时候别心急，静下心来，一手握着方向盘，另一只手顺势在握方向盘的手上按摩，几乎不影响任何事情，却可以很好地按摩后溪穴，保护自己的颈椎。

【找准穴位】

在手掌尺侧，微握拳，当小指本节（第 5 掌指关节）后的远侧掌横纹头赤白肉际。

取法：微握拳，在第 5 掌指关节尺侧后方，第 5 掌骨小头后缘，赤白肉际处取穴；或是轻握拳，手掌感情线的尾端在小指下侧边凸起如一火山口状处即是。

【保健功效】

（1）精神神经系统疾病：头痛、癫痫、精神分裂症、癔症、面肌痉挛。

（2）五官科系统疾病：耳鸣、耳聋、角膜炎、鼻出血、扁桃体炎。

（3）运动系统疾病：腰痛、落枕、肩臂痛。

（4）其他：疥疮。

【配伍】

（1）配天柱穴，有通经活络、舒筋止痛的作用，治颈项强痛、落枕。

（2）配翳风、听宫穴，有聪耳开窍的作用，治耳鸣、耳聋。

【注意事项】

（1）用捻法按摩本穴位时，用拇指与食指外侧捻住，上下快速揉捻即可。

（2）每次施治的时间为 2 ~ 3 分钟，每天 2 ~ 3 次。

（3）刺法：直刺 0.5 ~ 1 寸。

（4）灸法：艾炷灸 3 ~ 5 壮；或艾条灸 5 ~ 10 分钟。

▶秉风穴：散风活络，止咳化痰

秉风穴隶属手太阳小肠经穴，为手三阳与足少阳经交会穴。秉就是柄，也通"禀"，有秉受的意思。秉风穴在肩胛部，从天宗穴上，举起手臂，会发现一处凹陷的地方，这个穴位可以调理风气引起的疾病。

人体的气息贯穿于全身各处，无孔不入。天宗穴和秉风穴紧密相连，在背后肩胛部位，对身体的保健作用也是大同小异，都是治疗肩背痛的好手。在按摩时两穴配合按摩，取得的疗效会更明显。

【找准穴位】

在肩胛部，肩胛冈上窝中央，天宗穴直上，举臂有凹陷处。

取法：正坐或俯伏位，在肩胛冈上窝中点，当天宗穴直上，举臂有凹陷处取穴。

【保健功效】

（1）运动系统疾病：冈上肌腱炎、肩周炎、肩胛神经痛。

（2）其他：支气管炎等。

【配伍】

配天宗穴，治肩胛疼痛。

【注意事项】

（1）对本穴按摩时，力度要适中，以患者能接受为准。

（2）每天按摩 2 ~ 3 次，每次 3 ~ 5 分钟。

（3）刺法：直刺或斜刺 0.5 ~ 1 寸，局部酸胀。

（4）灸法：艾炷灸或温针灸 3 ~ 5 壮；艾条灸 10 ~ 20 分钟。

▶天容穴：清热利咽，消肿降逆

天容穴在颈外侧部，当下颌角的后方，胸锁乳突肌的前缘凹陷中。也就是头盔、帽子弯曲下垂的地方，扶持头容正直的作用。天，天部也；容，容纳、包容也。该穴名意指小肠经气血在本穴云集汇合。穴内物质为天窗穴传来的天部湿热之气，至本穴后，湿热之气散热冷却化为天部的云状气态物并聚集于穴内，如被本穴包容一般，故名。

天容穴最大的作用就是能治疗嗓子问题，如咽喉疼痛。尤其是老师和歌唱家经常用嗓子更需要此穴的保护。当嗓子不舒服的时候可以按揉本穴 3 ~ 5 分钟，对疼痛有很好的缓解效果。尤其是辛勤工作的老师们，经常对着粉笔灰，在秋冬的时候，取适量的桑叶、麦冬、胖大海、菊花、罗汉果等一起泡茶，可以很好的滋润喉咙，防止嗓子使用过度而导致干涩疼痛。

【找准穴位】

在颈外侧部，当下颌角的后方，胸锁乳突肌的前缘凹陷中。

取法：正坐或仰卧，平下颌角，在胸锁乳突肌的前缘凹陷中取穴。

【保健功效】

（1）五官科系统疾病：咽喉炎、扁桃体炎、耳聋、耳鸣。

（2）其他：甲状腺肿大、哮喘、胸膜炎、齿龈炎、癔症、颈项部扭伤。

【配伍】

（1）配列缺穴，治颈项强痛。

（2）配少商穴，治咽喉肿痛。

【注意事项】

（1）在按揉时要注意力集中，力度均匀，不可用力过大，尤其儿童要适度。

（2）按摩时以两手手指指腹端按压此穴，做环状运动。

（3）此穴的按摩时间一般为 1 ~ 3 分钟，每天 1 ~ 2 次。

（4）刺法：直刺 0.5 ~ 1 寸。

（5）灸法：艾炷灸 3 壮；或艾条灸 5 ~ 10 分钟。

▶前谷穴：五官健康的保证

前谷穴为手太阳小肠经的荥穴。前，与后相对，指本穴气血作用于人体的前面；谷，两山的中空部位也。该穴名意指小肠经经气在此散热冷降。本穴物质为少泽穴传来的天部湿热水汽，至本穴后其变化为散热化雨冷降，所作用的人体部位为胸腹前部，故名。

【找准穴位】

前谷穴位于人体的手掌尺侧，微握拳，当小指本节（第 5 指掌关节）前的掌指横纹头赤白肉际。

【保健功效】

（1）五官科疾病：头痛项强、耳聋、耳鸣、目赤、鼻塞、咽痛、疟腮、扁桃体炎、腮腺炎。

（2）精神神经系统疾病：癫痫、前臂神经痛、手指麻木。

（3）妇产科系统疾病：产后无乳、乳腺炎。

（4）其他：热病无汗。

【配伍】

配耳门穴、翳风穴，治耳鸣。

【注意事项】

（1）刺法：直刺 0.3 ～ 0.5 寸。

（2）灸法：艾炷灸 3 壮；或艾条灸 5 ～ 10 分钟。

▶腕骨穴：治疗糖尿病也有效

腕骨穴为手太阳小肠经腧穴。腕穴所在部位为手腕部也。骨，水也。该穴名意指小肠经经气行在此冷降为地部水液。本穴物质为后溪穴传来的天部水湿之气，行至本穴后散热冷降为地部的水液，故名。腕骨穴具有舒筋活络、泌别清浊的功效。

腕骨穴不仅是治疗上肢疾病的常用穴位，还可以用来治疗糖尿病等出现口渴等症状。

【找准穴位】

在手掌尺侧，当第 5 掌骨基底与钩骨之间的凹陷，赤白肉际处。

取法：沿后溪穴赤白肉际向上推，有高骨挡住，凹陷中即是。

【保健功效】

（1）五官科疾病：头痛、耳鸣耳聋、目翳、口腔炎。

（2）运动系统疾病：项强、肩臂疼痛麻木、腕痛、指挛、胁痛。

（3）神经系统疾病：瘈疭、惊风、疟疾。

（4）消化系统疾病：呕吐、胆囊炎。

（5）其他：热病汗不出、黄疸、消渴、糖尿病、胸膜炎。

【配伍】

（1）配胰俞、脾俞、足三里、三阴交穴，治消渴、糖尿病。

（2）配通里穴，治高热、惊风、瘈疭。

（3）配太冲、阳陵泉穴，治胁痛、黄疸、胆囊炎。

【注意事项】

刺法：直刺 0.3 ～ 0.5 寸。

▶ 阳谷穴：口腔溃疡，该按阳谷穴了

阳谷穴隶属手太阳小肠经，是补充阳气的穴位。阳是指阳气，谷就是两座山之间的缝隙，阳谷属于小肠经的穴位，阳谷穴就是阳气的生发之谷。

因此，阳谷穴有明目安神、通经活络的功效，对很多痛证也有很好的治疗作用，因为痛证大多数是由经络不通、气血凝滞造成的，而阳谷穴又能补充身体内的阳气，疏通经络，所以此穴对头痛、目眩、耳鸣、耳聋、腕痛等痛证和热证也有很好的治疗效果。此外，阳谷穴治疗口腔溃疡效果较好。

【找准穴位】

在手腕尺侧，当尺骨茎突与三角骨之间的凹陷中。

取法：俯掌，在三角骨后缘，赤白肉际上，当豌豆骨与尺骨茎突之间取穴。

【保健功效】

（1）精神神经系统疾病：精神病、癫痫、肋间神经痛、尺神经痛。

（2）五官科系统疾病：神经性耳聋、耳鸣、口腔炎、齿龈炎、腮腺炎。

【配伍】

配阳池穴，治腕痛。

【注意事项】

（1）按摩阳谷穴的时候，用力要适宜，不要太大，只需用大拇指轻轻拨动就可以了。

（2）每次按摩的时间也不用长，3分钟就行，每天3～4次。

（3）刺法：直刺0.3～0.5寸，局部酸胀，可扩散至整个腕关节。

（4）灸法：艾炷灸3～5壮；艾条灸5～10分钟。

▶ 肩外腧穴：舒筋活络，祛风止痛

肩外腧穴，一看名字就知道这个穴位与肩部疾病有关，它有舒筋活络、祛风止痛的功效，可以用来治疗颈椎病、肩周炎等问题。

此外，指压该穴道，可以使体内血液流畅，对缓解并治疗肩膀僵硬、耳鸣非常有效；此外，还可以治疗精神性阳痿等疾病，治疗该疾病要和手三里穴位一起配合治疗才能发挥显著的疗效，

【找准穴位】

在背部，当第1胸椎棘突下，旁开3寸。

取法：前倾坐位或俯伏位，在第1胸椎棘突下，陶道（督脉）旁开3寸，当肩胛骨脊柱缘的垂线上取穴。

【保健功效】

（1）运动系统疾病：颈椎病、肩胛区神经痛、痉挛、麻痹。

（2）其他：肺炎、胸膜炎、神经衰弱、低血压等。

【配伍】

配手三里穴，治精神性阳痿。

【注意事项】

刺法：向外斜刺0.5～0.8寸，局部酸胀。不可深刺，以防气胸。

灸法：艾炷灸或温针灸3～5壮；艾条灸10～20分钟。

▶ 肩中腧穴：降低胸腔温压，让呼吸顺畅

肩中腧穴为手太阳小肠经穴。肩，穴所在部位为肩胛部；中，肩脊中穴部也。俞，输也。该穴名意指胸内部的高温水湿之气由本穴外输小肠经。本穴位处肩脊中穴部，内部为胸腔，因本穴有地部孔隙与胸腔相通，胸腔内的高温水湿之气由本穴外输小肠经，故名，起着降低胸腔温压的作用。

【找准穴位】

在背部，当第7颈椎棘突下，旁开2寸。

取法：前倾坐位或俯伏位，在第7颈椎棘突下，大椎（督脉）旁开2寸处取穴。

【保健功效】

（1）呼吸系统疾病：支气管炎、哮喘、支气管扩张、吐血。

（2）其他：视力减退、肩背疼痛。

【配伍】

配肩外腧穴、大椎穴，治肩背疼痛。

【注意事项】

（1）刺法：斜刺0.5～0.8寸，局部酸胀。注意不可深刺，以防气胸。

（2）灸法：艾炷灸3～5壮；或温和灸10～15分钟。

第八节 足太阳膀胱经：护佑全身的通调大脉

▶膀胱经：让身体固若金汤的根本

足太阳膀胱经上有67个穴位：睛明、攒竹、眉冲、曲差、五处、承光、通天、络却、玉枕、天柱、大杼、风门、肺俞、厥阴俞、心俞、督俞、膈俞、肝俞、胆俞、脾俞、胃俞、三焦俞、肾俞、气海俞、大肠俞、关元俞、小肠俞、膀胱俞、中膂俞、白环俞、上髎、次髎、中髎、下髎、会阳、承扶、殷门、浮郄、委阳、委中、附分、魄户、膏肓俞、神堂、谚譆、膈关、魂门、阳纲、意舍、胃仓、肓门、志室、胞肓、秩边、合阳、承筋、承山、飞扬、跗阳、昆仑、仆参、申脉、金门、京骨、束骨、通谷、至阴。

足太阳膀胱经是人体经脉中最长的一条，起于内眼角的睛明穴，止于足小趾尖的至阴穴，交于足少阳肾经，循行经过头、颈、背、腿、足，左右对称，每侧67个穴位，是十四经中穴位最多的一条经，共有一条主线，三条分支。

从前面的介绍中，我们得知膀胱经与肾经是相连的。《黄帝内经》上说"肾开窍于二阴"，就是指肾与膀胱相表里。肾是作强之官，肾精充盛则身体强壮，精力旺盛；膀胱是州都之官，负责贮藏水液和排尿。它们一阴一阳，一表一里，相互影响。所以说，如果小便有问题，就是肾的毛病。另外，生活中我们经常会说有的人因为惊吓，小便失禁，其实这就是"恐伤肾"，恐惧对肾脏造成了伤害，而肾脏受到的伤害又通过膀胱经表现出来。同样，肾的病变也会导致膀胱的气化失司，引起尿量、排尿次数及排尿时间的改变。

膀胱经的涉及范围很广，不仅仅是因为它属于膀胱以及与其他脏腑有联系，更多的是因为它的循行路线。它在后背上有两条直线，线上分布着所有背腧穴，这些穴位

膀胱经

和脏腑的分布位置相对应，是脏腑器官的反应点，就像现在耳穴足疗的发射区一样，具有调节脏腑的重要作用。

另外，膀胱经还是人体最大的排毒通道，无时不在传输邪毒，其他诸如大肠排便、毛孔发汗、脚气排湿毒、气管排痰浊，以及涕泪、痘疹、呕秽等虽也是排毒的途径，但都是局部分段而行，最后也要并归膀胱经。所以，要想驱除体内之毒，膀胱经必须畅通无阻。

足太阳膀胱经统领人体阳气，为一身之表，外界的风邪首先侵袭足太阳膀胱经，所以，膀胱经异常时人体会出现腰、背、肩的筋肉痛、关节痛等症状，同时还会影响呼吸循环，消化吸收。经常刺激膀胱经就可以改善这些症状。

刺激膀胱经的最佳时间应该是 15 ~ 17 点，这时是膀胱经当令，是膀胱经的气血最旺的时候，这时如果能按摩一下，把气血疏通了，对人体是很有保健作用的。膀胱经还是一条可以走到脑部的经脉，所以气血很容易上输到脑部，因而这个时候不论是学习还是工作，效率都是很高的。

养生百宝箱

足太阳膀胱经穴位分寸歌

——〔清〕陈念祖《灵素集注节要》

足太阳兮膀胱经，目内眦角始睛明。眉头陷中攒竹取，曲差发际上五分。
五处发上一寸是，承光发上二寸半。通天络郄玉枕穴，相去寸五调匀看。
玉枕夹脑一寸三，入发二寸枕骨现。天柱陷后发际中，大筋外廉陷中献。
自此夹脊开寸五，第一大杼二风门。三椎肺俞厥阴俞，心俞五椎之下论。
膈七肝九十胆俞，十一脾俞十二胃。十三三焦十四肾，大肠十六之下椎。
小肠十八膀十九，中膂内俞二十椎。白环廿一椎下当，以上诸穴可排之。
更有上次中下髎，一二二四腰空好。会阳阴尾尻骨旁，背部二行诸穴了。
又从脊上开三寸，第二椎下为附分。三椎魄户四膏肓，第五椎下神堂尊。
第六譩譆膈关七，第九魂门阳纲十。十一意舍之穴存，十二胃仓穴已分。
十三肓门端正在，十四志室不须论。十九胞肓承秩边，背部三行诸穴匀。
又从臀下阴文取，承扶居于陷中主。浮郄扶下方六分，委阳扶下寸六数。
殷门扶下六寸长，关中外廉两筋乡。委中膝骨约纹里，此下三寸寻合阳。
承筋脚跟上七寸，穴在腨肠之中央。承山腨下分肉间，外踝七寸上飞扬。
辅阳外踝上三寸，昆仑后跟陷中央。仆参亦在踝骨下，申脉踝下五分张。
金门申脉下一寸，京骨外侧骨际量。束骨本节后陷中，通谷节前陷中强。
至阴却在小指侧，太阳之穴始周详。

▶睛明穴：泻热明目，祛风通络

睛明穴，别名目内眦、泪孔穴、泪空穴、泪腔穴、目眦外，隶属足太阳膀胱经，为手足太阳、足阳明、阳跷、阴跷五脉之会穴。睛，指穴所在部位及穴内气血的主要作用对象为眼睛也；明，光明穴之意。睛明名意指眼睛接受膀胱经的气血而变得光明。本穴为太阳穴膀胱经之第一穴，其气血来源为体内膀胱经的上行气血，乃体内膀胱经吸热上行的气态物所化之液，亦即是血。膀胱经之血由本穴提供于眼睛，眼睛受血而能视，变得明亮清澈，故名睛明。

五脏六腑之精气，皆上注于目。所以，一个人的视力好坏，可以反映出他体内的气血盛衰状况。睛明穴是保护眼睛的穴位，它在目内眦角稍上方凹陷处，是手太阳、足太阳、足阳明、阳跷五条经脉的会穴，阳气汇集于此，所以是泻热去火最适用的穴位。睛明穴是缓解眼睛疲劳和近视的做好的穴位，它位于眼睛边上。当我们用眼过度的时候，闭上眼睛轻轻地按揉睛明，可以很好的缓解眼疲劳。

【找准穴位】

人体睛明穴位于面部，目内眦角稍上方凹陷处。

【保健功效】

（1）眼部疾病：目赤肿痛、流泪、视物不明、目眩、近视、夜盲、色盲、迎风流泪、结膜炎、睑缘炎、眼睛疲劳、眼部疾病。

（2）其他：偏头痛、三叉神经痛。

【配伍】

配球后、光明穴，治视目不明。

【注意事项】

（1）刺法：直刺，将眼球轻轻推向外侧固定，沿眼眶边缘缓缓刺入0.3～0.5寸。但不捻转、不提插（或只轻微地捻转和提插）。出针后按压针孔片刻，以防出血。

（2）禁止艾灸。

养生百宝箱

在新版眼保健操里，不再有挤压睛明穴这一项，而是改为刮上眼眶，原因如下。

（1）睛明穴距眼球太近，中小学生双手的卫生很难保证，手上的细菌容易污染眼睛。

（2）上眼眶穴位较多，按压可调节眼部气血。下眼眶的穴位不容易刮到，因此取消了刮下眼眶的动作。取消干洗脸理由：考虑到学生手上的细菌有可能进入眼睛和嘴部，所以将"干洗脸"改为"按头部督脉穴"。

▶攒竹穴：清热明目，祛风通络

攒竹穴，别名眉本、眉头、员在、始光、夜光、明光、光明穴、员柱、矢光、眉柱、始元、小竹、眉中穴。攒，聚集也；竹，山林之竹也。该穴名意指膀胱经湿冷水汽由此吸热上行。本穴物质为睛明穴上传而来的水湿之气，因其性寒而为吸热上行，与睛明穴内提供的水湿之气相比，由本穴上行的水湿之气量小，如同捆扎聚集的竹竿小头一般（小头为上部、为去部，大头为下部、为来部），故名。

攒竹穴在眉内侧，就想竹叶从这里开始长出来，而且眉头是眉毛最粗的地方，就好像将所有的眉毛攒在一起，所以称为攒竹。

很多人都有打嗝的经历，很是不舒服，攒竹就是治疗打嗝的好穴位。当打嗝的时候，用双手大拇指直接按压双侧的眉头，使劲一点，按压下去几秒钟，再松开。然后再按压，松开，反复几次，打嗝就停止了。比起喝水的方法更健康安全。

【找准穴位】

在面部，当眉头陷中，眶上切迹处。

取法：正坐仰靠或仰卧位，在眉毛内侧端，眶上切迹处取穴。

【保健功效】

（1）五官科系统疾病：近视眼、泪囊炎、视力减退、急性结膜炎、眼肌痉挛。

（2）精神神经系统疾病：头痛、眶上神经痛、面神经麻痹、膈肌痉挛。

（3）其他：腰背肌扭伤。

【配伍】

配阳白穴，治口眼歪斜、眼睑下垂。

【注意事项】

（1）在按摩时，用力不宜重，宜缓不宜急。

（2）两手用力及速度均匀对称。

（3）刺法：平刺 0.5 ~ 0.8 寸。

（4）本穴禁艾灸。

▶委中穴：丹毒湿疹不用愁，疗法"委中"有

委中穴，别名腘中、郄中、血郄穴。委，堆积也；中，指穴内气血所在为天、人、地三部的中部也。该穴名意指膀胱经的湿热水汽在此聚集。本穴物质为膀胱经膝下部各穴上行的水湿之气，为吸热后的上行之气，在本穴为聚集之状，故名。

委中穴主治急性腰扭伤、腰背疼痛、下肢痿痹、转筋等。四穴总歌中说"腰背委中求"，意思就是腰背疾病可以找委中穴。确实如此，后溪配委中一直是治疗腰肌劳损的不二选择。委中还有一个很好的作用，就是可以治疗丹毒。

丹毒，就是脚癣的毒气从脚趾、脚面、脚踝一直蔓延到了小腿当中，形成了丹毒。对付丹毒，委中穴是很好的选择，在腘窝内抹一点点润肤油，将腿伸直，用食指和中指在腘窝内用力按摩。长期坚持，必能起到很好的效果。

【找准穴位】

在腘横纹中点，当股二头肌腱与半腱肌肌腱的中间。

取法：俯卧位，在腘窝横纹中央，股二头肌腱与半腱肌腱的中间处取穴。

【保健功效】

（1）消化系统疾病：急性胃肠炎、肠炎、腹痛。

（2）泌尿生殖系统疾病：遗尿、尿潴留。

（3）精神神经系统疾病：坐骨神经痛、脑血管病后遗症、癫痫。

（4）皮肤科系统疾病：湿疹、风疹、荨麻疹、牛皮癣、疥疮。

（5）运动系统疾病：腰背痛、风湿性膝关节炎、腓肠肌痉挛。

（6）其他：中暑、疟疾、鼻出血。

【配伍】

（1）配肾俞、阳陵泉、腰阳关、志室、太溪穴，治腰痛。

（2）配长强、次髎、上巨虚、承山穴，治便血。

【注意事项】

（1）在点按时注意手法的运用适当，用力适中。

（2）点的时候要注意节奏的和谐，按的时候要注意力度适中。

（3）本穴的施治时间每次一般为3分钟左右，每天2～3次。

（4）刺法：直刺1～1.5寸，或用三棱针点刺，静脉出血。针刺不宜过快、过强、过深，以免损伤血管和神经。

（5）灸法：艾炷灸或温针灸5～7壮；艾条温灸10～15分钟。

> **养生百宝箱**
>
> 委中穴歌
>
> 委中曲䐐里，横纹脉中央。
> 腰痛不能举，沉沉引脊梁。
> 痠痛筋莫展，风痹复无常。
> 足膝难伸屈，针入即安康。

▶ 玉枕穴：通经安神，防治秃顶很有效

玉枕穴为足太阳膀胱经穴。玉，金性器物，肺金之气也；枕，头与枕接触之部位，就是该穴所在的位置。该穴名意指膀胱经气血在此化为凉湿水汽。本穴物质为络却穴传来的寒湿水汽与天柱穴传来的强劲风气，至本穴后汇合而成天部的凉湿水汽，其性表现出肺金的秋凉特征，故名。

玉枕穴位于后脑勺，对防治秃顶有很好的效果。秃顶问题困扰着现在很多的中年人士，多出求医也未必有效果。秃顶的人们平时可以多按玉枕穴。先将五指分开自然放松，散开，想一把梳子一样。然后从前额梳到后脑勺，用指腹的位置，这样不容易伤到头皮，要微微用力，这样头皮才能收到刺激，每次梳理50次左右，一直到头皮有酸胀的感觉为止。

秃顶的人士，还需要保持良好的情绪，心情好了，身体自然会处于健康的状态，阴阳调和，就能减少脱发现象。

【找准穴位】

在后头部，当后发际正中直上 2.5 寸，旁开 1.3 寸，平枕外隆凸上缘的凹陷处。

取法：正坐或俯卧位，脑户（督脉）旁 1.3 寸，当枕外粗隆上缘之外侧取穴。

【保健功效】

（1）精神神经系统疾病：枕神经痛、视神经炎、嗅觉减退。

（2）五官科系统疾病：青光眼、近视眼、鼻炎、口疮。

（3）其他：足癣。

【配伍】

配大椎穴，治头颈痛。

【注意事项】

（1）在按摩的时候要注意力集中，快慢要适中。

（2）每次施治时间为 3 分钟左右，每天 2 ～ 3 次。

（3）刺法：平刺 0.3 ～ 0.5 寸。

（4）灸法：温灸 5 ～ 10 分钟。

▶ 大杼穴：强健筋骨，治疗骨关节疾病有特效

人体穴位中，跟大有关的一般都很重要的穴位。大杼穴也是如此，它隐含"机杼"的意思，也就是是关键、机要之处。大杼穴是八会穴中的骨会，也就是说所有的骨头都集聚在此。

大杼穴，别名背俞、本神、百旁、百劳、骨会。大，大也，多也；杼，古指织布的梭子。大杼名意指膀胱经水湿之气在此吸热快速上行。本穴物质为膀胱经背俞各穴吸热上行的水湿之气，至本穴后虽散热冷缩为水湿成分较多的凉湿水汽，但在本穴的变化为进一步的吸热胀散并化为上行的强劲风气，上行之气中水湿如同织布的梭子般向上穿梭，故名大杼。

大杼穴作为骨会，在治疗骨关节方面有特效。比如骨头疼痛、关节炎、风湿、类风湿性关节炎等。对大杼穴除了按摩外，还可以采用捏脊的方法来刺激它。我们现在后背上抹一点润肤油，从尾骨端上一直向上捏，捏到大椎穴处停止，这样来回重复 3 ～ 5 次，后背会感到发热发胀。经常这样捏，对于推动膀胱经气血，促使督脉阳气上升都非常有好处，会祛湿散寒，祛火祛邪气。

【找准穴位】

在背部，当第1胸椎棘突下，旁开1.5寸。

取法：正坐低头或俯卧位，在第1胸椎棘突下，督脉旁开1.5寸处取穴。

【保健功效】

（1）呼吸系统疾病：支气管炎、支气管哮喘、肺炎。

（2）精神神经系统疾病：头痛、癫痫。

（3）运动系统疾病：颈椎病、腰背肌痉挛、膝关节骨质增生。

（4）其他：咽炎、感冒、骨结核。

【配伍】

（1）配心腧穴，治胸中郁郁。

（2）配曲泉穴，治风痹瘘厥。

（3）配绝骨、复溜、申脉、厉兑、肾腧穴，治骨髓冷痛。

（4）配间使、列缺、合谷、中脘、三阴交穴，治湿温。

（5）配身柱、肩中俞、肩外俞、肺俞、心俞、膈腧穴，治肌肉风湿症（背肌）。

（6）配风池、风门、肺腧穴，治感冒。

【注意事项】

（1）在运用一指禅推法来进行按摩时，要注意指关节的屈伸和腕关节的摆动要协调一致。

（2）注意拇指在穴位上要相对固定。

（3）每次施治时间为3～5分钟，每天2～3次最好。

（4）刺法：向内斜刺0.5～0.8寸，局部酸胀，针感可向肩部扩散。

（5）灸法：艾炷灸5～7壮；艾条温灸10～15分钟。

▶膏肓腧穴：补虚益损，调理肺气

膏肓腧穴，是个至关生死的大穴。这里的膏指的是心脏和横膈膜之间的位置。膏肓指的就是心下膈上的脂膜，内与心膈之间的脂膜相对应，位置很深。病入膏肓，就是说病已经很深了，很重了，没法再治。

膏肓穴也是一个警示穴，当我们疲惫不堪，全身无力的时候，这时候的身体信号就在提醒我们五脏已经很脆弱了，需要好好休息调理，不要等到身体到了不可挽回的地步才重视。当我们越来越健忘、越来越瘦弱、越来越容易盗汗，就说明身体在走下坡路，五脏已经疲惫不堪了需要好好休息。这个时候我们不妨停下手头的工作，认真地调理自己的身体，刺激膏肓穴。轻轻地按揉几分钟，闭目养神一会儿，好让身体恢复元气。

【找准穴位】

在背部，当第4胸椎棘突下，旁开3寸。

取法：俯卧位，两手抱肘，平第4胸椎棘突下，督脉旁开3寸，当肩胛骨脊柱缘处取穴。

【保健功效】

（1）呼吸系统疾病：肺结核、支气管炎、哮喘。

（2）泌尿生殖系统疾病：阳痿、遗精。

（3）其他：慢性胃炎、胃出血、神经衰弱、胸膜炎、乳腺炎、贫血。

（4）本穴为各种慢性虚损性疾病的常用穴。

【配伍】

（1）配肝腧穴（点刺），治疗肝郁痰凝型乳腺增生。

（2）配百劳穴，治虚劳。

（3）配大椎、复溜穴，治自汗。

（4）配关元、足三里穴，治久病体弱。

【注意事项】

（1）按揉手法可适当用力，以患者能接受为准。

（2）每次施治时间为3～5分钟，每天2～3次最好。

（3）刺法：斜刺0.5～0.8寸，局部酸胀，针感可向肩胛部放散；不可深刺，以防气胸。

（4）灸法：艾炷灸5～9壮；艾条灸10～20分钟。

▶昆仑穴：安神清热，还能纠正脊柱弯曲

昆仑穴为人体足太阳膀胱经上的主要穴道之一，位于足部外踝后方，昆仑穴也有个很好的作用就是治疗颈椎病。

它还有一个奇特的作用，跟承山穴关系很大。日常生活中我们会发现新买的鞋子穿几次，脚后跟就会有磨损，倾向于一侧。这个问题一般不痛不痒不会被人们重视，其实，造成这个问题的原因是我们的脊椎倾斜了。脊椎不平衡，年轻的时候不会太大有影响，但到了中年之后问题就会越来越严重。所以，要防微杜渐。我们可以按揉昆仑穴和太溪穴就可以纠正脊椎。太溪是肾经的原穴，和昆仑两两相对，在脚踝的两边。昆仑是膀胱经的穴位，肾与膀胱相表里，肾是阴经，膀胱是阳经，二者好像是夫妻一样，一起守持着脚踝部位。两穴一起按摩，可以很好的调整人体平衡，纠正脊柱弯曲。

【找准穴位】

在足部外踝后方，当外踝尖与跟腱之间的凹陷处。

取法：正坐垂足着地或俯卧位，在跟腱与外踝之间凹陷处取穴。

【保健功效】

（1）精神神经系统疾病：坐骨神经痛、神经性头痛、眩晕、癫痫。

（2）运动系统疾病：腰骶疼痛、下肢瘫痪、膝关节炎、踝关节扭伤、膝关节周围软组织疾病、项强、后头痛。

（3）其他：甲状腺肿大、脚气、鼻出血、滞产、痔疮。

【配伍】

（1）配风池、天柱、肩中俞、后溪穴，治项强。

（2）配太溪、丘墟、三阴交穴，治足跟痛。

【注意事项】

（1）在对本穴按摩时，点时要沉稳、深透，揉时则手法须轻柔有力道。

（2）对本穴的施治时间为2～3分钟，每天2～3次。

（3）刺法：直刺0.5～0.8寸。孕妇禁用，经期慎用。

（4）灸法：艾炷灸或温针灸5～7壮；艾条灸10～20分钟。

▶秩边穴：舒筋活络，强壮腰膝

秩边穴隶属足太阳膀胱经穴。秩，是秩序的意思；边，就是边缘。这个和穴位有什么关系呢？我们知道膀胱经在背部的穴位就像是经过了规划一样，两两相对，秩序井然。而秩穴在最下面，也就是臀部部位，是膀胱经上最后一个穴位，所以称为秩边穴。

秩边穴在臀部，配合环跳是治疗坐骨神经痛的绝佳穴位。有此症状的时候，趴在床上，让人在秩边和环跳上按揉几分钟，就会感觉到酸痛感消失了。秩边穴是个很奇特的穴位，当你用力按压的时候，会清晰地感觉到有一股气息一直从臀部传到脚趾头。可见，它在治疗坐骨神经痛方面的疗效。

【找准穴位】

在臀部，平第4骶后孔，骶正中嵴旁开3寸。

取法：俯卧位，胞肓直下，在骶管裂孔旁开3寸处取穴。

【保健功效】

（1）运动系统疾病：急性腰扭伤、梨状肌损伤综合征、下肢瘫痪。

（2）精神神经系统疾病：坐骨神经痛、脑血管病后遗症。

（3）泌尿生殖系统疾病：膀胱炎、生殖器疾病。

（4）其他：痔疮、脱肛。

【配伍】

配委中、大肠腧穴，治腰腿疼痛。

【注意事项】

（1）在按摩施治过程中，注意用力要适度，手法正确。

（2）每次施治时间为 3 ~ 5 分钟，每天 2 ~ 4 次。

（3）刺法：直刺 1.5 ~ 2 寸。

（4）灸法：艾炷灸或温针灸 7 ~ 9 壮；艾条灸 10 ~ 20 分钟。

▶ 申脉穴：清热安神，改掉"夜不能寐"的毛病

申脉穴，别名鬼路穴、阳跷穴，为八脉交会穴之一，通阳跷脉。申，八卦中属金也，此指穴内物质为肺金特性的凉湿之气；脉，脉气也。该穴名意指膀胱经的气血在此变为凉湿之性。本穴物质为来自膀胱经金门穴以下各穴上行的天部之气，其性偏热（相对于膀胱经而言），与肺经气血同性，故名。

失眠，指无法入睡或无法保持睡眠状态，导致睡眠不足，又称入睡和维持睡眠障碍，祖国医学又称其为"不寐""不得眠""不得卧""目不瞑"，是以经常不能获得正常睡眠为特征的一种病证，为各种原因引起入睡困难、睡眠深度或频度过短（浅睡性失眠）、早醒及睡眠时间不足或质量差等。造成失眠的原因很多，有一个常见的症状就是心肾不交，也就是肾水无法上升，心火上亢，水火无法相济，导致人心烦意乱，无法安然入睡。这时候，刺激申脉和照海穴再好不过。将手的大拇指和食指同时掐按住两穴，按揉 3 ~ 5 分钟，每天坚持，可以促使肾水上升，滋养心脏，防止心火旺。

【找准穴位】

在足外侧部，外踝直下方凹陷中。

取法：正坐垂足着地或俯卧位，在外踝正下方凹陷处取穴。

【保健功效】

（1）精神神经系统疾病：头痛、内耳性眩晕、失眠、癫痫、精神分裂症、脑血管病后遗症。

（2）运动系统疾病：腰肌劳损、下肢瘫痪、关节炎、踝关节扭伤。

【配伍】

配肾腧穴、肝腧穴、百会穴，治眩晕。

【注意事项】

（1）在按摩过程中，手法要正确，用力适宜，快慢须有节奏。

（2）每次按摩时间为 3 ～ 4 分钟，每天 2 ～ 3 次。

（3）刺法：直刺 0.3 ～ 0.5 寸。

（4）灸法：艾炷灸 3 ～ 5 壮；艾条温灸 5 ～ 10 分钟。

▶至阴穴：散热生气，胎位不正多艾灸

至阴穴为足太阳膀胱经穴。至，极的意思；阴，寒、水的意思。"至阴"的意思是指人体内膀胱经的寒湿水汽由此外输体表,本穴物质为来自体内膀胱经的寒湿水汽，它位于人体的最下部，是人体寒湿水汽到达的极寒之地，故名。至阴穴起着散热生气的作用。

至阴穴有一个很大的作用就是矫正胎位。大家都知道，女性在怀孕之后，在饮食各方面都要非常注意，胎儿在母体内会不停地运动，所以这个阶段要保证胎儿胎位的正确，至阴穴在脚的小脚趾头上，如果孕妇在体检后发现胎位不正，就可以即时在小脚趾的至阴穴上灸法。临床上一般一到两周就可以见效，且操作简单，基本无副作用。

【找准穴位】

在足小趾末节外侧，距趾甲角 0.1 寸。

取法：正坐垂足着地或俯卧位，在足小趾外侧，距趾甲角 0.1 寸处取穴。

【保健功效】

（1）妇产科系统疾病：胎位不正、难产、胎盘滞留。

（2）精神神经系统疾病：脑出血、神经性头痛、脑血管病后遗症。

（3）泌尿生殖系统疾病：尿潴留、遗精。

（4）五官科系统疾病：眼结膜充血、角膜白斑、鼻塞。

【配伍】

配太冲穴、百会穴，治头痛。

【注意事项】

（1）在按摩过程中，手法要正确，用力适宜，快慢须有节奏。

（2）每次按摩时间为 3 ～ 4 分钟，每天 2 ～ 3 次。

（3）刺法：浅刺 0.1 寸。

（4）灸法：艾炷灸 3 ～ 5 壮；艾条温灸 10 ～ 20 分钟。

▶承山穴：理气止痛，舒筋消痔

承山穴，别名鱼腹、肉柱、伤山、鱼肠、肠山、鱼腹山、玉柱、鱼腰穴。承，承受、承托也；山，土石之大堆也，此指穴内物质为脾土。承山名意指随膀胱经经水下行的

脾土微粒在此固化。本穴物质为随膀胱经经水上行而来的脾土与水液的混合物，行至本穴后，水液气化而干燥的脾土微粒则沉降穴周，沉降的脾土堆积如大山之状，故名承山，起着运化水湿、固化脾土的作用。

承山穴在小腿后面正中，委中与昆仑之间。承山穴最大的作用是治疗小腿抽筋。我们都有这样的感触在下蹲或者游泳的时候经常会出现腿抽筋的现象，这个时候赶紧蹲下来，按摩几分钟承山穴。也可以在运动之前多做热身运动，一定也按揉承山穴，按到发热发胀，然后再开始运动。

再者，上班族也要好好地利用本穴。我们在开会或者劳累的时候，可以双脚并立，脚跟往上提，这样不仅可以美化小腿，也能很好地刺激承山穴。承山穴除了治疗小腿抽筋外，还可以对腰部起到防护作用。长期坐办公室的人容易损伤腰背部，容易有赘肉，每天有意识地这样抬脚后跟 15 分钟，可以强身健体。

【找准穴位】

在小腿后面正中，委中与昆仑之间，当伸直小腿或足跟上提时腓肠肌肌腹下出现尖角凹陷处。

取法：俯卧位，下肢伸直，足趾挺而向上，其腓肠肌部出现人字陷纹，于其尖下取穴；或者直立，两手上举按着墙壁，足尖着地，在腓肠下部出现人字陷纹，当人字尖下取穴。

【保健功效】

（1）运动系统疾病：腰肌劳损、腓肠肌痉挛、下肢瘫痪。

（2）肛肠科疾病：痔疮、脱肛。

（3）精神神经系统疾病：坐骨神经痛、小儿惊风。

（4）其他：痛经。

【配伍】

配大肠腧穴，治痔疾。

【注意事项】

（1）在按揉的过程中需要注意部位选择正确，用力适度。

（2）拇指翘立，用力点按承山穴，尽量用力，并坚持点住不要放松，直至肌肉痉挛缓解为止。

（3）每次施治时间为 3 ~ 4 分钟，每天 2 ~ 3 次。

（4）刺法：直刺 1 ~ 2 寸。不宜作过强的刺激，以免引起腓肠肌痉挛。

（5）灸法：艾炷灸或温针灸 5 ~ 7 壮；艾条灸 10 ~ 15 分钟。

▶飞扬穴：小腿抽筋，拍拍飞扬穴

飞扬穴，别名厥阳、厥阴、厥扬穴，为足太阳经之络穴。飞，指穴内物质为天部之气；扬，指穴内物质扬而上行。飞扬穴名意指膀胱经气血在此吸热上行。本穴物质为膀胱经跗阳至阴各穴吸热上行的水湿之气，在本穴的变化为进一步的吸热蒸升，故名飞扬。

飞扬穴有个很重要的作用，就是治疗小腿抽筋。飞扬穴都在小腿的后面，是腓肠肌所在位置，肌肉比较丰厚，用手指掐按的话，不容易准确按到。我们可以用一个轻松的方法，将腿抬起，然后将手握拳在小腿上敲打。大家走路感到累的时候，也会自然的敲打这个地方，这样也刺激到了飞扬穴。

【找准穴位】

在小腿后面，当外踝后，昆仑穴直上7寸，承山外下方1寸处。

取法：正坐垂足，在承山穴外下方，当昆仑上7寸处取穴。

【保健功效】

主治风湿性关节炎、痔疮、膀胱炎、癫痫、眩晕等。

【配伍】

配委中穴，治腿痛。

【注意事项】

（1）在按揉的过程中需要注意部位选择正确，用力适度。

（2）每次施治时间为3～4分钟，每天2～3次。

（3）刺法：直刺0.7～1寸，局部酸胀，针感可向下肢放散。

（4）灸法：艾炷灸或温针灸3～5壮；艾条灸5～10分钟。

▶天柱穴：指压天柱穴，轻松赶走抑郁情绪

天柱穴隶属足太阳膀胱经穴。天，一指穴内物质为天部阳气，二指穴内气血作用于人的头颈天部；柱，支柱也，支承重物的坚实之物，在此寓意穴内气血饱满坚实也。该穴名意指膀胱经的气血在此为坚实饱满之状。本穴气血乃会聚膀胱经背部各腧穴上行的阳气所成，其气强劲，充盈头颈交接之处，颈项受其气乃可承受头部重量，如头之支柱一般，故名，起着化气壮阳的作用。

天柱穴是治疗头部、颈部、脊椎以及神经类疾病的重要首选穴之一。凡治疗颈部以上异常之处，都离不开"天柱"。通过指压该穴道，能治疗肩膀肌肉僵硬、酸痛，治疗疼痛、麻痹等后遗症，治疗宿醉，穴道指压法治疗忧郁症等。比如，指压颈部左右2厘米处的天柱穴，对治疗忧郁症最有效，具体操作是：用手刀在左右天柱穴交换

强劈 10 下，每天重复 5 ～ 10 次。

此外，它与视神经也有关，能使眼睛爽朗明亮。

【找准穴位】

在颈部，大筋（斜方肌）外缘之后发际凹陷中，约当后发际正中旁开 1.3 寸。

取法：在后头骨正下方凹处，也就是颈项处有一块突起的肌肉（斜方肌），此肌肉外侧凹处，后发际正中旁开约 2 厘米（1.3 寸）即是此穴。

【保健功效】

天柱穴的主治病证为：颈椎酸痛、落枕、五十肩、高血压、目眩、头痛、眼睛疲劳、项强、鼻塞、癫痫、肩背病、热病等。

【配伍】

配大椎穴，治头痛项强。

【注意事项】

（1）指压天柱穴时，一面缓缓吐气一面揉 6 秒，如此反复 10 次，就可治愈肩膀僵硬、酸痛。

（2）刺法：直刺或斜刺 0.5 ～ 0.8 寸，不可向内上方深刺，以免伤及延髓。

▶ 风门穴：拍拍风门穴，感冒咳嗽好得快

风门穴，别名热府、背俞、热府腧穴，为足太阳经与督脉交会穴。风，言穴内的气血物质主要为风气也；门，出入的门户也。风门名意指膀胱经气血在此化风上行。本穴物质为膀胱经背俞各穴上行的水湿之气，至本穴后吸热胀散化风上行，故名风门，起着运化膀胱经气血上达头部的作用。

【找准穴位】

人体风门穴位于背部，当第 2 胸椎棘突下，旁开 1.5 寸。

取法：正坐或俯卧，风门穴位于背部，从朝向大椎下的第 2 个凹陷（第 2 胸椎与第 3 胸椎间）的中心，左右各 2 厘米左右之处（或以第 2 胸椎棘突下，旁开 1.5 寸）。此两处就是风门穴。

【保健功效】

（1）呼吸系统疾病：支气管炎、肺炎、哮喘、百日咳。

（2）外科系统疾病：破伤风、背部痈疽、胸膜炎、项强、胸背痛。

（3）其他：感冒、咳嗽、发热头痛、荨麻疹、肩背软组织疾患、遗尿。

【配伍】

（1）配肺腧穴、大椎穴，治咳嗽、气喘。

（2）配合谷穴，治伤风咳嗽。

【注意事项】

刺法：斜刺 0.5 ～ 0.8 寸。

肺腧穴：散发肺腑之气，让呼吸顺畅的秘密。

肺腧穴隶属足太阳膀胱经。肺，指肺脏；俞，输也。肺俞名意指肺脏的湿热水汽由此外输膀胱经。肺腧穴起着散发肺腑之气的功效，主治呼吸系统疾病。

【找准穴位】

人体肺腧穴位于背部，当第 3 胸椎棘突下，旁开 1.5 寸。

取法：肺腧穴取定穴位时，一般采用正坐或俯卧姿势，肺腧穴位于人体的背部，当第 3 胸椎棘突下，左右旁开 2 指宽处。

【保健功效】

（1）呼吸系统疾病：咳嗽、气喘、吐血、鼻塞。

（2）其他：骨蒸、潮热、盗汗、

【配伍】

（1）配风门穴，治咳嗽、气喘。

（2）配合谷、迎香穴，治鼻疾。

【注意事项】

（1）用食、中二指端在穴上按揉。约揉 15 ～ 30 次；用两手大拇指腹自肺腧穴沿肩胛骨后缘向下分推，分推 30 ～ 50 次。

（2）刺法：斜刺 0.5 ～ 0.8 寸。

▶ 厥阴腧穴：怯懦者寻回自信的法宝

厥阴腧穴，别名厥俞、心包俞、关腧穴。厥，通阙，阙乃古代宫癜、陵墓等的卫外建筑，用于厥阴经之名，指厥阴经气血为心血的气化之气。厥阴俞名意指心室外卫心包中的干热之气由此外输膀胱经，起着外泻心包之热的作用。

指压该穴，可以治疗疾病性气喘、咳嗽；此外还能使胸部伸张，使怯弱性格者缓解紧张，降低自我防卫意识，从而增加自信，克服掉懦弱的性格。

【找准穴位】

在背部，当第 4 胸椎棘突下旁开 1.5 寸处。

取法：正坐或俯卧，该穴位于人体的背部，第5胸椎棘突上方，左右两指宽处（约2厘米）。

【保健功效】

主治咳嗽、胸闷、呕吐、失眠及风湿性心脏病、心律不齐、心绞痛、肋间神经痛等。

【配伍】

配内关穴，治心痛、心悸。

【注意事项】

（1）刺法：斜刺0.3～0.5寸。

（2）灸法：艾炷灸3～7壮；或艾条灸5～15分钟。

▶心腧穴：散发心室之热，失眠心悸不再有

心腧穴，别名背腧穴，隶属足太阳膀胱经。心，心室也；俞，输也。心腧穴名意指心室中的高温湿热之气由此外输膀胱经，有散发心室之热的功效。

【找准穴位】

位于第5胸椎棘突下，旁开1.5寸。

取法：正坐或俯卧，心腧穴位于人体的背部，当第5胸椎棘突下，左右旁开两指宽处（或左右约1.5寸）。

【保健功效】

心经及循环系统疾病：心痛、惊悸、咳嗽、吐血、失眠、健忘、盗汗、梦遗、癫痫、胸痛、心悸亢进、晕车、头痛、恶心呕吐、神经症等。

【配伍】

（1）配巨阙穴、内关穴，治心痛、惊悸。

（2）配内关穴、神门穴，治失眠、健忘。

【注意事项】

（1）拍打按揉此穴时不要太用力，因为击中该穴后会冲击心脏，破血伤气。

（2）刺法：斜刺0.5～0.8寸。

▶督腧穴：补阳益气，心脏疾病早预防

督腧穴，别名高盖穴、商盖穴、高益穴。督，督脉也，阳气也；俞，输也。该穴名意指督脉的阳气由此输向膀胱经。本穴为膀胱经接受督脉阳气之处，故名，有补阳益气的功效。

【找准穴位】

在背部，当第 6 胸椎棘突下，旁开 1.5 寸。

取法：俯卧位，在第 6 胸椎棘突下，灵台（督脉）旁开 1.5 寸处取穴。

【保健功效】

（1）循环系统疾病：冠心病、心绞痛、心动过速、心内外膜炎。

（2）其他：胃炎、膈肌痉挛、乳腺炎、皮肤瘙痒、银屑病等。

【配伍】

配内关穴，治心痛、胸闷。

【注意事项】

（1）刺法：向内斜刺 0.5 ~ 0.8 寸，局部酸胀，针感可扩散至肋间。不可深刺，以防造成气胸。

（2）灸法：艾炷灸 5 ~ 7 壮；艾条温灸 10 ~ 15 分钟。

▶膈腧穴：理气宽胸，活血通脉

膈腧穴隶属足太阳膀胱经穴。膈，心之下、脾之上也，膈膜也；俞，输也。膈俞名意指膈膜中的气血物质由本穴外输膀胱经。本穴物质来自心之下、脾之上的膈膜之中，故名膈俞，有理气宽胸、活血通脉的功效。

【找准穴位】

在背部，当第 7 胸椎棘突下，旁开 1.5 寸。

取法：俯卧位，在第 7 胸椎棘突下，至阳（督脉）旁开 1.5 寸处取穴。

【保健功效】

（1）消化系统疾病：神经性呕吐、胃炎、胃溃疡、肝炎、肠炎、肠出血。

（2）循环系统疾病：心动过速、心脏肥大、心内外膜炎。

（3）外科系统疾病：食管癌、胃癌、食道狭窄、淋巴结结核、胸膜炎。

（4）呼吸系统疾病：哮喘、支气管炎。

（5）其他：贫血、慢性出血性疾患、膈肌痉挛、荨麻疹、小儿营养不良。

【配伍】

（1）配内关穴、足三里穴，治呕吐、呃逆。

（2）配足三里穴、血海穴、膏肓穴，治贫血。

【注意事项】

（1）刺法：向内斜刺 0.5 ~ 0.8 寸，局部酸胀，针感可扩散至肋间。不可深刺，以防造成气胸。

（2）灸法：艾炷灸5～7壮，治疗上呼吸道感染；艾条温灸10～15分钟，治疗咳喘，胸闷；溃脓灸，治疗"肺痨"；隔姜灸中脘，治疗胃寒刺痛；隔蒜灸百会，可防感冒。

▶肝腧穴：肝病患者的福音

肝腧穴隶属足太阳膀胱经穴。肝，肝脏也；俞，输也。肝俞名意指肝脏的水湿风气由此外输膀胱经，有疏肝利胆、理气明目的功效。

【找准穴位】

第9胸椎棘突下，旁开1.5寸。

取法：俯卧位，在第9胸椎棘突下，筋缩（督脉）旁开1.5寸处取穴。

【保健功效】

（1）消化系统疾病：急慢性肝炎、胆囊炎、慢性胃炎、胃扩张、胃痉挛、黄疸。

（2）五官科系统疾病：眼睑下垂、结膜炎、青光眼、夜盲症、视网膜炎。

（3）精神神经系统疾病：偏头痛、神经衰弱、肋间神经痛、精神病。

（4）外科系统疾病：淋巴结结核、胃出血、肠出血、胆石症。

（5）其他：月经不调等。

【配伍】

（1）配期门穴，有清利肝胆湿热的作用，主治肝炎、胆囊炎、胁痛。

（2）配百会穴、太冲穴，有平肝潜阳、清热明目的作用，主治头昏、肝腧穴痛、眩晕。

（3）配肾腧穴、太溪穴，有滋阴养血补肾的作用，主治健忘、失眠。

（4）配大椎穴、曲池穴，有清热泻火、安神定志的作用，主治癫痫、精神分裂症。

【注意事项】

（1）刺法：向内斜刺0.5～0.8寸，局部酸胀，针感可扩散至肋间。不可深刺，以防造成气胸。

（2）灸法：艾炷灸5～7壮；艾条温灸10～15分钟。

> **养生百宝箱**
>
> 中医认为，妊娠腹痛的原因是气血运行不畅，胞脉阻滞。因此，可采用肝腧穴按摩，封闭治疗妊娠腹痛，方法简单，疗效迅速，且无副作用。具体操作方法分为两种。
>
> （1）肝腧穴按摩：选准肝腧穴（位于第9胸椎棘突水平旁开1.5寸），双拇指分别按压在双侧肝腧穴上，做旋转运动，由轻至重至能承受为止，每次持续10～30秒。
>
> （2）肝腧穴封闭：维生素B注射液4～12/次，阵刺入肝腧穴内，深0.5～1.0寸，缓慢注入药物。山莨菪碱注射液3～10/次，针刺入肝腧穴内，深约0.5～1.0寸，缓慢注入药物。肝腧穴按摩与封闭交替或单独应用。

▶胆腧穴：胆经疾病的克星就是它

胆腧穴。胆，胆腑也；俞，输也。胆俞名意指胆腑的阳热风气由此外输膀胱经，起着外散胆腑之热的作用，主治胆经疾病，比如胆囊炎、坐骨神经痛、风湿性关节炎、肝炎等。

【找准穴位】

人体胆腧穴位于背部，当第10胸椎棘突下，旁开1.5寸。

取法：正坐或俯卧姿势，胆腧穴位于背部，当第10胸椎棘突下，左右两指宽处。

【保健功效】

主治黄疸、口苦、胁痛、肺痨、潮热。

【配伍】

配阳陵泉穴、太冲穴，治胆道疾病。

养生百宝箱

治疗肝炎，恢复肝功能的穴道不只有胆腧穴，还有肝腧穴和肾腧穴。这些穴道指压时由上而下，一面吐气一面强压6秒钟，每回压5次，每天压5回。如果指压肚脐正上方5厘米处的中脘也很有效，中脘指压法是由左右向中压，其他要领同前。

【注意事项】

刺法：斜刺0.5～0.8寸。

▶脾腧穴：常拍脾腧穴，脾胃保安康

脾腧穴隶属足太阳膀胱经穴。脾，脾脏也；俞，输也。脾俞名意指脾脏的湿热之气由此外输膀胱经，有健脾和胃、利湿升清的功效。

【找准穴位】

在背部，第11胸椎棘突下，旁开1.5寸。

取法：俯卧位，在第11胸椎棘突下，脊中（督脉）旁开1.5寸处取穴。

【保健功效】

（1）消化系统疾病：胃溃疡、胃炎、胃下垂、胃痉挛、胃扩张、胃出血、神经性呕吐、消化不良、肠炎、痢疾、肝炎。

（2）其他：贫血、进行性肌营养不良、肝脾肿大、慢性出血性疾病、肾下垂、月经不调、糖尿病、肾炎、小儿夜盲、荨麻疹、背痛。

【配伍】

（1）配中脘、三阴交、足三里穴，治呕吐。

（2）配胃俞、中脘、章门、足三里、关元腧穴，治泄泻。

（3）配肾俞、三阴交穴，治消渴。

【注意事项】

（1）刺法：斜刺 0.5 ～ 0.8 寸。不宜深刺，以防造成气胸或刺伤肝脏。

（2）灸法：艾炷灸 5 ～ 7 壮；艾条温灸 10 ～ 15 分钟。

▶胃腧穴：胃痛胃胀，就找胃腧穴

胃俞隶属足太阳膀胱经穴。胃，胃腑也；俞，输也。胃俞名意指胃腑的湿热水汽由此外输膀胱经，有和胃健脾、理中降逆的功效。

【找准穴位】

在背部，当第 12 胸椎棘突下，旁开 1.5 寸。

取法：俯卧位，在第 12 胸椎棘突下，督脉旁开 1.5 寸处取穴。

【保健功效】

（1）消化系统疾病：胃炎、胃溃疡、胃扩张、胃下垂、胃痉挛、肝炎、腮腺炎、肠炎、痢疾。

（2）其他：糖尿病、失眠等。

【配伍】

（1）胃腧穴（点按）配足三里（点刺），治糖尿病胃轻瘫。

（2）配中脘穴、梁丘穴，治胃痛。

【注意事项】

（1）刺法：直刺 0.5 ～ 0.8 寸，局部酸胀，针感可扩散至腰部及腹部。不可深刺，以免刺伤肾脏。

（2）灸法：艾炷灸或温针灸 5 ～ 7 壮；艾条温灸 10 ～ 15 分钟。

▶三焦腧穴：养护三焦的健康密码

三焦腧穴在背部。腰系上腰带，腰带正好在左右腰骨上。以线连接左右腰骨的最高处。此线正好通过第四腰椎骨，然后，从此骨往上的第二个突骨即第 2 腰椎骨，第三个突骨是第 1 腰椎骨，三焦腧穴就从这两块突骨的中央起，往左右各两指宽处。

三焦，三焦腑也；俞，输也。该穴名意指三焦腑的水湿之气由此外输膀胱经，起着外散三焦腑之热的作用。

【找准穴位】

该穴位于腰部，当第 1 腰椎棘突下，旁开 1.5 寸。

取法：取穴时常采用俯卧姿势，三焦腧穴位于人体背部穴位图的腰部，当第 1 腰椎棘突下，左右旁开两指宽处。

【保健功效】

（1）消化系统疾病：胃炎、胃痉挛、消化不良、肠炎。

（2）泌尿生殖系统疾病：肾炎、尿潴留、遗精。

（3）其他：腹水、神经衰弱、腰肌劳损等。

【配伍】

配气海穴、足三里穴，治肠鸣、腹胀。

【注意事项】

刺法：直刺 0.5 ～ 1 寸。

▶肾腧穴：益肾助阳，强腰利水

肾腧穴，别名高盖。肾，肾脏也；俞，输也。肾俞名意指肾脏的寒湿水汽由此外输膀胱经，有益肾助阳、强腰利水的功效。

【找准穴位】

在腰部，当第 2 腰椎棘突下，旁开 1.5 寸。

取法：俯卧位，在第 2 腰椎棘突下，命门（督脉）旁开 1.5 寸处取穴。

【保健功效】

（1）泌尿生殖系统疾病：肾炎、肾绞痛、遗尿、尿路感染、阳痿、早泄、遗精、精液缺乏。

（2）外科系统疾病：肾下垂、膀胱肌麻痹及痉挛、胃出血、肠出血、痔疮、肝肿大。

（3）其他：月经不调、腰痛、哮喘、耳聋、贫血、肋间神经痛、脑血管病后遗症等。

【配伍】

（1）配太溪穴、三阴交穴，治月经不调。

（2）配翳风穴、耳门穴，治耳鸣、耳聋。

【注意事项】

（1）刺法：直刺 0.8 ～ 1 寸，局部酸胀，有麻电感向臀部及下肢放散。

（2）灸法：艾炷灸或温针灸 5 ～ 7 壮，艾条温灸 10 ～ 15 分钟。

▶气海腧穴：生发阳气的气之海洋

气海腧穴隶属足太阳膀胱经。气，气态物也；海，大也。气海名意指任脉水汽在此吸热后气化胀散。本穴物质为石门穴传来的弱小水汽，至本穴后，水汽吸热胀散而化为充盛的天部之气，本穴如同气之海洋，故名气海，有生发阳气的功效。

【找准穴位】

人体气海穴位于下腹部，前正中线上，当脐中下 1.5 寸。

取法：仰卧，气海穴位于人体的下腹部，直线连接肚脐与耻骨上方，将其分为十等份，从肚脐 3/10 的位置，即为此穴。

【保健功效】

（1）妇科疾病：月经不调、痛经、经闭、崩漏、带下、阴挺、产后恶露不止、胞衣不下。

（2）男科疾病：遗尿、遗精、阳痿。

（3）肠胃疾病：绕脐腹痛、水肿鼓胀、脘腹胀满、水谷不化、大便不通、泄泻不止、癃淋、疝气。

（4）其他：脏气虚惫、形体羸瘦、四肢乏力、腰痛、夜尿症、儿童发育不良等。

【配伍】

（1）配三阴交穴，治白浊、遗精。

（2）配关元穴，治产后恶露不止。

（3）配灸关元穴、膏肓、足三里穴，治喘息短气（元气虚惫）。

（4）配关元穴、命门穴（重灸）、神阙穴（隔盐灸），急救中风脱证。

（5）配足三里穴、脾腧穴、胃腧穴、天枢穴、上巨虚穴，治胃腹胀痛、呃逆、呕吐、水谷不化、大便不通、泄泻不止（脾气虚弱）。

（6）配足三里穴、合谷穴、百会穴，治胃下垂、子宫下垂、脱肛。

【注意事项】

刺法：直刺 0.5 ～ 1 寸。

灸法：可灸，孕妇慎用。

▶ 大肠腧穴：理气降逆，调和肠胃

大肠腧穴，别名大肠背腧穴。大肠，大肠腑也；俞，输也。大肠俞名意指大肠腑中的水湿之气由此外输膀胱经。此穴具有外散大肠腑之热、理气降逆、调和肠胃之功效。

【找准穴位】

该穴位于腰部，当第 4 腰椎棘突下，旁开 1.5 寸。

取法：俯卧位，在第 4 腰椎棘突下，腰阳关（督脉）旁开 1.5 寸处取穴，约与髂嵴高点相平。

【保健功效】

（1）运动系统疾病：腰痛、骶髂关节炎、骶棘肌痉挛。

（2）消化系统疾病：肠炎、痢疾、便秘、小儿消化不良。

（3）外科系统疾病：阑尾炎、肠出血。

（4）精神神经系统疾病：坐骨神经痛。

（5）泌尿生殖系统疾病：遗尿、肾炎、淋病。

【配伍】

配气海穴、足三里穴、支沟穴、治便秘。

【注意事项】

（1）刺法：直刺 0.8 ~ 1 寸，局部酸胀，有麻电感向臀部及下肢放散；向下平刺 2 ~ 2.5 寸，透小肠俞，局部酸胀，针感可向骶髂关节放散。

（2）灸法：艾炷灸或温针灸 5 ~ 7 壮；艾条温灸 10 ~ 15 分钟。

▶关元腧穴：培补元气，调理下焦

关元腧穴，关元，脐下关元穴也，指气血来源于与关元穴对应的小腹内部；俞，输也。关元俞名意指小腹内部的湿热水汽由此外输膀胱经。本穴物质为来自小腹内部的湿热水汽，所对应的部位为脐下的关元穴，故名关元俞。关元俞外散之热循膀胱经上行，冷降之液循膀胱经下行，具有外散小腹内部之热、培补元气、调理下焦之功效。

【找准穴位】

在腰部，当第 5 腰椎棘突下，旁开 1.5 寸。

取法：俯卧位，在第 5 腰椎棘突下，督脉旁开 1.5 寸处取穴。

【保健功效】

（1）消化系统疾病：慢性肠炎、痢疾。

（2）泌尿生殖系统疾病：膀胱炎、阳痿、尿潴留。

（3）妇产科系统疾病：慢性盆腔炎、痛经。

（4）其他：腰部软组织损伤等。

【配伍】

配气海穴，治腹胀。

【注意事项】

（1）刺法：直刺 0.8 ~ 1 寸，局部酸胀，有麻电感向下肢放散。

（2）灸法：艾炷灸或温针灸 5 ~ 7 壮；艾条温灸 10 ~ 15 分钟。

▶小肠腧穴：通调二便，清热利湿

小肠腧穴，小肠，小肠腑也；俞，输也。小肠俞名意指小肠腑的湿热之气由此外俞膀胱经。此穴气血物质为湿热之气，其运行外散之热循膀胱经上行，冷降之液循膀胱经下行，具有外散小肠腑之热功能。

【找准穴位】

在骶部，当骶正中嵴旁 1.5 寸，平第 1 骶后孔。

取法：俯卧位，平第 1 骶后孔，督脉旁 1.5 寸处，当髂后上棘内缘与骶骨间的凹陷处取穴。

【保健功效】

（1）消化系统疾病：肠炎、痢疾、便秘。

（2）泌尿生殖系统疾病：遗尿、遗精。

（3）妇产科系统疾病：盆腔炎、子宫内膜炎。

（4）其他：骶髂关节炎、痔疮。

【配伍】

配大肠腧穴，可以明显改善男性早泄状况。

【注意事项】

（1）刺法：直刺 0.8 ~ 1 寸，局部酸胀；向下斜刺 2 ~ 2.5 寸，针感扩散至骶髂关节，用以治疗骶髂关节疾患。

（2）艾炷灸或温针灸 5 ~ 7 壮；艾条温灸 10 ~ 15 分钟。

养生百宝箱

要治疗早泄，首先要使腰椎和仙骨结合处产生正常的柔性。要恢复它的功能以指压大肠俞和小肠俞最有效。大肠俞位于第四腰椎下方左右 3 指宽处，小肠俞位于第一仙椎左右 3 指宽处。指压时，一边缓缓吐气一边强压 6 秒钟，如此重复 10 次。

指压之前如果先将手搓热，则治疗早泄效果更佳。早泄者平常应下意识地将肛门肌肉夹紧。镇静呼吸对治疗早泄也有效。所谓镇静呼吸是丹田用力缓缓深吸，急吐气，如此不断重复，这种呼吸法平常应该有意识进行。

▶膀胱腧穴：清热利湿，通经活络

膀胱腧穴，膀胱，膀胱腑也；俞，输也。膀胱俞名意指膀胱腑中的寒湿水汽由此外输膀胱经。故，膀胱俞的主要功能为外散膀胱腑之热。

【找准穴位】

在骶部，当骶正中嵴旁 1.5 寸，平第 2 骶后孔。

取法：俯卧位，平第 2 骶后孔，当髂后上棘内缘下与骶骨间的凹陷处取穴。

【保健功效】

（1）消化系统疾病：肠炎、便秘、痢疾。

（2）精神神经系统疾病：腰骶神经痛、坐骨神经痛。

（3）泌尿生殖系统疾病：膀胱炎、遗尿。

（4）其他：糖尿病、脚气、子宫内膜炎等。

【配伍】

配肾腧穴，治小便不利。

【注意事项】

（1）刺法：直刺 0.8 ～ 1 寸，局部酸胀，有麻电感向臀部及下肢放散。

（2）灸法：艾炷灸或温针灸 5 ～ 7 壮；艾条温灸 10 ～ 15 分钟。

▶ 中膂腧穴：益肾温阳，调理下焦

中膂腧穴，别名中膂、中膂内俞、脊内腧穴。中，与外、旁相对，指体内；膂，脊骨也；俞，输也。中膂俞名意指脊骨中的气化之气由此外输膀胱经。本穴位在脊背下部，脊骨为肾之所主，内藏水液，水液气化后由此外输膀胱经，故名中膂俞。此穴外散之热循膀胱经上行，冷降之液循膀胱经下行，主要功能作用为外散脊骨之热。

【找准穴位】

在骶部，当骶正中嵴旁 1.5 寸，平第 3 骶后孔。

取法：俯卧位，平第 3 骶后孔，督脉旁 1.5 寸处取穴。

【保健功效】

主治腰骶痛、坐骨神经痛、腹膜炎、肠炎、脚气、糖尿病、肠疝痛等。

【配伍】

配大敦穴，治疝气。

【注意事项】

（1）刺法：直刺 0.8 ～ 1 寸，局部酸胀。

（2）灸法：艾炷灸或温针灸 5 ～ 7 壮；艾条温灸 10 ～ 15 分钟。

▶ 白环腧穴：益肾固精，调理经带

白环腧穴，别名腰俞。白，肺之色也，气也；环，古指环状且中间有孔的玉器，此指穴内气血为肺金之性的凉湿之气。俞，输也。白环俞名意指臀部肌肉层中的气化之气由本穴外输膀胱经。

白环俞，腰、肾之府也，此指穴内气血有寒冷之性。俞，输也。白环俞名意指穴内气血来自腰臀肌肉层中的气化之气。本穴物质为来自腰臀部位的肌肉层中的气化之气，其性寒湿，表现出肾气的润下特征，故又名腰俞。其运行时大部分水汽冷降后循膀胱经下行，小部分水汽吸热后循膀胱经上行，具有外散腰臀之热、益肾固精、调理经带的功能。

【找准穴位】

在骶部，当骶正中嵴旁1.5寸，平第4骶后孔。

取法：俯卧位，平第4骶后孔，督脉旁开1.5寸处取穴。

【保健功效】

主治腰骶痛、坐骨神经痛、子宫内膜炎、肛门诸肌痉挛、小儿麻痹后遗症、下肢瘫痪、尿潴留等。

【配伍】

配三阴交、肾俞，治遗尿、月经不调。

【注意事项】

（1）刺法：直刺0.8～1寸，局部酸胀，有麻电感向臀部放散。

（2）灸法：艾炷灸或温针灸5～7壮；艾条温灸10～15分钟。

▶会阳穴：散发水湿，补阳益气

会阳穴隶属足太阳膀胱经穴，别名利机。会，会合、交会也；阳，阳气也。会阳名意指膀胱经经气由此会合督脉阳气。本穴物质为下髎穴传来的地部剩余经水，其量也小，至本穴后吸热气化为天部之气，此气与督脉外传的阳气会合后循膀胱经散热下行，穴内气血的变化特点是天部的阳气相会，故名会阳，具有散发水湿、补阳益气之功用。

【找准穴位】

在骶部，尾骨端旁开0.5寸。

取法：俯卧位或跪伏位，在尾骨下端两旁，督脉旁0.5寸处取穴。

【保健功效】

（1）泌尿生殖系统疾病：前列腺炎、阳痿。

（2）皮肤科系统疾病：外阴湿疹、阴部瘙痒、阴部神经性皮炎。

（3）其他：经期腰痛、肠炎、肠出血、痔疮、坐骨神经痛等。

【配伍】

配承山穴，治痔疮。

【注意事项】

（1）刺法：直刺 0.8 ~ 1 寸，局部酸胀，有麻电感向会阴部放散。

（2）灸法：艾炷灸或温针灸 3 ~ 5 壮；艾条温灸 10 ~ 15 分钟。

▶承扶穴：燥湿生气，通便消痔

承扶穴，别名肉郄、阴关、皮部穴。承，承担、承托也；扶，扶助也。承扶名意指膀胱经的地部经水在此大量蒸发外散。本穴物质为膀胱经下行的地部经水和经水中夹带的脾土微粒，由于膀胱经经水在上、次、中、下髎四穴处大部分流落于地之地部，至本穴后气血物质实已变为经水与脾土微粒的混合物。气血物质在本穴的变化为吸热气化，水湿气化上行于天部，脾土微粒则固化于穴周，固化的脾土物质质干坚硬，能很好地承托并阻止随膀胱经经水流失的脾土，故名承扶，有燥湿生气的功效。

【找准穴位】

在大腿后面，臀下横纹的中点。

取法：俯卧位，在臀横纹正中取穴。

【保健功效】

（1）精神神经系统疾病：坐骨神经痛、腰骶神经根炎、下肢瘫痪、小儿麻痹后遗症。

（2）其他：便秘、痔疮、尿潴留、臀部炎症等。

【配伍】

配委中穴，治腰骶疼痛。

【注意事项】

（1）刺法：直刺 1.5 ~ 2.5 寸，局部酸胀，有闪电样感向下肢放散。

（2）灸法：艾炷灸或温针灸 5 ~ 7 壮；艾条温灸 10 ~ 15 分钟。

第九节 足少阴肾经：滋养脏腑的补水大脉

▶肾经：关乎你一生幸福的经络

足少阴肾经上有 27 个穴位：涌泉、然谷、太溪、大钟、水泉、照海、复溜、交信、筑宾、阴谷、横骨、大赫、气穴、四满、中注、肓俞、商曲、石关、阴都、腹通谷、幽门、步廊、神封、灵墟、神藏、彧中、俞府。

足少阴肾经起于足小趾下，斜走足心（涌泉），出于舟状骨粗隆下，沿内踝后，进入足跟，再向上行于腿肚内侧，出于腘窝内侧半腱肌腱与半膜肌之间，上经大腿内侧后缘，通向脊杜，属于肾脏，联络膀胱，出于前（中极，属任脉），沿腹中线旁开半寸、胸中线旁开两寸，到达锁骨下缘（俞府）。

肾经有两条支脉：

（1）肾脏直行支脉：向上通过肝和横膈，进入肺中，沿着喉咙，至舌根两侧。

（2）肺部支脉：从肺出来，联络心脏，流注胸中，与手厥阴心包经相接。

从肾经的循行路线可以看出，虽然肾经穴位不多，只有 27 个，但它与肾、膀胱、肝、肺、心脏等都有联系，是与人体脏腑器官联系最多的一条经脉，它的作用也就变得非同一般了。

肾主藏精，这是肾的一个非常重要的功能。这里所说的精是维持人体生命活动的基本物质。肾藏精气有先天、后天之分，先天之精是从父母那里传承来的，是构成人体胚胎的原初物质；后天之精是出生后摄取的水谷精气及脏腑生理活动过程中所化生的精微物质，又称脏腑之精。先天之精是人体生长、

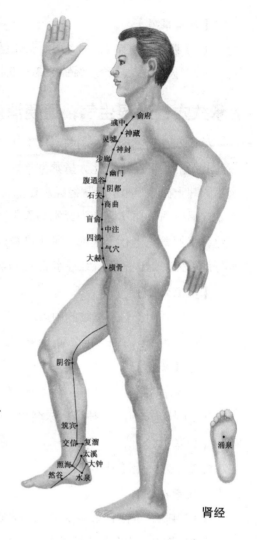

肾经

发育的根本，后天之精是维持生命的物质基础，所以说，肾精是否充足与人的生老病死都有很密切的关系。

肾经如果有问题，人体通常会表现出口干、舌热、咽喉肿痛、心烦、易受惊吓，还有心胸痛，腰、脊、下肢无力或肌肉萎缩麻木，脚底热、痛等症状。

针对这些问题，我们可以通过刺激肾经来缓解。一种方法是沿着肾经的循行路线进行刺激，因为肾经联系着很多脏腑器官，通过刺激肾经就可以疏通很多经络的不平之气，还能调节安抚相连络的内脏器官。

每天的 17 ~ 19 点，也就是酉时，是肾经当令的时间，此时肾经气血最旺，因此这时候按摩肾经的效果是最好的。如果需要服中药的话，这个时候服用，效果也比较好。

另外，如果家里有人经常在这个时候发低烧，很可能就是肾气大伤引起的，一定要多加注意。这种情况多发生在青春期的男孩子和新婚夫妇身上。青春期的男孩子情窦初开，手淫的次数可能会比较多，新婚夫妇性生活往往不加节制，这两者都会过多损耗肾精，伤了元气。

总之，为了我们一生的幸福，一定要了解肾经，利用好肾经，这样肾精充足，肾就会变得强大，整个人充满了创造力，很多问题也就迎刃而解了。

▶ 涌泉穴：滋阴益肾，平肝息风

涌泉穴隶属足少阴肾经穴。涌，溢出的意思；泉，泉水。"涌泉"是指体内肾经的经水从此处穴位溢出体表，所以称"涌泉"。涌泉穴为全身腧穴的最下部，乃是肾经的首穴。我国现存最早的医学著作《黄帝内经》中说："肾出于涌泉，涌泉者足心也。"意思是说，肾经之气犹如源泉之水，来源于足下，涌出灌溉周身四肢各处。所以，涌泉穴在人体养生、防病、治病、保健等各个方面显示出它的重要作用。经常按摩此穴，则肾精充足，耳聪目明，发育正常，精力充沛，性功能强盛，腰膝壮实不软，行走有力。

经常灸涌泉穴对于促使肾水上升，祛除人体的寒冷之气是非常有好处的。尤其是冬天手脚冰凉的女性朋友，如果灸法不方便的话也可以打一盆热水，在泡脚的时候同时按揉几分钟涌泉穴，效果也非常的好。

【找准穴位】

在足底部，卷足时足前部凹陷处，约在足底 2、3 趾缝纹头端与足跟连线的前 1/3 与后 2/3 交点上。

取法：俯卧或仰卧位，在足心前 1/3 的凹陷处取穴。

【保健功效】

（1）精神神经系统疾病：休克、晕车、脑出血、失眠、癔症、癫痫、精神病、小儿惊风、神经性头痛、舌骨肌麻痹。

（2）五官科系统疾病：咽喉炎、急性扁桃体炎。

（3）消化系统疾病：胃痉挛、黄疸。

（4）泌尿生殖系统疾病：遗尿、尿潴留。

（5）运动系统疾病：足底痛、下肢肌痉挛。

（6）其他：子宫下垂、支气管炎、心肌炎、风疹等。

【配伍】

（1）配然谷穴，治喉痹。

（2）配阴陵泉穴，治热病挟脐急痛、胸胁满。

（3）配水沟穴、照海穴，治癫痫。

（4）配太冲穴、百会穴，治头颈痛。

【注意事项】

（1）对本穴施以点按法时要注意节奏快慢和谐，用力大小适度。

（2）本穴的每次施治时间一般为 3 ～ 5 分钟，每天 2 ～ 3 次即可。

（3）刺法：直刺 0.5 ～ 0.8 寸。

（4）灸法：艾炷灸 3 ～ 5 壮；艾条温灸 5 ～ 10 分钟；或是将一片姜切成薄片，然后在上面用针扎一些小孔，贴在涌泉穴上。

▶太溪穴：滋阴益肾，壮阳强腰

太溪穴隶属足少阴肾经穴，别名大溪穴、吕细穴。太，是大的意思；溪，溪流的意思。"太溪"的意思是指肾经水液在此行成较大的溪水。太溪是肾经上的原穴，也就是说肾经的元气大会于此，是人体当中元气旺盛，无与伦比的穴位。肾是我们的先天之本，中医说肾阴和肾阳是生长发育的根本，五脏六腑皆根植于肾，肾一旦出现问题，人体就会百病丛生。太溪，作为肾经的原穴，是人体一大功臣，肾经的经水从涌泉当中出来，进入然谷的川谷当中，流注于太溪，再滋养五脏六腑，为人体提供所需的营养。

【找准穴位】

在足内侧，内踝后方，当内踝尖与跟腱之间的凹陷处。

取法：正坐或仰卧位，在足内踝与跟腱之间的凹陷处取穴。

【保健功效】

（1）泌尿生殖系统疾病：肾炎、膀胱炎、遗精、遗尿。

（2）呼吸系统疾病：肺气肿、支气管炎、哮喘。

（3）五官科系统疾病：慢性喉炎、口腔炎、耳鸣。

（4）运动系统疾病：下肢瘫痪、足跟痛、腰肌劳损。

（5）其他：心内膜炎、神经衰弱、乳腺炎、膈肌痉挛。

【配伍】

（1）配然谷穴，治热病烦心、多汗。

（2）配肾腧穴，治肾胀。

（3）配支沟穴、然谷穴，治心痛如锥刺。

【注意事项】

（1）按摩本穴时，注意力要集中，揉的时候要用力柔和，但要沉稳不能轻浮，应有渗透力。

（2）每次施治时间为 3 ～ 5 分钟，每天 2 ～ 3 次。

（3）刺法：直刺 0.5 ～ 0.8 寸。

（4）灸法：艾炷灸或温针灸 3 ～ 5 壮；艾条温灸 5 ～ 10 分钟。

▶ 照海穴：滋阴清热，调经止痛

照海穴，别名阴跷穴、漏阴穴。照就是照耀、光明的意思；海自然是有水的地方。该穴名意指肾经经水在此大量蒸发。本穴物质为水泉穴传来的地部经水，至本穴后形成一个较大水域，水域平静如镜，较多地接收天部照射的热能而大量蒸发水液，故名，具有吸热生气的功效。

【找准穴位】

在足内侧，内踝尖下方凹陷处。

取法：正坐垂足或仰卧位，在内踝正下缘之凹陷处取穴。

【保健功效】

（1）五官科系统疾病：急性扁桃体炎、慢性咽喉炎。

（2）精神神经系统疾病：神经衰弱、癔症、癫痫、失眠。

（3）妇产科系统疾病：子宫脱垂、月经不调。

（4）其他：便秘。

【配伍】

（1）配列缺穴、天突穴、太冲穴、廉泉穴，治咽喉病证。

（2）配神门穴、风池穴、三阴交穴，治阴虚火旺之失眠症。

【注意事项】

（1）施以点穴时，要注意节奏的快慢要均匀，用力要适度。

（2）每天施 2 ～ 3 次，每次 2 ～ 3 分钟即可。

（3）刺法：直刺 0.5 ～ 0.8 寸。

（4）灸法：艾炷灸或温针灸 3 ～ 5 壮；艾条温灸 5 ～ 10 分钟。

▶ 然谷穴：益气固肾，清热利湿

然谷穴，别名龙渊穴、龙泉穴。然，燃也；谷，两山所夹空隙也。该穴名意指肾经外涌的地部经水在此大量气化。本穴物质为肾经涌泉穴传来的地部经水,性温热,至本穴后水液大量气化,经水如同被燃烧蒸发一般,故名然谷穴,具有升清降浊、益气固肾、清热利湿之功效。

【找准穴位】

在足内侧缘,足舟骨粗隆下方,赤白肉际。

取法:正坐或仰卧位,在舟骨粗隆下缘凹陷处取穴。

【保健功效】

(1)泌尿生殖系统疾病:膀胱炎、尿道炎、睾丸炎、精液缺乏、遗尿。

(2)五官科系统疾病:喉痹、咽喉炎、扁桃体炎。

(3)妇产科系统疾病:月经不调、不孕症。

(4)其他:心肌炎、阴痒、糖尿病、精神病、足跗肿痛。

【配伍】

(1)配肾俞、太溪、关元、三阴交穴,治月经不调。

(2)配肾俞、志室、气海穴,治遗精。

(3)配中极、血海、三阴交穴,治阴痒。

(4)配承山穴,治转筋。

(5)配气冲穴、四满穴,治石水。

(6)配太溪穴,治热病烦心、足寒、多汗。

【注意事项】

(1)刺法:直刺 0.3 ~ 0.5 寸,局部胀痛,针感可向足底部扩散。

(2)灸法:艾炷灸或温针灸 3 ~ 5 壮;艾条温灸 5 ~ 10 分钟。

▶大钟穴:益肾平喘,调理二便

大钟穴隶属足少阴肾经穴。大,巨大也。钟,古指编钟,为一种乐器,其声浑厚洪亮。本穴物质为太溪穴传来的地部经水,在本穴的运行为从高处流落低处,如瀑布落下一般,声如洪钟,故名,具有联络表里、益肾平喘、调理二便之功用。

【找准穴位】

在足内侧,内踝后下方,当跟腱附着部的内侧前方凹陷处。

取法:正坐或仰卧位,平太溪下 0.5 寸,当跟腱附着部的内侧凹陷处取穴。

【保健功效】

(1)精神神经系统疾病:神经衰弱、精神病、痴呆、癔症。

（2）泌尿生殖系统疾病：尿潴留、淋病。

（3）其他：哮喘、咽痛、口腔炎、食道狭窄、便秘、疟疾。

【配伍】

（1）配太溪穴、神门穴，治心肾不交之心悸、失眠。

（2）配行间穴，治虚火上炎之易惊善怒。

（3）配鱼际穴，治虚火上炎之咽痛。

【注意事项】

（1）刺法：直刺 0.5 ~ 0.8 寸，局部酸胀。

（2）灸法：艾炷灸或温针灸 3 ~ 5 壮；艾条温灸 5 ~ 10 分钟。

▶水泉穴：清热益肾，通经活络

水泉穴隶属足少阴肾经穴。水，水液也；泉，水潭也。该穴名意指肾经水液在此聚集形成水潭。本穴物质为大钟穴传来的地部经水，在本穴聚集后如同水潭，故名水泉穴，具有传递水液、清热益肾、通经活络之功用。

【找准穴位】

在足内侧，内踝后下方，当太溪直下 1 寸（指寸），跟骨结节的内侧凹陷处。

取法：正坐垂足或仰卧位，在太溪直下方 1 寸，当跟骨结节之内侧前上部凹陷处取穴。

【保健功效】

（1）妇科系统疾病：月经不调、痛经、闭经、月经过少、子宫脱垂、不孕症。

（2）其他：近视眼、膀胱痉挛、腹痛、小便不利、目昏花。

【配伍】

（1）配中极、水道穴，治肾气亏虚。

（2）配气海、血海、肾俞、三阴交、气海腧穴，治肾绞痛、肾结石。

（3）配肾俞、中极、血海穴，治血尿。

【注意事项】

（1）刺法：直刺 0.5 ~ 0.8 寸，局部酸胀；

（2）灸法：艾炷灸或温针灸 3 ~ 5 壮；艾条温灸 5 ~ 10 分钟。

▶复溜穴：补肾益气，温阳利水

复溜穴，别名昌阳穴、伏白穴、外命穴。复，再也；溜，悄悄地散失也。复溜名意指肾经的水湿之气在此再次吸热蒸发上行。本穴物质为照海穴传输来的寒湿水汽，上行至本穴后因吸收天部之热而蒸升，气血的散失如溜走一般，故名复溜，具有补肾益阴、温阳利水的功效。

【找准穴位】

在小腿内侧，太溪直上2寸，跟腱的前方。

取法：正坐垂足或仰卧位，在太溪上2寸，在跟腱之前缘处取穴。

【保健功效】

（1）泌尿生殖系统疾病：肾炎、睾丸炎、尿路感染。

（2）精神神经系统疾病：小儿麻痹后遗症、脊髓炎。

（3）其他：功能性子宫出血、腹膜炎、痔疮、腰肌劳损。

【配伍】

（1）配后溪穴、阴郄穴，治盗汗不止。

（2）配中极穴、阴谷穴，治癃闭。

【注意事项】

（1）刺法：直刺0.8～1寸，局部酸胀，有麻电感向足底放散。

（2）灸法：艾炷灸或温针灸3～5壮；艾条温灸5～10分钟。

第十节 手厥阴心包经：保护心主的安心大脉

▶心包经：为心脑血管保驾护航

手厥阴心包经上有9个穴位：天池、天泉、曲泽、郄门、间使、内关、大陵、劳宫、中冲。手厥阴心包经是从心脏的外围开始的，到达腋下三寸处，然后沿着手前臂中间的中线，经过劳宫穴止于中指。

心包是中医的概念，西医中并没有心包这个概念。从名称可以看出，心包经与心脏是有一定关联的，其实心包就是心脏外面的一层薄膜。心为君主之官，是不能受邪的。因此在外邪侵犯时，心包就要挡在心脏的前面首当其冲，"代心受过，替心受邪"，所以，很多心脏上的毛病都可以归纳为心包经的病。如果没有原因地感觉心慌或者心脏似乎要跳出胸膛，这就是心包受邪引起的，不是心脏的病。

经常刺激心包经对于解郁、解压的效果非常好。刺激心包经时，先找到自己腋下里边的一根大筋，然后用手指掐住拨动，这时你会感觉小指和无名指发麻。如果每天晚上临睡前拨十来遍，就可以排遣郁闷，排去心包积液，对身体是非常有好处的。

　　人过了 35 岁以后，敲心包经更是必要。如果长时间饮食不合理，不健康的生活习惯使得血液中的胆固醇与脂肪含量增高，而血液中胆固醇太多时，会逐渐黏在血管壁上，造成血管狭窄，弹性变差，继而导致血液流动不畅，诱发心肌梗死及脑卒中等严重并发症。敲击心包经就可以使血液流动加快，使附着在血管壁上的胆固醇剥落，排出体外。

　　按揉心包经的最佳时间应该是19 ～ 21 点，这时心包经当令，气血运行最旺，所以按揉的效果最好。这段时间也是吃过晚饭应该促进消化的时候，但是不要在晚饭后立刻按揉心包经，因为那样会影响气血的运行，所以最好在饭后半小时后开始按揉。

天池　天泉　曲泽　郄门　间使　内关　大陵　劳宫　中冲

心包经

▶内关穴：宁心安神，理气镇痛

　　内关穴，别名阴维穴。内，内部；关，关卡。"内关"是指心包经的体表经水由此穴位注入体内，具有疏导水湿、宁心安神、理气镇痛的功效。

　　四穴总歌有这样一句话，"酸痛取阿是，胸胁内关谋"。意思就是酸痛的病取阿是穴，而胸胁的病证则找内关穴。内关穴位于心包经上，心包是替心脏行使职权的，是心脏的保护伞，治疗疾病也是和心脏有关系的。所以，可以算得上是心脏的关口，关于心脏病，心绞痛等心脏问题都可以找内关穴。此外，手掐内关穴还能治疗晕车，晕船。

【找准穴位】

　　在前臂掌侧，当曲泽与大陵的连线上，腕横纹上 2 寸，掌长肌腱与桡侧腕屈肌腱之间。

　　取法：伸臂仰掌，在腕横纹上 2 寸，掌长肌腱与桡侧腕屈肌腱之间取穴。

【保健功效】

（1）循环系统疾病：风湿性心脏病、心绞痛、心肌炎、心内外膜炎、心动过速、心动过缓、心律不齐、血管闭阻性脉管炎、无脉症、高血压。

（2）消化系统疾病：胃炎、胃痉挛、肠炎、痢疾、急性胆道疾患。

（3）精神神经系统疾病：癫痫、癔症、失眠、血管性头痛、多发性神经炎、脑血管病后遗症以及手术疼痛、膈肌痉挛、休克。

（4）其他：甲状腺机能亢奋、哮喘、疟疾。

（5）为针麻、镇痛常用穴之一。

【配伍】

（1）配公孙穴，治肚痛。

（2）配膈俞穴，治胸满支肿。

（3）配中脘穴、足三里穴，治胃脘痛、呕吐、呃逆。

（4）配外关穴、曲池穴，治上肢不遂、手震颤。

（5）配患侧悬厘穴，治偏头痛。

（6）配建里穴，除胸闷。

【注意事项】

（1）对本穴的按揉对调节心律失常有很好的效果，按揉时用力不需太大，每次2分钟左右，有酸胀感就好。

（2）用拇指对本穴位进行一压一放的按摩，还可以起到止嗝的作用。

（3）刺法：直刺0.5～1寸。

（4）灸法：艾炷灸或温针灸5～7壮；艾条温灸10～20分钟。

▶劳宫穴：清心泻热，安定心神

劳宫穴，别名五里、掌中、鬼路。劳，就是劳作的意思；宫，宫殿的意思。"劳宫"的意思是指心包经的高热之气在此处穴位带动脾土的水湿气化，具有清心泻热、开窍醒神、消肿止痒的功效。

劳宫穴最大的作用就是安定心神。我们经常有这样的感受，在进行面试或者考场时，总会紧张的手心出汗，很多人用的方法就是多做几个深呼吸，让自己的心平静下来，但也有些人是越呼吸越紧张。这个时候最好的办法，就是刺激劳宫穴，用双手互相在对侧按摩，用力掐按3～5分钟，就可以让心情放松下来。

【找准穴位】

在手掌心，当第2、3掌骨之间偏于第3掌骨，握拳屈指时中指尖处。

取法：屈指握掌，在掌心横纹中，第 3 掌骨的桡侧，屈指握拳时，中指指尖所点处取穴。

【保健功效】

（1）精神神经系统疾病：脑血管意外、昏迷、中暑、癔症、精神病、小儿惊厥、吞咽困难。

（2）消化系统疾病：黄疸、食欲缺乏。

（3）五官科系统疾病：口腔炎、齿龈炎。

（4）其他：手癣、手指麻木、高血压等。

【配伍】

（1）配水沟、十宣、曲泽、委中穴，治疗中暑昏迷。

（2）配金津、玉液、内庭穴，治疗口疮、口臭。

【注意事项】

（1）对本穴的按摩时间，一般为 3 ～ 5 分钟，每天 2 ～ 3 次。

（2）对儿童要用力适度，以免挫伤手指。

（3）刺法：直刺 0.3 ～ 0.5 寸，局部胀痛，针感可扩散至整个手掌。

（4）灸法：艾炷灸 3 ～ 5 壮；艾条灸 5 ～ 10 分钟。

▶中冲穴：清心泻热，治疗睑腺炎有奇效

中冲穴，中，与外相对，指穴内物质来自体内心包经；冲，冲射之状。"中冲"的意思是指体内心包经的高热之气从这个穴位冲出体表。中冲穴是手厥阴心包经的井穴，具有苏厥开窍、清心泻热的功效，是常用穴之一。

中冲有一个很好的作用，就是治愈睑腺炎。我们会发现很多人的眼睛周围会长一些痘痘，医学称为睑腺炎，因为在眼睛周围不好随便乱动，但又影响美观。所有我们可以通过对中冲穴放血疗法来治疗。这个方法也很容易操作，用三棱针，或者家用的缝衣针，用火，或者95% 的酒精消毒之后，捏紧中冲穴处的皮肤，迅速地点刺几下，挤出 5 ～ 10 滴血，然后迅速用棉球压紧止血。一般来说放血 1 ～ 3 次就可以见到疗效。

【找准穴位】

在手中指末节尖端中央。

取法：仰掌，在手中指尖端之中央取穴。

【保健功效】

（1）精神神经系统疾病：昏迷、休克、脑出血、中暑、癔症、癫痫、小儿惊风。

（2）循环系统疾病：高血压、心绞痛、心肌炎。

（3）其他：小儿消化不良、舌炎、结膜炎等。

【配伍】

（1）配内关穴、水沟穴，治小儿惊风、中暑、中风昏迷等。

（2）配金津穴、玉液穴、廉泉穴，治舌强不语、舌本肿痛。

（3）配商阳穴，治耳聋时不闻音。

【注意事项】

（1）在施以捻法时，着力要和缓持续。

（2）本穴的施治一般为 3 ～ 5 分钟，每天 3 次左右。

（3）刺法：浅刺 0.1 寸，或用三棱针点刺出血。

（4）灸法：艾炷灸 1 ～ 3 壮；艾条灸 5 ～ 10 分钟。

▶大陵穴：清心安神，有效治疗癫痫

大陵穴，别名心主穴、鬼心穴。大，与小相对；陵，丘陵、土堆的意思。大陵的意思是指随心包经经水冲刷下行的脾土物质在这里堆积如山，如丘陵一般，故名大陵，具有燥湿生气的作用。

大陵穴有个最大的作用就是治疗癫痫。当癫痫突然发作的时候，赶紧刺激我们手腕上的大陵穴，用力掐按，能够很好地抑制病情的发作。控制病情后，在去医院进行进一步治疗。当我们突然感觉身体不适，身体有抽搐现象的时候，我们就要按压刺激大陵穴，来防治病情的复发。

【找准穴位】

在腕掌横纹的中点处，当掌长肌腱与桡侧腕屈肌腱之间。

取法：伸臂仰掌，在腕横纹正中，掌长肌腱与桡侧腕屈肌腱之间取穴。

【保健功效】

（1）循环系统疾病：心肌炎、心内外膜炎、心动过速。

（2）精神神经系统疾病：神经衰弱、失眠、癫痫、精神分裂症、肋间神经痛。

（3）消化系统疾病：胃炎、胃出血。

（4）运动系统疾病：腕关节及周围软组织疾患、足跟痛。

（5）其他：咽炎、腋窝淋巴结炎、疥癣等。

【配伍】

（1）配劳宫穴，治心绞痛、失眠。

（2）配外关、支沟穴，治腹痛、便秘。

（3）配水沟、间使、心俞、丰隆穴，治癫狂、惊悸。

【注意事项】

（1）对本穴的按摩时间不可太长，2分钟左右即可，有酸痛之感就可以。

（2）对于失眠者，睡前按揉本穴，可起到放松作用。

（3）对患有"鸡爪风"的患者，发作时用力按压本穴，痉挛立解。

（4）刺法：直刺 0.3 ~ 0.5 寸。

（5）灸法：艾炷灸或温针灸 3 ~ 5 壮；艾条灸 10 ~ 20 分钟。

▶天池穴：活血化瘀，宽胸理气

天池穴，别名天会穴。天，天部也；池，储液之池也。该穴名意指心包外输的高温水汽在此冷凝为地部经水。本穴位于乳头外侧，而乳头为人体体表的高地势处，本穴也位于高地势处，即天部，穴内物质又为心包经募穴膻中穴传来的高温水汽，至本穴后散热冷降为地部经水，本穴气血既处高位又为经水，故名天池穴。其具有活血化瘀、宽胸理气之功效。

【找准穴位】

在胸部，当第 4 肋间隙，乳头外 1 寸，前正中线旁开 5 寸。

取法：仰卧位，在第 4 肋间隙中，乳头外侧 1 寸处取穴。

【保健功效】

（1）循环系统疾病：心绞痛、心脏外膜炎。

（2）妇产科系统疾病：乳腺炎、乳汁分泌不足。

（3）外科系统疾病：淋巴结核、腋窝淋巴结炎。

（4）其他：肋间神经痛、脑充血等。

【配伍】

（1）配列缺、丰隆穴，治咳嗽。

（2）配内关穴，治心痛。

（3）配支沟穴，治胁肋痛。

【注意事项】

（1）刺法：斜刺或平刺 0.5 ~ 0.8 寸，局部酸胀。本穴正当胸腔，内容心、肺，不宜深刺，以免造成气胸。

（2）灸法：艾炷灸 3 ~ 5 壮；艾条温灸 5 ~ 10 分钟。

▶ 天泉穴：宽胸理气，活血通脉

天泉穴，别名天温穴、天湿穴。天，天部也；泉，泉水也。该穴名意指心包经的下行经水是从高处飞落而下。本穴物质为天池穴传来的地部温热经水，由天池穴上部传至本穴时是从高处落下，气血物质如同由天而降，故名天泉穴。其具有宽胸理气、活血通脉之功效。

【找准穴位】

在臂内侧，当腋前纹头下 2 寸，肱二头肌的长、短头之间。

取法：伸臂仰掌，在腋纹头下 2 寸，肱二头肌的长、短头之间取穴。

【保健功效】

（1）循环系统疾病：心绞痛、心动过速、心内膜炎。

（2）精神神经系统疾病：肋间神经痛、膈肌痉挛、胸满、胁胀。

（3）其他：支气管炎、咳嗽、上臂内侧痛、视力减退等。

【配伍】

（1）配内关穴、通里穴，治心痛、心悸。

（2）配肺腧穴、支沟穴，治咳嗽、胸胁痛。

（3）配侠白穴、曲池穴、外关穴，治上肢痿、痹、瘫、痛。

【注意事项】

（1）刺法：直刺 0.5 ~ 0.8 寸，局部酸胀，针感可扩散至肩部。

（2）灸法：艾炷灸 3 ~ 5 壮；艾条灸 5 ~ 10 分钟。

▶ 曲泽穴：和胃降逆，清热解毒

曲泽穴隶属手厥阴心包经。曲，隐秘也；泽，沼泽也。该穴名意指心包经气血在此汇合。本穴为心包经之穴，所处为南方之地，虽然心包经上、下二部经脉的经气在此汇合并散热冷降，表现出水的润下特征，但天泉穴下传本穴的经水仍大量气化水湿，本穴如同热带沼泽一般生发气血，故名曲泽穴。其具有清暑泻热、和胃降逆、清热解毒之功效。

【找准穴位】

在肘横纹中，当肱二头肌腱的尺侧缘。手厥阴心包经的合穴。

取法：正坐或仰卧，仰掌，微屈肘，在肘横纹上，肱二头肌腱尺侧缘取穴。

【保健功效】

（1）循环系统疾病：心绞痛、风湿性心脏病、心肌炎。

（2）其他：急性胃肠炎、呕吐、胃痛、支气管炎、热病、瘾疹、中暑、小儿舞蹈病等。

【配伍】

（1）配内关、大陵穴，治心胸痛。

（2）配神门、鱼际穴，治呕血。

（3）配委中、曲池穴，治高热中暑。

（4）配内关、中脘、足三里穴，治呕吐、胃痛。

（5）配大陵穴、心腧穴、厥阴腧穴，治心悸、心痛。

（6）配少商穴、尺泽穴、曲池穴，治肘臂挛急、肩臂痛。

【注意事项】

（1）刺法：直刺 0.8 ～ 1 寸，局部酸胀，针感可向中指放散，或用三棱针点刺泻血。

（2）灸法：艾炷灸或温针灸 5 ～ 7 壮；艾条灸 10 ～ 15 分钟。

▶ 郄门穴：宁心安神，清营止血

郄门穴隶属手厥阴心包经。郄，孔隙也；门，出入的门户也。该穴名意指心包经的体表经水由此回流体内经脉。本穴物质为曲泽穴传来的温热经水，行至本穴后由本穴的地部孔隙回流心包经的体内经脉，故名郄门穴。其具有宁心安神、清营止血之功效。

【找准穴位】

在前臂掌侧，当曲泽与大陵的连线上，腕横纹上 5 寸。手厥阴心包经的郄穴。

取法：仰掌，微屈腕，在腕横纹上 5 寸，当曲泽穴与大陵穴的连线上，于掌长肌腱与桡侧腕屈肌腱之间取穴。

【保健功效】

（1）循环系统疾病：心绞痛、心肌炎、风湿性心脏病、心悸。

（2）精神神经系统疾病：膈肌痉挛、癔症、精神病。

（3）其他：乳腺炎、胸膜炎、胃出血等。

【配伍】

（1）配大陵穴，止咯血。

（2）配曲泽穴、大陵穴，治心痛。

（3）配梁丘穴、足三里穴、太冲穴，治神经性呕吐。

（4）配内关穴，治急性缺血性心肌损伤。

【注意事项】

（1）刺法：直刺 0.5 ~ 1 寸，局部酸胀，针感可向指端放散。

（2）灸法：艾炷灸 3 ~ 5 壮；艾条温灸 10 ~ 20 分钟。

▶ 间使穴：宽胸和胃，轻松止住疟疾

间使穴，别名鬼路穴。间，间接也；使，指使、派遣也。该穴名意指心包经经水在此蒸发凉性水汽。本穴物质为郄门穴传来的地部经水，行至本穴后，经水逐步降温，生发出心火所克的肺金特性的凉性水汽，如被他物间接的指使一般，故名间使。其具有宽胸和胃、清心安神、截疟之功效。

【找准穴位】

在前臂掌侧，当曲泽与大陵的连线上，腕横纹上 3 寸，掌长肌腱与桡侧腕屈肌腱之间。

取法：伸臂仰掌，在腕横纹上 3 寸，掌长肌腱与桡侧腕屈肌腱之间取穴。

【保健功效】

（1）循环系统疾病：风湿性心脏病、心绞痛、心肌炎、心脏内外膜炎。

（2）精神神经系统疾病：癫痫、癔症、精神分裂症、脑血管病后遗症。

（3）其他：感冒、咽喉炎、胃炎、疟疾、荨麻疹、子宫内膜炎等。

【配伍】

（1）配支沟穴，治疟疾。

（2）配尺泽穴，治反胃、呕吐、呃逆。

（3）配水沟、太冲穴，治癔症。

（4）配腰奇穴，治癫痫。

【注意事项】

（1）刺法：直刺 0.5 ~ 1 寸，深刺可透支沟穴，局部酸胀，针感向指端放散。

（2）灸法：艾炷灸或温针灸 3 ~ 7 壮；艾条温灸 5 ~ 10 分钟。

第十一节　手少阳三焦经：环绕耳周的视听大脉

▶三焦经：人体健康的总指挥

手少阴三焦经上有23个穴位：关冲、液门、中渚、阳池、外关、支沟、会宗、三阳络、四渎、天井、清冷渊、消泺、臑会、肩髎、天髎、天牖、翳风、瘛脉、颅息、角孙、耳门、耳和髎、丝竹空。

三焦是一个找不到相应脏腑来对应的纯中医的概念，用通俗的话来说，三焦就是人整个体腔的通道。古人把心、肺归于上焦，脾、胃、肝、胆、小肠归于中焦，肾、大肠、膀胱归于下焦。按照《黄帝内经》的解释，三焦是调动运化人体元气的器官，负责合理地分配使用全身的气血和能量。

具体说来，三焦的功能有两方面：一是通调水道，二是运化水谷。

三焦经主要分布在上肢外侧中间、肩部和头侧部。循行路线是：从无名指末端开始，沿上肢外侧中线上行至肩，在第七颈椎处交会，向前进入缺盆，络于心包，通过膈肌。其支脉从胸上行，出于缺盆，上走颈外侧，从耳下绕到耳后，经耳上角，然后屈耳向下到面颊，直达眼眶下部。另一支脉，从耳后入耳中，出走耳前，与前脉交叉于面部，到达眼外角。

三焦经的终点叫丝竹空，就是我们的眼外角，鱼尾纹就长在这个地方，这个地方容易长斑，所以经常刺激三焦经就可以减少鱼尾纹和防止长斑。三焦经绕着耳朵转了大半圈，所以耳朵上的疾患如耳聋、耳鸣、耳痛等都可通过刺激本经穴

三焦经

位得到缓解。三焦经从脖子侧后方下行至肩膀小肠经的前面，可以和小肠经合治肩膀痛，还能治疗颈部淋巴结炎、甲状腺肿等发生在颈部的疾病。此经顺肩膀而下行到臂后侧，又可治疗肩周炎，再下行通过肘、臂、腕，因此还可治疗网球肘和腱鞘炎。

那什么时候刺激三焦经效果最好呢？最佳时间应是 21 ～ 23 点，这时候是三焦经当令，气血在此时达到顶峰，所以这时候按摩效果是最好的。中医还认为 22 点是性爱的最佳时间，因为亥时（21 ～ 23 点）是阴阳和合的时段，这个时候是性爱的黄金时刻，也就是通过男女的交合配合身体完成阴阳和合的过程，达到"三焦通泰"。

▶阳池穴：通调三焦气血，缓解关节疼痛

阳池穴隶属手少阳三焦经。阳，指天部阳气；池，指屯物之器。"阳池"的意思是指三焦经气血在这个穴位处吸热后，化为阳热之气，具有通调三焦、益阴增液的功效。

阳池最大的作用是可以保护我们的关节。比如我们工作敲键盘累了，写字手累了。这个时候都可以放下手中的工作，轻轻地按揉阳池穴，来缓解疲劳。先将大拇指，以指尖垂直揉按手腕横纹中点穴位处，有酸、痛的感觉。每天早晚各 1 次，每次左右各按揉 1 ～ 3 分钟。

【找准穴位】

在腕背部横纹中，指伸肌腱的尺侧凹陷处。

取法：俯掌，于第 3、4 掌骨间直上与腕横纹交点处凹陷中取穴；或于腕关节背部指总伸肌腱和小指固有伸肌腱之间处取穴。

【保健功效】

（1）五官科疾病：耳聋、目红肿痛，喉痹。

（2）运动系统疾病：手腕部损伤，前臂及肘部疼痛，颈肩部疼痛。

（3）其他：流行性感冒，风湿病，糖尿病等。

【配伍】

（1）配外关、曲池穴，治前臂疼痛麻木。

（2）配少商、廉泉穴，治咽喉肿痛。

（3）配胃管下俞、脾俞、太溪穴，治糖尿病。

【注意事项】

（1）按摩时，按揉的力度要适中，揉时要轻柔和缓，但不可浮而无力。

（2）本穴施治时间一般为 3 ～ 5 分钟，每天 2 ～ 3 次。

（3）刺法：直刺0.3～0.5寸，深刺可透大陵，局部酸胀，可扩散至中指。平刺0.5～1.0寸，向左向右平刺，局部酸胀，可扩散至整个腕关节。

（4）灸法：艾炷灸或温针灸3～5壮；艾条灸5～10分钟。不宜瘢痕灸。

▶支沟穴：清利三焦，治疗便秘就选它

支沟穴，别名"飞虎"穴。支，指树枝的分叉；沟，沟渠。"支沟"的意思是指三焦经气血在这个穴位吸热扩散，有清利三焦，通腑降逆的作用。

支沟是治疗便秘的好穴位，是三焦经上的火穴，可以宣泄火气，防止肠道干燥形成便秘。支沟穴在手上，很方便按揉。当有便秘现象的时候，我们可以将中指指尖垂直下压，揉按穴位，会有酸，痛的感觉。每天早晚各揉按1次。坚持下去就能促进脾胃的运化，也能够保证三焦的气血运行更顺畅。

【找准穴位】

手背腕横纹上3寸，尺骨与桡骨之间，阳池与肘尖的连线上。

取法：伸臂俯掌，于手背腕横纹中点直上3寸，尺骨与桡骨之间，与间使穴相对取穴。

【保健功效】

（1）针麻常用穴之一。多用于治疗胁痛、习惯性便秘等。

（2）头面五官疾病：暴喑、咽肿、耳聋耳鸣、目赤目痛。

（3）消化系统疾病：习惯性便秘、呕吐泄泻。

（4）妇科疾病：经闭、产后血晕不省人事、产后乳汁分泌不足。

（5）运动系统疾病：上肢麻痹瘫痪、肩背部软组织损伤、急性腰扭伤。

（6）其他：肋间神经痛、胸膜炎、肺炎、心绞痛、心肌炎、急性舌骨肌麻痹。

【配伍】

（1）配照海穴，治大便秘结。

（2）配足三里、膻中、乳根穴，治乳汁不足。

（3）配合谷穴，治头痛。

（4）配关冲穴，治肩臂酸重。

（5）配阳陵泉、外关穴，治胸胁疼痛。

（6）配阳池、八邪穴，治手指震颤。

（7）配间使、大椎穴，治疟疾寒热。

【注意事项】

（1）对此穴的按摩手法不宜过重。

（2）对本穴的施治时间 2～3 分钟，每天 3～5 次。

（3）刺法：直刺 0.5～1 寸，局部酸胀，针感可向上扩散至肘部，有时有麻电感向指端放散。

（4）灸法：艾炷灸或温针灸 3～5 壮；艾条灸 10～20 分钟。

▶ 丝竹空穴：清头明目，散骨镇惊

丝竹空穴，别名巨窌、目窌穴。丝竹，古指弦乐器，八音之一，此指气血的运行有如声音飘然而至；空，空虚也。丝竹穴名意指穴外天部的寒湿水汽由此汇入三焦经后冷降归地。本穴为三焦经终点之穴，由于和髎穴传至本穴的气血极为虚少，穴内气血为空虚之状，穴外天部的寒湿水汽因而汇入穴内，穴外的寒湿水汽如同天空中的声音飘然而至，故名。其具有降浊除湿的功效。

丝竹空穴在眉梢处，能够治疗眼部疾病。但是更有一个令女人们欢喜的作用，就是能够祛除鱼尾纹。女人都怕老，而鱼尾纹正是泄露年龄的一个罪魁祸首。为了防止鱼尾纹爬上眉头，我们每天可以试着揉按丝竹空穴。我们可以用大拇指从眉头，沿着眉毛一直按揉到眉梢，然后顺势按揉到太阳穴入发际的位置，还可以明目，舒缓紧张。

【找准穴位】

在面部，当眉梢凹陷处。

取法：正坐或侧伏位，于额骨颧突外缘，眉梢外侧凹陷处取穴。

【保健功效】

（1）头面五官科疾病：头痛眩晕、眼结膜炎、电光性眼炎、视神经萎缩、角膜白斑、面神经麻痹。

（2）其他：小儿惊风。

【配伍】

（1）配瞳子髎、睛明、攒竹穴，治目赤肿痛。

（2）配太阳、外关穴，治偏头痛。

（3）配足通谷、太冲穴，治癫痫。

【注意事项】

（1）对本穴的按摩不宜用力过大，以免伤到眼睛。按揉时可以涂点保湿类的眼霜。

（2）本穴的按摩时间不宜过长，每次 2～3 分钟，每天 2～3 次即可。

（3）刺法：平刺 0.5～1 寸。

（4）灸法：该穴宜补不宜泻，因此禁灸，灸则不幸，目小而盲。

▶角孙穴：散风止痛，有效治疗偏头痛

角孙穴隶属手少阳三焦经。角，耳朵、肾的意思，这里指穴位内的物质为天部的收引之气；孙，火的意思，这里指穴位内的物质为天之天部的气态物。角孙的意思是指天之天部的收引冷降之气从此穴位汇入三焦经，起到吸湿降浊的作用。

角孙配合胆经的率谷穴能很好地治疗偏头痛。角孙运行于耳朵两旁，治疗的是少阳经的头痛。角孙是手少阳三焦经，率谷穴是足少阳胆经。当胆经上的浊气无法顺利排出，就会通过三焦经上炎到头部，引发头部疼痛。这时候，配合二经的穴位来按摩，治疗效果会很好。头痛发作时，可将手抱住头部，然后用大拇指在耳后来回摩擦，直到头皮发热发胀为止。

【找准穴位】

在头部，折耳郭向前，当耳尖直上，入发际处。

取法：正坐或侧伏，以耳翼向前方折曲，当耳翼尖所指之发际处。若以手按着使口能合，其处牵动着取穴。

【保健功效】

（1）清热消肿，散风止痛。

（2）头面五官科疾病：腮腺炎、牙龈炎、视神经炎、视网膜出血、眼疾目痛、头痛项强。

【配伍】

配足临泣、率谷穴，治眩晕。

【注意事项】

（1）在治疗流行性腮腺炎时，用拇指与食指捏挤该穴，捏挤50次，力度以患者能接受为好。

（2）以本穴治疗病患，一般每天1～3次，每次2～3分钟即可。

（3）刺法：平刺0.3～0.5寸，局部酸胀，可扩散至耳周。

（4）灸法：艾炷灸3壮；艾条灸5～10分钟。

▶中渚穴：耳鸣眼花的症状，刺激中渚穴

中渚隶属手少阳三焦经。中渚，意思是指随三焦经气血扬散的脾土尘埃在此穴中囤积。中渚穴可以治疗因耗散心神，导致元气消耗，中气不足的疾病。

中气不足的情况下，同时也会耗损肾气，肾气不足，很容易引起耳鸣眼花，这时候我们可以通过刺激中渚穴来缓解病况。用另一只手的大拇指从指关节向手背的方向

有力推，如果感觉疼痛的话可以涂抹一点润肤油，每次推 50 ～ 100 下，就可以很好的缓解耳鸣的症状。

【找准穴位】

在手背第 4、5 掌指关节后方凹陷中，液门穴直上 1 寸处。

取法：俯掌，液门穴直上 1 寸，即第 4、5 掌指关节后方凹陷中取穴。

【保健功效】

（1）头面部病证：神经性耳聋、聋哑症、头痛头晕、喉头炎、角膜白斑、喉痹。

（2）运动系统病证：肩背部筋膜炎等劳损性疾病、肋间神经痛、肘腕关节炎等。

（3）其他：疟疾。

【配伍】

（1）配八邪、外关穴，有舒筋活络的作用，主治手指不能屈伸。

（2）配听宫、翳风穴，有开窍聪耳的作用，主治耳鸣，耳聋。

（3）配外关、期门穴，有疏肝理气、活络止痛的作用，主治肋间神经痛。

【注意事项】

（1）治疗急慢性腰痛时，用力按压本穴，并令患者弯腰时吸气，直腰时呼气，这样治疗效果更好。

（2）对本穴按摩时，施力要均衡，速度要均匀。

（3）对儿童施以治疗时，要注意用力轻柔，适度即可。

（4）治疗的时间，一般为 2 ～ 3 分钟，每天 2 ～ 3 次。

（5）刺法：直刺 0.3 ～ 0.5 寸，局部酸胀，并有麻窜感向指端放散；向上斜刺 0.5 ～ 1.0 寸，其酸胀感可向腕部放散。

（6）灸法：艾炷灸或温针灸 3 ～ 5 壮；艾条灸 5 ～ 10 分钟。

▶关冲穴：清利喉舌，治疗头面部疾病效果好

关冲穴隶属手少阳三焦经。关，关卡也；冲，冲射之状也。该穴名意指三焦经体内经脉的温热水汽由此外冲体表经脉，阴性水液被关卡于内。本穴物质为来自三焦经体内经脉外冲而出的温热水汽，而液态物由于压力不足不能外出体表，如被关卡一般，故名关冲穴。其具有泻热开窍、清利喉舌、活血通络的功效。

【找准穴位】

在手无名指末节尺侧，距指甲根角 0.1 寸处。

取法：俯掌，沿无名指尺侧缘和基底部各作一平线，相交取穴。

【保健功效】

（1）头面部疾病：头痛、寒热、头眩、心痛、心烦、昏厥、目痛、口干、口苦、舌卷、舌缓不语、喉痹、耳聋、耳鸣、肩背痛、臂痛、肘痛、急性扁桃体炎、喉炎、结膜炎、角膜白斑等证。

（2）其他：脑血管病、热病、小儿消化不良等。

【配伍】

（1）配内关穴、人中穴，治中暑、昏厥。

（2）配少商、少泽穴，有泻热利咽的作用，主治咽喉肿痛。

（3）配人中、劳宫穴，有泻热开窍的作用，主治中暑。

（4）配风池、商阳穴，有退热解表的作用，主治热病无汗。

【注意事项】

（1）刺法：浅刺 0.1 ～ 0.3 寸，局部胀痛；或是用三棱针点刺出血。

（2）灸法：艾炷灸 3 ～ 5 壮；艾条灸 5 ～ 10 分钟。

▶液门穴：清头目、利三焦、通络止痛

液门穴，隶属手少阳三焦经。液，液体也，经水也；门，出入的门户。该穴名意指三焦经经气在此散热冷降化为地部经水。本穴物质为关冲穴传来的凉湿水汽，凉湿水汽至此之后则快速散热冷却，冷却后的水湿归降地部，故名，具有降浊升清的作用。

【找准穴位】

在手背部，第 4、5 指间赤白肉际处。

取法：微握拳，掌心向下，于第 4、5 指间缝纹端，即赤白肉际处取穴。

【保健功效】

（1）头面部病证：头痛、咽喉炎、耳疾、齿龈炎、角膜白斑等。

（2）其他：疟疾、前臂肌痉挛或疼痛、手背痛、颈椎病、肩关节周围炎、精神疾患、口干舌燥、夜里口渴等。

【配伍】

配鱼际穴，治喉痛。

【注意事项】

（1）刺法：直刺 0.3 ～ 0.5 寸，局部胀痛，可扩散至手背。针尖略向上，不断运针，针感可沿三焦经脉循行向上至肘。

（2）灸法：艾炷灸或温针灸 3 ～ 5 壮；艾条灸 5 ～ 10 分钟。

▶外关穴：补阳益气，通经活络

外关穴隶属手少阳三焦经。外，外部也；关，关卡也。该穴名意指三焦经气血在此胀散外行，外部气血被关卡不得入于三焦经。本穴物质为阳池穴传来的阳热之气，行至本穴后因吸热而进一步胀散，胀散之气由穴内出于穴外，穴外的气血物质无法入于穴内，外来之物如被关卡一般，故名外关穴。本穴具有联络气血的功能。

【找准穴位】

在手背腕横纹上 2 寸，尺桡骨之间，阳池与肘尖的连线上。

取法：取此穴位时应让患者采用正坐或仰卧，俯掌的姿势，外关穴位于前臂背侧，手脖子横皱纹向上三指宽处，与正面内关相对（或当阳池与肘尖的连线上，腕背横纹上 2 寸，尺骨与桡骨之间）。

【保健功效】

（1）头面五官科疾病：目赤肿痛、耳鸣耳聋、鼻衄牙痛，开窍醒脑。

（2）运动系统疾病：上肢关节炎、桡神经麻痹、急性腰扭伤、踝关节扭伤、颞颌关节功能紊乱、落枕等。

（3）消化系统疾病：脘腹胀痛、大便秘结、肠痈霍乱。

（4）其他：热病、感冒、高血压、心脑血管病、偏头痛、失眠、脑血管后遗症、遗尿。

【配伍】

（1）配太阳、率谷穴，治偏头痛。

（2）配足临泣穴，治耳聋、目痛、颊肿、项强、肩痛。

（3）配后溪穴，治落枕。

（4）配阳池、中渚穴，治手指疼痛、腕关节疼痛。

【注意事项】

（1）刺法：直刺 0.5 ～ 1.0 寸，或透内关穴，局部酸胀，有时可扩散至指端；向上斜刺 1.5 ～ 2.0 寸，局部酸胀，向上扩散至肘、肩部。治疗肘肩及躯干疾病；或向阳池方向斜刺运针，治疗腕关节疾病。

（2）灸法：艾灸内关穴，有开窍醒脑之功，治疗偏瘫和心脑血管病。

▶会宗穴：清利三焦，疏通经络

会宗穴隶属手少阳三焦经。会，会合也；宗，祖宗也，为老、为尊、为长也。此指穴内物质为天之天部的阳气。该穴名意指三焦经的阳气在天之天部会合。本穴物质为三焦经的天部阳气会合而成，所处为天之天部，如宗气之所汇，故名会宗穴。其具有清利三焦、安神定志、疏通经络的功能。

【找准穴位】

在前臂背侧，当腕背横纹上 3 寸，支沟穴的尺侧，尺骨的桡侧缘取穴。

取法：伸臂俯掌，于腕上 3 寸支沟穴尺侧，当尺骨的桡侧缘取穴。

【保健功效】

（1）头面五官疾病：耳聋耳鸣。

（2）神经系统疾病：癫痫。

（3）其他：气滞喘满、上肢肌肤痛。

【配伍】

（1）配听会穴、耳门穴，治疗耳聋。

（2）配大包穴，治上肢肌肉疼痛、软组织挫伤。

【注意事项】

（1）刺法：直刺 0.5 ～ 1.0 寸，局部酸胀。多用泻法。

（2）灸法：艾炷灸或温针灸 3 ～ 5 壮；艾条灸 5 ～ 10 分钟。

▶三阳络穴：舒筋通络，开窍镇痛

三阳络穴，别名通门穴、通间穴。三阳，指手三阳经的气血物质；络，联络之意。该穴名意指手三阳经的气血物质在此交会。本穴由于会宗穴传来的气血为由阳变阴的寒湿之气，穴内温压呈下降之状，手阳明、少阳的天部阳气因而汇入穴内，本穴有联络手三阳经气血的作用，故名；其具有舒筋通络、开窍镇痛的作用。

三阳络穴气血物质为天部的阳气，由穴外的天部层次汇入穴内，收引寒湿。

【找准穴位】

在前臂背侧，手背腕横纹上 4 寸，尺骨与桡骨之间。

取法：半屈肘俯掌，手背腕横纹上 4 寸，尺骨与桡骨之间取穴。

【保健功效】

（1）本穴为肺切除手术针麻常用穴之一。

（2）头面五官疾病：暴喑卒聋、龋齿牙痛。

（3）运动系统疾病：挫闪腰痛、手臂痛不能上举。

（4）其他：恶寒发热无汗、内伤、脑血管后遗症、眼病、失语。

【配伍】

配曲池穴、合谷穴、肩井穴，治中风后遗症上肢不遂。

【注意事项】

（1）刺法：直刺0.5～1.0寸，局部酸胀，可扩散至肘部；斜刺2.0～3.0寸，透郄门穴，前臂感觉麻胀，并向指端传导。

（2）灸法：艾炷灸或温针灸3～5壮；艾条灸10～20分钟。

▶四渎穴：开窍聪耳，清利咽喉

四渎穴隶属手少阳三焦经。四，数量词；渎，小沟渠也。该穴名意指三焦经气血在此冷降为地部经水。本穴物质为三阳络穴传来的水湿云气，在本穴的变化为部分水湿冷降归地，降地之水形成向穴外流溢的数条小沟渠之状，故名四渎穴，其具有开窍聪耳、清利咽喉的作用。

【找准穴位】

在前臂背侧，肘尖下方5寸，当阳池与肘尖的连线上，尺骨与桡骨之间。

取法：半屈肘俯掌，于手背腕横纹上7寸，尺、桡两骨之间取穴。

【保健功效】

（1）五官科疾病：耳聋牙痛、咽喉痛。

（2）其他：偏头痛、上肢麻痹瘫痪、神经衰弱、眩晕、肾炎等。

【配伍】

（1）配三阳络穴、消泺穴、肩髎穴、天髎穴、肩外腧穴，治肩臂痛。

（2）配三阳络穴、阳溪穴，治手指伸展不利、上肢不遂。

【注意事项】

（1）刺法：直刺0.5～1.0寸，局部酸胀，右向肘部和手背部放散。

（2）灸法：艾炷灸或温针灸3～5壮；艾条灸5～10分钟。

▶天井穴：行气散结，安神通络

天井穴，行气散结、安神通络。天，天部也；井，孔隙通道也。该穴名意指三焦经吸热上行的水浊之气在此聚集。本穴物质为四渎穴传来的水湿之气，至本穴后为聚集之状，其变化为散热冷缩并从天之上部降至天之下部，气血的运行变化如从天井的上部落下一般，故名。其具有行气散结、安神通络的作用。

【找准穴位】

在上臂外侧，屈肘时，肘尖直上1寸凹陷处。

取法：以手叉腰，于肘尖（尺骨鹰嘴）后上方1寸凹陷处取穴。

【保健功效】

（1）五官科疾病：眼睑炎、扁桃体炎、外眼角红肿、咽喉疼痛。

（2）神经系统疾病：中风、忧郁症、精神分裂症。

（3）呼吸系统疾病：支气管炎、颈淋巴结核。

（4）心血管疾病：心痛、胸痛。

（5）其他：偏头痛、颈项痛、肘关节及上肢软组织损伤、落枕。

【配伍】

（1）配率谷穴，治偏头痛。

（2）配天突穴，治瘿气。

（3）配巨阙穴、心腧穴，治精神恍惚。

【注意事项】

（1）刺法：直刺0.5～1.0寸，局部酸胀。

（2）灸法：艾炷灸或温针灸3～5壮；艾条灸10～20分钟。

▶清冷渊穴：疏散风寒，通经止痛

清冷渊，别名青灵穴、清冷泉穴、清昊穴。清，清静也；冷，寒冷也；渊，深渊也。该穴名意指三焦经经气散热冷降后在此位于天之下部。本穴物质为天井穴传来的水湿云气，至本穴后进一步散热冷降，冷降后的水湿云气位于天之下部，如固定不变的寒冷深渊一般，故名。其具有疏散风寒、通经止痛的作用。

【找准穴位】

在臂外侧，屈肘，当肘尖直上2寸，即天井上1寸。

取法：以手叉腰，于肘尖（尺骨鹰嘴）后上方2寸，与天井穴相直处取穴。

【保健功效】

主治头晕、头痛、目痛、目赤、肩臂痛不能举、肘痛不能屈伸等。

【配伍】

配肩髎穴、天髎穴、臑腧穴、养老穴、合谷穴，治上肢痿、痹、瘫、痛。

【注意事项】

（1）刺法：直刺0.5～1.0寸，局部酸胀。

（2）灸法：艾炷灸或温针灸3～5壮；艾条灸5～10分钟。

▶消泺穴：清热安神，活络止痛

消泺穴，别名臑窌穴、臑交穴、臑腧穴。消，溶解、消耗也；泺，水名，湖泊之意。该穴名意指三焦经经气在此冷降为地部经水。本穴物质为清冷渊穴传来的滞重水湿云气，至本穴后，水湿云气消解并化雨降地，降地之雨在地之表部形成湖泊，故名。其有着清热安神、活络止痛的作用。

【找准穴位】

在外侧，当清冷渊与臑会穴连线的中点处。

取法：正坐垂肩，前臂旋前，先取三角肌后下缘与肱骨交点处的臑会穴，当臑会与清冷渊之间的中点处是该穴。

【保健功效】

主治头痛、头晕、颈项强痛、臂痛背肿、癫痫、牙痛等证。

【配伍】

配肩髎穴、肩髃穴、臑会穴、清冷渊穴，治肩臂痛、上肢不遂、肩周炎。

【注意事项】

（1）刺法：直刺0.8～1.2寸，局部酸胀。

（2）灸法：艾炷灸或温针灸3～5壮；艾条灸5～10分钟。

▶臑会穴：化痰散结，通络止痛

臑会穴，别名臑窌穴、臑交穴。臑，动物的前肢也，此指穴内物质为天部的阳气；会，会合也。该穴名意指手少阳、手阳明的天部阳气同会于本穴。本穴物质为消泺穴传来的天部阳气，性干燥，量弱小，在本穴的变化为散热冷缩。由于穴内气血的变化是冷降收引，多气多血的手阳明经天部阳气因而汇入穴内，而本穴又位于手臂，故名。其有着化痰散结、通络止痛的功效。

【找准穴位】

在臂外侧，当肘尖与肩髎穴的连线上，肩髎穴下3寸，三角肌的后缘。

取法：前臂旋前，于肩头后侧肩髎穴直下3寸，与天井穴相直处取穴。

【保健功效】

主治瘰疬、瘿气、目疾、肩胛疼痛、腋下痛等。

【配伍】

（1）配肩俞、肩贞穴，治肩周炎。

（2）配肘髎穴、外关穴，治肘臂挛痛。

【注意事项】

（1）刺法：直刺 1.0 ～ 1.5 寸，局部酸胀，可扩散至肩部，或有麻电感向下放散。

（2）灸法：艾炷灸或温针灸 3 ～ 5 壮；艾条灸 10 ～ 20 分钟。

▶肩髎穴：祛风湿，通经络的大穴

肩髎穴隶属手少阳三焦经。肩，指穴在肩部也。髎，孔隙也。该穴名意指三焦经经气在此化雨冷降归于地部。本穴物质为臑会穴传来的天部阳气，至本穴后因散热吸湿而化为寒湿的水湿云气，水湿云气冷降后归于地部，冷降的雨滴如从孔隙中漏落一般，故名。其有祛风湿、通经络的功效。

肩髎穴的主要作用是调整肱三头肌的状况。三角肌，就是我们将手臂举到正侧面的重要肌肉。肩膀即担任调整肌肉机能的作用。手持重物或进行激烈运动之际，会产生肩膀举不起来或疼痛、手臂困倦的症状，此乃因肩膀的三角肌轻度发炎之故。如果长期持续手持重物，会产生连手肘都无法伸直的症状，此乃因肱三头肌过度伸展，致使血液循环恶化所造成的。肩膀有重压感而使手臂抬不起或肘痛等的症状出现时，刺激肩髎，可得到效果。治疗时，除了指压本穴位外，同时刺激肩髃臂臑，更可发挥治疗效果。另外，也用于因脑中风所造成的半身不遂。

【找准穴位】

在肩部，肩髃后方，当肩关节外展时于肩峰后下方呈现凹陷处。

取法：（1）上臂外展平举，肩关节部即可出现两个凹陷窝，后面一个凹陷窝即是本穴。（2）垂肩，于锁骨肩峰端后缘直下 2 寸，当肩峰与肱骨大结节之间取穴。

【保健功效】

主治荨麻疹、肩关节周围炎、脑血管后遗症、胸膜炎、肋间神经痛等。

【配伍】

（1）配曲池、肩髃穴，治肩臂痛。

（2）配外关、章门穴，治肋间神经痛。

（3）配天宗穴、曲垣穴，治肩背疼痛。

（4）配肩井穴、天池穴、养老穴，治上肢不遂、肩周炎。

【注意事项】

（1）刺法：直刺 1.0～3.0 寸，臂外展，沿肩峰与肱骨大结节之间进针，深刺右透极泉，酸胀可扩散至整个关节腔，可有麻电感向下扩散；向下斜刺 2.0～3.0 寸，退针至浅层，再依次向两旁斜刺，即"合谷刺"，酸胀感可扩散至肩部，或麻电感放散至手指。

（2）灸法：艾炷灸或温针灸 3～7 壮；艾条灸 5～15 分钟。

第十二节 足少阳胆经：输送气血的固体大脉

▶胆经：排解积虑的先锋官

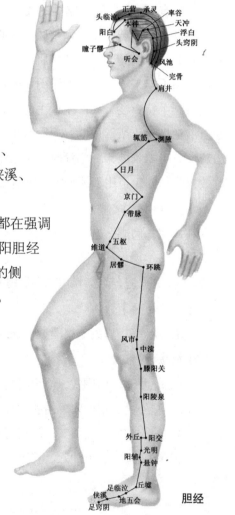

足少阳胆经上有 44 个穴位：瞳子髎、听会、上关、颔厌、悬颅、悬厘、曲鬓、率谷、天冲、浮白、头窍阴、完骨、本神、阳白、头临泣、目窗、正营、承灵、脑空、风池、肩井、渊腋、辄筋、日月、京门、带脉、五枢、维道、居髎、环跳、风市、中渎、膝阳关、阳陵泉、阳交、外丘、光明、阳辅、悬钟、丘墟、足临泣、地五会、侠溪、足窍阴。

足少阳胆经是目前很火的一条经，很多人都在强调它的好处，敲胆经几乎成了"万金油"。足少阳胆经从人的外眼角开始，沿着头部两侧，顺着人体的侧面向下，到达脚的第四、五趾，几乎贯穿全身。为什么说胆经是排解积虑的先锋官呢？

《黄帝内经》中说："肝者，将军之官，谋虑出焉。胆者，中正之官，决断出焉。"意思是说，肝是个大将军，每日运筹帷幄，决胜千里之外；胆则是一个刚直不阿的先锋官，随时准备采取行动。"肝主谋虑，胆主决断"。

现代人在竞争激烈的社会中，不得不为

胆经

生存而谋虑，如果我们谋虑的事情能够"决断"，并顺利进行下去，最终获得成功，那自然会气血通畅、肝胆条达了。然而，现实往往与人的愿望背道而驰，很多事情都不能尽如人意，所以，我们会有很多谋虑积压在肝而没有让胆去决断执行，肝胆的通道被阻塞。由于情志被压抑，肝胆的消化功能、供血功能、解毒功能都受到严重影响，人体就会百病丛生。所以，多疑善虑、胆小易惊的人都应该好好调节肝胆的功能。

要改善肝胆的功能，最简单的办法就是经常锻炼胆经。

敲胆经的最佳时间应该是在子时，也就是夜里的23点到凌晨1点这段时间，早睡的人可以提前一些。因为这个时辰是胆经当令。经常熬夜的人会有体会，到夜里23点钟的时候，觉得很有精神，还经常会觉得饿，这就是胆经当令。胆主生发，阳气在这时候开始生发了。但是大家一定注意，不要觉得这个时候精神好就继续工作或者娱乐，而是最好在11点前就入睡，这样才能把阳气养起来。

每天敲胆经300下，胆经顺畅了，人所有的忧虑、恐惧、犹豫不决等都随着胆经的通畅排解出去了，该谋虑时谋虑，该决断时决断，那么，我们的肝胆必定会日益强壮而没有无谓的损耗，身心也会健康快乐。

▶ 上关穴：聪耳镇痉，散风活络

上关穴，别名客主人、客主、容主穴。上，与下相对，关是关键的意思。上关穴对治疗面部疾病有很好的疗效，如三叉神经痛等。当脸部出现不适的时候，可以在脸上上、下二关穴处涂点润肤霜，然后用食指、中指、无名指三指并列，从外眼角处一只向下按摩，这样按揉30～50次，皮肤会有微微灼烫发胀，然后找准上、下二关穴位点按20次。对缓解三叉神经痛有很好的疗效。

【找准穴位】

在耳前，下关直上，当颧弓的上缘凹陷处。

取法：正坐仰靠或侧伏位，在耳前，颧骨弓上缘，当下关穴直上方取穴。

【保健功效】

（1）五官科系统疾病：耳鸣、耳聋、中耳炎、牙痛、下颌关节炎、颞颌关节功能紊乱。

（2）精神神经系统疾病：面神经麻痹、面肌痉挛、偏头痛、眩晕。

【配伍】

（1）配肾俞、翳风、太溪、听会穴，治老年人肾虚耳鸣耳聋。

（2）配耳门、合谷、颊车穴，治下颌关节炎、牙关紧闭。

【注意事项】

（1）对本穴的按摩力度一般说要轻柔和缓，但对病情严重者，可以适当加大刺激。

（2）每天对其按摩 3 ～ 5 次，每次 2 ～ 3 分钟。

（3）刺法：有说法认为，位于耳前的上关穴，与太阳穴很相近，因此这个穴位禁针的。也有说法认为该穴可直刺 0.3 ～ 0.5 寸。

（4）灸法：艾条灸 5 ～ 10 分钟。

▶率谷穴：平肝息风，通经活络

率谷穴为足太阳、少阳之交会穴，别名蟀谷穴、率角穴、蟀容穴。率，古指捕鸟的网或带领，用网捕鸟时网是从上罩下，此指胆经的气血在此开始由阳变阴；谷，两山所夹空隙也。该穴名意指胆经的水湿之气在此吸热后化为阳气而上行天之上部。本穴物质为曲鬓穴传来的弱小凉湿水汽，吸热上行至本穴后达到了其所能上行的最高点，水湿之气开始吸湿并发生冷降的变化，如捕鸟之网从高处落下一般，故名。

率谷穴最大的作用就是可以醒酒解酒。生活中，我们的交际会很多，而酒又是交际的手段，所以醉酒谁都难脱干系。醉酒后我们都知道那种难受滋味，恶心呕吐、胸闷头晕、浑身难受。这个时候，我们通过刺激率谷穴来缓解不适。我们双手抱住头，然后用大拇指在率谷穴上进行按压，每次按压 3 ～ 5 分钟，就可以很好地提神醒脑，防止酒后呕吐得难受了。

【找准穴位】

在头部，当耳尖直上入发际 1.5 寸，角孙穴直上方。

取法：正坐或侧伏，在耳郭尖上方，角孙穴之上，入发际 1.5 寸处取穴。

【保健功效】

（1）精神神经系统疾病：偏头痛、三叉神经痛、面神经麻痹、眩晕。

（2）其他：顶骨部疼痛、胃炎、小儿高热惊厥。

【配伍】

（1）配听宫、翳风、中渚穴，治耳鸣、耳聋。

（2）配人中、曲池、太冲穴，治小儿惊风。

【注意事项】

（1）在施以点法时，要注意力度适度，节奏和谐。

（2）按时要注意用力不可过猛，要逐渐加力，但也不可用力太大。

（3）对本穴施以按摩时间一般为 2 分钟，每天 3 次即可。

（4）刺法：平刺 0.5 ～ 1 寸，局部酸胀，可扩散至颞侧头部。

（5）灸法：间接灸 3 ～ 5 壮；艾条灸 5 ～ 10 分钟。

▶肩井穴：祛风清热，活络消肿

肩井穴，别名膊井、肩解穴。肩，指穴位在肩部；井，指地部孔隙。"肩井"是指胆经的地部水液从这个穴位流入地部，有祛风清热、活络消肿的功效。

肩井穴对于治疗肩膀的酸痛有很好的效果。颈肩不舒服的时候用中指的指腹向下按揉，有酸麻、胀痛的感觉。左右两穴，每天早晚各按揉 1 次，每次按揉 1 ～ 3 分钟。

【找准穴位】

在肩上，前直乳中，当大椎穴与肩峰端连线的中点上。

取法：正坐位，在肩上，当大椎穴（督脉）与肩峰连线的中点取穴。

【保健功效】

（1）循环系统疾病：高血压、脑卒中。

（2）精神神经系统疾病：神经衰弱、副神经麻痹。

（3）妇产科系统疾病：乳腺炎、功能性子宫出血。

（4）运动系统疾病：落枕、颈项肌痉挛、肩背痛、中风后遗症、小儿麻痹后遗症。

【配伍】

配足三里穴、阳陵泉穴，治脚气酸痛。

【注意事项】

（1）本穴施治完了以后，对肩部的肌肉做一些轻柔的推拿，以达到放松的效果。

（2）对本穴的施治是时间一般为 3 ～ 4 分钟，每天 3 次左右。

（3）刺法：直刺 0.5 ～ 0.8 寸，局部酸胀。深部正当肺尖，慎不可深刺，以防刺伤肺尖造成气胸。

（4）灸法：艾炷灸 3 ～ 5 壮；艾条灸 10 ～ 20 分钟。

▶阳陵泉穴：疏肝利胆，强健腰膝

阳陵泉，别名筋会穴、阳陵穴，是我们身体上一个很重要的穴位。阳，阳气；陵，土堆；泉，源源不断。阳陵泉，是指胆经的地部经水在此穴位大量气化。阳陵泉是胆经的合穴，是气血汇集的地方，它也是八会穴中的筋会，许多的筋都汇集到这里。因此可治疗许多和筋有关的疾病。

阳陵泉还有一个特殊的作用，就是可以治疗胆结石。造成胆结石发病的原因有很多，有两个最大的原因就是饮食和情绪。当肝脾和胆疼痛的时候我们可以按摩阳陵泉，配合阴陵泉一起按摩会起到更好的效果。按揉时我们见大拇指弯曲，用指腹垂直揉按穴道，有酸、胀、痛的感觉。先左后右，两侧穴位每次各揉1～3分钟。在穴位上，阳陵泉在外，阴陵泉在内，一起刺激这两个穴位，使其里内迎合，达到人体最平衡的状态。

【找准穴位】

在小腿外侧，当腓骨头前下方凹陷处。

取法：正坐屈膝垂足位，在腓骨小头前下方凹陷处取穴。

【保健功效】

（1）运动系统疾病：膝关节炎及周围软组织疾病、下肢瘫痪、踝扭伤、肩周炎、落枕、腰扭伤、臀部肌肉注射后疼痛。

（2）消化系统疾病：肝炎、胆结石、胆绞痛、胆道蛔虫症、习惯性便秘。

（3）其他：高血压病、肋间神经痛。

【配伍】

（1）配支沟穴，治胁肋痛。

（2）配日月穴，治胆囊炎。

（3）配环跳、委中、悬钟穴，治下肢痿痹。

【注意事项】

（1）采用拳击法时，以拳面、拳背、拳底有弹性地击打。

（2）对本穴的施治时间一般为3～5分钟，每天3～4次即可。

（3）刺法：直刺或斜向下刺1～1.5寸。

（4）灸法：艾炷灸或温针灸5～7壮；艾条灸10～20分钟。

▶悬钟穴：落枕的毛病，悬钟穴来治疗

悬钟穴，为八会穴之髓会，又名绝骨，有泻胆火、清髓热、舒筋脉、平肝息风、疏肝益肾的功效，尤其对治疗落枕十分有效。

落枕或称"失枕"，是一种常见病，好发于青壮年，以冬春季多见。落枕的常见发病经过是入睡前并无任何症状，晨起后却感到项背部明显酸痛，颈部活动受限。这说明病起于睡眠之后，与睡枕及睡眠姿势有密切关系。

治疗落枕，悬钟穴是个很好的选择。引发落枕原因很多，但最主要的还是肩部受凉，寒气侵袭。同时配合刺激手上的后溪穴和脚上悬钟穴，等于双管齐下，手脚并用，给我们的颈椎一个有力的支撑。

【找准穴位】

在小腿外侧，当外踝尖上 3 寸，腓骨前缘。

取法：正坐垂足或卧位，外踝尖上 3 寸，当腓骨后缘与腓骨长、短肌腱之间凹陷处取穴。

【保健功效】

（1）运动系统疾病：中风后遗症，下肢痿痹，踝关节及周围软组织疾病，脊髓炎，腰扭伤，落枕。

（2）其他：头痛、扁桃体炎、鼻炎、鼻出血。

【配伍】

（1）配内庭穴，治心腹胀满。

（2）配昆仑、合谷、肩髃、曲池、足三里穴，治中风、半身不遂。

（3）配后溪、列缺穴，治项强、落枕。

【注意事项】

（1）按揉时要注意力度适中，施以点穴时要有节奏。

（2）本穴每天按摩 2 ~ 3 次，每次 3 分钟左右。

（3）刺法：直刺 0.5 ~ 1 寸。

（4）灸法：艾炷灸或温针灸 3 ~ 5 壮；艾条灸 10 ~ 20 分钟。

▶带脉穴：多敲带脉，消除腰腹部的赘肉

带脉穴位于侧腹部，是胆经与带脉交会的穴，所以就简而称之为带脉穴。带脉穴像其他穴位一样也有自己独特的作用，就是可以消除赘肉。尤其是男士，到了中年以后不知不觉的就会长出将军肚。其实，这也说明了一个道理，那就是带脉的力量不够强，不能约束腰部赘肉的生长。有肚腩的朋友，有时间就多按按带脉穴，每天晚上睡觉前，沿着带脉横向敲击 30 ~ 50 圈，重点在带脉穴上敲击 50 ~ 100 下，对于恢复带脉的约束能力，减除腰腹部的脂肪是很有效果的。

【找准穴位】

在侧腹部，章门下 1.8 寸，当第 11 肋骨游离端下方垂线与脐水平线的交点上。

取法：侧卧位，在第 11 肋骨游离端直下，与脐相平处取穴。

【保健功效】

（1）妇产科系统疾病：功能性子宫出血、闭经、子宫内膜炎、附件炎、盆腔炎、子宫脱垂、阴道炎。

（2）泌尿生殖系统疾病：膀胱炎、睾丸炎。

（3）其他：腰痛、下肢无力等。

【配伍】

（1）配白环俞、阴陵泉、三阴交穴，有健脾渗湿止带的作用，主治带下病。

（2）配中极、地机、三阴交穴，有行气活血、祛瘀止痛的作用，主治痛经、闭经。

（3）配血海、膈俞穴，有通经活血的作用，主治月经不调。

【注意事项】

（1）按揉时要注意力度适中，施以点穴时要有节奏。

（2）本穴每天按摩 2 ～ 3 次，每次 3 分钟左右。

（3）刺法：直刺 0.5 ～ 0.8 寸。

（4）灸法：艾炷灸 5 ～ 7 壮；艾条灸 10 ～ 20 分钟。

▶足临泣穴：疏通气血，防止瘀滞

足临泣穴，在足背外侧，人在低头站立哭泣的时候，大颗大颗泪珠落下来，正是落在这个位置，所以称之为足临泣。足，自然指脚；泣，古语说与"涩"相通，也就是凝滞不通的意思。所以这个穴位最大的作用就是疏通气血、防止瘀滞。

足临泣穴还有一个很好的作用，就是回乳。很多新妈妈，在给孩子断奶时会比较难，而且乳房会胀痛，这个时候我们就可以按摩足临泣穴。用大拇指的指腹按揉穴位，有酸、胀、痛的感觉。先左后右，两侧穴位每次按揉 1 ～ 3 分钟。

【找准穴位】

在足背外侧，当足 4 趾本节（第 4 跖趾结节）的后方，小趾伸肌腱的外侧凹陷处。

取法：正坐垂足或仰卧位，在第 4、5 跖骨结合部的前方凹陷中取穴，穴在小趾伸肌腱的外侧。

【保健功效】

（1）精神神经系统疾病：头痛、眩晕。

（2）妇产科疾病：月经不调、胎位不正、乳腺炎、退乳。

（3）其他：中风瘫痪、足跟痛、间歇热、呼吸困难。

【配伍】

（1）配三阴交穴，治痹证。

（2）配三阴交穴、中极穴，治月经不利。

（3）配丘墟、解溪、昆仑穴，有通经活络、消肿止痛的作用，主治足跗肿痛。

（4）配风池、太阳、外关穴，有祛风活络止痛的作用，主治偏头痛。

（5）配乳根、肩井，有清热解毒、消肿止痛的作用，主治乳痈。

【注意事项】

（1）对本穴施以点按法时要注意节奏快慢和谐，用力大小适度。

（2）本穴的每次施治时间一般为3～5分钟，每天2～3次即可。

（3）刺法：直刺0.5～0.8寸。

（4）灸法：艾炷灸或温针灸3～5壮；艾条灸5～10分钟。

▶环跳穴：祛风化湿，强健腰膝

环跳穴为足少阳、足太阳之交会穴。环，指穴内物质为天部肺经特性的凉湿之气；跳，跳动的意思。"环跳"的意识是指胆经水湿在这里大量气化为天部阳气。

环跳，是我们运动时经常牵扯到的一个穴位，有事没事的时候，最好能多走走，减少坐着的时间，这样就刺激到了环跳穴，就可以缓解疼痛，防止疾病发作。按揉环跳穴的时候用大拇指的指腹稍用力按摩穴位，有酸痛感，用力按压时下肢还有酸麻感，每次按揉3～5分钟。

【找准穴位】

在股外侧部，侧卧屈股，当股骨大转子最突点与骶骨裂孔的连线的外1/3与中1/3交点处。

【保健功效】

（1）运动系统疾病：坐骨神经痛、下肢麻痹、脑血管病后遗症、腰腿痛、髋关节及周围软组织疾病、脚气。

（2）其他：感冒、神经衰弱、风疹、湿疹。

【配伍】

（1）配秩边穴，治疗坐骨神经痛。

（2）配殷门、阳陵泉、委中、昆仑穴，有疏通经络、活血止痛的作用，治坐骨神经痛。

（3）配居髎、委中、悬钟穴，有祛风除湿散寒的作用，主治风寒湿痹证。

（4）配风池、曲池穴，有祛风活血止痒的作用，主治遍身风疹。

【注意事项】

（1）对本穴按摩时可以适当加力，以便使力道渗透，起到好的治疗效果。

（2）对本穴的施治时间为3～5分钟，每天2～3次即可。

（3）刺法：针尖略向下方斜刺 2.0 ～ 3.0 寸，局部酸胀，有麻电感向下肢放散，以治疗坐骨神经及下肢疾患；针尖斜向外生殖器及少腹方向刺 2.0 ～ 3.0 寸，麻胀感可达外生殖器，治疗外生殖器及少腹疾患；针尖向髋关节直刺 2.0 ～ 2.5 寸，局部酸胀感，治疗髋关节疾患。

（4）灸法：艾炷灸或温针灸 5 ～ 7 壮；艾条灸 10 ～ 20 分钟。

▶瞳子髎穴：平肝息风，明目退翳

瞳子髎穴，别名太阳穴、前关穴、后曲穴。瞳子，指眼珠中的黑色部分，为肾水所主之处，此指穴内物质为肾水特征的寒湿水汽；髎，孔隙也。该穴名意指穴外天部的寒湿水气在此汇集后冷降归地。本穴为胆经头面部的第一穴，胆及其所属经脉主半表半里，在上焦主降，在下焦主升，本穴的气血物质即是汇集头面部的寒湿水汽后从天部冷降至地部，冷降的水滴细小如从孔隙中散落一般，故名。其具有平肝息风、明目退翳之功用。

【找准穴位】

在面部，目外眦旁，当眶外侧缘处。

取法：正坐仰靠，令患者闭目，在目外眦外侧，眶骨外侧缘凹陷中取穴。

【保健功效】

（1）五官科系统疾病：角膜炎、视网膜炎、视网膜出血、睑缘炎、屈光不正、青少年近视眼、白内障、青光眼、夜盲症、视神经萎缩、目翳、怕光、迎风流泪。

（2）精神神经系统疾病：头痛、面神经麻痹、三叉神经痛。

（3）指压此穴，可以促进眼部血液循环，治疗常见的眼部疾病，并可以去除眼角皱纹。

【配伍】

（1）配合谷穴、临泣、睛明穴，治目生内障。

（2）配少泽穴，治妇人乳肿。

（3）配养老穴、肝腧穴、光明穴、太冲穴，治疗视物昏花。

【注意事项】

（1）刺法：向后斜刺 0.3 ～ 0.5 寸，局部胀痛；向太阳穴方向透刺，局部酸胀，可放射至外耳道；或用三棱针点刺出血。

（2）灸法：艾条灸 5 ～ 10 分钟。

▶ 听会穴：开窍聪耳，通经活络

听会穴，别名耳门穴、听呵穴、听诃穴、后关穴。听会者即耳能听闻声音也，此指穴内的天部气血为空虚之状，无物阻隔声音的传递也。本穴物质为瞳子髎穴下传的天部寒湿水气，至本穴后，此气吸附了更多的天部寒湿水汽并化雨冷降于地，天部气血因而变得虚静，如远处声音听亦能明，故名。其能开窍聪耳、通经活络。

【找准穴位】

耳屏间切迹的前方，下颌骨髁状突的后缘，张口有凹陷处。

取法：正坐仰靠位，在耳屏间切迹前，当听宫直下，下颌骨髁状突后缘，张口有空处取穴。

【保健功效】

（1）五官科系统疾病：突发性耳聋、中耳炎、外耳道疖、颞关节功能紊乱、腮腺炎、牙痛、咀嚼肌痉挛。

（2）其他：面神经麻痹、脑血管后遗症。

【配伍】

（1）配颊车穴、地仓穴，治中风口眼㖞斜。

（2）配迎香穴，治耳聋气痞。

（3）配耳门穴、听宫穴，治下颌关节炎。

【注意事项】

（1）刺法：直刺 0.5 寸，局部酸胀。

（2）灸法：艾条灸 5 ~ 10 分钟。

▶ 阳白穴：清头明目，祛风泻热

阳白穴隶属足少阳胆经穴。阳，天部也，气也；白，明亮清白也。该穴名意指胆经的湿冷水汽在此吸热后胀散。本穴物质为本神穴传来的天部湿冷水汽，由于在下行的过程中不断吸热，水湿之气还未进入本穴就已受热胀散化为阳热风气并传输于头之各部，穴内的天部层次变得明亮清白，故名。其具有生气壮阳、清头明目、祛风泻热之功用。

【找准穴位】

在前额部，当瞳孔直上，眉上 1 寸。

取法：正坐或卧位，在前额，于眉毛中点上 1 寸处取穴。

【保健功效】

（1）五官科系统疾病：眼科疾病。

（2）精神神经系统疾病：面神经麻痹或面肌痉挛、眶上神经痛等。

【配伍】

配太阳穴、睛明穴、鱼腰穴，治目赤肿痛、视物昏花、上睑下垂。

【注意事项】

（1）刺法：平刺 0.5 ～ 0.8 寸，局部胀痛；向下透鱼腰；向左右透攒竹、丝竹空穴，局部酸胀，可扩散至头部或眼眶。

（2）灸法：艾条灸 5 ～ 10 分钟。

▶头临泣穴：聪耳明目，安神定志

头临泣穴，别名临池穴。头，指本穴在头部，有别于足临泣之穴；临，居高位而朝向低位也，此指穴内气血的运行变化为由上而下；泣，泪水也。该穴名意指胆经经气在此冷降为寒湿水汽并由天部降落地部。穴内水湿从天部滴落于地部。本穴物质为阳白穴上传的阳热风气，至本穴后散热吸湿而化为寒湿的降水云气，雨滴由天部降于地部，如泪滴从上落下，故名。其能降浊升清、聪耳明目、安神定志。

【找准穴位】

在头部，当瞳孔直上入前发际寸，神庭与头维连线的中点处。

取法：正坐仰靠或仰卧位，在前额，阳白穴直上，入发际 0.5 寸处，于神庭穴与头维穴连线的中点处取穴。

【保健功效】

（1）精神神经系统疾病：头痛、小儿高热惊厥。

（2）五官科系统疾病：角膜白斑、急慢性结膜炎、屈光不正。

（3）其他：急性脑血管病。

【配伍】

（1）配阳谷穴、腕骨穴、申脉穴，治风眩。

（2）配肝腧穴，治白翳。

（3）配大椎穴、腰奇、水沟穴、十宣穴，治中风昏迷癫痫。

（4）配大椎穴、间使穴、胆腧穴、肝腧穴，治疟疾。

【注意事项】

（1）刺法：平刺 0.5 ～ 0.8 寸，局部酸胀。

（2）灸法：艾条灸 5 ～ 10 分钟。

▶风池穴：平肝息风，祛风解毒，通利官窍

风池穴，别名热府穴。风，指穴内物质为天部的风气；池，屯居水液之器也，指穴内物质富含水湿。风池名意指有经气血在此化为阳热风气。本穴物质为脑空穴传来的水湿之气，至本穴后，因受外部之热，水湿之气胀散并化为阳热风气输散于头颈各部，故名风池。其具有壮阳益气、平肝息风、祛风解毒、通利官窍之功效。

【找准穴位】

在颈部，当枕骨之下，与风府相平，胸锁乳突肌与斜方肌上端之间的凹陷处。

取法：正坐或俯伏，在项后，与风府穴（督脉）相平，当胸锁乳突肌与斜方肌上端之间的凹陷中取穴。

【保健功效】

本穴为治疗头、眼、耳、口、鼻、脑、神志疾患以及上肢病的常用要穴。

（1）循环系统疾病：脑卒中、高血压、脑动脉硬化、无脉症。

（2）五官科系统疾病：电光性眼炎、视网膜出血、视神经萎缩、鼻炎、耳聋、耳鸣、甲状腺肿大、吞咽困难。

（3）精神神经系统疾病：癫痫、失眠。

（4）运动系统疾病：落枕、肩周炎、中风后遗症、足跟痛。

（5）其他：感冒。

【配伍】

（1）配合谷穴、丝竹空穴，治偏正头痛。

（2）配脑户穴、玉枕穴、风府穴、上星穴，治目痛不能视。

（3）配百会穴、太冲穴、水沟穴、足三里穴、十宣穴，治中风。

【注意事项】

（1）刺法：向对侧或同侧口角方向斜刺 0.5 ～ 0.8 寸，局部酸胀，针感可向头顶、颞部、前额和眼扩散；平刺 2.0 ～ 3.0 寸，透对侧风池穴，局部酸胀，扩散至头颈部。

（2）灸法：温针灸 3 ～ 5 壮；艾条灸 10 ～ 20 分钟。

▶渊腋穴：理气宽胸，消肿止痛

渊腋穴，别名渊液、泉腋。渊，有深的意思；腋，指腋部，穴处腋下深处，故名。腋又作"液"，或作"掖"，三字通用。《备急千金要方》因避唐高祖李渊讳，作"泉腋"。该穴有理气宽胸、消肿止痛的功用。

【找准穴位】

在侧胸部，举臂，当腋中线上，第4肋间隙中。

取法：侧卧举臂，当腋中线上，于第4肋间隙处取穴。

【保健功效】

（1）精神神经系统疾病：胸肌痉挛、肋间神经痛。

（2）其他：胸膜炎、颈及腋下淋巴结炎、肩臂痛。

【配伍】

（1）配大包、支沟穴，治胸胁痛、肋间神经痛。

（2）配条口透承山、天宗、臑腧穴，治肩关节周围炎。

（3）配渊腋、章门、支沟穴，治马刀肿瘘。

（4）配渊腋、支沟、外关、足临泣穴，治马刀腋下者。

（5）配渊腋、阳陵泉穴，治胸胁痛。

【注意事项】

（1）刺法：沿肋间隙沿皮刺0.3～0.5寸。

（2）灸法：艾炷灸3～5壮；艾条温灸10～15分钟。

▶辄筋穴：护肝养筋大穴

辄筋穴，隶属足少阳胆经穴，别名神光穴、胆募穴。辄，在古代指马车的挡板；辄筋，就是指筋的两块挡板，就是护着筋的意思。为什么要护着这条筋？中医讲肝主筋，所以辄筋穴其实就是护肝（防治肝损伤）、养肝、养筋的穴位。

【找准穴位】

在侧胸部，渊腋前1寸，平乳头，第4肋间隙中。

取法：正坐或侧卧位，在渊腋前1寸，当第4肋间隙处取穴。

【保健功效】

（1）呼吸系统疾病：胸膜炎、支气管哮喘。

（2）精神神经系统疾病：肋间神经痛、神经衰弱、四肢痉挛抽搐。

（3）其他：呕吐、腋下淋巴结炎、肋间神经痛、胃炎。

【配伍】

（1）配阳陵泉、支沟穴，有宽胸行气止痛的作用，主治胸胁疼痛。

（2）配肺俞、定喘、孔最穴，有降逆平喘的作用，主治喘息不得卧。

【注意事项】

（1）刺法：斜刺 0.5 ~ 0.8 寸，局部酸胀。

（2）灸法：艾炷灸 3 ~ 5 壮；艾条灸 5 ~ 10 分钟。

▶日月穴：利胆疏肝，降逆和胃

日月穴，别名神光穴。日，太阳穴也，阳也；月，月亮也，阴也。日月名意指胆经气血在此位于天之人部。本穴物质一为辄筋穴传来的弱小寒湿水汽，所处为半表半里的天之人部，即是天部之气的阴阳寒热分界之处，故名日月。本穴有收募充补胆经气血的作用，故为胆经募穴，是可以防止肌肉老化，增强性能力的指压穴道之一。

【找准穴位】

位于人体上腹部，当乳头直下，第 7 肋间隙，前正中线旁开 4 寸。

取法：正坐或仰卧位，在乳头下方，在第 7 肋间隙处取穴。

【保健功效】

（1）消化系统疾病：黄疸、膈肌痉挛、胃及十二指肠溃疡、急慢性肝炎、胆囊炎。

（2）其他：肋间神经痛。

【配伍】

（1）配胆腧穴，治胆虚。

（2）配内关穴、中脘穴，治呕吐、纳呆。

（3）配期门穴、阳陵泉穴，治胆石症。

（4）配支沟穴、丘墟穴，治胁胀痛。

（5）配胆腧穴、腕骨穴，治黄疸。

【注意事项】

（1）刺法：斜刺 0.5 ~ 0.8 寸，局部酸胀，可向胸胁部扩散。

（2）灸法：艾炷灸 3 ~ 5 壮；艾条灸 10 ~ 20 分钟。

▶京门穴：健脾通淋，温阳益肾

京门穴，别名气府穴、气腧穴、肾募穴。京，与"原"通。穴为肾募，肾气为人身之元气，本穴为肾脏元气募聚之处，故名京门。现代主要应用于高血压病、胃炎、腰痛、肾炎、疝气、肋间神经痛等病证。

京门穴虽然在胆经上，但它是肾的募穴，肾气很容易在这里会聚。所以肾虚、肾气不足的人，如腰酸、腰痛的人，平时要多揉揉这个穴。揉的时候要用指节骨头来揉，揉之前如果怕找不准穴位，就先敲一下这个位置，一敲就能找到，然后使劲揉，把这个痛点给揉散。

【找准穴位】

在侧腰部，章门后 1.8 寸，当第 12 肋骨游离端的下方。

取法：侧卧位，于侧腹部，当 12 肋骨游离端下际取穴。

【保健功效】

（1）泌尿生殖系统疾病：肾炎、疝痛、尿石病。

（2）其他：肋间神经痛、腰背肌劳损、肠炎。

【配伍】

（1）配肾腧穴、三阴交穴，有补肾壮腰的作用，主治肾虚腰痛。

（2）配天枢穴、中脘穴、支沟穴，有宽肠通腑气的作用，主治腹胀。

【注意事项】

（1）刺法：斜刺 0.5 ～ 0.8 寸，局部酸胀，可扩散至季胁部。

（2）灸法：艾炷灸 5 ～ 9 壮；艾条灸 10 ～ 20 分钟。

▶ 五枢穴：调经止带，调理下焦

五枢穴，别名玉枢穴。五，代指东南西北中五方也；枢，门户的转轴，有开合功能，此指气血物质在本穴有出入的变化。五枢名意指气血物质由此出入带脉。本穴物质虽为带脉穴传来的地部经水，但它并不一定循带脉下走维道穴，气血的流行出入受人体重力场及地球重力场两方面的作用影响，它因人体所处的体位不同而表现出不同的运行特征。当人体直立时，穴内的地部经水由本穴输向人体各部，而当人体平躺时它则循带脉向脊背后侧而行，本穴如同带脉气血外出五方及五方气血进入带脉的门户，故名五枢。本穴主治小腹痛、腰胯痛、带下、疝气及子宫脱垂等。

【找准穴位】

在侧腹部，当髂前上棘的前方，横平脐下 3 寸处。

取法：侧卧位，在腹侧髂前上棘之前 0.5 寸，约平脐下 3 寸处取穴。

【保健功效】

（1）妇产科系统疾病：子宫内膜炎、阴道炎。

（2）泌尿生殖系统疾病：疝痛、睾丸炎。

（3）其他：腰痛、便秘。

【配伍】

（1）配气海、三阴交穴，有调气温阳、散寒止痛的作用，主治少腹痛。

（2）配太冲、曲泉穴，有疏肝理气的作用，主治疝气。

【注意事项】

（1）刺法：直刺 0.8 ~ 1.5 寸，局部酸胀，可扩散至腹股沟部；向外阴部斜刺 1.0 ~ 1.5 寸，酸胀扩散至耻骨联合及外阴部。

（2）灸法：艾炷灸或温针灸 3 ~ 5 壮；艾条灸 10 ~ 20 分钟。

▶维道穴：调理冲任，利水止痛

维道穴，出《针灸甲乙经》，别名外枢穴。属足少阳胆经。是少阳、带脉之会。维，系物的大绳或维持之意；道，道路。维道名意指带脉气血在此又继续循胆经路线运行。本穴物质为五枢穴传来的地部经水，胆经气血在京门、五枢、维道此三穴实际上是借带脉道路而行，至本穴后才交于胆经的居髎穴，本穴如有维持胆经气血运行的连贯作用，故名维道。主治少腹痛、腰胯痛、疝气、带下及子宫脱垂、盆腔炎等。

【找准穴位】

在侧腹部，当髂前上棘的前下方，五枢前下 0.5 寸。

取法：仰卧或侧卧位，在五枢穴前下 0.5 寸处取穴。

【保健功效】

（1）妇产科系统疾病：子宫内膜炎、肾炎、附件炎、盆腔炎、子宫脱垂。

（2）消化系统疾病：肠炎、阑尾炎、习惯性便秘。

（3）其他：肾炎、疝气、髋关节疼痛。

【配伍】

（1）配百会、气海、足三里、三阴交穴，治气虚下陷之阴挺或带下证。

（2）配五枢、带脉、中极、太冲、三阴交穴，治卵巢囊肿、闭经。

（3）配横骨、冲门、气冲、大敦穴，治疝气。

【注意事项】

（1）刺法：向前下方斜刺 0.8 ~ 1.5 寸，局部酸胀；深刺可及子宫圆韧带治疗子宫下垂，局部酸胀可扩散至小腹和外阴部。

（2）灸法：艾炷灸或温针灸 3 ~ 5 壮；艾条灸 10 ~ 20 分钟。

▶居髎穴：舒筋活络，益肾强健

居髎穴隶属足少阳胆经。居，住所、居室也，此为停下之意；髎，孔隙也。该穴名意指胆经气血在此屯居并由本穴的地部孔隙注入地之地部。本穴物质为维道穴传来的地部经水，至本穴后屯居穴周并由本穴的地部孔隙流入地之地部，故名。其功能作用是利湿化气、舒筋活络、益肾强健。

【找准穴位】

在髋部，当髂前上棘与股骨大转子最凸点连线的中点处。

取法：侧卧位，在髂前上棘与股骨大转子之最高点连线的中点处取穴。

【保健功效】

（1）消化系统疾病：阑尾炎、胃痛、下腹痛。

（2）泌尿生殖系统疾病：睾丸炎、肾炎、膀胱炎。

（3）妇产科系统疾病：月经不调、子宫内膜炎、白带多。

（4）运动系统疾病：腰痛、腿痛、髋关节及周围软组织诸疾患等。

【配伍】

（1）配环跳穴、肾腧穴、委中穴，有舒筋活络、宣痹止痛的作用，主治腰腿痹痛。

（2）配大敦穴、中极穴，有疏肝理气止痛的作用，主治疝气。

【注意事项】

（1）刺法：直刺或斜刺1.5～2寸，局部酸胀可扩散至整个髋关节、臀部和腹外侧。

（2）灸法：艾炷灸或温针灸5～7壮；艾条灸10～20分钟。

▶风市穴：祛风化湿，通经活络

风市穴，风，风气也；市，集市也。该穴名意指胆经经气在此散热冷缩后化为水湿风气。本穴物质为环跳穴传来的天部凉湿水汽，至本穴后，凉湿水汽进一步散热缩合而变为天部的水湿云气，水湿云气由本穴的天部层次横向向外传输，本穴如同风气的集散之地，故名。

风市为足阳胆经的腧穴，位于下肢的大腿外侧部。常主治下肢风痹、中风、半身不遂、麻木不仁等病，为治疗风邪的要穴。

【找准穴位】

在大腿外侧部的中线上，当横纹上7寸处。或直立垂手时，中指尖处。

取法：侧卧位，大腿外侧，横纹上7寸，股外侧肌与股二头肌之间，在直立垂手时，中指止点处取穴。

【保健功效】

（1）运动系统疾病：下肢瘫痪、腰腿痛、膝关节炎、脚气。

（2）精神神经系统疾病：头痛、眩晕、坐骨神经痛、股外侧皮神经炎、小儿麻痹后遗症。

（3）其他：荨麻疹、耳鸣等。

【配伍】

（1）配阳陵泉、悬钟，有舒筋活络止痛的作用，主治下肢痿痹。

（2）配风池、曲池、血海，有活血祛风止痒的作用，主治荨麻疹。

（3）配风池穴、大杼、大椎穴、命门穴、关元穴、腰阳关穴、十七椎，治中心型类风湿。

【注意事项】

（1）刺法：直刺 1 ~ 1.5 寸，局部酸胀，可向下放散。

（2）灸法：艾炷灸或温针灸 3 ~ 5 壮；艾条灸 10 ~ 20 分钟。

▶中渎穴：疏通经络，祛风散寒

中渎穴隶属足少阳胆经。中，与外相对，指穴之内部；渎，水流冲刷而成的小沟渠。该穴名意指胆经经气化雨冷降后在此形成地部的小沟渠。本穴物质为风市穴传来的水湿云气，至本穴后化雨冷降为地部经水，经水循胆经向下流淌时形成小沟渠之状，故名。其能疏通经络、祛风散寒。

【找准穴位】

在大腿外侧，当风市下 2 寸，或横纹上 5 寸，股外侧肌与股二头肌之间。

取法：仰卧位，在大腿外侧，横纹上 5 寸，当股外侧肌与股二头肌之间取穴。

【保健功效】

运动系统疾病：下肢麻痹、坐骨神经痛、膝关节炎、腓肠肌痉挛。

【配伍】

（1）配环跳、阳陵泉、足三里穴，有通经活络的作用，主治下肢痿痹。

（2）配阴市穴，有通经祛寒止痛的作用，主治下肢外侧凉麻、疼痛。

【注意事项】

（1）刺法：直刺 1 ~ 1.5 寸，局部酸胀，针感可向下扩散。

（2）灸法：艾炷灸或温针灸 3 ~ 5 壮；艾条灸 10 ~ 20 分钟。

▶地五会穴：疏肝消肿，通经活络

地五会穴，别名地五穴。地，地部也；五，五脏六腑也；会，交会也。该穴名意指天、地二部的寒湿水汽在此交会。本穴所处为足背外侧陷者中，胆经上部经脉足临泣穴传来的气血又为天部的寒湿风气及地部的寒冷水湿，穴外天部的飘散阳气至此后因本穴气血的寒冷收引而化雨冷降穴内，穴外地部的溢流水液也汇入本穴，本穴如同五脏六腑的气血汇合而成，且气血为地部经水，故名。其能疏肝消肿、通经活络。

【找准穴位】

在足背外侧，当足 4 趾本节（第 4 跖趾关节）的后方，第四、五跖骨之间，小趾伸肌腱的外侧凹陷处。

取法：正坐垂足或仰卧位，在第 4、5 跖骨间，当小趾伸肌腱的内侧缘取穴。

【保健功效】

（1）五官科系统疾病：结膜炎、乳腺炎。

（2）运动系统疾病：腰肌劳损、足扭伤。

（3）其他：肺结核、吐血、腋淋巴结炎。

【配伍】

（1）配睛明穴、瞳子髎穴、风池穴，有祛风明目止痛的作用，主治目赤痛。

（2）配乳根穴、膻中穴、足三里穴，有清热泻火解毒的作用，主治乳痈。

（3）配耳门穴、足三里穴，治耳鸣、腰痛。

【注意事项】

（1）刺法：直刺或向上刺 0.5～0.8 寸，局部酸胀。

（2）灸法：经言本穴"不可灸，灸之令人瘦，不出三年死"者，乃本穴功用即是沉降各经脉气血中的阴浊，今若灸之则阴浊不降，穴内物质灸则热胀，胀而生风，阴浊之物随风气乱行于人体各部，为气乱，故不可灸。

▶侠溪穴：平肝息风，消肿止痛

侠溪穴隶属足少阳胆经。侠，通夹，被夹于中间之意；溪，地部流行的经水。该穴名意指胆经经水在此循地部渠道回流井穴。本穴物质为地五会穴传来的地部经水，本穴只是对其起了一个循经传输的作用，地部的经水没有流失，如被夹于渠道之中下传足窍阴穴，故名。其主要功用是平肝息风、消肿止痛。

【找准穴位】

在足背外侧，当第 4、5 趾缝间，趾蹼缘后方赤白肉际处。

取法：正坐垂足着地，在第 4、5 趾缝间，当趾蹼缘的上方纹头处取穴。

【保健功效】

（1）精神神经系统疾病：下肢麻痹、坐骨神经痛、肋间神经痛、偏头痛。

（2）循环系统疾病：脑卒中、高血压。

（3）其他：耳鸣、耳聋、腋淋巴结炎、咯血、乳腺炎。

【配伍】

（1）配太阳穴、率谷穴、风池穴，有祛风活络止痛的作用，主治少阳头痛。

（2）配支沟穴、阳陵泉穴，有舒筋活络的作用，主治胸胁痛。

（3）配听宫穴、翳风穴，有清热通经、活络聪耳的作用，主治耳鸣、耳聋。

（4）配太阳穴、太冲穴、阳白穴、风池穴、头临泣穴，治眩晕、偏头痛、耳鸣耳聋、目外眦痛。

【注意事项】

（1）刺法：直刺或向上斜刺 0.3 ~ 0.5 寸，局部酸胀，可向趾端放散。

（2）灸法：艾炷灸或温针灸 3 ~ 5 壮；艾条灸 5 ~ 10 分钟。

▶足窍阴穴：疏肝解郁，通经活络

足窍阴穴隶属足少阳胆经。足，指穴在足部；窍，空窍之意；阴，指穴内物质为阴性水液。该穴名意指胆经经水由此回流体内的空窍之处。本穴为胆经体内与体表经脉的交会点，由于胆经体表经脉的气血物质为地部经水，所处为高位，因而循本穴的地部孔隙回流体内，故名。其有疏肝解郁、通经活络的功效。

【找准穴位】

在足第 4 趾末节外侧，距趾甲角 0.1 寸。

取法：正坐垂足或仰卧位，在第 4 趾外侧，距趾甲角 0.1 寸处取穴。

【保健功效】

（1）精神神经系统疾病：神经性头痛、神经衰弱、肋间神经痛。

（2）循环系统疾病：高血压、脑血管病后遗症、足踝肿痛。

（3）五官科系统疾病：结膜炎、耳聋、耳鸣。

（4）其他：哮喘、胸膜炎。

【配伍】

（1）配头维穴、太阳穴，有祛风止痛的作用，主治偏头痛。

（2）配翳风穴、听会穴、外关穴，有清热泻火、通经活络聪耳的作用，主治耳鸣、耳聋。

（3）配少商穴、商阳穴，有清热利咽的作用，主治喉痹。

（4）配太冲穴、太溪穴、内关穴、太阳穴、风池穴、百会穴，治神经性头痛、高血压病、肋间神经痛、胸膜炎、急性传染性结膜炎、神经性耳聋等。

（5）配阳陵泉穴、期门穴、支沟穴、太冲穴，治胆道疾患。

（6）配水沟穴、太冲穴、中冲穴、百会穴、风池穴，急救中风昏迷。

【注意事项】

（1）刺法：直刺 0.1 ～ 0.2 寸，局部酸胀；三棱针点刺放血。

（2）灸法：艾炷灸 3 ～ 5 壮；艾条灸 5 ～ 10 分钟。

第十三节　足厥阴肝经：调养情志的修身大脉

▶ 肝经：护卫身体的大将军

足厥阴肝经上有 14 个穴位：大敦、行间、太冲、中封、蠡沟、中都、膝关、曲泉、阴包、足五里、阴廉、急脉、章门、期门。

足厥阴肝经有 14 个穴位，从下往上走，起于大脚趾内侧的指甲缘，向上到脚踝，然后沿着腿的内侧向上，在肾经和脾经中间，绕过生殖器，最后到达肋骨边缘止。肝经和肝、胆、胃、肺、膈、眼、头、咽喉都有联系，所以虽然循行路线不长，穴位不多，但是作用很大，可以说是护卫我们身体的大将军。

前面我们讲了，肝是将军之官，是主谋略的。所谓"将军之官"的意思是指，将军不仅可以打仗，而且还是能够运筹帷幄的人。将军运筹帷幄的功能，就相当于肝的藏血功能，而"谋略出焉"，指的就是把肝气养足了才能够出谋略，才能让我们更聪明。因此，我们的聪明才智能否最大限度地发挥，全看我们的肝气足不足。

那如何能够使肝气畅通，让人体气机生发起来呢？首先，要配合肝经的工作。肝经在凌晨 1 点到 3 点的时候值班，也就是肝经的气血最旺的时候，这个时候人体的阴气下降，阳气上升，所以应该安静地休息，以顺应自然。另外一个养肝气的方法就是按摩肝经，但是我们又不可能在凌晨 1 ～ 3 点的时候起来按摩肝经，怎么办呢？我们可以在晚上 19 ～ 21 点的时候按摩心包经，因为心包经和肝经属于同名经，所以在 19 ～ 21 点时按摩心包经也能起到刺激肝经的作用。

虽然睡觉养肝是再简单不过的事，但是对于很多经常应酬的人来说，这个时候可能正在兴头上，一笔生意就要谈成了，精神正处于很兴奋的状态，根本不可能睡觉。其实，这是非常伤肝的，现在有很多得乙肝、脂肪肝的人，就是不注意养肝造成的。

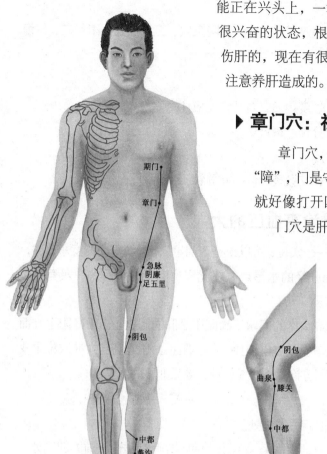

肝经

▶章门穴：祛除黄疸，强化肝脏功能

章门穴，别名长平、胁窌、季胁。章，通"障"，门是守护、出入的地方，刺激章门穴，就好像打开四围的屏障，所以称为章门。章门穴是肝经上的大穴，对治疗肝脏疾病有着特殊的功效。

章门穴最大的作用就是祛除黄疸，强化肝脏功能。黄疸病是一种常见的疾病，表现出目黄、脸黄、尿黄、身黄等现象。如果出现此种病证我们可以按揉章门穴来缓解病情。平时空闲的时候可以多刺激章门穴，不只是为了治疗疾病，还可以起到保护肝脏的作用。

【找准穴位】

在侧腹部，当十一肋游离端的下方处。

取法：仰卧位或侧卧位，在腋中线上，合腋屈肘时，在肘尖止处是该穴。

【保健功效】

（1）消化系统疾病：消化不良、腹痛腹胀、肠炎泄泻、肝炎黄疸、肝脾肿大、小儿疳积。

（2）其他：高血压、胸胁痛、腹膜炎、烦热气短、胸闷肢倦、腰脊酸痛。

【配伍】

（1）配足三里穴，治荨麻疹、组织胺过敏症。

（2）配天枢穴、脾俞穴、中脘穴、足三里穴，治肝脾不和之腹胀、痞块、胁痛、泄泻、消瘦。

（3）配肾腧穴、肝腧穴、水道穴、京门穴、阴陵泉穴、三阴交穴、阳谷穴、气海穴，治肝硬化腹水、肾炎。

【注意事项】

（1）手法宜轻柔，千万不可过度用力，对儿童尤应注意。

（2）每次施治的时间3～5分钟，每日2～3次。

（3）刺法：斜刺0.5～0.8寸。

（4）灸法：艾炷灸5～9壮；艾条灸10～20分钟。

▶太冲穴：疏肝养血，防治高血压的大穴

太冲穴是肝经上用得最多的一个穴位，可以说是个明星穴位。太，大的意思；冲，冲射之状。"太冲"的意思是指肝经的水湿风气在此穴位向上冲行。太冲穴有很多的作用，可以调节情绪、降低血压。

高血压症，已成为现在人们最头疼的问题，高血压是肝的问题。由于肝阳上亢而导致的血压增高。而太冲配合大墩穴就可以引血下行，阻止血压升高。太冲穴位于我们的脚部，所以每次泡完脚后，顺势掐揉3～5分钟，效果非常的好。

【找准穴位】

在足背侧，当第1跖骨间隙的后方凹陷处。

取法：正坐垂足或仰卧位，于足背第1、2跖骨之间，跖骨底结合部前方凹陷处，当拇长伸肌腱外缘处取穴。

【保健功效】

（1）神经系统疾病：高血压、头痛头晕、失眠多梦。

（2）泌尿生殖系统疾病：月经不调、功能性子宫出血、子宫收缩不全、遗尿、癃闭、淋病、阴缩、泌尿系感染。

（3）消化系统疾病：腹痛腹胀、大便困难或溏泻。

（4）五官科疾病：目赤肿痛、咽痛喉痹。

（5）心血管系统疾病：心绞痛、胸胁胀痛。

（6）外科疾病：疝气、乳痈、肠炎、颈淋巴结核。

（7）其他：肝炎、血小板减少症、四肢关节疼痛、肋间神经痛、下肢痉挛、各种昏迷。

【配伍】

（1）配大敦穴，治七疝。

（2）泻太冲，补太溪、复溜穴，治肝阳上亢之眩晕。

（3）配肝俞、膈俞、太溪、血海穴，治贫血、羸瘦。

（4）配间使、鸠尾、心俞、肝腧穴，治癫、狂、痫。

【注意事项】

（1）按揉时，要力道沉稳，用力适度。

（2）每日2～3次，每次施治时间5分钟左右即可。

（3）刺法：直刺0.5～0.8寸。

（4）灸法：艾炷灸或温针灸3～5壮；艾条灸10～20分钟。

▶大敦穴：回阳救逆，调经通淋

大敦穴，是肝经上的第一个穴位。大墩，大树墩的意思，这里指穴内气血的生发特性。大敦穴，性情敦厚，担负着调和周围的穴位的重担。它也是肝经上的井穴，就是经气汇聚的地方。

当我们生闷气、心情不畅的时候用大拇指指腹揉按穴位，有酸、胀、痛的感觉。每次左右揉按3～5分钟，先左后右。

【找准穴位】

在足大趾末节外侧，距趾甲角0.1寸。

取法：正坐伸足或仰卧位，从拇趾爪甲外侧缘与基底部各作一线，于交点处取穴。

【保健功效】

（1）生殖系统疾病：疝气、少腹痛、睾丸炎、阴茎痛、精索神经痛、功能性子宫出血、月经不调、子宫脱垂。

（2）神经系统疾病：脑血后遗症、癫痫、嗜睡。

（3）消化系统疾病：胃脘痛、便秘。

（4）心血管疾病：心绞痛、冠心病。

（5）其他：糖尿病。

【配伍】

（1）配太冲、气海、地机穴，有疏肝行气止痛的作用，主治疝气。

（2）配隐白穴，直接艾炷灸，有补益肝脾、调理冲任的作用，主治功能性子宫出血。

（3）配百会、三阴交、照海穴，有调补肝肾、益气固脱的作用，主治子宫脱垂。

【注意事项】

（1）按摩时用力要适中，节奏要和谐。

（2）每日2～3次，每次施治时间3～5分钟即可。

（3）刺法：浅刺0.1～0.2寸。

（4）灸法：艾炷灸3～5壮；艾条灸5～10分钟

▶ 期门穴：健脾疏肝，理气活血

期门穴隶属足厥阴肝经，为肝之募穴，是足太阴、足厥阴、阴维之会穴。期，同时也有周期的意思；门，是出入的门户。中医讲，气血运行是有周期的，它从肺经的云门穴出来，历经肺经、大肠经……肝经，到期门穴为一个周期。

期门穴一个最大的作用就是消除疼痛。日常生活中，尤其是女性，心思细密，火气大，总是爱生闷气。这一类人可以每天按摩一下肝经在胸腹部这一块的经络，将手放在腋窝下面，然后从腋窝一直往下推，每次推30～50次，对于缓解两肋疼痛有很好的效果。而且，对于肝气的瘀滞导致的其他病证也有很好的疗效。爱生气的人士，可以多经常按揉，对修身养性有很好的帮助。

【找准穴位】

在胸部，当乳头直下，第6肋间隙，前正中线旁开4寸。

取法：仰卧位，先定第4肋间隙的乳中穴，并于其下二肋（第6肋间）处取穴。对于女性患者则应以锁骨中线的第6肋间隙处定取。

【保健功效】

（1）消化系统疾病：胃肠神经症、肠炎、胃炎、胆囊炎、肝炎、肝肿大。

（2）其他：心绞痛、胸胁胀满、癃闭遗尿、肋间神经痛、腹膜炎、胸膜炎、心肌炎、肾炎、高血压。

【配伍】

（1）配大敦穴，治疝气。

（2）配肝腧穴、公孙穴、中脘穴、太冲穴、内关穴，治肝胆疾患、胆囊炎、胆结石及肝气郁结之胁痛、食少、乳少、胃痛、呕吐、呃逆、食不化、泄泻等。

【注意事项】

（1）每日2～3次，每天施治时间3～5分钟即可。

（2）手法宜轻柔，千万不可过度用力，对儿童尤应注意。

（3）刺法：斜刺0.5～0.8寸，局部酸胀，可向腹后壁放散；沿肋间方向平刺

0.5～1.0寸；针刺时应控制好方向、角度和深度，以防刺伤肝肺。

（4）灸法：艾炷灸5～9壮；艾条灸10～20分钟。

▶行间穴：凉血安神，息风活络

行间穴隶属足厥阴肝经。行，行走、流动、离开也；间，二者当中也。该穴名意指肝经的水湿风气由此顺传而上。本穴物质为大敦穴传来的湿重水汽，至本穴后吸热并循肝经向上传输，气血物质遵循其应有的道路而行，故名。其有泻肝热、凉血安神、息风活络的功效。

【找准穴位】

在足背侧，当第1、2趾间，趾蹼缘的后方赤白肉际处。足厥阴肝经的荥穴。

取法：正坐或仰卧位，于足背第1、2趾趾缝端凹陷处取穴。

【保健功效】

（1）生殖系统疾病：睾丸炎、阴茎痛、疝气、功能性子宫出血、痛经。

（2）神经系统疾病：小儿惊风、精神经分裂症、神经衰弱、脑血管后遗症。

（3）泌尿系统疾病：遗尿、淋疾。

（4）消化系统疾病：消化不良、便秘、胃脘胀痛、呃逆腹胀。

（5）运动系统疾病：急慢性腰腿痛、膝部扭伤及慢性劳损。

（6）呼吸系统疾病：咳嗽气喘、齿痛喉痹。

（7）心血管系统疾病：心绞痛、心悸、胸闷气短。

（8）外科疾病：疔疮痈肿。

（9）其他：高血压、青光眼、肋间神经痛、腹膜炎、糖尿病、牙痛、失眠及足跟痛。

【配伍】

（1）配睛明穴，治青光眼、降眼压。

（2）配太冲穴、合谷穴、风池穴、百会穴，治肝火上炎、头痛、眩晕、衄血。

（3）配中脘穴、肝腧穴、胃腧穴，治肝气犯胃之胃痛。

（4）配中府穴、孔最穴，治肝火犯肺干咳或咯血。

（5）配合太冲穴，由太冲穴向行间穴方向掐揉，可治疗因肝气郁结引起的疾病。

【注意事项】

（1）按摩：用大拇指指尖掐。

（2）刺法：直刺0.5～0.8寸，局部酸胀，可放散至足背；斜刺0.5～0.8寸，局部酸胀，可放散至足背部。

（3）灸法：艾炷灸 3 ~ 5 壮；艾条灸 5 ~ 10 分钟。

▶ 中封穴：清泄肝胆，通利下焦

中封穴，别名悬泉穴。中，正中也；封，封堵也。该穴名意指肝经风气在此势弱缓行并化为凉性水汽。本穴物质为太冲穴传来的急劲风气，由于本穴位处足背之转折处，急劲风气行至本穴后因经脉通道的弯曲而受挫，急行的风气变得缓行势弱，如被封堵一般，故名。其能清泻肝胆、通利下焦、舒筋通络。

【找准穴位】

在足背侧，当足内踝前，商丘与解溪连线之间，胫骨前肌腱的内侧凹陷处。

取法：足背屈时，于内踝前下方，当胫骨前肌与拇长伸肌腱之间凹陷处取穴。

【保健功效】

（1）泌尿生殖系统疾病：遗精尿闭、阴茎痛、尿路感染、疝气腹痛。

（2）消化系统疾病：腹部膨胀纳差、肝炎黄疸。

（3）其他：腰足冷痛、踝关节扭伤。

【配伍】

（1）配胆腧穴、阳陵泉穴、太冲穴、内庭穴，泻热疏肝，治黄疸、疟疾。

（2）配足三里穴、阴廉穴，治阴缩入腹、阴茎痛、遗精、淋证、小便不利。

【注意事项】

（1）刺法：直刺 0.5 ~ 0.8 寸，局部酸胀，可向足背部放散。

（2）灸法：艾炷灸或温针灸 3 ~ 5 壮；艾条灸 5 ~ 10 分钟。

▶ 蠡沟穴：疏肝理气，调经止带

蠡沟穴，别名交仪穴，隶属足厥阴肝经，是肝经的"络穴"。其有疏肝理气、调经止带的功效。主治月经不调、崩漏、带下、疝气、小便不利、睾丸卒痛、遗精、足胫酸痛等。

【找准穴位】

在小腿内侧，当足内踝尖上 5 寸，胫骨内侧面的中央。

取法：正坐或仰卧位，先在内踝尖上 5 寸的胫骨内侧面上作一水平线，当胫骨内侧面的后中 1/3 交点处取穴。

【保健功效】

（1）针麻常用穴。

（2）泌尿生殖系统疾病：性功能亢进、月经不调、子宫内膜炎、功能性子宫出血、尿闭、疝气。

（3）其他：梅核气、精神疾病、脊髓炎、心动过速、腰背部及膝关节急慢性损伤。

【配伍】

（1）配百虫窝、阴陵泉穴、三阴交穴，治滴虫性阴道炎。

（2）配中都穴、地机穴、中极穴、三阴交穴，治月经不调、带下证、睾丸炎。

（3）配大敦穴、气冲穴，治睾肿、卒疝、赤白带下。

【注意事项】

（1）刺法：平刺 0.5 ~ 0.8 寸，局部酸胀；沿胫骨后缘向上斜刺 1.0 ~ 1.5 寸，酸胀感可放散至膝。

（2）灸法：艾炷灸 3 ~ 5 壮；艾条灸 5 ~ 10 分钟。

▶足五里穴：疏理肝经之气，清利下焦湿热

足五里穴，别名五里穴。足，指穴在足部。五里，指本穴气血的作用范围如五里之广。本穴物质为阴廉穴传来的冷降水湿及水湿风气中的脾土尘埃，至本穴后由天部归降地部，覆盖的范围如五里之广，故名。其能舒理肝经之气、清利下焦湿热。

【找准穴位】

在大腿内侧，当气冲直下 3 寸，大腿根部，耻骨结节的下方，长收肌的外缘。

取法：仰卧位伸足，先取曲骨穴旁开 2 寸处的气冲穴，再于其直下 3 寸处取穴。

【保健功效】

（1）生殖系统疾病：阴囊湿疹、睾丸肿痛。

（2）泌尿系统疾病：尿潴留、遗尿。

（3）其他：股内侧痛、少腹胀满疼痛、倦怠、胸闷气短。

【配伍】

配三阳络穴、天井穴、历兑、三间穴，治嗜卧欲动摇。

【注意事项】

（1）刺法：直刺 0.5 ~ 0.8 寸，局部酸胀，可扩散至大腿前侧面。应注意避开股动、静脉。

（2）灸法：艾炷灸或温针灸 3 ~ 5 壮；艾条灸 5 ~ 10 分钟。

第十四节 督脉：监督健康的升阳大脉

▶督脉：紫气东来，万象更新

督脉上有 28 个穴位：长强、腰俞、腰阳关、命门、悬枢、脊中、中枢、筋缩、至阳、灵台、神道、耳柱、陶道、大椎、哑门、风府、脑户、强间、后顶、百会、前顶、囟会、上星、神庭、素髎、水沟、兑端、龈交。

督脉和任脉一样，也奇经八脉之一。从字的表面含义上看，督脉的"督"字，有总督、督促的意义；从循行路线上看，督脉主要在背部，背为阳。这说明督脉对全身阳经脉气有统率、督促的作用，古人所说的"总督诸阳"和"阳脉之海"就是这个道理。督脉是阳之会，人本阳气借此宣发，是元气的通道。在这里，最能展现人

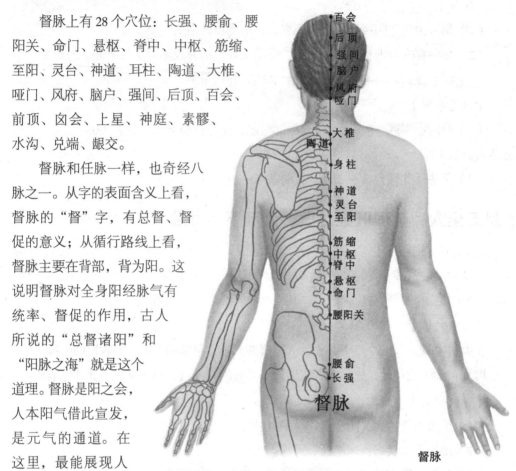

督脉

体的精、气、神，我们常说的"挺直你的脊梁"，就是展现我们的精神的意思。

督脉的功能很多，可以概括为两点。其一，督脉多次与手足三阳经及阳维脉相交会，与各阳经都有联系，所以对全身阳经气血起调节作用；其二，它对脑髓与肾的功能有所反映。督脉行脊里，入络脑，又络肾，与脑、髓、肾关系密切，可反映脑、髓、肾的生理功能和病理变化。肾为先天之本，主髓通脑，主生殖，故脊强、厥冷及精冷不育等生殖系统疾患与督脉关系重大。脑是人的高级中枢，脊髓是低级中枢，而督脉的路线与脊髓有重复的地方。所以，督脉与人的神智、精神状态有着非常密切的关系。

那么，督脉异常的人易发生哪些疾病呢？

督脉气血异常，人体主要发生的疾病是关于头脑、五官、脊髓及四肢的，如头风、

头痛、头重、颈部发硬、头晕、耳鸣、眼花、嗜睡、癫痫、腰背僵痛，还包括手足震颤、抽搐、麻木及中风。所以，神志不清时刺激督脉的穴位很有效，它可以使人苏醒过来。

另外，督脉管理一身的阳气，推督脉就能温肾助阳，使人虚弱的身体变得更加强壮。在生活中，有一些人总是手脚冰冷，有时候还会止不住的打喷嚏，实际上就是督脉的问题，推一推督脉就能缓解。事实上，打喷嚏在中医看来是身体生发阳气的反应。感冒的时候经常打喷嚏就是因为身体里的阳气被邪气封锁在里面出不来，于是便采用打喷嚏的方式来引发阳气，与邪气对抗。

推督脉的方法很简单：自己用手往后伸，推腰部那一段，每天推十来分钟，推到身体发热就行了。

▶ 长强穴：解痉止痛，调畅通淋

长强穴，别名尾闾穴。长，是长大，旺盛的意思；强，就是强壮、充实。所以，长强穴的意思就是气血很强盛。

长强穴对中气下陷证有很好的治疗效果。如脱肛、痔疮、便秘等。如果有此类病证发作，我们可以俯卧在床上，晚上睡前将双手搓热，然后趁热顺着腰椎尾往下搓，搓100下，让长强穴发热为好。我们经常刺激长强穴，就相当于将手上的力量都加诸在长强穴上，助长强一臂之力。按摩的方法是：患者俯卧，双脚稍稍分开，用手指揉、按压此穴，每次揉4分钟，双手交替按摩。每日2次。

【找准穴位】

在尾骨端下，当尾骨端与肛门连线的中点处。

取法：跪伏或胸膝位，于尾骨尖与肛门连线之中点取穴。

【保健功效】

主治痔疾、便血、泄泻、大小便难、阴部湿痒、尾骶骨疼痛、癫痫、癔症、腰神经痛等症。

【配伍】

（1）配承山穴，有清热通便、活血化瘀的作用，主治痔疾、便结。

（2）配小肠腧穴，有行气通腑、分清泌浊的作用，主治大小便难、淋证。

（3）配身柱穴，有行气通督的作用，主治脊背疼痛。

（4）配百会穴，有通调督脉、益气升阳的作用，主治脱肛、头昏。

【注意事项】

（1）按揉是力度要轻柔缓和，以免伤到肾脏器官。

（2）此穴不能使用灸法。

（3）每日2～3次，每天施治时间3～5分钟即可。

（4）刺法：直刺0.5～1.0寸。

（5）灸法：艾炷灸3～5壮；艾条灸5～10分钟。

▶ 命门穴：补肾壮阳，提升阳气

命门穴，别名属累穴、精宫穴，可谓是人体生命出入的地方。命，指人的根本；门，出入的枢纽。"命门"指人体脊骨中的高温高压阴性水液由此穴外输督脉。

命门穴有一个很好的作用就是治疗肾阳虚。肾虚分为阳虚和阴虚，肾阴虚的男性会出现遗精，女性会出现月经量骤减或闭经现象，这个时候吃点六味地黄丸就可以滋阴养肾。肾阳虚表现出来的症状就是腰膝酸软、水肿、男性阳痿、女性宫寒不孕，这个时候就需要养阳气。肾阳虚者千万不可服用六味地黄丸类的补药。这个时候我们可以灸命门穴。取一定量的附子，切成细末，用黄酒调成大概0.4厘米厚的饼，中间用针刺出一些小孔，然后放在穴位上，用艾炷来灸3～5分钟，每个月灸一次就够了。

如果觉得灸法太费事，可以将双手搓热，用掌心去按摩命门穴，用手掌里的劳宫穴的温度来温暖命门穴，可添加命门之火，壮大火力。

【找准穴位】

在腰部，当后正中线上，第2腰椎棘突下凹陷中。

取法：俯卧，于后正中线，第2腰椎棘突下凹陷中取穴。

【保健功效】

（1）男科疾病：遗精、阳痿、早泄。

（2）妇科疾病：赤白带下、月经不调、胎屡坠。

（3）其他：虚损腰痛、遗尿、泄泻、汗不出、寒热疟、小儿发痫、胃下垂、前列腺炎、肾功能低下。

【配伍】

（1）配肾腧穴、太溪穴，治遗精、早泄、腰脊酸楚、足膝无力、遗尿、癃闭、水肿、头昏耳鸣等肾阳亏虚之症。

（2）配百会穴、筋缩穴、腰阳关穴，治破伤风抽搐；灸命门、隔盐灸神阙穴治中风脱证。

（3）配关元穴、肾腧穴、神阙穴（艾灸），治五更泻。

（4）配补命门、肾俞、三阴交穴，治肾虚腰痛。

（5）配泻命门、阿是穴、委中、腰夹脊穴，治腰扭伤痛和肥大性脊柱炎。

（6）配十七椎穴、三阴交穴（艾灸），治痛经（寒湿凝滞型）。

（7）配大肠腧穴、膀胱腧穴、阿是穴（艾灸），治寒湿痹腰痛。

【注意事项】

（1）按揉时力度要轻柔缓和，以免伤到肾脏器官。

（2）每日 2 ～ 3 次，每天施治时间 3 ～ 5 分钟即可。

（3）刺法：直刺 0.5 ～ 1 寸。

（4）灸法：艾炷灸 3 ～ 5 壮；艾条灸 5 ～ 10 分钟。

▶大椎穴：清热解表，截虐止疟

大椎穴，是人体的"诸阳之会"，是个非常重要的穴位。这个穴位在背部的最高点，背部就是阳面的，所以大椎是阳中之王。因为这个地方阳气很足，所以对提高人体的免疫力、刺激抗体的产生，包括抑制肿瘤的生长、改善肺呼吸功能等都有很好的作用。

大椎穴最显著的治疗作用就是泻热，高热，或者内热引起的痤疮都可以通过大椎穴来调理，用放血的方法。给大椎放血，就是用食指和拇指将大椎穴处的皮肤提起，然后将针用碘酒或者火消毒，之后迅速在提起的皮肤上针刺几针，同时用手挤出四五滴血来，这个方法对泻热有很好的疗效。

如果是怕冷的人，那是身体的阳气不足，那么我们就要加"火"，就是用灸法。取灸法炷 3 状，约 10 分钟。刺激大椎穴还有一个简易的方法，就是找个背部健身器材，用后背正中线挨着左右移动，这样会刺激到督脉上的很多穴位，是提升阳气的好方法。

【找准穴位】

俯伏坐位。当后正中线上，第 7 颈椎棘突下凹陷中。

取法：俯伏或正坐低头，于第 7 颈椎棘突下凹陷处取穴。

【保健功效】

（1）颈项强直、角弓反张、肩颈疼痛、肺胀胁满、咳嗽喘急。

（2）疟疾、风疹、癫狂、小儿惊风、黄疸。

（3）颈肩部肌肉痉挛、落枕、感冒、疟疾、小儿麻痹后遗症、小儿舞蹈病。

【配伍】

（1）配腰腧穴，有通督行气、清热截疟的作用，主治疟疾。

（2）配合谷、中冲穴，有解表泻热的作用，主治伤寒发热、头昏。

（3）配长强穴，有通调督脉的作用，主治脊背强痛。

【注意事项】

（1）按揉力度要适中，速度放慢、均匀。

（2）每日 2 ~ 3 次，每天施治时间 3 ~ 5 分钟即可。

（3）刺法：向上斜刺 0.5 ~ 1.0 寸。

（4）灸法：隔姜灸大椎 3 ~ 5 壮；或艾条灸 20 分钟。每日 2 ~ 3 次。

▶ 至阳穴：利胆退黄，宽胸利膈

至阳穴是后背上督脉阳气最盛的地方，阳光普照，所以这个穴位能治很多疾病。至阳穴不仅可以养肝护肝，还可以调养身心，缓解心悸、胸闷、心律不齐。如果感到心悸气短就手弯到后背，用食指和中指合力使用，力度可以加强一点，给至阳多加一点动力，心悸的问题不久就可以解决。至阳穴其实就是这样一个坚定我们信心和正气的穴位，当我们心神无主的时候不妨坐下来按揉下至阳穴。

【找准穴位】

俯伏坐位。在背部，当后正中线上，第 7 胸椎棘突下凹陷中。

取法：俯伏或俯卧，于后正中线，第 7 胸椎棘突下凹陷处取穴。约与肩胛骨下角相平。

【保健功效】

主治胸胁胀痛、脊强、腰背疼痛、黄疸、胆囊炎、胆道蛔虫症、胃肠炎、肋间神经痛等症。

【配伍】

（1）配阳陵泉、日月穴，治胁肋痛、黄疸、呕吐。

（2）配心俞、内关穴，治心律不齐、胸闷。

【注意事项】

（1）按揉力度要适中，速度放慢、均匀。

（2）每日 2 ~ 3 次，每天施治时间 3 ~ 5 分钟即可。

（3）刺法：斜刺 0.5 ~ 1 寸。

（4）灸法：艾炷灸 3 ~ 5 壮；艾条灸 5 ~ 10 分钟。

▶ 灵台穴：清热化湿，止咳定喘

灵台穴位于背部，紧靠着心俞和神道。灵，指心灵也就是心；台，指台基、高台、号令之处；灵台顾名思义就是君主宣德布政的地方。灵台穴最大的作用就是修心养性，专治神志病。当我们忧郁、经常想哭，或者脾气很大、总想发火，没什么事情，却莫名其妙睡不着觉的时候，都不妨按摩下灵台穴。

方法也很简单，我们买个按摩锤，现在到处有卖，没事的时候在督脉的灵台穴轻轻敲打。只要坚持下去，心理和身体的"小尘埃"都会被我们敲走的。

【找准穴位】

在背部，当后正中线上，第6胸椎棘突下凹陷中。

取法：俯伏或俯卧，于后正中线，第6胸椎棘突下凹陷处取穴。

【保健功效】

主治气喘、咳嗽、背痛、项强、疔疮、肺炎、支气管炎、蜂窝织炎、疟疾等症。

【配伍】

（1）配陶道穴、内关穴，治间日疟。

（2）配合谷穴（泻法）、委中穴（放血），治疔疮。

（3）配阳陵泉穴、支沟穴，治胸胁痛。

（4）配身柱穴、至阳穴，治背痛。

（5）配胆腧穴、阳陵泉穴、太冲穴，治黄疸。

【注意事项】

（1）按揉力度要适中，速度放慢、均匀。

（2）每日2～3次，每天施治时间3～5分钟即可。

（3）刺法：针0.3～0.5寸。

（4）灸法：艾炷灸3～5壮；温灸10～20分钟。

▶腰阳关穴：祛寒除湿，舒筋活络

腰阳关穴就是阳气通行的关隘，位于腰部，背后正中线，是专门治疗腰部疾病的穴位，尤其对坐骨神经痛有非常好的效果。如果出现腰部疼痛的时候，可以躺下来，趴着，用热毛巾，或者热水袋，在腰阳关的位置热敷，保持这个部位的热度，每次热敷20分钟到半小时。除此，也可以采用按摩的方式来刺激腰阳关穴，每次按揉100次左右，就可以很好的改善疼痛的症状。

【找准穴位】

在腰部，当后正中线上，第4腰椎棘突下凹陷中。

取法：俯卧，于后正中线，第4腰椎棘突下凹陷中取穴，约与髂脊相平。

【保健功效】

主治腰骶疼痛、下肢痿痹、月经不调、赤白带下、遗精、阳痿、便血、腰骶神经痛、坐骨神经痛、类风湿病、小儿麻痹、盆腔炎等症。

【配伍】

配承山穴，治腰扭伤。

【注意事项】

（1）手法宜轻柔，千万不可过度用力，对儿童尤应注意。

（2）用两手手指指腹端按、揉压此穴。每次施治的时间 3 ~ 5 分钟，每日 2 ~ 3 次。

（3）刺法：直刺 0.5 ~ 1 寸。

（4）灸法：艾炷灸 3 ~ 5 壮；艾条灸 5 ~ 10 分钟。

▶ 陶道穴：解表清热，截虐宁神

　　陶道穴隶属督脉。古人认为，大到天道循环，小到人体气血循环，周而复始，万事万物就在这不停的循环过程中被创造出来。气血也只有这样不停地循环运转，才能使阴阳协调，不偏不倚。陶，是指陶冶；道，就是道路。陶道有个很好的作用就是可以调节人体整个大气循行，调节人体的气血运行。陶道穴除了调节气血循行外，还有一个特别的功效，就是可以治疗慢性支气管炎。所有患有慢性支气管炎，经常咳嗽，自觉肺功能不好的人可以经常刺激按摩陶道穴。在按摩时，低下头，一手将头按住，另一只手的大拇指顶住穴位，其余四指抓住脖颈，用大拇指按揉。按摩的时候多用点劲，每次按摩 100 次左右，能很好地提升肺功能。

【找准穴位】

俯伏坐位。在背部，当后正中线上，第 1 胸椎棘突下凹陷中。

取法：俯伏或俯卧，于后正中线，第 1 胸椎棘突下凹陷处取穴。

【保健功效】

主治脊项强急、头痛、热病、颈肩部肌肉痉挛、疟疾、感冒、癔症、颈椎病等症。

【配伍】

（1）配丰隆穴、水沟穴、神门穴、心腧穴，治癫痫。

（2）配大椎穴、间使穴、后溪穴，治疟疾。

（3）配合谷穴、曲池穴、风池穴，治外感病。

（4）配肾腧穴、腰阳关穴、委中穴，治胸背痛。

【注意事项】

（1）每日 2 ~ 3 次，每天施治时间 3 ~ 5 分钟即可。

（2）手法宜轻柔，千万不可过度用力，对儿童尤应注意。

（3）刺法：斜刺 0.5 ～ 1 寸。

（4）灸法：艾炷灸 3 ～ 5 壮；艾条灸 5 ～ 10 分钟。

▶ 百会穴：息风醒脑，升阳固脱

百会穴位于我们的头顶，高高在上，人体的手足三阳经、督脉以及肝经在这里会合。会是集会，百是一百，形容数量多，就是很多条穴位聚集在这里。百会穴可以调理脑部疾病，还可以调理气血循环。

百会穴还有一个很特别的作用就是可以治疗胃下垂。判断胃下垂有一个很有趣的小办法，就是看看自己的肚脐，如果是圆圆的，说明没有为题，如果肚脐眼像嘴角一样耷拉着的话，就很有可能是胃下垂的情况。这样的人很瘦弱，吃一点就肚子发胀，只是因为气血不能提起胃，导致胃往下垂。

如果，出现了胃下垂的情况，我们不要忘了头顶的百会穴，每天用手指在百会穴上旋转按摩 30 ～ 50 下，就可以很好的提升胃气。在按摩的时候可以微微闭上眼睛，慢慢感觉，随着按摩的时间加长，会感到头顶处微微发胀。按摩结束之后，睁开眼睛，会感到眼睛很明亮舒适。

【找准穴位】

在头部，当前发际正中直上 5 寸，或两耳尖连线的中点处。

取法：正坐或俯伏，在后发际中点上 7 寸；或与两耳尖连线的交点处取穴。

【保健功效】

主治眩晕、健忘、头痛、头胀、脱肛、角弓反张、泄泻、阴挺、喘息、虚损、癫狂、痫证、瘛症、高血压、神经性头痛、美尼尔综合征、老年性痴呆、内脏下垂、精神分裂症、脑供血不足、休克、中风后偏瘫、不语等症。

【配伍】

（1）配风池、内关、神门、三阴交穴，治神经衰弱、心律失常。

（2）配长强穴，治脱肛。

（3）配气海、关元穴，治阴挺。

（4）配脾俞、肾腧穴，治久泻。

（5）配印堂、三阴交穴，治遗尿。

【注意事项】

（1）对本穴按揉时可以适度用力，柔中带刚、沉稳深透。

（2）对本穴的按揉时间为 2 ～ 3 分钟，每天 3 ～ 5 次。

（3）刺法：横刺，向前后左右透刺，深 0.5 ~ 1 寸，局部胀痛。

（4）灸法：艾炷灸 3 ~ 5 壮；艾条灸 5 ~ 10 分钟。

▶神庭穴：宁神醒脑，降逆平喘

神庭穴位于发际正中，对调理神智方面的疾病有很好的疗效。按揉神庭穴，可以降低痛风患者肢体疼痛。如果家人在神智和情绪上不稳定，可以对给予关爱，经常按摩他的神庭穴来调理。如果感觉自己头脑不清醒的时候，也可以每天按摩此穴 50 ~ 100 下。这个穴位挨近上星穴，上星穴也是调理情志的要穴，可以二穴配合来按揉，能达到更好的疗效。

【找准穴位】

在头部，当前发际正中直上 0.5 寸。

取法：正坐或仰靠，在头部中线入前发际 0.5 寸处取穴。

【保健功效】

主治头晕目眩、鼻渊、鼻衄、流泪、目赤肿痛、目翳、雀目、吐舌、角弓反张、癫狂、痫证、惊悸、失眠、泪囊炎、结膜炎、鼻炎、神经症、记忆力减退、精神分裂症等症。

【配伍】

（1）配行间穴，治目泪出。

（2）配囟会穴，治中风不语。

（3）配兑端穴、承浆穴，治癫痫呕沫。

（4）配水沟穴，治寒热头痛、喘咳、目不可视。

（5）配太冲穴、太溪穴、阴郄穴、风池穴，治肝阳上亢型头痛、眩晕、失眠等病证。

【注意事项】

（1）对本穴按揉时可以适度用力，柔中带刚、沉稳深透。

（2）对本穴的按揉时间为 2 ~ 3 分钟，每天 3 ~ 5 次。

（3）刺法：平刺 0.3 ~ 0.5 寸。

（4）灸法：艾炷灸 3 ~ 5 壮；艾条灸 5 ~ 10 分钟。

▶腰腧穴：调经清热，散寒除湿

腰腧穴，别名腰户穴。腰，腰部也；俞，输也。腰俞名意指督脉的气血由此输向腰之各部。本穴物质为长强穴传来的水湿之气，至本穴后，因其散热冷缩水湿滞重，上不能传于腰阳关穴，下不得入于长强穴，因此输向腰之各部，故名腰俞。

腰腧穴也是治疗腰部、腿部以及内脏疾病的重要穴位。配合其他穴位可治疗痔瘘、痔核、裂痔。

【找准穴位】

在骶部，当后正中线上，适对骶管裂孔。

取法：俯卧或侧卧，正当骶管裂孔中取穴。

【保健功效】

腰脊强痛、腹泻、便秘、痔疾、脱肛、便血、癫痫、淋浊、月经不调、下肢痿痹。

【配伍】

（1）配膀胱俞（灸）穴、长强穴、气冲穴、上髎穴、下髎穴、居髎穴治腰脊冷痛。

（2）配太冲穴，治脊强反折、抽搐。

【注意事项】

（1）向上斜刺 0.5 ～ 1 寸。

（2）灸法：艾炷灸 3 ～ 5 壮；艾条灸 5 ～ 10 分钟。

▶ 神道穴：宁神安心，清热平喘

神道穴，别名神通穴、冲道穴、脏腧穴。神，天之气也；道，通道也。神道名意为督脉阳气在此循其固有通道而上行。本穴物质为灵台穴传来的阳气，在上行至本穴的过程中，此气由天之上部冷降至天之下部并循督脉的固有通道而行，故名。神通、冲道名意与神道同。通为通道，冲为冲行。

【找准穴位】

俯伏坐位。在背部，当后正中线上，第 5 胸椎棘突下凹陷中。

取法：俯伏或俯卧，于后正中线，第 5 胸椎棘突下凹陷处取穴。

【保健功效】

（1）肾经系统疾病：心痛、心悸、惊悸、怔忡、失眠、健忘、癫痫、小儿风痫、神经衰弱。

（2）运动系统疾病：腰脊强、肩背痛、增生性脊椎炎、心脏神经症、肋间神经痛。

（3）其他：咳喘、疟疾、中风不语。

【配伍】

（1）配关元穴，治身热、头痛。

（2）配神门穴，治健忘、惊悸。

（3）配百会穴、三阴交穴，治失眠、健忘、小儿惊风、痫证。

（4）配心腧穴、厥阴腧穴、内关穴、通里穴、曲泽穴，治胸痹。

【注意事项】

（1）刺法：向上斜刺 0.5 ~ 1 寸。

（2）灸法：艾炷灸 3 ~ 5 壮；或艾条灸 5 ~ 10 分钟。

▶身柱穴：宣肺清热，宁神镇咳

身柱穴隶属督脉。身，身体也；柱，支柱也。该穴名意指督脉气血在此吸热后化为强劲饱满之状。本穴物质为神道穴传来的阳气，至本穴后，此气因受体内外传之热而进一步胀散，胀散之气充斥穴内并快速循督脉传送使督脉的经脉通道充胀，如皮球充气而坚可受重负一般，故名。其具有宣肺清热、宁神镇咳的作用。

【找准穴位】

在背部，当后正中线上，第 3 胸椎棘下凹陷中。

取法：俯伏或俯卧，于后正中线，第 3 胸椎棘突下凹陷处取穴。

【保健功效】

（1）呼吸系统疾病：咳嗽、气喘、百日咳、支气管哮喘、支气管炎、肺炎、肺结核。

（2）其他：脊背强痛、疔疮、癔症、身热、惊厥、癫痫。

【配伍】

（1）配水沟穴、内关穴、丰隆穴、心腧穴，治癫狂痫。

（2）配风池穴、合谷穴、大椎穴，治肺热、咳嗽。

（3）配灵台穴、合谷穴、委中穴，（泻法）治疗毒。

（4）配心腧穴，治小儿风痫。

（5）配少海穴，治心悸、多梦。

【注意事项】

（1）刺法：向上斜刺 0.5 ~ 1 寸。

（2）灸法：艾炷灸 3 ~ 7 壮；或艾条灸 5 ~ 15 分钟。

▶哑门穴：散风息风，开窍醒神

哑门穴，别名舌厌穴、横舌穴、舌黄穴、舌肿穴。哑，发不出声也，此指阳气在此开始衰败；门，出入的门户也。该穴名意指督阳气在此散热冷缩。本穴物质为大椎穴传来的阳热之气，至本穴后因其热散而收引，阳气的散热收引太过则使人不能发声，故名。其能散风息风、开窍醒神。

【找准穴位】

在颈部，当后发际正中直上 0.5 寸，第 1 颈椎下。

取法：正坐，头稍前倾，于后正中线，入发际 0.5 寸之凹陷中取穴。

【保健功效】

（1）五官科疾病：舌缓不语、舌骨肌麻痹、喑哑、重舌、头重、头痛。

（2）脑部疾病：脑性瘫痪、脑膜炎。

（3）其他：颈项强急、脊强反折、中风尸厥、癫痫、癔症、衄血、呕吐、脊髓炎。

【配伍】

（1）泻哑门穴、听会穴、外关穴（或中渚穴）、丘墟穴，治高热或疟疾所致耳聋。

（2）配人中穴、廉泉穴，治舌强不语、暴喑、咽喉炎。

（3）配百会穴、人中穴、丰隆穴、后溪穴，治癫狂、癫痫。

（4）配风池穴、风府穴，治中风失语、不省人事。

（5）配劳宫穴、三阴交穴、涌泉穴等九穴为回阳九针，可以开窍醒神治昏厥。

（6）配脑户穴、百会穴、风池穴、太溪穴、昆仑穴、肾腧穴，治大脑发育不全。

（7）配针哑门、肾俞、太溪穴，治疗贫血。

【注意事项】

（1）刺法：病人伏案正座位，使头微前倾，项肌放松，向下颌方向缓慢刺入 0.5～1 寸，注意不要过深，应因人而异。浅刺时局部发胀，深刺时病人有手足或全身触电感，如果有此感应时，应立即退针，切勿再深（在一般情况下不宜深刺）。

（2）灸法：艾炷灸 3～7 壮；或艾条灸 5～15 分钟。

▶风府穴：散风息风，通关开窍

风府穴隶属督脉。风，指穴内气血为风气也；府，府宅也。风府名意指督脉之气在此吸湿化风。本穴物质为哑门穴传来的天部阳气，至本穴后，此气散热吸湿并化为天部横行的风气，本穴为天部风气的重要生发之源，故名风府。风府穴是人体督脉上重要的穴道之一，按摩此穴道对于治疗多种颈部疾病、头部疾病都很有疗效。

【找准穴位】

在颈部，当后发际正中直上 1 寸，枕外隆凸直下，两侧斜方肌之间的凹陷中。

取法：正坐，头微前倾，于后正中线上，后发际直上 1 寸处取穴。

【保健功效】

（1）五官科疾病：舌急不语、咽喉肿痛、失音、头痛、眩晕等。

（2）其他：颈项强急、中风癫狂、神经性头痛、颈项部神经、肌肉疼痛、感冒、癔症。

【配伍】

（1）配腰腧穴，治足不仁。

（2）配昆仑穴，治癫狂、多言。

（3）配二间穴、迎香穴，治衄衊。

（4）配金津穴、玉液穴、廉泉穴，治舌强难言。

【注意事项】

（1）刺法：伏案正座，使头微前倾，项肌放松，向下颌方向缓慢刺入 0.5 ～ 1 寸。针尖不可向上，以免刺入枕骨大孔，误伤延髓。

（2）灸法：艾炷灸 3 ～ 7 壮；或艾条灸 5 ～ 15 分钟。

▶脑户穴：醒神开窍，平肝息风

脑户穴，别名匝风、会额、合颅、仰风、会颅、迎风穴。脑，大脑也；户，出入的门户也。该穴名意指督脉气血在此变为天之下部的水湿云气。本穴物质为风府穴传来的水湿风气与膀胱经外散而至的寒湿水汽，至本穴后，二气相合而变为天之下部的水湿云气，此气能随人体所受风寒而冷降归地并入于脑，故名。其能醒神开窍、平肝息风。

【找准穴位】

俯伏坐位。在头部，后发际正中直上 2.5 寸，风府上 1.5 寸，枕外隆凸的上缘凹陷处。

取法：正坐或俯伏，于头部中线，枕骨粗隆上缘之凹陷处取穴。

【保健功效】

主治头重、头痛、面赤、目黄、眩晕、面痛、音哑、项强、癫狂痫证、舌本出血、瘿瘤等症。

【配伍】

（1）配通天穴、脑空穴，治头重痛。

（2）配人中穴、太冲穴、丰隆穴，治癫狂痫。

【注意事项】

（1）平刺 0.5 ～ 0.8 寸。

（2）灸法：艾炷灸 3 ～ 7 壮；或艾条灸 5 ～ 15 分钟。

▶强间穴：醒神宁心，平肝息风

强间穴，别名大羽穴。强，强盛也；间，二者之中也。该穴名意指督脉气血在此吸热后化为强劲的上行阳气。本穴物质为脑户穴传来的水湿风气，至本穴后，因受颅脑的外散之热，水湿之气吸热而化为天部强劲的阳气并循督脉上行，故名。

【找准穴位】

正坐位或俯伏位。在头部，当后发际正中直上4寸（脑户上1.5寸）。

取法：正坐或俯伏，在后发际中点上4寸；或在风府穴与百会两穴连线的中点取穴。

【保健功效】

主治神经性头痛、血管性头痛、目眩、烦心、失眠、癫狂、脑膜炎、癔症、颈项强痛等症。

【配伍】

（1）配后溪穴、至阴穴，治后头痛、目眩。

（2）配丰隆穴，治头痛难忍。

【注意事项】

（1）刺法：沿皮刺0.5～0.8寸。

（2）灸法：艾条灸5～10分钟。

▶后顶穴：醒神安神，息风止痉

后顶穴，别名交冲穴。后，指本穴所处之位为头之后部；顶，挤顶也。该穴名意指督脉的上行阳气中滞重水湿在此冷缩下行。本穴物质为强间穴传来的阳热风气，在运行至本穴的过程中是散热吸湿，至本穴后，滞重的水湿冷缩并循督脉下行，本穴如同有挤顶督脉气血上行的作用，故名。

【找准穴位】

在头部，当后发际正中直上5.5寸（脑户上3寸）。

取法：正坐或俯伏，在后发际中点上5.5寸；或当前、后发际连线中点向后0.5寸取穴。

【保健功效】

主治头痛、偏头痛、神经性头痛、项强、眩晕、癫狂痫证、颈项肌肉痉挛、精神分裂症、癔症等症。

【配伍】

（1）配百会穴、合谷穴，治头顶剧痛。

（2）配外丘穴，治颈项痛、恶风寒。

（3）配玉枕穴、颔厌穴，治风眩。

（4）配率谷穴、太阳穴，治偏头痛。

（5）配风池穴，治脱发。

【注意事项】

（1）刺法：平刺 0.5 ～ 1 寸。

（2）灸法：艾炷灸 3 ～ 7 壮；或艾条灸 5 ～ 15 分钟。

▶前顶穴：息风醒脑，宁神镇静

前顶穴隶属督脉。前，前部也；顶，挤顶也。该穴名意指前面督脉的上行之气在此被顶撞而不能上行。本穴物质来自于百会穴传来的天部阳气和囟会穴传来的天部水湿之气，百会穴传来的阳气至本穴时是散热冷缩的变化，而囟会穴的水湿之气在上行至本穴时则是吸热蒸升的变化，二气在本穴相会后，降行的气血顶住了上行的气血，故名。其具有息风醒脑、宁神镇静的功效。

【找准穴位】

在头部，当前发际正中直上 3.5 寸（百会前 1.5 寸）。

取法：正坐或仰靠，在头部中线入前发际 3.5 寸处取穴。

【保健功效】

（1）五官科疾病：鼻炎、鼻渊、水肿、目赤肿痛、颜面水肿、头痛、头顶痛、眩晕、目痛。

（2）其他：小儿惊痫、高血压、癫痫、中风后遗症偏瘫。

【配伍】

（1）配前顶穴、后顶穴、颔厌穴，治风眩、偏头痛。

（2）配人中穴，治面肿虚浮。

（3）配百会穴，治目暴赤肿。

（4）配五处穴，治头风目眩、目戴上。

【注意事项】

（1）刺法：沿皮刺 0.5 ～ 0.8 寸。

（2）灸法：艾条灸 5 ～ 10 分钟。

▶囟会穴：安神醒脑，清热消肿

囟会穴，别名囟中穴、鬼门穴、天窗穴、顶门穴、囟门穴。囟，连合胎儿或新生儿颅顶各骨间的膜质部也，此指穴内气血有肾气的收引特征；会，交会也。囟会名意指督脉上行的弱小水湿在此聚集。本穴物质为上星穴传来的弱小水湿，至本穴后为聚集之状，如同肾气有收引特征，故名囟会，具有安神醒脑、清热消肿的作用。

【找准穴位】

正坐位。在头部，当前发际正中直上2寸（百会前3寸）。

取法：正坐或仰靠，在头部中线入前发际2寸处取穴。

【保健功效】

（1）五官科疾病：头晕目眩、头皮肿痛、面赤肿痛、鼻渊、鼻衄、鼻痔、鼻痈、鼻炎、鼻息肉、额窦炎。

（2）其他：惊悸、嗜睡、高血压、神经症、记忆力减退。

【配伍】

（1）配玉枕穴，治头风。

（2）配头维、太阳、合谷穴，治头痛、目眩。

（3）配上星、合谷、列缺、迎香穴，治鼻渊、鼻衄。

（4）配前顶、天柱、本神穴，治小儿惊痫。

（5）配人中、十宣穴，治中风昏迷、癫痫。

（6）配血海、支沟穴，治血虚头晕。

（7）配百会穴，治多睡。

【注意事项】

（1）刺法：平刺0.3～0.5寸，小儿禁刺。

（2）灸法：艾炷灸3～7壮；或艾条灸5～15分钟。

第十五节　任脉：掌管生殖的妊养大脉

▶任脉：海纳百川，有容乃大

任脉上有24个穴位：会阴、曲骨、中极、关元、石门、气海、阴交、神阙、水分、下脘、建里、中脘、上脘、巨阙、鸠尾、中庭、膻中、玉堂、紫宫、华盖、璇玑、天突、廉泉、承浆。

武侠小说中经常出现"任督二脉"，并且只要打通了任督二脉，武功就会大增。有一些没有医学常识的人，往往认为这是小说家的虚构。事实上，我们身上确实有任督二脉，只不过它们不属于十二经脉，而被分入奇经八脉之中。

中医将任脉、督脉、冲脉、带脉、阴维脉、阳维脉、阴跷脉、阳跷脉归纳起来，称为"奇经八脉"，它们与十二正经不同，既不直属脏腑，又无表里配合关系，"别道奇行"，故称"奇经"。其中，任脉是人体一要极为重要的奇经。

任脉起于中极之下，少腹之内，会阴之分，上行而外出，循曲骨，上毛际，至中极，同足厥阴、太阴、少阴并行腹里，循关元，历石门，会足少阳、冲脉于阴交，循神阙、水分，会足太阴于下脘，历建里，会手太阳、手少阳、足阳明于中

任脉

脘，上上脘、巨阙、鸠尾、中庭、膻中、玉堂、紫宫、华盖、璇玑，上喉咙，会阴维于天突、廉泉，上颐，循承浆与手足阳明督脉会，环唇上至下龈交，复出分行，循面系两目下之中央，至承浆而终。共 24 穴。

任脉的"任"字，有担任，任养之意。从其循行分布部位论其功能，任脉主要是"任维诸脉"，特别是任诸阴经，故称为"阴脉之海"。诸阴经通过阴维会合于任脉，它受阴经交会，也受足阳明、手太阳交会。下部会阴为督脉、冲脉之会，头部又于目下交会于足阳明，都可见其任受诸阴和交通阴阳的作用。任脉的另一功能是作为"生养之本"而"主胞胎"，即有关妊养、生殖。《素问·上古天真论》说，女子"二七（十四岁）而天癸至，任脉通，太冲脉盛，月事以时下，故有子""七七（四十九岁）任脉虚，太冲脉衰少，天癸竭，地道不通，故形坏而无子"。杨上善解释"天癸"为"精气"，即以肾精与任脉相联系，故称为"生养之本"，在成年女子则"主胞胎"。

中医认为，任脉主治关于下腹部、男女生殖器官及咽喉部的疾病，如疝气、阴部肿痛、痞块、积聚、小便不利或遗尿、痔疾等。实证见腹痛，虚证见皮肤瘙痒，气

逆则见咽干不利，这均与经络循行相联系。除此之外，还有便泻、痢疾、咳嗽、咽肿、膈寒、脘痛及产后诸疾。

▶ 曲骨穴：通利小便，调经止痛

曲骨穴隶属任脉。曲骨就是横骨，也就是现在的耻骨，曲是弯曲，是形容这块骨头如一轮弯月，曲骨穴就是在月中央，也就是耻骨联合上缘的中点处。曲骨穴和膀胱泌尿系统的关联最大，但凡与之相关的疾病，如小便不通、月经不调、前列腺疾病都可以找曲骨穴。有的人晚上经常起夜，总是睡眠不好，这个时候可以按揉曲骨穴，按揉 50 ~ 100 次，每天坚持对缓解前列腺疾病有很好的效果。

【找准穴位】

在前正中线上，耻骨联合上缘的中点处。

取法：仰卧，于腹部中线，耻骨联合上缘凹陷处取穴。

【保健功效】

主治赤白带下、小便淋漓、遗尿、遗精、阳痿、阴囊湿疹、五脏虚弱、虚乏冷极、膀胱炎、产后子宫收缩不全、子宫内膜炎等症。

【配伍】

（1）配肾腧穴、志室穴、大赫穴、关元穴、命门穴，治阳痿、遗精（肾气虚型）。

（2）配膀胱腧穴、肾腧穴、次髎穴、阴陵泉穴、蠡沟穴，治阳痿、遗精、癃闭、淋证、阴痒、湿疹、带下（湿热下注）。

（3）配中极穴、关元穴、肾腧穴，治肾虚、遗尿、小便不利。

（4）配关元穴、命门穴、阴交穴（针补法或灸），治宫寒不孕、痛经。

【注意事项】

（1）按揉时要注意力度适中，施以点穴时要有节奏。

（2）本穴每天按摩 2 ~ 3 次，每次 3 分钟左右。

（3）刺法：直刺 0.5 ~ 1 寸，内为膀胱，应在排尿后进行针刺。孕妇禁针。

（4）灸法：艾炷灸 3 ~ 5 壮；或艾条灸 5 ~ 10 分钟。

▶ 关元穴：培补元气，导赤通淋

关元穴也就是我们所说的丹田，是人体真气、元气生发的地方。关元穴可以提升肾气，助长人体内的阳气。对关元穴最好的刺激方法就是灸法，如果灸法不方便的话还可以用按摩手法。在按摩的时候，前提是一定要让手指温热了，不要用冰冷冷的手去刺激腹部的皮肤。尤其是女性，一定要注意腹部的保暖。但是，由于关元和子宫等靠得很近，所以未婚未育的女性不能乱灸关元穴，以防造成不孕症。

【找准穴位】

在下腹部，前正中线上，当脐下 3 寸。

取法：在脐下 3 寸，腹中线上，仰卧取穴。

【保健功效】

（1）泌尿系统疾病：白浊、尿闭、尿频、尿道炎。

（2）肠胃疾病：少腹疼痛、霍乱、吐泻、肠炎、肠粘连、疝气、小儿单纯性消化不良。

（3）男科疾病：遗精、阳痿、早泄。

（2）妇科疾病：黄白带下、痛经、盆腔炎。

（3）其他：中风脱证、虚痨冷惫、羸瘦无力、眩晕、下消、神经衰弱。

【配伍】

配气海穴，治产后恶露不止。

【注意事项】

（1）按摩时力度要适中，不要太多用力以免伤到子宫。

（2）本穴每天按摩 2 ~ 3 次，每次 3 分钟左右。

（3）刺法：直刺 0.5 ~ 1 寸，需在排尿后进行针刺；孕妇禁针，针则胎落而不出。

（4）灸法：艾炷灸 7 ~ 10 壮；或艾条灸 15 ~ 30 分钟；也可将生姜切成 2 ~ 3 毫米的小片，用针散刺数孔，放在关元穴上，然后将约花生大小的艾炷放在姜片上点燃施灸。每次灸 3 ~ 7 个艾炷，隔日灸 1 次，每月连续灸 10 次。

▶巨阙穴：安神宁心，宽胸止痛

巨阙穴位于胸骨上，外形像一柄宝剑。像宝剑一样，巨阙穴的作用也是深不可测。它是心的外围，就好比仗剑立于君主旁边的卫士，清楚君主声旁多有的危险。巨阙穴有个很大的作用就治疗口腔溃疡。口腔溃疡很多都是由于心火旺盛造成的。中医说舌为心之苗，当心火旺盛时，当然会在口腔和舌头上有多反映。这时候按揉巨阙穴是最好的选择，每天在巨阙上按摩 3 ~ 5 分钟，坚持两三天就可以将这股邪火，驱逐出体外。

【找准穴位】

在上腹部，前正中线上，当脐中上 6 寸。

取法：在脐上 6 寸，腹中线上，仰卧取穴。

【保健功效】

（1）肠胃疾病：胃痛、反胃、胸痛、吐逆不食、腹胀、胃痉挛。

（2）其他：惊悸、咳嗽、黄疸、蛔虫痛、尸厥、健忘、膈肌痉挛、心绞痛、支气管炎、癔症、胸膜炎、癫痫。

【配伍】

（1）配内关穴，治心绞痛。

（2）配章门穴、合谷穴、中脘穴、内关穴、足三里穴，治呃逆。

（3）配足三里穴、膻中穴、内关穴、三阴交穴、心平穴、心腧穴，治疗急性心肌梗死。

（4）配内关穴、人中穴，治癫狂痫证。

（5）配神门穴，治失眠健忘。

【注意事项】

（1）按揉时力度要轻柔缓和，以免伤到肾脏器官。

（3）每日2～3次，每天施治时间3～5分钟即可。

（3）刺法：直刺0.5～1寸。

（4）灸法：艾炷灸3～5壮；或艾条灸5～10分钟。

▶气海穴：益气助阳，调经固经

气海穴隶属任脉。气，就是人体呼吸出入的气息；海，就是海洋。气海穴与两肾相连，肾属水，水在身为阴，"孤阴不长，独阳不生"，必须得阴阳相济才能保证身体的健康。气海穴，位于两肾之间，此穴保证它有足够的动力与水相制衡，所以灸气海穴是一个很好的保健方法。

气海穴的下腹部是女性的子宫、男性的精囊藏身之处，都是极其重要的部位。中医认为"气海一穴全身暖"，就是强调这个穴的保健养生作用。刺激气海穴的时候，要求我们要配合呼吸，排空二便，换上宽松的衣服。然后抵住气海，徐徐用力下压，同时深吸一口气，缓缓吐出，6秒钟后，再恢复自然呼吸。

【找准穴位】

在下腹部，前正中线上，当脐中下1.5寸。

取法：在脐下1.5寸，腹中线上，仰卧取穴。

【保健功效】

（1）肠胃疾病：下腹疼痛、大便不通、泄泻不止、癃淋、脘腹胀满、肠炎、疝气。

（2）男科疾病：遗尿、阳痿、遗精、滑精。

（3）妇科疾病：闭经、崩漏、带下、阴挺。

（4）其他：中风脱证、气喘、心下痛、脏器虚惫、真气不足、肌体羸瘦、四肢力弱、奔豚、失眠。

【配伍】

（1）配三阴交穴，治白浊、遗精。

（2）配关元穴，治产后恶露不止。

（3）配灸关元穴、膏肓、足三里穴，治喘息短气（元气虚惫）。

（4）配关元穴、命门穴（重灸）、神阙穴（隔盐灸），急救中风脱证。

（5）配足三里穴、脾腧穴、胃腧穴、天枢穴、上巨虚穴，治胃腹胀痛、呃逆、呕吐、水谷不化、大便不通、泄泻不止（脾气虚弱）。

（6）配足三里穴、合谷穴、百会穴，治胃下垂、子宫下垂、脱肛。

【注意事项】

（1）按摩时力度要适中，以免伤到子宫或者其他内脏器官。

（2）本穴每天按摩 2 ~ 3 次，每次 3 分钟左右。

（3）刺法：直刺 0.5 ~ 1 寸。孕妇慎用。

（4）灸法：艾炷灸 3 ~ 5 壮；或艾条灸 10 ~ 15 分钟。

▶ 中极穴：益肾兴阳，通经止带

中极穴是人体上下左右的中心，轻易动不得。中极穴对于调理内在不通的疾病效果非常好，如女性月经不畅、痛经等。按摩的时候，用拇指顶在中极穴处，顺时针、逆时针各按摩 50 次。体寒的女性朋友，也可以将掌心搓热，用掌心上的劳宫穴来按揉温暖中极。

【找准穴位】

在下腹部，前正中线上，当脐下 4 寸。

取法：在脐下 4 寸，腹中线上，仰卧取穴。

【保健功效】

（1）妇科疾病：带下、痛经、产后恶露不下、阴挺、产后子宫神经痛。

（2）其他：积聚疼痛、冷气时上冲心、水肿、尸厥恍惚、肾炎、阳痿、癃闭、膀胱炎、疝气偏坠。

【配伍】

（1）配大赫、肾俞、三阴交、次髎穴，治阳痿、早泄、遗精、白浊、月经不调、痛经崩漏、产后恶露不止、胞衣不下、阴挺等症（肾气虚型）。

（2）配阴谷、气海、肾腧穴，治遗溺不止。

（3）配大敦、关元、三阴交穴，治疝气偏坠。

（4）配水分、三焦俞、三阴交、气海、委阳穴，治水肿。

（5）中极透曲骨配三阴交、地机穴，治产后、术后尿潴留。

（6）中极透曲骨配气海、膻中、足三里穴，治尿潴留（老年人气虚）。

【注意事项】

（1）按揉时力度要轻柔缓和，以免伤到肾脏器官。

（2）每日2～3次，每天施治时间3～5分钟即可。

（3）刺法：直刺0.5～1寸，需在排尿后进行针刺，孕妇禁针。

（4）灸法：艾炷灸3～5壮；或艾条灸10～15分钟。

▶神阙穴：温阳救逆，利水固脱

神阙穴位于我们的肚脐眼部位，神，指元神；阙，指宫阙。神阙就是指元神出入和居住的地方，神阙穴是心肾交通的门户，可起到调和阴阳的作用。

神阙穴对治疗腹部疾病有很好的疗效，如腹泻、五更泻等。我们知道在任脉上的穴位灸法最好，尤其是神阙穴。这里给大家推荐一个好的方法，就是隔盐灸，就是将一小把粗盐填在肚脐眼上，上面放上切成薄片的姜片，然后用艾炷灸，到最后肚脐上会填满黄黄的盐姜水，对身体有很好的保健效果。

【找准穴位】

腹中部，脐中央。

取法：仰卧，于脐窝中点取穴。

【保健功效】

主治泄泻、绕脐腹痛、脱肛、五淋、妇人血冷不受胎、中风脱证、尸厥、角弓反张、风痫、水肿鼓胀、肠炎、痢疾、产后尿潴留等症。

【配伍】

（1）配三阴交穴，治五淋。

（2）配公孙穴、水分穴、天枢穴、足三里穴，治泄泻便秘、绕脐腹痛（脾肾不和）。

（3）配长强穴、气海穴、关元穴，治脱肛、小便不禁、肾虚不孕症。

（4）神阙（隔盐灸）配关元穴、气海穴（重灸），治中风脱证。

【注意事项】

（1）按揉时力度要轻柔缓和，以免伤到肾脏器官

（2）每日2～3次，每天施治时间3～5分钟即可。

（3）禁刺。

（4）灸法：艾炷灸3～5壮；或艾条灸10～15分钟。

▶膻中穴：理气止痛，生津增液

膻中穴隶属任脉。膻，指胸部；中，中央。膻中穴位于两个乳头的连线的中点。膻中穴能为人体提供最重要的物质就是气。所以，但凡与气有关的疾病，如气机瘀滞、气虚等病证都可以找膻中穴来医治。

有的人，因为什么不顺心的事儿，气得捶胸顿足，雷霆大发，尤其是那些心脏有问题的人肯定是难受至极，此时，我们就可以通过按揉膻中穴来缓解心情，提高心肌供血。

年老的人，血管都会有些堵塞，很难像年轻的时候那么顺畅。所以，平时作为一种保健措施，也可以经常按摩膻中穴来保健身体。

【找准穴位】

在胸部，前正中线上，平第4肋间，两乳头连线的中点。

取法：在两乳头之间，胸骨中线上，平第四肋间隙，仰卧取穴。

【保健功效】

（1）呼吸系统疾病：胸闷塞、气短、咳喘、支气管哮喘、支气管炎。

（2）其他：心胸痛、心悸、噎嗝、产妇乳少、食管狭窄、肋间神经痛、心绞痛、乳腺炎。

【配伍】

（1）配曲池、合谷穴，（泻法）治急性乳腺炎。

（2）配内关、三阴交、巨阙、心平、足三里穴，治冠心病急性心肌梗死。

（3）配中脘、气海穴，治呕吐反胃。

（4）配天突穴，治哮喘。

（5）配乳根、合谷、三阴交、少泽、灸膻中穴，治产后缺乳。

（6）配肺俞、丰隆、内关穴，治咳嗽痰喘。

（7）配厥阴俞、内关穴，治心悸、心烦、心痛。

【注意事项】

（1）按揉时力度要轻柔缓和，尤其是老年人，力度一定要缓和，以患者能接受为宜。

（2）每次按揉 2 ～ 3 次，每天施治时间 3 ～ 5 分钟即可。

（3）刺法：平刺 0.3 ～ 0.5 寸。

（4）灸法：艾炷灸 3 ～ 5 壮；或艾条灸 10 ～ 15 分钟。

▶天突穴：宣通肺气，消痰止咳

天突穴，位于胸腔最上面的喉头上，相当于肺与天气相通的通道。天突和呼吸时密切相关，治疗肺部疾病当然离不开它。

天突穴有一个最大的作用就是可以治疗哮喘。哮喘其实和肾也有一些关联，所以，我们在按摩这个穴的时候，可以一边按摩，一边做吞咽的动作。津液可以补充人体的元气，我们一边吞咽一边按摩，既可以补肾又消除了按摩天突时所带来的不适。

除了按摩之外，刺激天突穴还有一个方法，就是热敷。用一个小棉布袋，里面装满黄豆，然后将布袋缝紧，在微波炉里加热 2 分钟，趁热放在天突穴上，是一种很简单的民间温灸方法。一边温热，一边滚动黄豆，同时也起到了按摩的作用。

【找准穴位】

在颈部，当前正中线上，胸骨上窝中央。

取法：在璇玑穴上 1 寸，胸骨上窝正中，正坐仰头取穴。

【保健功效】

呼吸系统疾病：哮喘、咳嗽、暴喑、咽喉肿痛、瘿气、梅核气、咳唾脓血、心与背相控而痛、支气管哮喘、支气管炎、喉炎、扁桃体炎。

【配伍】

（1）配定喘穴、鱼际穴，治哮喘、咳嗽。

（2）配膻中穴、列缺穴，治外感咳嗽。

（3）配内关穴、中脘穴，治呃逆。

（4）配廉泉穴、涌泉穴，治暴喑。

（5）配丰隆穴，治梅核气。

（6）配少商穴、天容穴，治咽喉肿痛。

（7）配气舍穴、合谷穴，治地方性甲状腺肿大。

【注意事项】

（1）按揉时力度要缓和、适中。

（2）每天施治时间 3 ~ 5 分钟即可，每日 2 ~ 3 次即可。

（3）刺法：先直刺 0.2 ~ 0.3 寸，然后沿胸骨柄后缘，气管前缘缓慢向下刺入 0.5 ~ 1 寸。

（4）灸法：艾炷灸 3 ~ 5 壮；或艾条灸 10 ~ 15 分钟。

▶会阴穴：人体任脉上的要穴

会阴穴是人体任脉上的要穴。它位于人体肛门和生殖器的中间凹陷处。会阴，顾名思义就是阴经脉气交会之所。此穴与人体头顶的百会穴为一直线，是人体精气神的通道。百会为阳接天气，会阴为阴收地气，二者互相依存，相对相应，统摄着真气在任督二脉上的正常运行，维持体内阴阳气血的平衡。它是人体生命活动的要害部位，也是人体长寿的要穴。

经常按摩会阴穴，能疏通体内脉结，促进阴阳气的交接与循环，对调节生理和生殖功能有独特的作用。同时，还可治疗痔疮、便血、便秘、妇科病、尿频等症。

【找准穴位】

在会阴部，男性当阴囊根部与肛门连线的中点，女性当大阴唇后联合与肛门连线的中点。

【保健功效】

（1）泌尿系统疾病：小便不利、遗尿。

（2）生殖科疾病：遗精、阳痿、月经不调、阴痛、阴痒。

（2）其他：溺水、窒息、产后昏迷、癫狂、痔疾、脱肛。

【配伍】

（1）配三阴交穴，有强阴醒神的作用，主治产后暴厥。

（2）配鱼际穴，有养阴泻热的作用，主治阴汗如水流。

（3）配中极、肩井穴，有行气通络、强阴壮阳的作用，主治难产、胞衣不下、宫缩无力、产门不开等。

（4）配肾俞穴，治遗精。

（5）配蠡沟穴，治阴痒。

（6）配人中、阴陵泉穴，治溺水窒息。

养生百宝箱

会阴穴的保健方法主要有三种。

（1）点穴法：睡前半卧半坐，食指搭于中指背上，用中指指端点按会阴 108 下，以感觉酸痛为度。

（2）意守法：姿势不限，全身放松，将意念集中于会阴穴，守住会阴约 15 分钟，久之，会阴处即有真气冲动之感，并感觉身体轻飘飘的，舒适无比。

（3）提肾缩穴法：取站式，全身放松，吸气时小腹内收，肛门上提（如忍大便状），会阴随之上提内吸，呼气时腹部隆起，将会阴肛门放松，一呼一吸共做 36 次。

【注意事项】

（1）灸法：平时用灸法3壮。孕妇慎用。

（2）刺法：急救用针1寸。孕妇慎用。

▶石门穴：理气止痛，通利水道

石门穴，别名利机穴、精露穴、丹田穴、命门穴、端田穴。石门。石，肾主之水也；门，出入的门户也。该穴名意指任脉气血中的水湿在此再一次冷缩。本穴物质为关元穴传来的水湿云气，至本穴后再一次散热冷缩为天之下部的水湿云气，只有少部分水湿吸热后循任脉上行，本穴如同任脉水湿之关卡，故名。其有着理气止痛、通利水道的功效。

【找准穴位】

仰卧位。在下腹部，前正中线上，当脐中下2寸。

取法：在脐下2寸，腹中线上，仰卧取穴。

【保健功效】

（1）生殖科疾病：小便不利、阴囊入小腹、气淋、血淋、产后恶露不下止、阴缩入腹、子宫内膜炎。

（2）其他：泄泻、小腹绞痛、奔豚、水肿、呕吐血、食谷不化、肠炎。

【配伍】

（1）配阴陵泉穴、关元穴、阴交穴，治四肢水肿、小便不利（肾气不化）。

（2）配肾腧穴、三阴交穴，治遗尿。

（3）配大敦穴、归来穴，治疝气。

（4）配三阴交穴、带脉穴，治崩漏、带下。

（5）配关元穴、天枢穴、气海穴、足三里穴，治腹胀泄泻、绕脐痛。

【注意事项】

（1）直刺0.5～1寸。孕妇慎用。

（2）灸法：艾炷灸3～5壮；或艾条灸10～15分钟。

▶阴交穴：调经固带，利水消肿

阴交穴，在下腹部，前正中线上，当脐中下1寸。该穴为人体足太阴脾经上的重要穴道之一。该穴可通过穴道指压法治疗不孕症、月经痛、妊娠恶阻等。

【找准穴位】

仰卧位。在下腹部，前正中线上，当脐中下1寸。

取法：在脐下 1 寸，腹中线上，仰卧取穴。

【保健功效】

（1）生殖科疾病：小便不利、泄泻、阴挺、遗精、阳痿、遗尿、不孕、滞产、血崩、产后恶露不止、月经不调、带下。

（2）肠胃疾病：绕脐冷痛、小儿陷囟、腹满水肿、疝气、肠鸣腹胀。

（3）其他：失眠、下肢痿痹、脚气、奔豚、腰膝拘挛。

【配伍】

（1）配阴陵泉、带脉穴，治赤白带下。

（2）配子宫穴、三阴交穴，治月经不调、崩漏。

（3）配大肠俞、曲池穴，治脐周作痛。

（4）配天枢、气海穴，治腹胀肠鸣、泄泻。

【注意事项】

（1）刺法：直刺 0.5～1 寸。孕妇慎用。

（2）灸法：艾炷灸 3～5 壮；或艾条灸 10～15 分钟。

▶ 水分穴：通调水道，理气止痛

水分穴，别名中守穴、中管穴、分水穴。水，地部水液也；分，分开也。该穴名意指任脉的冷降水液在此分流。本穴物质为神阙穴传来的冷降经水及下脘穴传来的地部经水，至本穴后，经水循地部分流而散，故而得名。

【找准穴位】

仰卧位。在上腹部，前正中线上，当脐中上 1 寸。

取法：在脐上 1 寸，腹中线上，仰卧取穴。

【保健功效】

（1）肠胃疾病：水肿、腹水（腹积水）、腹痛、腹胀、肠鸣、泄泻、翻胃、绕脐痛冲心、肠炎、胃炎、肠粘连。

（2）其他：水肿、小儿陷囟、腰脊强急、泌尿系炎症等。

【配伍】

（1）配天枢穴、地机穴，治腹水。

（2）配内关穴，治反胃呕吐。

（3）配中封穴、曲泉穴，治脐痛。

（4）配脾腧穴、三阴交穴，治水肿。

【注意事项】

（1）刺法：直刺 0.5 ~ 1 寸。

（2）灸法：艾炷灸 3 ~ 5 壮；或艾条灸 10 ~ 15 分钟。

▶下脘穴：健脾和胃，降逆止呕

下脘穴，别名下管穴。下，下部也；脘，空腔，空管也。该穴名意指任脉的上部经水在此向下而行。本穴物质为任脉上部经脉下行而至的地部经水，至本穴后则继续循脉而下行，如同流向下部的巨大空腔，故名。

【找准穴位】

仰卧位。在上腹部，前正中线上，当脐中上 2 寸。

取法：在脐上 2 寸，腹中线上，仰卧取穴。

【保健功效】

（1）肠胃疾病：腹胀、食谷不化、痞块连脐上、呕逆、泄泻、胃炎、胃溃疡、胃痉挛、胃扩张、肠炎、脘痛、肠鸣。

（2）其他：虚肿、日渐消瘦。

【配伍】

配天枢穴、气海穴、关元穴、足三里穴，（针灸并用）治急性菌痢。

【注意事项】

（1）刺法：直刺 1 ~ 1.5 寸。

（2）艾炷灸 5 ~ 7 壮；或艾条灸 10 ~ 20 分钟。

▶建里穴：和胃健脾，通降腑气

建里穴隶属任脉。建，建设也；里，与表相对，此指肚腹内部也。该穴名意指任脉的地部经水由此注入肚腹内部。本穴物质为中脘穴传来的地部经水，至本穴后，经水循本穴的地部孔隙注入体内，注入体内的经水有降低体内温压的作用，故名。

【找准穴位】

在上腹部，前正中线上，当脐中上 3 寸。

取法：在脐上 3 寸，腹中线上，仰卧取穴。

【保健功效】

肠胃疾病：胃脘疼痛、胃扩张、胃下垂、胃溃疡、食欲缺乏、腹痛、腹胀、呕逆、腹肌痉挛、肠中切痛、水肿。

【配伍】

（1）配内关穴，治胸中苦闷。

（2）配水分穴，治肚腹水肿。

【注意事项】

（1）直刺 0.8 ～ 1 寸。

（2）艾炷灸 5 ～ 7 壮；或艾条灸 10 ～ 20 分钟。

▶中脘穴：和胃健脾，降逆利水

中脘穴，别名上纪穴、胃脘、大仓、太仓、胃管、三管、中管、中碗穴。中，指本穴相对于上脘穴、下脘穴二穴而为中也；脘，空腔也。该穴名意指任脉的地部经水由此向下而行。本穴物质为任脉上部经脉的下行经水，至本穴后，经水继续向下而行，如流入任脉下部的巨大空腔，故名。

中脘属奇经八脉之任脉。此穴的主治疾病为：消化系统疾病，如腹胀、腹泻、腹痛、腹鸣、吞酸、呕吐、便秘、黄疸等，此外对一般胃病、目眩、耳鸣、青春痘、精力不济、神经衰弱也很有效。此穴位为人体任脉上的主要穴道之一，此穴可用于治疗恶心、烧心、嗳气、治疗慢性肝炎、治疗慢性胃炎、胃痛等。

【找准穴位】

仰卧位。在上腹部，前正中线上，当脐中上 4 寸。

取法：在脐上 4 寸，腹中线上，仰卧取穴。

【保健功效】

（1）肠胃疾病：胃痛、胃炎、胃溃疡、胃扩张、腹痛、腹胀、呕逆、反胃、食不化、肠鸣、泄泻、便秘、便血、胁下坚痛。

（2）其他：喘息不止、失眠、脏躁、癫痫、尸厥、子宫脱垂、荨麻疹、食物中毒。

【配伍】

（1）配百会穴、足三里穴、神门穴，治失眠、脏躁。

（2）配膻中穴、天突穴、丰隆穴，治哮喘。

（3）配梁丘穴、下巨虚穴，治急性胃肠炎。

（4）配肝俞穴、太冲穴、三阴交穴、公孙穴，治疗胃十二指肠球部溃疡。

（5）配上脘穴、梁门穴，（电针 20 分钟）治胆道蛔虫症。

（6）配阳池穴、胞门、子户穴（针灸并用），治腰痛、痛经、月经不调（子宫不正）。

（7）配气海穴、足三里穴、内关穴、百会穴，治胃下垂。

【注意事项】

（1）揉中脘法：用指端或掌根在穴上揉，揉 2 ～ 5 分钟。

（2）摩中脘法：用掌心或四指摩中脘，揉 5 ～ 10 分钟。

（3）刺法：直刺 0.8 ～ 1.2 寸。

（4）灸法：艾炷灸 5 ～ 10 壮；或艾条灸 15 ～ 30 分钟。

▶ 上脘穴：和胃降逆，化痰宁神

上脘穴，别名上管、胃管、胃脘、上纪穴。上，上部也；脘，空腔也。该穴名意指胸腹上部的地部经水在此聚集。本穴物质为胸腹上部下行而至的地部经水，聚集本穴后再循任脉下行，经水由此进入任脉的巨空腔，故名。其具有和胃降逆、化痰宁神的作用。

上、中、下三脘穴的气血运行变化基本相同，气血物质皆是汇聚胸腹上部的地部经水，且皆为循任脉下行，所不同的是，上、下脘穴汇聚的经水稍少，中脘穴汇聚的经水量大，上脘汇聚的经水温稍高，中脘穴则次之，下脘穴经水的温度最低。

【找准穴位】

仰卧位。在上腹部，前正中线上，当脐中上 5 寸。

取法：在脐上 5 寸，腹中线上，仰卧取穴。

【保健功效】

（1）肠胃疾病：胃脘疼痛、呃逆、反胃、呕吐、食不化、胃痛、胃炎、胃扩张、膈肌痉挛、肠炎、纳呆、泄泻、癫痫、腹胀腹痛。

（2）其他：咳嗽痰多、积聚、黄疸、虚劳吐血。

【配伍】

（1）配丰隆穴，治纳呆。

（2）配天枢穴、中脘穴，治嗳气吞酸、腹胀、肠鸣、泄泻。

【注意事项】

（1）刺法：直刺 1 ～ 1.5 寸。

（2）灸法：艾炷灸 5 ～ 7 壮；或艾条灸 10 ～ 20 分钟。

▶ 鸠尾穴：安心宁神，宽胸定喘

鸠尾穴，别名尾翳穴、神府穴、𩨹尾穴、𩨹𩩲穴、𩨹𩨹穴、臆前穴。位于脐上 7 寸，剑突下 0.5 寸。

鸠尾名意指任脉热散的天部之气在此会合。本穴物质为任脉热散于天部的浮游之气，至本穴后为聚集之状，此气如同鸠鸟之余物一般，故名鸠尾。其具有安心宁神、宽胸定喘的作用，可用于消除疲劳、缓解晕车晕船、缓解焦躁性格等。

【找准穴位】

在上腹部，前正中线上，当胸剑结合部下1寸。任脉的络穴，膏的原穴。

取法：在脐上7寸，腹中线上，仰卧，两臂上举取穴。

【保健功效】

（1）呼吸系统疾病：支气管炎、气喘、胸闷咳嗽。

（2）肠胃疾病：胃神经痛、反胃、胃痛、胃炎、呃逆、呕吐。

（3）其他：胸中满痛、惊狂、癫痫、脏躁、肋间神经痛、神经衰弱、癔症、心悸、心烦、心痛。

【配伍】

（1）配梁门穴、足三里穴，治胃痛。

（2）配三关、足三里穴，治呕吐。

【注意事项】

（1）刺法：直刺0.3～0.6寸，斜向下刺0.5～1寸。

（2）灸法：艾炷灸5～7壮；或艾条灸10～20分钟。

▶中庭穴：宽胸消胀，降逆止呕

中庭穴隶属任脉。中，为天地人三部的中部也；庭，庭院也。该穴名意指任脉气血在此位于天之中部。本穴物质为鸠尾穴传来的湿热水汽，散热冷降至本穴后为聚集之状，如气血聚集于庭院之中，故名，具有宽胸消胀、降逆止呕的功效。

【找准穴位】

在胸部，当前正中线上，平第5肋间，即胸剑结合部。

取法：在膻中穴下1.6寸，胸骨中线上，仰卧取穴，当胸骨体下缘处。

【保健功效】

肠胃疾病：胸胁支满、噎膈、呕吐、小儿吐乳、心痛、梅核气、食管炎、食管狭窄、贲门痉挛。

【配伍】

配俞府穴、意舍穴，治呕吐。

【注意事项】

（1）刺法：平刺0.3～0.5寸；直刺0.2～0.3寸；向下斜刺。

（2）灸法：艾炷灸 5 ～ 7 壮；或艾条灸 10 ～ 20 分钟。

▶玉堂穴：宽胸止痛，止咳平喘

玉堂穴，别名玉英穴。玉，金之属也，指穴内气血为肺金之性的天部之气；堂，厅堂也。该穴名意指本穴聚集的为任脉天部的凉性水汽。本穴物质为膻中穴热胀上行的热燥之气，至本穴后此气散热冷缩而为凉性水汽，且为聚集穴内，故名，具有宽胸止痛、止咳平喘的作用。

【找准穴位】

在胸部，当前正中线上，平第 3 肋间。

取法：仰卧取穴，胸骨中线上，平第 3 肋间隙。

【保健功效】

（1）呼吸系统疾病：支气管炎、咳嗽、气短、胸闷喘息、呕吐寒痰。

（2）其他：胸膺疼痛、心烦、喉痹咽肿、两乳肿痛、胸膜炎、肋间神经痛。

【配伍】

玉堂透膻中、内关、胸夹脊穴，治疗胸痹。

【注意事项】

（1）刺法：平刺 0.3 ～ 0.5 寸。

（2）灸法：艾炷灸 5 ～ 7 壮；或艾条灸 10 ～ 20 分钟。

▶紫宫穴：宽胸止咳，清肺利咽

紫宫穴隶属任脉。紫，色也，由红和蓝二种颜色合成，此指穴内的天部之气既有一定的温度又有一定的水湿；宫，宫殿也，指穴内气血物质覆盖的范围较大。该穴名意指任脉气血在此化为温湿水汽。本穴物质为玉堂穴传来的阳性之气，至本穴后散热冷缩降而为天之中部的温湿水汽，其水湿云气所覆盖的范围较大，故名，其具有宽胸止咳、清肺利咽的功能。

【找准穴位】

当前正中线上，平第 2 肋间。

取法：仰卧取穴，胸骨中线上，平第 2 肋间隙。

【保健功效】

（1）呼吸系统疾病：烦心咳嗽、气喘、喉痹咽塞吐血、呕吐痰涎、支气管炎、肺结核。

（2）其他：胸膜炎、胸胁支满、胸膺疼痛、饮食不下。

【配伍】

（1）配玉堂穴、太溪穴，有补肾纳气作用，治咳逆上气、心烦。

（2）配廉泉穴、天突穴，治喉痹咽塞。

（3）配肺腧穴、风门穴、天突穴，治咳嗽气喘。

【注意事项】

（1）刺法：平刺 0.3 ～ 0.5 寸。

（2）灸法：艾炷灸 5 ～ 7 壮；或艾条灸 10 ～ 20 分钟。

▶华盖穴：宽胸利肺，止咳平喘

华盖穴隶属任脉。华，华丽也；盖，护盖也。该穴名意指任脉气血在此变为水湿浓度更大的水湿之气。本穴物质为紫宫穴传来的天部水汽，至本穴后，此气进一步散热吸湿而变为水湿浓度更大的水湿之气，此气如同人体的卫外护盖一般，故名。此穴有宽胸利肺、止咳平喘的功能。

【找准穴位】

在胸部，当前正中线上，平第 1 肋间。

取法：仰卧取穴，胸骨中线上，平第 3 肋间隙。

【保健功效】

主治：咳嗽、气喘、喉痹、胸痛、支气管哮喘、支气管炎、胸膜炎、咽肿、喉炎、扁桃体炎、肋间神经痛。

【配伍】

配气户穴，治胁肋疼痛。

【注意事项】

（1）刺法：沿皮刺 0.3 ～ 0.5 寸。

（2）灸法：艾炷灸 3 ～ 5 壮；或艾条灸 5 ～ 10 分钟。

▶璇玑穴：宽胸利肺，止咳平喘

璇玑穴隶属任脉。璇玑，魁星名，为北斗七星的北斗二，此指任脉的水湿在此吸热后仅有小部分循任脉蒸升，蒸升之气如天空星点般细小。此穴具有宽胸利肺、止咳平喘的功效。

【找准穴位】

该穴位于人体的胸部，当前正中线上，天突穴下1寸。

取法：在胸骨中线上，仰卧或正坐仰靠，约当胸骨柄中点取穴。

【保健功效】

（1）呼吸系统疾病：喉痹、咽肿、咳嗽、气喘、胸胁满、喉炎、气管炎。

（2）其他：胃中有积、胃痉挛、扁桃体炎、胸膜炎。

【配伍】

配鸠尾穴，治喉痹、咽肿。

【注意事项】

（1）沿皮刺0.3～0.5寸。

（2）艾炷灸3～5壮；或艾条灸5～10分钟。

▶ 廉泉穴：利喉舒舌，消肿止痛

廉泉穴，别名本池穴、舌本穴、结本穴。廉，廉洁、收敛之意。泉，水也。该穴名意指任脉气血在此冷缩而降。本穴物质为天突穴传来的湿热水汽，至本穴后散热冷缩由天之上部降至天之下部，本穴如同天部水湿的收敛之处，故名，其具有利喉舒舌、消肿止痛的功效。

【找准穴位】

在颈部，当前正中线上，结喉上方，舌骨上缘凹陷处。

取法：正坐，微仰头，在喉结上方，当舌骨的下缘凹陷处取穴。

【保健功效】

（1）口腔疾病：舌下肿痛、舌根缩急、舌纵涎出、舌强、舌炎、舌干口燥、口舌生疮、舌根部肌肉萎缩。

（2）呼吸系统疾病：咳嗽、哮喘。

（3）其他：暴喑、聋哑、喉痹、中风失语、声带麻痹、消渴、食不下。

【配伍】

配金津穴、玉液穴、天突穴、少商穴。治舌强不语、舌下肿痛、舌缓流涎、暴喑。

【注意事项】

（1）刺法：针尖向咽喉部刺入0.5～1寸，不留针。

（2）艾炷灸3～5壮；或艾条灸5～10分钟。

▶承浆穴：生津敛液，舒筋活络

承浆穴，别名天池穴、鬼市穴、悬浆穴。承，承受也；浆，水与土的混合物也。该穴名意指任脉的冷降水湿及胃经的地部经水在此聚集。本穴物质为胃经地仓穴传来的地部经水以及任脉廉泉穴冷降的地部水液，至本穴后为聚集之状，本穴如同地部经水的承托之地，故名。其有着生津敛液、舒筋活络的功效。

【找准穴位】

在面部，当颏唇沟的正中凹陷处。

取法：正坐仰靠，于颏唇沟的正中凹陷处取穴。

【保健功效】

（1）五官科疾病：口眼歪斜、唇紧、流涎、口舌生疮、面肿、癫痫、齿衄、龈肿、齿痛、面瘫。

（2）其他：暴喑不言、神经痛、癔症性失语、糖尿病、消渴嗜饮、小便不禁。

【配伍】

（1）配委中穴，治衄血不止。

（2）配风府穴，治头项强痛、牙痛。

【注意事项】

（1）刺法：斜刺 0.3 ~ 0.5 寸。

（2）艾炷灸 3 ~ 5 壮；或艾条灸 5 ~ 10 分钟。

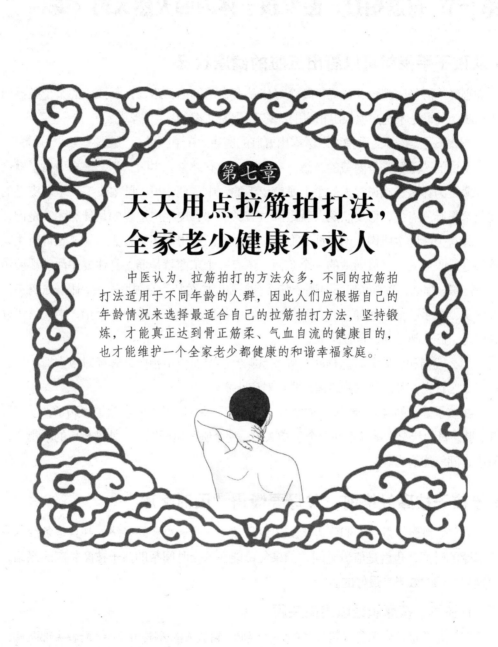

第七章
天天用点拉筋拍打法，全家老少健康不求人

中医认为，拉筋拍打的方法众多，不同的拉筋拍打法适用于不同年龄的人群，因此人们应根据自己的年龄情况来选择最适合自己的拉筋拍打方法，坚持锻炼，才能真正达到骨正筋柔、气血自流的健康目的，也才能维护一个全家老少都健康的和谐幸福家庭。

第一节 拉筋拍打，激发孩子体内的天然大药 🌀

▶ 从孩子手指就可以看出五脏的健康状况

心经、肝经、脾经、肾经等每个经络都有自己的循行路线，若孩子的某个脏器出了问题，父母是不是必须找出相应的经络循行路线来给孩子按摩呢？

当然不是，孩子的手指可以透露出五脏的健康。在中医里，"脏器"写成"藏器"。中医所说的"藏"，是内藏的意思。有内藏，就有外象。中医认为，一根手指上就会有五藏。为什么这么说？人的手上是有皮毛的，中医理论里，肺主皮毛。所以皮毛的问题都跟肺气有关，像皮肤病，就跟肺气有关。那么皮毛里边裹的是什么呢？是肉，肉跟脾有关，脾主肌肉。肉里面有血，心主血脉。肉里面还有骨头，骨头是肾所主，骨头是最收敛的，是最固敛的一个东西。还有一个东西就是筋，身体要想活动都要由筋来连缀。那么，筋的好与坏跟哪个脏器有关呢？中医认为它跟肝有关，跟肝气有关。肝气实，则手能握，屈伸灵活；肝气虚，则手指软或硬。从小小的手指，中医就可以看出心、肝、脾、肺、肾五藏来。

那么五指和五脏又有怎样的对应关系呢？心经对应中指面，脾经对应大拇指面，肝经对应食指，肺经对应无名指，肾经对应小指。

在孩子健康的时候，给孩子按摩经络可以起到保健的作用；当孩子生病了，心、肝、脾、肺、肾的状况全都体现在5个手指头上，哪个脏腑出问题了，就推相应的手指头，举手之间就能治病。

▶ 给孩子按摩经络前，父母要懂得"因时之序"

心经、脾经、肝经、胆经等十二正经是孩子一身最重要的经络，并且每条经都有它当令的时间，也就是值班时间。如果父母能在这个时间帮助孩子按摩相应的经络，保健与治病的效果是最好的。

1. 子时，按摩胆经以避免头痛

胆经是儿童体内循行线路最长的一条经脉，它从人的外眼角开始，沿着头部两侧，顺着人体的侧面向下，到达脚的小趾和小趾旁倒数第二个脚趾（次趾），几乎贯穿全身。

如果孩子的胆经不通畅，就会出现下列症状：皮肤无光泽，口苦，喜叹气，心胁痛不能转身，头痛，腮痛，腋窝肿，脚面外侧发热，胸、胁、肋、大腿外侧、小腿和膝外侧、外踝前及关节都痛，足次趾和小趾不能活动等。

胆经的当令时间在子时，也就是夜里的23点到凌晨1点，在这段时间里，如果父母能给孩子按摩胆经，则可避免出现上述症状。

2. 丑时，肝经当令要保证孩子睡眠

肝经起于大脚趾内侧的趾甲缘，向上到脚踝，然后沿着腿的内侧向上，在肾经和脾经中间，绕过生殖器，最后到达肋骨边缘止。

凌晨1点到3点，即丑时，是肝经的值班时间。在这段时间内父母一定要保证孩子的睡眠，以使孩子的肝气畅通。此外，父母还可以在晚上19～21点的时候，帮孩子按摩心包经，因为心包经和肝经属于同名经，此时按摩心包经也能起到刺激肝经的作用。

3. 寅时，肺经当令，多多按摩不咳嗽

肺经是儿童经络中非常重要的一条经脉，它在寅时当令，也就是凌晨3～5点。孩子一旦肺热或肺寒，气机运行就会受阻，身体就会出现不适，最典型的症状就是咳嗽。因此，肺经是主治孩子咳嗽的经络之源，肺经上的穴位都治咳嗽。不过，孩子偶尔的咳嗽是在清除肺部痰浊，以宣畅气机，但久咳伤肺，会破坏肺脏的正常生理结构。这时，作为父母，就需要及时修补孩子受损的肺脏，最便捷的方法就是在肺经当令之时，按摩刺激它。

4. 卯时，大肠经当令宜排便

大肠经值班是在卯时，也就是早晨5～7点之间，这个时候一般也是孩子上厕所排便的时间。因为早晨5～7点之间，天就亮了，也就是天门开了，与天门相对应的是地门，即人的肛门也要开，所以就需要排便。

孩子便秘与大肠经有密切的关系。大肠经有一个很重要的功能，就是生"津"，这个"津"就是一种向外渗透的力量。之所以发生便秘就是津的力量过于强大，把大肠中的液都渗透出去了，里面的宿便就变得干硬，形成便秘。相反，如果津的力量很弱，液积存的过多，孩子就会拉稀。所以当孩子便秘或拉稀时，父母可以在早上6～7点钟帮孩子按摩大肠经。

5. 辰时，胃经当令，必吃早饭

胃经有两条主线和四条分支，是儿童经络中分支最多的一条，主要分布在头面、胸部、腹部和腿外侧靠前的部分。胃经在辰时当令，就是早晨7～9点之间。一般这段时间父母都非常忙碌，赶着送孩子去上学，自己去上班，但是不管怎么忙，一定要

吃早饭，也一定要让孩子吃早饭。因为这个时候，太阳升起来了，天地之间的阳气占了主导地位，人的身体也是一样，处于阳盛阴衰之时，应该适当补充一些阴，而食物就属阴。

6. 巳时，脾经当令按摩脾经治流口水

脾经的循行路线是从大脚趾末端开始，沿大趾内侧（脚背与脚掌的分界线），向上沿内踝前边，上至小腿内侧，然后沿小腿内侧的骨头，与肝经相交，在肝经之前循行，上膝股内侧前边，进入腹部，再通过腹部与胸部的间隔，夹食管旁，连舌根，散布舌下。

孩子胃痛、腹胀、大便稀、饭后即吐、流口水等都和脾经不通有关。父母可以从脾经去治，在脾经当令的时候，即上午 9 ～ 11 点，按摩孩子脾经上的几个重点穴位：太白、三阴交、阴陵泉、血海等。

7. 午时，心经当令宜午睡

心经在午时当令，也就是 11 ～ 13 点这段时间，这段时间是上下午更替、阳气与阴气的转换点。所以说，中午吃完饭后一定要让孩子午睡一会儿。因为我们的身体不可能扰乱天地阴阳的转换，最好还是以静制动、以不变应万变，这样对孩子的身体才有好处。中医讲究顺时养生，不仅是顺应四时，也要顺应一天里的十二个时辰。

8. 未时，小肠经当令

13 ～ 15 点（未时）是小肠经当令的时间，这段时间小肠经最旺，它的工作是先吸收被脾胃腐熟后的食物的精华，然后再进行分配，将水液归于膀胱，糟粕送入大肠，精华输入脾脏。因此中医里说小肠是"受盛之官，化物出焉"。小肠有热的孩子，这时则会咳而排气。小肠经当令时，人体主要是吸收养分，然后重新分配，以供下午的消耗。因此，父母应在 13 点前给孩子用餐，而且午饭的营养要丰富，这样小肠才能在功能最旺盛的时候把营养充分吸收和分配。

9. 申时，膀胱经当令宜督促孩子学习

在中医里，膀胱经号称太阳，是很重要的经脉，它从足后跟沿着后小腿、后脊柱正中间的两旁，一直上到脑部，是一条大的经脉。15 ～ 17 点为申时，这是膀胱经当令的时段。

在申时，膀胱经很活跃，它又经过脑部，所以此时气血也很容易上输到脑部，所以此时应该督促孩子学习。古语说"朝而授业，夕而习复"，就是说在这个时候温习早晨学过的功课，效果会很好。如果孩子这个时候出现记忆力减退、后脑疼等现象，就是膀胱经出了问题。

10. 酉时，按摩肾经治心烦

在日常生活中，我们会发现孩子志向远大，他们会憧憬着长大了当科学家、发明家，孩子之所以会有这么大的志向是因为其肾精充足。如果自己的孩子小小年纪就萎靡不振，甘于平凡，那可能是肾经不通，父母要及时帮孩子按摩肾经。

肾经的具体循行路线是：由足的最小趾开始，经足心、内踝、下肢内侧后面、腹部，止于胸部。孩子的肾经如果有问题，生理上通常会出现口干、舌热、咽喉肿痛、心烦、易受惊吓等症状。另外，还有心胸痛，腰、脊、下肢无力或肌肉萎缩麻木，脚底热、痛等症状。每天的 17 ～ 19 点，也就是酉时，是肾经当令的时间，如果孩子有上述症状，父母可以考虑在肾经当令之时，帮孩子按摩肾经。

11. 戌时，按摩劳宫穴帮孩子找回自信

心包经是从心脏的外围开始的，到达腋下三寸处，然后沿着手臂阴面中间的一条线，止于中指。在心包经上有一个很重要的穴位——劳宫穴。这个穴位很好找，让孩子自然握拳，其中指所停留的那个地方就是劳宫穴。

19 ～ 21 点，即戌时，是心包经当令的时间。如果孩子在一些场合觉得紧张，手心出汗、心跳加快、呼吸困难，这时父母不妨帮孩子按按左手的劳宫穴，它可以帮助孩子找回从容自信的感觉。

12. 亥时，敲三焦经防治孩子肥胖

三焦经围着耳朵转了一圈，孩子的耳朵出现疾病通常找它。现在大多数胖人三焦经是阻塞的，而且这种阻塞的情况通常都在他没有真正肥胖的时候就出现了。由于三焦经阻塞，使得经络中的组织液流动出现了障碍，导致垃圾的堆积，长时间的垃圾堆积最终导致了肥胖。

21 ～ 23 点（亥时），这段时间是三焦经当令。如果孩子有耳部疾病或者是小胖墩，那么父母不妨在此时帮孩子敲打三焦经。

▶ 激发孩子体内的天然大药，用推、拿、揉、捏四手法

经络是隐藏在孩子体内的天然大药，那么父母该如何做，才能让孩子体内的天然大药发挥出应有的功效呢？推、拿、揉、捏！

推、拿、揉、捏是按摩儿童经络穴位的四种常用手法，针对不同情况给孩子施与不同的按摩方式，可以让孩子体内的"大药"更好地发挥作用。

1. 推法

推法又包括直推法、旋推法和分推法。所谓直推法，就是用拇指指腹或食指、中

指指腹在皮肤上做直线推动；旋推法是用拇指指腹在皮肤上作螺旋形推动；而分推法是用双手拇指指腹在穴位中点向两侧方向推动。

2. 拿法

用大拇指和食指、中指，或用大拇指和其余四指对称用力，提拿一定部位和穴位，进行一紧一松的拿捏，称为拿法。

3. 揉法

用指端、大鱼际或掌根，在一定部位或穴位上，做顺时针或逆时针方向旋转揉动，即为揉法。

4. 捏法

用拇、食、中三手指捏拿肌肤，称为捏法。

在经络按摩中，除了以上四种，还有按法、摩法、掐法等，用指尖、指腹或掌心，直接按压在穴位上，施以压力，按而留之，称为按法。用手掌掌面或食、中、无名指指面在经络治疗部位上，作环形的有节律的摩转，称摩法。掐法是用指甲或牙签刺激穴位，这类手法通常在成年人身上使用，给儿童按摩一般很少用到。

▶ 按摩拍打穴位，提高孩子的抗病能力

所谓穴位，就是经络在体表上的一些点。如果说经络像一条驶往脏腑目的地的公共汽车线路的话，穴位就是中间的停靠站点。父母经常帮孩子按摩经络穴位，可以保持孩子各个脏腑功能的平衡、和谐，使气血畅通，从而提高孩子对外来疾病的抵抗力。

经络穴位是孩子身上的财富，只有它们好好工作，孩子才会健康。所以，父母平时要多给孩子做按摩拍打，不要等孩子生病了，再忙着求医问药。

一般来说，给孩子按摩拍打常用的穴位有 26 个，下面给大家一一列举。

1. 头部的 7 大名穴：攒竹、坎宫、太阳、人中等

（1）攒竹，也叫天门，位于眉头陷中，眶上切迹处，至前发际成一直线。在孩子感冒、发热、头痛、精神不好时，父母可给孩子推攒竹。

（2）坎宫，自眉头起沿向眉梢成一横线。孩子外感发热、惊风、头痛时，父母可帮孩子推坎宫。

（3）太阳穴，位于眉梢凹陷处。孩子发热、头痛、惊风、目赤痛时，父母可给孩子揉太阳穴。

（4）人中，位于嘴唇和鼻子中沟上中间点。当孩子出现惊风、昏厥、抽搐（主要用于急救）等症状时，可以掐人中。

（5）迎香穴，位于鼻翼中点旁的鼻唇沟中（约13厘米处），孩子鼻塞流涕时可揉此穴。

（6）百会，头顶正中线与两耳尖连线的交点。孩子头痛、惊风、遗尿、腹泻等时可揉此穴。

（7）天柱骨，位于颈后发际正中，至大椎穴成一直线。推天柱骨，可以帮助孩子改善头痛、呕吐、发热、咽痛等症状。

2. 胸、腹、腰、背部的6大名穴：膻中、中脘、天枢等

（1）膻中，位于胸骨上，两乳头连线的中点。孩子有胸闷、咳喘、呕吐等症状时，父母可帮孩子推膻中。

（2）中脘，位于脐上4寸。摩中脘可以治疗孩子因脾胃失和而致的腹胀、食欲缺乏等。

（3）天枢，位于脐旁2寸。揉此穴可解决孩子腹胀、便秘、腹泻等问题。

（4）肚角，位于脐下旁开2寸。适应于孩子腹痛、腹泻，常用手法是拿法，此法为抑制各种原因引起的腹痛的要法。

（5）七节骨，位于第四腰椎至尾骨端成一直线。推孩子的七节骨可治腹泻、便秘。

（6）龟尾，位于尾椎骨端。揉龟尾可治孩子腹泻、便秘、遗尿等。

3. 手部的11大名穴：板门、三关、天河水、劳宫等

（1）四横纹，位于掌面食指、中指、无名指、小指第一指间关节横纹处。可治小儿的腹胀、腹痛、气血不畅、消化不良等症。

（2）小横纹，位于掌面食指、中指、无名指、小指掌指关节横纹处。可治小儿的腹胀、烦躁不安等症。

（3）板门，位于手掌大鱼际平面。可治小儿的食欲缺乏、呕吐、气喘等症。

（4）内劳宫，位于掌心中，屈指时中指尖所指处。揉内劳宫可治小儿的发热、烦渴、口舌生疮等。

（5）小天心，位于掌根大鱼际与小鱼际交接处。可治小儿的烦躁不安、夜啼、斜视等症。

（6）内八卦，位于手掌面以掌中心为圆心，以圆心至中指根横纹约2/3为半径所形成的圆圈，对掌横纹中点为坎，对中指为离，分为乾、坎、艮、震、巽、离、坤、兑八卦。顺运八卦，可治小儿的咳嗽、气喘、呕吐、肠胃不适等症。

（7）外劳宫，位于手背第三、第四掌骨中间凹陷处，与内劳宫相对。可治小儿的头痛、风寒感冒、肠胃不适、咳嗽、气喘等症。

（8）一窝风，位于手背腕横纹正中凹陷处。可治治小儿伤风感冒、肠鸣腹痛等症。

（9）三关，位于前臂靠拇指侧，至肘部成一直线。推三关对小儿的病后体虚、伤风感冒有很好的疗效。

（10）天河水，位于前臂正中内侧、腕横纹至肘横纹呈一直线。清天河水可治小儿的发热、怕冷、烦躁不安等症。

（11）六腑，位于前臂靠小指侧，由时关节至腕横纹呈一直线。推六腑可治小儿的高热不退、大便干结、喉咙痛等症。

4.脚部的 2 大名穴：足三里和涌泉

（1）足三里，位于肢膝眼下 3 寸约 7.5 厘米外，两筋间。可治小儿的消化不良、呕吐等。

（2）涌泉，位于足掌心前 1/3 处。可治小儿的发热、夜啼、烦躁、肠胃不适等。

养生百宝箱

生活中，对于任何一种身体外伤，我们本能的反应就是去按揉拍打疼痛的地方，这就说明按摩是人类使用的一种重要的康复技术。对孩子而言，按摩拍打不仅能提高他们的免疫力、增强食欲、促进生长发育、保护视力，生病时，父母给孩子正确的按摩拍打，还可以增强孩子自我康复的能力。

按摩拍打的疗效独特而神奇，但这一切都建立在恰当、正确的基础之上。为此，建议父母在给孩子按摩时先掌握以下六点。

（1）孩子身体状况正常时，在两餐之间，既不疲劳也不饥饿的时候是给孩子按摩拍打的最佳时间。如果孩子生病了，家长应在孩子不哭不闹、情绪稳定的时候进行按摩拍打，在孩子哭闹之时，则要先安抚好孩子的情绪，再进行按摩。

（2）父母在为孩子进行按摩拍打时，如果是按腹、揉臂或拍打腹部、臂部时，千万不能在饭后马上进行，以免引起孩子吐奶，或腹部不适。

（3）孩子皮肤娇嫩，父母按摩拍打的力道要轻，即使不断重复揉擦拍打孩子的穴位，不要抓破皮肤。尤其在夏季，孩子哭闹、皮肤有汗时，更应注意手法的轻重快慢。

（4）给孩子按摩拍打时，要使用油膏或爽身粉等介质，以防按摩拍打时皮肤破损，也可用葱蒜捣汁来散寒解毒，通经助阳。

（5）如果给刚出生的孩子按摩拍打，而家中还有其他孩子，父母绝不可以因为新宝宝的诞生而忽视他们。通常小孩子是非常乐于"帮助"进行按摩拍打的，所以家长不妨让你的孩子们也加入到按摩拍打新宝宝的行列，这样既不会让孩子感到一种被忽略或抛弃的感觉，还能让新宝宝从中受益。

（6）给孩子按摩拍打，关键在于循序渐进，持之以恒，如果做到了这些，孩子一定能健康成长。

▶不同体质的孩子有不同的按摩方法

给孩子进行保健按摩时要注意，不同体质的孩子应该有不同的按摩方法。

1. 虚型

这种类型的孩子易患贫血和呼吸道感染。此外，面部发黄、少气懒言、神疲乏力、不爱活动、汗多、饭量小、大便溏软是这种类型的孩子的典型症状。给这类孩子常用的按摩手法是推法，具体来说，就是在孩子的 5 个手指面分别按顺时针方向旋转推动，以补其五脏。

2. 湿型

一般来说，这种类型的孩子特别喜欢吃肥甘厚腻的食物，形体多肥胖，动作迟缓，大便溏稀。所以父母要让他们多食扁豆、海带、白萝卜、鲫鱼、冬瓜、橙子等有健脾、祛湿、化痰功效的食物。按摩手法上要用捏法和推法，具体来说就是每天捏脊 5 次，推板门 200 次。

3. 寒型

此类孩子身体和手脚冰凉，面色苍白，不爱活动，吃饭不香，食生冷食物容易腹泻，大便溏稀。父母应每天给孩子捏脊 5 次，按揉内劳宫 100 次。对这类孩子饮食调养的原则是温养胃脾，宜多食辛甘温之品，如羊肉、鸽肉、牛肉、鸡肉、核桃、龙眼等，忌食寒凉之品，如冰冻饮料、西瓜、冬瓜等。

4. 热型

这类孩子的典型症状是形体壮实，面赤唇红，喜欢凉的东西，口渴时常爱喝凉水，烦躁易怒，贪吃，大便秘结。这类孩子易患咽喉炎，外感后易高热。平时给孩子清天河水，天河水在孩子前臂内侧正中线，自腕至肘呈一直线，父母用食、中二指沿那条线从孩子的腕推向肘，每次推 200 次。饮食调养的原则是以清热为主，宜多食甘淡寒凉的食物，如苦瓜、冬瓜、西瓜等。

5. 健康型

这类孩子身体壮实，面色红润，精神饱满，吃饭香，大小便正常。饮食调养的原则是平补阴阳，营养均衡。这样就能使孩子继续保持健康。

总之，父母要根据孩子的体质施与不同的按摩手法，让孩子能更加健康地成长。

▶改善孩子体质可用摩腹和捏脊

生活中，经常遇到这样的情况：两个孩子吃了同样的东西，一个生病，而另一个却没事。之所以出现这种情况，是因为孩子体质有差异，作为父母，首先要增强孩子的体质。

中医认为，"脾胃为后天之本""百病生于气"，要提高小儿防病抗病能力，就需重视调理气机和脾胃功能。而摩腹和捏脊便可以调理脏腑，改善小儿消化功能，大大提高孩子的体质。

1. 摩腹

摩腹起源于唐代孙思邈的养生之道，他在《千金要方》中说："摩腹数百遍，可以无百病。"摩腹，实际上就是对肚脐的一种按摩。肚脐附近的"丹田"，是人体的发动机，是一身元气之本。经常给孩子按摩肚脐，能刺激孩子的肝肾经气，达到祛病的目的。

【具体方法】

在孩子进食 30 分钟后开始摩腹，顺时针进行，注意力量一定要轻柔，稍微带动皮肤就可以了。速度不要太快，每分钟 30 圈就可以了。但要注意的是，孩子腹泻时就要改变摩腹的方向。

2. 捏脊

孩子的身心健康、生长发育是父母最关心的问题。捏脊是促进孩子生长发育、防治多种疾病的妙法。

【具体方法】

龟尾穴开始边捻动边向上走至大椎穴止。

孩子取俯卧位，父母用双手的拇指、中指和食指指腹捏起脊柱上面的皮肤，轻轻提起，从龟尾穴开始，边捻动边向上走，至大椎穴止。从下向上做，单方向进行，一般捏 3 ~ 5 遍，以皮肤微微发红为度。

捏脊能很好地调节脏腑的生理功能，特别是对胃肠功能有很好的调节作用，可提高孩子抵抗疾病的能力。但给孩子捏脊时一定要注意以下几点。

（1）应沿直线捏，不要歪斜。

（2）捏拿肌肤松紧要适宜。

（3）应避免肌肤从手指间滑脱。

坚持给孩子做摩腹和捏脊，一段时间后，你就会发现孩子胃口好了，身体也变得强壮起来。

▶捏三提一，有效治疗孩子的厌食症

厌食是大多数孩子的"通病"，父母应耐心对待。然而现在不少年轻的父母在孩子不愿吃饭时，就吹胡子瞪眼，把饭菜在孩子面前一放，凶神恶煞般地命令孩子必须在一定时间内吃完，否则休想吃别的东西，然后像监工一样守在旁边。结果出现两种不愉快的情况：一种是孩子说什么也不愿吃饭，另一种是孩子含着泪水，委屈咽下饭菜。其实，有一点家长忽视了，在吃饭方面的"斗争"中，孩子比家长更富有持久性。

纠正儿童厌食，家长应有充分的思想准备，要经过一个过程，有计划地分步实施。家长应弄清孩子厌食的原因，若确实是食欲不佳，应通过变换口味鼓励孩子适当进食，经过一两顿调整后，孩子的胃口会逐渐恢复。若是孩子习惯问题，家长更应有足够的耐心去纠正，就餐时不宜过分催促，更不能责骂。若孩子的厌食是因为脾出现问题，那这个时候每天给孩子"捏三提一"就可以了。

"捏三提一"是捏脊的一种，从龟尾穴开始，用双手的拇、中、食三指捏起脊柱上面的皮肤，边捻动边向上走，至大椎穴止。捏脊时，捏三下，向上提一次，称为"捏三提一"。

【具体方法】

让孩子俯卧在床上或大人的大腿上，脱去上衣，暴露整个背部。对从未进行过捏脊的孩子，建议家长先按摩孩子背部，使孩子适应一下，肌肉达到放松状态，当孩子感觉舒适时即可进行捏脊。捏脊时沿脊椎两旁二指处，用两手食指和拇指从尾骶骨（长强穴）开始，将皮肤轻轻捏起，然后将皮肤慢慢地向前捏拿。就这样一边捏一边拿，一直推到颈下最高的脊椎部位（即大椎穴）算作一遍。由下而上连续捏拿 3 ~ 5 遍，此才算一次。第二或第三遍时，每捏三下必须将皮肤向斜上方提起一下。如提法得当，可在第二至第五腰椎处听到轻微的响声。推捏最后，再用双手拇指在腰部两侧的肾腧穴（在第二、三腰椎棘突之间旁开 1.5 寸）上揉按一会儿。此法最好在晨起进行，每日一次。

捏脊可以改善孩子的体质，增强孩子的脾胃功能，加快胃肠蠕动，促进消化吸收，可以很好地纠正孩子厌食。但要注意的是，每天对厌食的孩子做一次"捏三提一"的捏脊法就行了，不宜多做。因为捏脊本来就可以很好地改善孩子的脾胃功能，而且见效较快，但是做多了刺激量太大，就会起反作用。

此外，纠正孩子厌食，父母切忌与孩子讨价还价，不要以送礼物等形式作为交换条件，否则会引起更难纠正的新问题。

▶孩子假性近视不用愁，每天多揉三穴

排除遗传近视的原因，大部分的近视原因都是孩子不注意用眼卫生，比如灯光照明不良、坐姿不良、常躺着看书、在颠簸的车上读报、课程负担过重、印刷品质量太差、看电视时间过长或距离太近等，也可能因为营养不良、微量元素的缺乏、龋齿等因素造成近视，这些都是近年来近视率不断上升的"罪魁祸首"。

由眼的调节器官痉挛所引起的近视，称假性近视。假性近视一般不需要配戴眼镜。经过及时治疗和注意保护，使睫状肌放松，视力可以恢复正常。但是，如果在假性近视阶段不引起重视，继续发展下去，就会变成真性近视，就必须用配戴眼镜来矫治。

所以，当孩子刚开始出现视力下降的症状时，家长们首先要做的是帮助孩子矫正假性近视，而不是急于给孩子配眼镜。手穴疗法治疗假性近视效果较好，具有养血安神、明目定志、消除痉挛的作用。

这种方法主要是通过按摩或针刺手部特定穴位，经感觉神经传导至内脏和大脑等器官，以达到防治疾病的独特疗法。双手一年四季暴露在外，取穴、按摩或针刺不受季节条件限制，具有方便、灵活的优势。针刺手部穴位治疗假性近视，较为疼痛，有的人不易接受；而采用手穴按摩，基本无痛苦，刺激却能传导到眼部和肝脏，具有标本兼治、见效快的特点，且人人能做，方便适宜。针对假性近视，人们常采用以下手法来治疗。

【具体方法】

（1）先找到治疗假性近视的有效穴位：掌面无名指第一、二节指骨间关节处的肝穴，掌面手心附近、心包区内的劳宫穴，以及手背侧小指走向下行的腕骨穴。

（2）当过度用眼而导致视力下降时，可轻缓地揉压这三个穴位，每日早、中、晚三次，每次连续揉压108下，最后一下按压10秒左右。

（3）在实践中，遇到"眼睛感觉特别舒服"的时候，要稍加精心揉压、细细体会。

总之，只要坚持不懈，视力就会慢慢得到恢复。

▶孩子夜啼不用愁，揉揉按按解烦忧

不少孩子白天好好的，可是一到晚上就烦躁不安，哭闹不止。这就是夜啼的症状，多见于3个月以内的幼小婴儿，小孩子夜啼一般有以下几种情况。

1. 生理性哭闹

孩子的尿布湿了、裹得太紧、饥饿、口渴、室内温度不合适、被褥太厚等，都会使小儿感觉不舒服而哭闹。对于这种情况，父母只要及时消除不良刺激，孩子很快就

会安静入睡。此外，有的孩子每到夜间要睡觉时就会哭闹不止，这时父母若能耐心哄其睡觉，孩子很快就会安然入睡。

2. 环境不适应

有些孩子对自然环境不适应，黑夜、白天颠倒。父母白天上班他睡觉，父母晚上休息他"工作"。若将孩子抱起和他玩，哭闹即止。对于这类孩子，父母应该把休息睡眠时间调整过来，必要时请医生做些指导。

3. 白天运动不足

有的孩子白天运动不足，夜间不肯入睡，哭闹不止。对这样的孩子白天应增加活动量，因为疲惫晚上自然能安静入睡。

4. 午睡时间安排不当

有的孩子早晨睡懒觉，到了午后 2～3 点才睡午觉，或者午睡时间过早，以致晚上提前入睡，半夜睡醒，没有人陪着玩就哭闹。对于这样的孩子早晨可以早些将其唤醒，将其午睡时间进行适当调整。

5. 身体不适

有些脾虚、心热型孩子经常会在夜间哭闹，父母要知道孩子啼哭的原因，并学会相应的按摩手法。

如果是由身体不适引起的，父母可以对孩子施行一点按摩手法，能有效止住孩子夜啼的症状。

【具体方法】

（1）补脾经、清心经、清肝经各 200 次。

（2）孩子取仰卧位，父母用掌心顺时针摩腹、揉脐各 3 分钟。

（3）按揉足三里穴 1 分钟。

此外，根据孩子夜啼症状的不同，父母要采取不同的按摩治疗方。

1. 脾虚型

脾虚型孩子的表现症状为夜间啼哭、啼哭声弱、腹痛喜按、四肢欠温、食少便溏、面色青白、唇舌淡白、舌苔薄白等。

【具体方法】

（1）揉板门 300 次，推三关 50 次。

（2）掐揉四横纹 10 次。

（3）摩中脘穴 3 分钟。

2. 心热型

心热型孩子的表现症状为夜间啼哭、哭声响亮、面红目赤、烦躁不安、怕见灯光、大便干、小便黄、舌尖红、苔白等。

【具体方法】

（1）清天河水、推六腑各 200 次。

（2）清小肠 300 次。

3. 惊恐型

惊恐型孩子的表现症状为夜间啼哭、声惨而紧、面色泛青、心神不安、时睡时醒、舌苔多等。

【具体方法】

（1）按揉神门、百会穴各 1 分钟。

（2）揉小天心 100 次，掐威灵 5 次。

（3）掐心经、肝经各 50 次。

4. 食积型

食积型孩子的表现症状为夜间啼哭、睡眠不安、厌食吐乳、腹胀拒按、大便酸臭、舌苔厚腻等。

【具体方法】

（1）揉板门、运内八卦各 100 次。

（2）清大肠 300 次。

（3）揉中脘 3 分钟。

▶ 推七节骨，让孩子不再夜里"画地图"

一般来说，两周岁以下的孩子容易出现尿床现象，两周岁以上的孩子尿床的情况就逐渐减少了。但如果如果孩子过了五周岁，晚上还要尿床，就是遗尿，引起遗尿现象的原因有以下三种。

（1）睡眠过深。遗尿的儿童晚上都睡得很深。由于睡得太深，以致大脑不能接受来自膀胱的尿意，因而发生遗尿。

（2）心理因素。亲人突然死亡或受伤、父母吵架或离异、母子长期分离、黑夜恐惧受惊等原因均可导致孩子遗尿。

（3）脾胃虚弱。孩子脾胃虚弱，功能紊乱，导致膀胱气化功能失调，从而引起遗尿。

针对遗尿这种情况，父母可采取以下治疗方法。

（1）帮助孩子建立合理的作息时间。不让孩子白天玩得太累，中午睡1～2个小时，晚饭少喝汤水，睡前让孩子小便一次，夜间可叫醒两次，让孩子起来小便。坚持一段时间，形成条件反射，也就养成了习惯。

（2）解除孩子的精神负担。一般来说，孩子3岁以后就开始懂事了，父母应该对孩子劝说、安慰，使孩子知道这是暂时性的功能失调，可以治愈，从而解除精神负担，建立治愈的信心。

（3）如果是脾胃虚弱引起的遗尿，父母就要从健小孩的脾胃做起，前面提到的摩腹和捏脊均有健脾胃的功效。父母还可以用食指和中指自上而下推孩子的七节骨，这也可以有效治愈孩子遗尿。

总之，父母在对待尿床这个问题上不要过多地对孩子斥责、打骂，而应给予体贴和帮助，帮助他逐步学会控制身体，最终解决尿床问题。

▶小儿流口水，拍打经穴来根治

流口水，也叫流涎，经常发生在3岁以下的孩子身上。刚出生的宝宝是不会流口水的，因为他们的唾液腺不发达，分泌的唾液较少，宝宝嘴里没有多余的唾液流出，加上此时宝宝的主食是奶，对唾液腺的刺激不大。

宝宝流口水常发生于断奶前后。婴儿长到六个月以后，身体各器官明显地发生变化，此时婴儿所需营养已不能局限于母乳，要逐步用米糊、菜泥等营养丰富、容易消化的

> **养生百宝箱**
>
> 在给孩子按摩的同时，父母还要注意从饮食上给孩子加以调整。下面两款食疗方对治疗孩子流涎效果很不错。
>
> 1. 赤小豆鲫鱼汤
>
> 【材料】赤小豆100克，鲜鲤鱼1条约500克。
>
> 【做法】将赤小豆煮烂取汤汁，将鲤鱼洗净去内脏，与赤豆汤汁同煮，放黄酒少许，用文火煮1小时。取汤汁分3次喂服，空腹服，连服7日。
>
> 2. 米仁山楂汤
>
> 【材料】米仁100克，生山楂20克（鲜的更好），水650毫升。
>
> 【做法】文火煮1小时，浓缩汤汁分3次服食（1日），空腹服，连服7日。

辅食品来补充。有些母亲用母乳喂养孩子到15个月以上才断奶，断奶后再喂辅食，这样的孩子脾胃就比较虚弱，容易发生消化不良，这时候小儿流涎发生率最高。

此外，宝宝长牙或患口腔黏膜炎症时，也特别容易流口水。因此父母应注意观察宝宝的表现，找出流涎原因，如果是因长牙或口腔黏膜炎症引起的流涎，父母可不必太担心。如果孩子经常流口水，父母就要注意了。

中医认为经常流涎，易耗伤孩子的津液，孩子常因先天不足、后天失调、脾胃虚寒而发病。如果父母给孩子补脾经、肺经、肾经各300次，推三关300次，摩腹3分钟，

捏脊 3 ~ 5 遍，效果会很好。

▶ 治疗小儿咳嗽，多多拍揉这些穴位

小儿脏腑娇嫩，因此极易受到外感、内伤等的侵袭而使肺脏受伤，时常引发咳嗽症状。而孩子咳嗽总好不了，做父母的不免揪心，但医学上尚未研发出治疗咳嗽的一吃就灵的特效药，于是常常会很心疼。这时，父母不妨学习一套经络拍打法，自己在家就可以治好孩子的咳嗽。

一般来说，孩子咳嗽分为外感咳嗽和内感咳嗽，它们的症状不同，所使用的经络拍打方法也有所不同。

1. 外感咳嗽

主要症状有咳嗽有痰、鼻塞、流涕、恶寒、头痛。若为风寒者，兼见痰涕清色白，恶寒重而无汗。若为风热者兼见痰涕黄稠、汗出、口渴、咽痛、发热。

【具体手法】

治疗应健脾宣肺、止咳化痰。

（1）推坎宫：眉收至两眉梢成一横线为坎宫穴。操作时，术者用两拇指自眉心向两侧眉梢做分推，30 ~ 50 次。有疏风解表、醒脑明目的作用，常用于治疗外感发热、头痛等。

（2）下推膻中：膻中穴位于两乳头连线中点，胸骨正中线上，平第四肋间隙。操作时，术者用食指、中指自胸骨切迹向下推至剑突 50 ~ 100 次。具有宽胸理气、止咳化痰的功效，适用于治疗呕吐、咳嗽、呃逆、嗳气等疾病。

（3）揉乳根：操作时，术者以拇指螺纹面按揉两侧乳根穴各 30 ~ 50 次。具有宣肺理气、止咳化痰的功效，适用于治疗咳嗽、胸闷、哮喘等疾病。

（4）揉肺俞：肺俞穴位于第三胸椎棘突下，督脉身柱穴旁开 1.5 寸。操作时，于两侧的肺俞穴上按揉 50 次左右。具有益气补肺、止咳化痰的功效，能调肺气，补虚损，止咳嗽，适用于一切呼吸系统疾病。

（5）揉丰隆：丰隆穴位于外踝尖上 8 寸，胫骨前缘外侧，胫腓骨之间。操作时，揉 50 次左右。具有和胃气、化痰湿的功效，适用于治疗痰涎壅盛、咳嗽气喘等病证。

若是风寒者可加推三关，风热者可加清天河水，痰多者可加揉小横纹。

2. 内伤咳嗽

主要症状有久咳不愈、身微热、干咳少痰，或咳嗽痰多、食欲缺乏、神疲乏力、形体消瘦。

【具体手法】

治疗应健脾养肺、止咳化痰。

（1）补肺经：肺经穴位于无名指末节螺纹面。操作时，术者以拇指螺纹面旋推患儿此穴 100 ～ 300 次。具有补肺气的功效，可治虚性咳喘、自汗、盗汗等症，常与补脾土合用。

（2）运内八卦：内八卦位于手掌面，以掌心为圆心，从圆心至中指根横纹 2/3 为半径，所作圆周。操作时，术者以拇指顺圆周推动，100 ～ 500 次。具有宽胸理气、止咳化痰、行滞消食的功效，主要用于治疗痰结咳嗽、乳食内伤等病证。

（3）揉乳根、乳旁：乳旁穴位于乳头外旁开 0.2 寸。揉两侧此穴 30 ～ 50 次。能宽胸理气、止咳化痰，可治胸闷、咳嗽、痰鸣、呕吐等症。

（4）揉中脘：中脘穴位于前正中线，脐上 4 寸。操作时，患儿仰卧，术者以掌根揉此穴 100 ～ 200 次。具有健脾和胃、消食和中的功效，可治脾胃升降失调所致诸症，如呃逆、胃痛、腹胀等。

久咳体虚可加用推三关、捏脊，痰吐不利可加用揉丰隆。

此外，父母还应注意多给孩子吃清淡的食物，切忌喂食一切寒凉、甜酸的食物或是鱼、海鲜等发物，以免加重咳嗽症状。

▶治疗小儿秋季腹泻，捏捏他的脊部经络

每到天气转凉的季节，比如夏天转秋天、秋天转冬天的时节，许多孩子都会因受凉而引发小儿腹泻。一经检查，就会发现，此时的小儿腹泻多由轮状病毒引起，其临床多表现为大便次数较多，每日五六次，甚则十几次，大便呈蛋花汤样便，或水样便，或溏稀便，或夹黏液。小儿腹泻严重者，常因大量水样便而出现脱水情况，治疗不及时，亦可出现死亡。

中医认为，小儿腹泻是脾胃功能失调或外感时邪所致，这是因为孩子的脾胃很脆弱，承受不住一点侵害，所以很容易腹泻。临床可分为伤食泻、惊吓泻、风寒泻、湿热泻和脾虚泻，小儿秋季腹泻以脾虚泻最为多见。

中医采用推拿捏脊疗法治疗小儿秋季腹泻时，可酌情选用补脾土、揉板门、揉外劳、运内八卦、揉脐、摩腹、按揉足三里等推拿手法，捏脊疗法中运用推拿的推、捻、捏、提、按、抹等手法，配合其他推拿手法与穴位，治疗小儿秋季腹泻有较好的疗效。

【具体方法】

补脾土：脾土穴在拇指桡侧边缘，医者用左手食、拇指捏住小儿大拇指，用右手指腹循小儿拇指桡侧边缘向掌根方向直推。

揉板门：板门穴在手掌大鱼际平面，医者用右手拇指指腹旋揉小儿手掌大鱼际。

揉外劳：外劳宫穴在小儿手掌背正中，医者用右手食指指腹按揉小儿手掌背中心的外劳宫穴。

运内八卦：内八卦穴在手掌面，以掌心为圆心，从圆心至中指根横纹约 2/3 处为半径做圆，内八卦穴为一圆圈。医者用左手捏住小儿手指，用右手拇指在小儿掌心做圆圈运动。

揉脐：脐即肚脐，医者用中指指腹或掌根揉之。

摩腹：腹指小儿腹部，医者用四指指腹或全掌放在小儿腹部做圆周运动。

按揉足三里：足三里穴在膝下三寸外侧一寸，医者用拇指或中指指腹在足三里穴做按揉。

捏脊：捏脊时，主要将手法作用于小儿后背的脊柱及两侧，脊柱属中医督脉，主一身之阳，捏脊可调理阴阳，健脾补肾。操作时，医者以双手食指轻抵脊柱下方长强穴，向上推至脊柱颈部的大椎穴。同时双手拇指交替在脊柱上做按、捏等动作，共做六遍。第五遍时，在脾俞、胃俞、膈俞做捏提手法。六遍结束后，用两手拇指在小儿的肾腧穴轻抹三下即可。捏脊疗法在每日晨起或上午操作效果最佳。

因为小儿腹泻时损耗了身体大量水分，因此父母要注意为小儿补充水分，可用口服补液盐给孩子冲水喝，还要忌一切寒凉、厚味的食物，更要忌暴饮暴食。父母最好能带领孩子参加适当的体育锻炼，帮助孩子增强体质，以抵抗病毒的侵袭。

▶孩子生了鹅口疮，试着揉揉这些经穴

鹅口疮又名"白口糊"，是由白色念珠菌感染引起的。鹅口疮主要发生于长期腹泻、营养不良、长期或反复使用广谱抗生素的婴幼儿。也可经消毒不严被污染的食具如奶瓶、奶嘴感染而得病。临床表现为口腔黏膜附着一片片白色乳凝状物，可见于颊黏膜、舌面及上颚等处，有时可蔓延至咽部，不易擦掉，强行揩去，容易出血。如病变累及食道、气管、支气管、肺泡时，会出现吞咽困难、恶心呕吐、咳嗽、呼吸困难、声音嘶哑等症状。

中医认为，脾开窍于口，口部的疾病多由脾功能失调引起。所以孩子得了鹅口疮，父母可以给孩子清天河水 300 次，推六腑 300 次，清肝经 300 次，清心经 300 次，清胃经 50 次，揉板门 50 次。然后，从横纹推向板门 20 次，按揉大椎穴 1 分钟。这也是治疗孩子鹅口疮的常用手法。

如果孩子有如下症状：口腔黏膜布满白屑，白屑周围红晕较甚，伴心烦口渴、面赤、口臭、大便干结、小便短赤、舌尖红、苔黄，则说明孩子心脾郁热，按摩时要用常用手法加清脾经 200 次，清心经加至 500 次，推下七节骨 300 次，按揉心俞、脾俞各 1 分钟。

如果孩子有如下症状：口腔黏膜布满白屑，周围红晕色淡，伴面色白、身体瘦弱、四肢欠温、口唇色淡、大便溏薄、小便清长、舌质淡、苔白腻，则是脾虚湿盛，按摩时要用常用手法加摩中脘5分钟，补脾经300次，揉板门加至100次，按揉脾俞、胃腧穴各1分钟，按揉足三里穴1分钟。

此外，父母还要注意孩子的口腔卫生，喂母乳的妈妈，喂奶前把乳头擦洗干净，食具应严格消毒。多让孩子饮水，不要给其食用过冷、过热及过硬的食物，以减轻对口腔黏膜的刺激。

▶ 小儿发热别着急，拍揉经络祛邪火

小儿发热是婴幼儿十分常见的一种症状，许多小儿疾病在一开始时就表现为发热。发热是机体的一种防御反应，它可使单核吞噬细胞系统吞噬功能、白细胞内酶活力和肝脏解毒功能增强，从而有利于疾病的恢复。因此，对小儿发热不能单纯地着眼于退热，而应该积极寻找小儿发热的原因，治疗原发病。

中医认为，小儿发热主要是由感受外邪，邪郁卫表，邪正相争所致。治疗小儿外感发热，一般多采用清肺经、揉太阳、清天河水、推脊等推拿方法。

肺经位于无名指末节，推拿时采用清法，即由手指末端向指根方向直推，连续200～300次；太阳穴位于眉梢后凹陷处，推拿时采用揉法，即以双手中指端按揉此穴，连续30～50次；天河水位于上肢前臂正中，推拿时用食指和中指，由腕部直推向肘，连续100～200次；推脊是指用食指和中指在脊柱自上而下直推，连续100～200次。通过这些手法，可以疏通经络、清热解表，从而达到退热目的。

对小儿长期低热，中医认为是由于久病伤阴而产生的虚热。治疗可采用揉内劳宫、清天河水、按揉足三里、推涌泉等推拿方法。内劳宫位于手掌心，推拿时采用揉法，连续100～200次；清天河水方法同上；足三里穴位于下肢胫骨前嵴稍外处，推拿时用拇指端在该穴按揉，连续50～100次；涌泉穴位于足掌心前正中，推拿时用拇指向足趾方向直推，连续50～100次。通过这些推拿方法，可以调节脏腑功能，引热下行，清退虚热。

推拿方法简便，患儿没有痛苦，没有任何副作用，家长可以自己操作。在小儿发热时，建议家长不妨试一试。

▶ 远离噎食威胁，做孩子最好的急救师

孩子发生噎食时，不少家长首先会想到去医院，殊不知，如果噎食造成窒息，四分钟内不解决往往会因严重缺氧、心跳停止而死亡。因此，家长掌握急救方法，第一

时间进行急救更有效。

1.3 岁以内的婴幼儿发生噎食时

【具体方法】

（1）拍击背部5次

把宝宝脸朝下放在你的一只胳膊上，保持宝宝的头低于他的身体，用手指支撑宝宝的下颌，用掌根部连续拍击宝宝的背部中央5次。检查宝宝的嘴，取出食物。

（2）按压胸部5次

如果拍击背部失败，就要把宝宝转过来，头部依旧保持低位。把两个手指放在胸骨上，恰好位于乳头之间的虚线下，向上按压5次。

2.3 岁以上的孩子发生噎食时

【具体方法】

（1）拍击背部5次

让孩子向前倾斜，用掌根部连续拍击孩子肩胛骨之间的部位5次。如果孩子比较小，可以让他坐在你的大腿上，保持头低于身体的位置，拍击他的背部。检查孩子的嘴，取出食物。

（2）按压胸部5次

如果呼吸道依旧堵塞，就用一只拳头抵在孩子的胸骨下半部，用另外一只手握住拳头，用力向内向上推压。每间隔3秒钟推压一次，一共重复5次。检查孩子的嘴，取出食物。

（3）按压腹部5次

如果孩子依旧无法呼吸，握紧拳头抵在孩子的上腹部中央，用另外一只手握住拳头，用力向内向上按压5次。检查孩子的嘴，取出食物。

（4）重复以上3个步骤的动作

如果腹部按压也失败了，就要重复背部拍击、胸部按压和腹部按压3次，并立刻叫急救，一直重复这个循环动作直到救护车到达。

第二节　天天用点拉筋拍打法，女人健康少烦恼

▶解决妇科问题，从拉筋开始

中医认为，任何疾病的治疗着重在调整全身功能，临证时必须运用四诊八纲认真地进行辨证分析，分清脏、腑、气、血、寒、热、虚、实，然后确定治疗原则。治疗妇科疾病时要注意，妇女以血为主，血赖气行，脏腑是气血生化之源。由于妇女生理上数伤于血，以致气分偏盛，性情易于波动，常影响于肝；饮食失调，忧思劳倦，易伤脾胃；素禀不足，早婚多产，房事不节，常损伤肾气。因此，脏腑功能失常，气血失调，便引发诸多妇科疾病。

找一张人体解剖图来仔细看，你就会发现人体的五脏六腑等内脏器官都挂在脊椎上，而脊椎的任何一节出现筋缩或者错位，与其相应的脏腑就会出问题，身体相应部位就会出现酸、痛、麻、胀等不适症状。如果从中医经络图上看，脊椎骨正中是督脉，其两侧是膀胱经，从上到下分布着脏腑腧穴，如肺俞、心俞、肝俞、胃俞、脾俞、肾俞、膀胱俞等，如果督脉和膀胱经上的某部分出问题，与此关联的脏腑就会出问题，反之亦然。十二筋经的走向与十二经络走向相同，凡筋缩和错位之处则相应经络也不通，所以用拉筋法治疗筋缩和错位完全符合中医理论。

由此可知，拉筋法治疗妇科病并非空穴来风，而是卓有成效的保健方法。从医学的角度来看，妇科病患者的问题主要出自腰椎、骶椎的筋缩及错位，一旦错位，则与其关联的心、肾、肝、脾四条经络受阻，相应的子宫、卵巢、膀胱等生殖和泌尿系统也会有问题。如果患者每天拉筋二十分钟，令骶椎、腰椎乃至盆腔区的筋被拉松、错位的骨节复位，则被堵的经络自然打通，相应病证就会减缓或消失。

但要注意是，对于轻微的不适症状，人们可在家里或办公室通过练习一些拉筋保健方法来缓解、治疗，但对于一些错位严重的筋伤症状，则要找受过专门正骨培训的人复位，并配合相应的饮食治疗。

▶经期头痛按摩三穴补充气血

经前期出现头痛，为经前期紧张综合征的症状之一。经前期紧张综合征的常见表现有头痛、乳房胀痛、手足或面部水肿、注意力不集中、精神紧张、情绪不稳，重者有腹胀、恶心或呕吐等症状。症状可在经前 7 ~ 14 天开始出现，经前 2 ~ 3 天加重，经期内症状明显减轻或消失。经期出现头痛的原因是气血亏虚、经络不畅，因为本身体质较差，经前或经后气血会更虚，头脑营养跟不上，所以就会出现头痛。可见，要

想避免经期头痛，最根本的办法就是补充气血。而补充气血最好是按揉足三里、太阳穴和印堂。

足三里是足阳明胃经的合穴，其矛头直指头痛，只要每天坚持按揉足三里就能达到抑制头痛的目的。除了按揉足三里，还要按揉太阳穴和印堂部位。

建议你每天早上 7 ～ 9 点按揉或艾灸两侧足三里 3 分钟。月经前 7 天开始，分别推前额，按揉太阳穴和印堂 2 分钟，直至月经结束，在这段时间内最好不要吃生冷食物。

中医认为，公鸡、螃蟹、虾等食物能动风而使肝阳上亢加剧头痛发作，所以饮食要力求清淡、新鲜，避免辛辣、刺激之物，学会控制自己的情绪，保证充足的睡眠，防止过度劳累，这对预防该病的发作有重要作用。

此外，要防止经期头痛，就要避免吃含奶酪丰富的食品，如牛奶、冰激凌、腌制的肉类，以及咖啡、巧克力等，因为这些食物均能诱发头痛，还要避免过度运动或劳累，以防经血过多、经期延长或闭经。

▶ 善用拍打法，女人闭经不再是难题

月经，又称月经周期，是每个女人都会遇到的问题，是性成熟女子的一种正常的生理现象，因多数人是每月出现 1 次而称为月经，它是指有规律的、周期性的子宫出血。但若女子年龄超过 18 岁，仍无月经来潮（除暗经外）；或已形成月经周期而又中断达 3 个月以上者（妊娠或哺乳期除外），则是患上了闭经。主要表现为形体瘦弱、面色苍白、头昏目眩、精神疲倦、腹部硬满胀痛、大便干燥、忧郁恼怒等。

中医将闭经称为经闭，多由先天不足，体弱多病，或多产房劳，肾气不足，精亏血少；大病、久病、产后失血，或脾虚生化不足，冲任血少；情绪失调，精神过度紧张，或受刺激，气血不畅；肥胖之人，多痰多湿，痰湿阻滞冲任等引起。现代女性由于生活、工作压力过大等，也可引起月经不调，甚至闭经。

女性在闭经后，千万不要紧张，只要每天坚持按揉关元、气海、三阴交、足三里、血海等穴位就可以把病治好了。

【具体方法】

1. 病人仰卧位

（1）点按关元、气海、三阴交、足三里、血海，每穴约 1 分钟。

（2）摩法。医者两手掌指相叠，以肚脐为中心，沿着升、横、降结肠，按顺时针方向按摩 5 分钟，以腹部有热感为宜。

（3）拿提法。医者两手掌指着力，分别置于腹部两侧，自上而下、自外向内沿任

脉将腹部肌肉挤起，然后两手交叉扣拢拿提，反复施术7次。

2. 病人俯卧位

（1）点按肝俞、肾俞、膈俞、胃俞，每穴约5分钟。

（2）推揉法。医者两手指掌分别置于背、腰骶部膀胱经和督脉上，边推边揉反复施术3分钟。

（3）擦法。医者两手交替进行，一手全掌着力置于腰骶部及八髎穴处，反复擦摩至皮肤微红、有热感为宜。

经穴按摩治疗功能失调引起的闭经，效果尚佳，但必须与早期妊娠鉴别。

需要注意的是，如果患者是由严重贫血、肾炎、心脏病、子宫发育不全、肿瘤等引起的闭经，则不宜采取以上手法治疗，而应咨询专业医师进行相应的专业治疗。

▶ 多多拍打带脉，不再烦恼带下病

一般来说，女性自身的泌雌性激素会分泌白带滋润阴道，正常的白带应该是透明、色微白、无异味，一般在月经结束后的量比较大，且不会使女性产生任何不适的感觉。但如果女性阴道分泌物明显增多，色黄、气味腥臭，则是白带异常的表现，极可能患上了带下病。带下病是女性健康的"晴雨表"，如不及时治疗会引发多种妇科炎症，如盆腔炎、宫颈炎、附件炎、子宫内膜炎等。

中医认为，带下病多是由饮食不节，劳倦过度；或忧思气结，损伤脾气；或房事不节，年老久病，损伤肾气，脾肾不能运化水湿，带脉失约；以及恣食厚味酿生湿热，或情志不畅，肝郁脾虚，湿热下注；或感受湿毒、寒湿等引起。因此在治疗时主张根据不同病证表现选取不同的组穴，按压穴位以健脾益肾、清热利湿的目的。当然，不管引起带下病的原因是什么，在治疗时都离不开带脉和足太阴经穴。

1. 湿热下注

带下量多，色黄绿如脓，或挟有血液，或混浊如米泔，臭秽；阴中瘙痒，口苦咽干，小便短赤；舌红苔黄，脉滑数。

选取穴位：中极、阴陵泉、下髎。

2. 肾阳亏虚

带下清冷，量多，色白，质稀薄，终日淋漓不断；小腹冷，大便溏薄，小便清长，夜间尤甚；舌淡苔白，脉沉迟，尺脉尤甚。

选取穴位：肾俞、关元、命门、次髎。

3. 脾虚湿困

带下量多，色白或淡黄，质黏稠，无臭味，淋漓不断；伴面色暗黄，纳少便溏，精神疲倦，四肢倦怠；舌淡苔白腻，脉缓弱。

选取穴位：气海、脾俞、阴陵泉、足三里。

4. 阴虚挟湿

带下量不甚多，色黄，质黏稠或有臭气；阴部干涩不适，或灼热感，五心烦热，腰膝酸软，头晕耳鸣，失眠多梦；舌红，苔少或黄腻，脉细数。

选取穴位：肾俞、太溪、次髎、阴陵泉。

总之，只要女性养成良好的卫生习惯，做好自身的清洁工作，并避免不洁性行为，定期进行妇科检查，就能有效预防带下病。

▶ 治疗不孕症，按压穴位就能让你如愿以偿

当育龄妇女结婚 2 年以上，丈夫生殖功能正常，夫妇同居有正常性生活且未采取避孕措施，仍然不见怀孕迹象，就可能是女性患上了不孕症，主要是因为女性卵巢功能低下或卵巢内分泌障碍、黄体功能不全，以及下丘脑、垂体、卵巢之间内分泌平衡失调所致。中医认为不孕症与肾的关系密切。肾虚不能温煦胞宫，或肾虚精血不足、肝郁气血不调，皆致胞脉失养而致不孕。

按压疗法可根据不同病证表现选取组穴。

1. 肾阳亏虚

婚后不孕，月经后期或闭经，经量少色淡，腰脊酸软，形寒肢冷，小腹冷坠，头晕耳鸣。舌淡苔白，脉沉迟。

按压穴位疗法：取任脉、督脉、足少阴肾经经穴进行治疗。

按压手法要求：力度逐渐加大，动作平稳和缓，按患处或穴位深处，每穴按压时间要稍长，可持续按压 30 ~ 60 秒，并可逆时针揉动，穴下刺激感要小，以达补虚祛病之效。

选用穴位：肾俞、气海、关元、命门、阴交、曲骨、太溪、照海。

2. 肝郁血虚

婚后不孕，经行先后不定期，经血紫红有块，量少，面色暗黄，胸胁乳房胀痛，情志不畅。舌淡苔薄白，脉细弦。

按压穴位疗法：取足厥阴肝经、足太阴脾经、足阳明胃经穴进行治疗。

按压手法要求：力度逐渐加大，动作平稳和缓，抵患处或穴位深处，每穴按压时

间要稍长，可持续按压 30 ～ 60 秒，并可逆时针揉动，穴下刺激感要小，以达补虚祛病之效。

选用穴位：关元、气户、子宫、太冲、肝俞、中极、足三里、三阴交。血虚身热加血海；头晕心悸者，加百会、神门。

3. 瘀滞胞宫

经期错后，经行涩滞不畅，小腹隐痛，经血夹有紫块。舌质暗或有紫斑，苔薄黄，脉滑或涩。

按压穴位疗法：取任脉、足太阴脾经、足阳明胃经穴进行治疗。

按压手法要求：用力适中，平补平泻，可按不同方向旋转揉动，每穴按压 10 ～ 40 秒，穴下要有一定刺激感，以产生治疗效果。

选用穴位：中极、气冲、丰隆、气海、血海。

总之，当女性怀疑自己患上不孕症后，应到专业的医院进行专业的检查确认，切不可妄下结论从民间搜集一些偏方来试用，更不可因身体不好而随便对身体进行一次大滋补。

▶ 更年期综合征，按压三阴交穴最可靠

更年期是女性生殖功能由旺盛到衰退的一个过渡阶段。这是一个雌激素水平下降的阶段，是生育期向老年期的过渡期。更年期妇女由于卵巢功能减退，垂体功能亢进，分泌过多的促性腺激素，引起植物神经功能紊乱，会出现月经变化、生殖器官萎缩、骨质疏松、心悸、失眠、乏力、抑郁、多虑、情绪不稳定、易激动等症状，称为更年期综合征。

在更年期，妇女可出现一系列的生理和心理方面的变化。多数妇女能够平稳地度过更年期，但也有少数妇女由于更年期生理与心理变化较大，被一系列症状所困扰，影响身心健康。因此每个到了更年期的妇女都要注意加强自我保健，保证顺利地度过人生的这一转折时期。自我保健的最佳方法就是按压三阴交穴位。

三阴交位于内踝上 3 寸处，胫骨后缘。女性朋友对于这个穴位应该予以高度重视，对它进行经常刺激，可以治疗月经不调、痛经等妇科常见病证。

在饮食上，对于更年期有头昏、失眠、情绪不稳定等症状的女性，要选择富含 B 族维生素的食物，如粗粮（小米、麦片）、豆类和瘦肉、牛奶。牛奶中含有的色氨酸，有镇静安眠功效；绿叶菜、水果含有丰富的 B 族维生素。这些食品对维持神经系统的功能、促进消化有一定的作用。此外，要少吃盐（以普通盐量减半为宜），避免吃刺激性食品，如酒、咖啡、浓茶、胡椒等。

▶外阴瘙痒症——按压穴位让你的阴部舒服清爽

当女性的外阴部或阴道内出现瘙痒，甚则痒痛难忍的症状，却又没有原发性皮肤损害，这就是外阴瘙痒症，属中医"阴痒""阴门瘙痒"等范畴。主要表现为阴部瘙痒，严重者会波及会阴、肛门甚则大腿内侧，患者常伴有精神疲惫、憔悴、情绪急躁、高度神经质。外阴白斑所致者更是奇痒难忍，并伴有皮肤及黏膜变白、变粗或萎缩，较易引起癌变。中医认为本病发生的病因病机，主要是肝、肾、脾功能失常，常见的如肝经湿热证。

按压疗法可根据不同病证表现选取组穴。

1. 肝经湿热

阴部瘙痒，胸闷不舒，口苦咽干，带下量多，色黄稠，烦躁失眠，小便黄赤。舌红苔黄腻，脉弦数。

按压穴位疗法：取任脉、足太阴脾经、足厥阴肝经穴。

选用穴位：中极、蠡沟、曲泉、曲骨、阴陵泉、行间、水道。

2. 肝肾阴虚

阴部干涩奇痒，灼热疼痛，或带下量少，色黄腥臭，伴头晕、耳鸣目眩、腰酸、五心烦热、口干咽燥。舌红苔少，脉细无力。

按压穴位疗法：取任脉、足少阴肾经、足太阴脾经穴进行治疗。

选用穴位：中极、下髎、血海、阴陵泉、三阴交、太溪、冲门。奇痒者加神门、止痒穴。

要想预防外阴瘙痒症，女性在平时要注意维护外阴部的清洁卫生，使用专门的洗液清洗，而不要用肥皂清洗外阴。此外，在外阴瘙痒时切忌搔抓和摩擦患处，以免抓破皮肤引起细菌感染，同时还要在饮食方面忌辛辣，并保持平静的情绪。

▶按揉气海、关元和血海，治疗慢性盆腔炎最有效

当女性常常出现低热、易疲乏、精神不振、身体不适、失眠、下腹部坠胀、疼痛及腰骶部酸痛等症状，且持续时间较长，这可能是慢性盆腔炎的征兆，而且容易在劳累、性交后及月经前后加剧。此外，患者还可出现月经增多和白带增多。

慢性盆腔炎可以通过穴位特效疗法来缓解和治疗。

【具体方法】

患者仰卧，双膝屈曲，先进行常规腹部按摩数次，再点按气海、关元、血海、三阴交各半分钟，然后双手提拿小腹部数次。痛点部位多施手法。

患有慢性盆腔炎的女性在生活中还要注意几个方面。

（1）注意个人卫生。加强经期、产后、流产后的个人卫生，勤换内裤及卫生巾；避免受风寒，不宜过度劳累；尽量避免不必要的妇科检查，以免扩大感染，引起炎症扩散。

（2）多喝水，多吃清淡的食物。多食有营养的食物，如鸡蛋、豆腐、赤豆、菠菜等。忌食生、冷和刺激性的食物。

（3）经期避免性生活。月经期忌房事，以免感染。月经期要注意清洁卫生，最好用消毒卫生巾。

▶ 太冲和膻中穴是乳腺疾病的克星

近年来，随着乳腺疾病发病率的日益升高，越来越多的女性开始关注自身的乳房健康。一般来说，乳腺病都会有乳房包块的症状，但并非所有摸起来像包块的感觉都意味着患了乳腺疾病。青春期未婚的女子可能因发育尚未完成，因此导致乳腺的腺体和结缔组织有厚薄不均的现象，于是摸起来有疙疙瘩瘩或有颗粒状的感觉，这大多是正常的。而对于青春发育期后的妇女来说，如果乳房新长出了包块，就应及时去医院检查，以免延误治疗。

从中医的角度看，乳腺系统疾病都是肝经惹的祸。肝经经过乳房，当情绪不好，肝气郁结，气不通畅，影响乳络，各种乳腺病就发生了，比如乳腺炎、乳腺增生甚至是癌变等。因此，治疗乳腺疾病首先要疏通肝经，让心情好起来。下面我们就分别介绍一下乳腺炎和乳腺增生的经络疗法。

1. 患了乳腺炎，用太冲和膻中来治

做妈妈是女人一生莫大的幸福，但也经常会面临这样的情况：给宝宝喂奶一个月左右，乳头就开始皲裂、胀痛，感觉特别疼，不敢喂奶，一喂奶就感觉很疼，严重时都不敢碰，一碰就胀疼。其实这就是乳腺炎的症状，一般以初产妇较多见，发病多在产后 3 ~ 4 周。如不及时处理，则易发展为蜂窝组织炎、化脓性乳腺炎。

如果你不小心得了乳腺炎，一定要及时采用按摩和辅助疗法进行治愈，以防疾病恶化。

【具体方法】

坚持每天 15 ~ 17 点按揉太冲和膻中穴 3 ~ 5 分钟，然后捏拿乳房，用右手五指着力，抓起患侧乳房，一抓一松揉捏，反复 10 ~ 15 次，重点放在有硬块的地方，坚持下去就能使肿块柔软。

按摩之外，还有热敷疗法。将仙人掌或者六神丸捣碎加热后外敷 5 分钟。

女性朋友还要常备逍遥丸。感到乳房胀痛时，吃上一袋。平时用橘核或者玫瑰花泡水喝，也可以疏理肝气。

此外，哺乳时期的新妈妈要穿棉质内衣，因为很多化纤材料的内衣，易引起乳房炎症。

2. 按压行间和膻中，可有效防止乳腺增生

乳腺增生在成年女性中极为常见，多见于 25 ~ 45 岁女性，其本质上是一种生理增生与复旧不全造成的乳腺正常结构的紊乱，症状是双侧乳房同时或相继出现肿块，经前肿痛加重，经后减轻。在我国，囊性改变少见，多以腺体增生为主，故多称乳腺增生症。

很多患了乳腺增生的女士非常紧张，生怕和乳腺癌挂上钩。其实，大可不必这么紧张，由乳腺增生演变成癌症的概率很小，只要注意调整自己的情绪，舒缓压力，再配合一些按摩治疗，乳腺增生是不会威胁健康的。

【具体方法】

每次月经前 7 天开始，每天用手指按压两侧行间穴 2 分钟，或者从行间向太冲推，临睡前按揉膻中 2 分钟，或者沿着前正中线从下向上推。月经来后停止。可以解除乳房胀痛，防止乳腺增生。

此外，女性还应保持良好的生活习惯，适当发泄压力，改善心理状态，并注意防止乳房部的外伤，才能有效预防乳腺疾病的发生。

▶ 内分泌失调，从三焦经寻找出路

当女性身体常常出现肌肤干燥、暗淡无光、月经紊乱、带下异常、乳房松弛、局部肥胖、失眠多梦、情绪波动、烦躁忧虑等情况时，多是内分泌失调的表现，而内分泌失调不仅仅影响容貌，还可能威胁女性健康。

那如何让内分泌回归平衡状态呢？不妨揉揉自己的三焦经，三焦经是人体健康的总指挥，它主一身之气，是调气的一个通道。比如有人内分泌失调，但不能检查出具体患病原因和确切的结果，这时就可以调一下三焦经，以保证身体正常运行。三焦经的循行路线，是从无名指外侧指甲旁边 1 厘米开始，然后顺着手背、顺着胳膊的背部上头，到耳旁绕一圈，最后到眉毛旁边。下面就介绍几个容易操作的穴位。

1. 液门（荥水穴）

即津液之门，在无名指、小指缝间。此穴最善治津液亏少之症，如口干舌燥、眼涩无泪。"荥主身热"，液门还能解头面烘热、头痛目赤、齿龈肿痛、暴怒引发的耳

聋诸证。此穴还治手臂红肿、烦躁不眠、眼皮沉重难睁、大腿酸痛等证。

2. 中渚（俞木穴）

此穴在手背侧，四、五掌骨间。俞主"体重节痛"，木气通于肝，肝主筋，所以此穴最能舒筋止痛，腰膝痛、肩膀痛、臂肘痛、手腕痛、坐骨神经痛，都是中渚穴的适应证。此穴还可治偏头痛、牙痛、耳痛、胃脘痛、急性扁桃体炎。此外，四肢麻木、腿脚抽筋、脸抽眼跳等肝风内动之证，都可掐按中渚来调治。

3. 外关（络穴）

此穴非常好找，在腕背横纹上2寸。外关即与外界相通的门户，胸中郁结之气可由此排出，外感风寒或风热可由此消散。此穴络心包经，因此外关可以引心包经血液以通经活络，可治落枕、肩周炎、感冒、中耳炎、痄腮、结膜炎。此穴更善调情志病，与胆经阳陵泉同用，有逍遥丸之效。与胆经丘墟穴配伍，有小柴胡汤之功。此穴还能疏肝利胆、散郁解忧，可治月经不调、心烦头痛、厌食口苦、胸胁胀满、五心烦热、失眠急躁之证。若脚踝扭伤，用力点按外关穴，可即时缓解症状。平日多揉外关穴，还可以防治太阳穴附近长黄褐斑和鱼尾纹，以及青少年的假性近视。外关穴功效众多，且又是防止衰老的要穴，不可小视。

4. 支沟穴

此穴在外关上1寸，所以与外关穴的功用较为类似，也可疏肝解郁、化解风寒，同时还善治急性头痛、急性腰扭伤、胆囊炎、胆石症、小儿抽动症。古书皆言其善治便秘，但其最为特效是治疗"肋间神经痛"，俗称"岔气"。当岔气时，用拇指重力点按支沟穴，即时见效。

▶ 失调性子宫出血，这些穴位是重中之重

功能失调性子宫出血，是指内外生殖器无明显器质性病变，由于神经内分泌系统调节紊乱而致月经周期紊乱、经量过多、经期延长，甚至不规则阴道流血，属中医学"崩漏"范畴。主要表现为月经周期紊乱、经期延长、出血量多。经血量多，暴下如冲者为崩；经血淋漓不尽，持续出血者为漏。

中医认为其病因为虚、热、瘀。青春期女性先天不足，肾气稚弱；更年期肾气渐衰，房劳多产或不当之手术伤肾；久病及肾，肾气虚则封藏失司。其病机为冲任损伤，不能制约经血，按压疗法可根据不同病证表现选取组穴。

1. 气不通血

经血量多，骤然下血，或淋漓不断，色淡质稀红。伴神疲气短，面色㿠白无华，

舌淡白，脉沉弱。

按压穴位疗法：取任脉、足太阴脾经穴进行治疗。

按压手法要求：力度逐渐加大，动作平稳和缓，抵患处或穴位深处，每穴按压时间要稍长，可持续按压 30 ~ 60 秒，并可逆时针揉动，穴下刺激感要小，以达补虚祛病之效。

选用穴位：关元、隐白、脾俞、足三里、三阴交。

2. 肾阴亏虚

经乱，血时少时多，色鲜红、质稍黏稠；伴头晕耳鸣，心悸失眠，五心烦热，舌红苔少，脉细无力。

按压穴位疗法：取任脉、足少阴肾经穴进行治疗。

按压手法要求：力度逐渐加大，动作平稳和缓，抵患处或穴位深处，每穴按压时间要稍长，可持续按压 30 ~ 60 秒，并可逆时针揉动，穴下刺激感要小，以达补虚祛病之效。

选用穴位：肾俞、关元、三阴交、太溪、阴谷、内关、次髎。

3. 血热内扰

经血量多，色深红或紫红，质稠。伴烦躁易怒，面赤头晕，口干喜饮，尿黄便结，舌红苔黄，脉数。

按压穴位疗法：取任脉、足厥阴肝经穴进行治疗。

按压手法要求：用力略大，时间要稍短，每穴按压时间约持续 5 ~ 30 秒。浅表处穴位可采用间歇按压法，即一压一放，各 2 ~ 3 秒钟，穴下要有较强的刺激感，可顺时针点压揉动。

选用穴位：关元、太冲、然谷、血海、水泉。

加减：血热甚者，发热恶寒，加大椎、曲池泻热。

4. 瘀滞胞宫

经血漏下淋漓，或骤然血崩、量少色暗有瘀块。伴小腹刺痛、痛有定处，舌紫暗，脉涩。

按压穴位疗法：取任脉、足阳明胃经经穴进行治疗。

按压手法要求：用力略大，时间要稍短，每穴按压时间约持续 5 ~ 30 秒，浅表处穴位可采用间歇按压法。即一压一放，各 2 ~ 3 秒钟，穴下要有较强的刺激感，可顺时针点压揉动。

选用穴位：关元、气冲、太冲、地机、交信。

加减：腹痛拒按者，加合谷、中极、四满。

除了穴位按摩外，要预防功能失调性子宫出血，就要避免精神过度紧张，保持情绪愉快，做到有劳有逸，既不可过劳，又要适当参加体育锻炼；饮食当富含营养、多样化，不可偏嗜过嗜，尤其是寒凉、辛燥、肥甘之品。

▶ 轻拍轻揉三大穴，妊娠期的呕吐立刻停

大多数女性在怀孕 6 周后，都会有孕吐的症状，它也被称为"妊娠呕吐"或"妊娠反应"。一些女性的孕吐现象尤其严重，达到吃什么吐什么、不吃也吐、甚至吐出胆汁的程度。这主要是因为女性在妊娠的时候，为了肚子里的宝宝，孕妇的阴血都下行到冲任养胎，最后脾胃气血偏虚，胃气虚不能向下推动食物，反而会往上跑，所以不想吃东西，甚至厌食，营养跟不上就会发生头晕、浑身无力的症状。

针对女性严重孕吐的症状，除了咨询专业的医师外，还可采取经络拍打的方法来有效健脾胃，把胃气拉下来。而健脾胃最好的办法就是按揉足三里、内关和公孙穴。

足三里是胃的下合穴，跟胃气是直接相通的，按揉这里可以将胃气往下导。所以，平时用手指按揉足三里或者艾灸都可以了。

内关是手厥阴心包经的络穴，按揉它能使身体上下通畅。内关穴位于前臂内侧正中，腕横线上方两横指、两筋之间。公孙是足太阴脾经的络穴，按揉它能调理脾胃，疏通肠道，肠道通畅了，胃气也就跟着往下走了，另外，跟它相通的冲脉正是妊娠呕吐的关键所在。

公孙穴位于脚内缘，第一跖骨基底的前下方，顺着大脚趾根向上将，凹进去的地方就是。

因此，我们建议每天早晨按揉足三里 3 分钟，下午 5～6 点按揉内关穴和公孙穴4～5 分钟，长期坚持一定会得到很好的效果。

此外，为了减轻女性妊娠者孕吐的症状，宜为她们准备易消化、清淡的饮食，可多吃粥、豆浆、牛奶、藕粉、新鲜的蔬菜水果等富含碳水化合物、蛋白质、维生素的食物，并注意有规律地少食多餐。同时避免进食过于油腻、滋补的食物，以免增加对胃肠道的刺激。

第三节 男人补肾壮阳，用好拉筋拍打这个秘方

▶拉筋拍打，让男人活得更健康

许多男人一过了35岁，就感觉自己身体上会随之出现或多或少的一些毛病，如腰膝酸软，经常感冒，一感冒最少也要半个月才完全好，也就是说，他们往往很难维持精、气、神俱佳的一种心理、生理状态。这其实就是人体内部经络堵塞，出现筋缩等衰老现象的征兆。针对这些症状，最好的治疗方法不是大肆补充饮食营养，而是要适当拉筋拍打，恢复经筋的韧性和经络的通畅，使体内气血畅通，精、气、神自然良好。

一般来说，对于近不惑之年的男人们来说，拉筋拍打的保健方法主要有以下几个功效。

1. 有效改善睡眠状态

许多不惑之年的男人们都存在较大的心理压力，因此容易出现睡眠质量差的情况，晚上总睡不踏实，一有响动就醒，严重者就整晚整晚地失眠，这严重影响他们的日常生活。此时，不妨在早上起床后练练扭腰功：将腰向左20转、向右20转，重复三次，稍微休息一下，再重复以上动作两次。只要坚持练习，失眠等睡眠问题就会自然消失。

2. 强健腰腿健康

不惑之年的男人们除了容易出现睡眠问题外，还容易出现腿脚酸软的毛病。许多人认为这是肾虚所致，于是大补特补，却效果不甚明显。其实，这是筋缩的典型症状，只要经常练习拉筋拍打的保健法，腿脚酸软的毛病往往会有明显改善。

3. 减少季节性感冒

不惑之年的男人们身体素质大多开始变差，于是便容易在季节转换罹患季节性感冒，而且恢复较慢。如果平时多注意拉筋保健，季节性感冒的困扰则要小得多。

4. 保持身体的暖度

不惑之年的男人们往往会觉得：人一上了年纪，身体就开始虚起来，一虚起来，就容易怕冷，尤其是在寒冷的冬天，即便披上棉被他们也会觉得冷。这多是人体的经络出现了问题，比如，如果一个人左肩、左后脑、左大腿、左膝盖、左脚呈一条线式的畏寒，则多是身体的膀胱经出了问题。此时，人们要注意练习较长时间的拉筋，每天拉筋15分钟。同时，还要注意配合拍打，用手将自己的左半身从头后侧一直延伸到脚拍1.5小时，重点拍左后脑、左肩、左大腿、左膝盖、左脚背，怕冷的症状就会逐渐消失。

5. 修复颈椎症状

不惑之年的男人们多有颈椎疾患，这是平时生活、工作压力大所致，可寻找专业医师进行相应的正骨按摩手法，就能有效修复颈椎症状。

6. 补肾壮阳

男人们可通过练习扭腰功、撞墙功等拉筋拍打方法有效补养肾阳。

如果说拉筋是地毯式的调理，那么拍打则是地毯式和重点相结合。只要经常练习拉筋拍打法，对身体进行较为全面的调理，自然能使人的精、气、神得到全面改善，消除亚健康或患病的状态。

▶壮肾补阳，男人就要多多拍打命门

命门穴位于后背两肾之间，第二腰椎棘突下，与肚脐相平对的区域。为人体的长寿大穴。其功能包括补肾阴和补肾阳两方面。现代医学研究表明，命门之火就是人体阳气，从临床看，命门火衰的病与肾阳不足证多属一致。补命门的药物又多具有补肾阳的作用。

锻炼命门穴可强肾固本，温肾壮阳，强腰膝固肾气，延缓人体衰老。并对阳痿、脊强、遗精、腰痛、肾寒阳衰、四肢困乏、行走无力、腿部水肿、耳部疾病等有良好的治疗作用。

一般来讲，命门穴的保健方法有两种。

一是用掌擦命门穴及两肾，以感觉发热发烫为度，然后将两掌搓热捂住两肾，意念守住命门穴约10分钟即可。

二是采阳消阴法：方法是背部对着太阳，意念太阳的光、能、热，源源不断地进入命门穴，心意必须内注命门，时间约15分钟。

▶丹田、关元和肾俞——冬季的补肾精穴

通常，尿频一个最明显的特征就是"量少次多"。中医学认为，当身体素质下降时，尤其是到了冬季天冷的时候，男性肾气出现虚亏，膀胱会表现出气化无力，膀胱平滑肌的肌纤维张力就会下降，使得膀胱的伸缩性降低，肾关不固，就像大门关不严，所以会出现尿频和尿失禁现象。

祖国传统医学认为，肾为先天之本，生命之源，有藏精主水、主骨生髓之功能，所以肾气充盈则精力充沛，筋骨强健，步履轻快，神思敏捷；肾气亏损则阳气虚弱，腰膝酸软，易感风寒，生疾病等。冬季肾脏机能正常，可调节肌体适应严冬的变化，否则，会使新陈代谢失调而引发疾病。所以，冬季注意对肾脏的保养是十分重要的，

可采取一些按摩拍打穴位的方法来补肾。

（1）揉按丹田：两手搓热，在腹部丹田处按摩 30 ～ 50 次。丹田乃人之真气、真精凝聚之所，为人体生命之本。此法常用，可增强人体的免疫功能，提高人体的抵抗力，从而达到强肾固本的目的，有利于延年益寿。

（2）按揉关元、太溪和肾俞：每天晚上临睡前，先泡脚 1 小时，然后按揉两侧太溪穴，每穴 5 分钟，然后艾灸关元 5 分钟，再艾灸两侧肾俞 5 分钟。

冬天除了要坚持按摩护肾外，还要多吃益肾食品。因为肾虚有阴虚、阳虚之分，进补时对证用膳，方可取得显著效果。肾阳虚可服羊肉粥、鹿肾粥、韭菜粥等温肾壮阳之物；肾阴虚宜服海参粥、地黄粥、枸杞粥等滋补肾精之品。

此外，中医学认为，肢体的功能活动包括关节、筋骨等组织的运动，皆由肝肾所支配，故有"肾主骨，骨为肾之余"的说法。善于养生的人，在冬季更要坚持体育锻炼，以取得养筋健肾、舒筋活络、畅通气脉、增强自身抵抗力之功效，从而达到强肾健体的目的。

▶ 精神性阳痿找准肩外俞和手三里来拍打

男性往往被看做职场、家庭中的支撑力量，他们身上多背负着来自各方面的沉重压力，时常在不安、焦虑中生活，许多男人因此出现了精神性阳痿的症状。其主要表现为夫妇感情冷淡、焦虑、恐惧、紧张，对性生活信心不足，精神委靡，性交干扰及过度疲劳等。

一般来说，患精神性阳痿者，城市远比农村中要多，三四十岁的男人更易患此病，随着生活节奏的加快，许多 20 多岁的青年男性也有患精神性阳痿的。

从医学的角度来分析，人类各种各样的精神因素和心理因素问题都会干扰大脑活动中枢的正常反射过程。大脑皮质的高级神经中枢大部分时间处于抑制状态，以保证人的其他正常活动，如果大脑皮质抑制作用增强，可以累及性功能的全部环节，也可以只影响性功能的某一个特定的阶段和部位。若累及勃起中枢，就表现为阳痿。

因此，治疗精神性阳痿必须除去焦躁，使身体血液畅通无阻，使身体和精神都舒畅，指压肩外俞和手三里就可奏效。

肩外俞位于背部第一胸椎和第二胸椎突起中间向左右各 4 指处。指压此处对体内血液流畅、肩膀僵硬、耳鸣非常有效。指压要领是保持深吸气状态，用手刀劈。在劈的同时，由口、鼻吐气，如此重复 20 次。

手三里位于手肘弯曲处向前 3 指。指压此处除对精神镇定有效之外，对齿痛、喉肿也很有效。要领同前，重复 10 次。

另外，指压上述两穴时，最好先将手搓热，以便收到治疗精神性阳痿的效果。

▶ 性欲减退不用愁，只需拍揉仙骨穴

随着生活节奏的加快，许多男人往往承受着过重的精神压力，因此造成了现代的年轻男性普遍性欲减退的现状，尤其是那些有了孩子的夫妇们，他们的性生活由每周一次到两周一次，甚至于到一个月一次，这种对性产生倦怠感的男性有许多。这是由于现代社会压力大、工作繁忙、人际关系复杂等原因所致，可以说是文明病的一种。

但是，如果这种情况持续扩大，夫妻之间必然会亮起红灯，这并不单是夫妇之间的问题，还势必会导致家庭内部混乱，并引发更多的问题。所以，夫妻间性生活的和谐对家庭的稳定、婚姻的美满具有非常重要的作用。

那么如何增强性欲呢？中医认为，提高性欲以指压仙骨穴最为有效。仙骨位于尾骨上方3厘米处，它能促进性荷尔蒙分泌，增强性欲。位于仙骨上方2厘米左右之处的穴位，只要加以指压，对消除疲劳有莫大功效。

指压仙骨穴时，一面缓缓吐气，一面强压3秒钟，如此重复10次，每日不间断，则必能使你精力复生。若想增强性欲，还要学会改变生活，如规律饮食，尽早消除疲劳，保持健康的情绪等。还可以配合着吃点金匮肾气丸或六味地黄丸。

此外，人们可通过缓解彼此的视觉疲劳来改善男性性欲减退的症状。比如，定期更换卧室内的壁纸、地毯、窗帘、床单等，营造一个全新的环境，有助于刺激性欲中枢，从而在一定程度上刺激性欲。

▶ 男性早泄，试着拍打气海、命门两穴

中医学认为，早泄的原因虽然很多，不过最根本的原因还是虚损（肾、心、脾虚）和肝胆湿热。当然，如果是心理性早泄，则不在这个范围之内，因此中医提倡的穴位疗法其实也是针对这些早泄的根本原因入手的。

家庭穴位按摩法主要包括以下几个方面。

（1）自我保健疗法：点按两侧三阴交，轮流进行，点按时做收腹提肛动作。每日1～2次，每次30～40分钟。

（2）坐式疗法：患者取坐式，闭目放松，取上星、百会、通天、肩井、中府、神门、劳宫等，手法采用点、按、揉、拿、震颤等，每次30～40分钟。

（3）俯卧式疗法：患者取俯卧式，腰带松开，闭目，全身放松。取穴为心俞、肝俞、肾俞、命门、阳关、环跳、昆仑、委中。手法应用点、按、揉搓、拍打、震颤等。每日治疗30～40分钟，每周5次，坚持治疗1个月。

（4）仰卧式疗法：患者取仰卧式，闭目，全身放松。取穴中脘、气海、关元、中极、天枢、足三里、三阴交、涌泉。采取点按、点揉、搓拿、点切等手法。每次30～40分钟，每周5次，1个月为1疗程。

早泄，无论是功能性的还是器质性的，治疗都重在预防。夫妻双方要加强性知识的教育，了解女性性高潮较男性出现较晚的生理性差异。偶然发生早泄，不要埋怨男方，夫妻之间要互相体谅，积极治疗。

另外，在日常生活中要积极参加体育锻炼，以提高身心素质；调整情绪，消除各种不良心理，性生活时要做到放松；切忌纵欲，勿疲劳后行房，勿勉强交媾；多食一些具有补肾固精作用的食物，如牡蛎、胡桃肉、芡实、栗子、甲鱼、文蛤、鸽蛋、猪腰等。但阴虚火亢型早泄患者，不宜食用过于辛热的食品，如羊肉、狗肉、麻雀、牛羊鞭等，以免加重病情。

> **养生百宝箱**
>
> 人们还可采取针刺穴位疗法来治疗早泄。
>
> （1）针刺足少阴肾经的穴位和督任二脉的穴位，比如涌泉、肾俞、气海、关元、三阴交、命门。由于针刺有比较明显的痛感，因此每日即可，也可以隔日1次，每次留针30分钟。以上穴位可轮流应用，10～14次为1疗程。
>
> （2）耳针疗法。耳针可取肾、神门、精宫、内分泌等穴，每次选用2～3穴，用皮内针埋藏，3～5天更换1次。耳针早泄疗法不如第一种有效，不过也推荐早泄患者尝试。
>
> 当然，必须在专业医师处，由其进行针灸。

▶治疗遗精，多多按摩丹田和肾腧穴

许多男性都遭遇过遗精的情况，它是指男子不因性交而精液自行泄出的症状，成年未婚男子或婚后夫妻分居者，每月遗精1～2次属正常生理现象。但是，若未婚青年频繁遗精，或婚后在有性生活的前提下仍经常遗精，或中老年男子白日滑精，那就是病态了。频繁遗精会使人精神委靡不振，头昏乏力，腰膝酸软，面色发黄，影响身心健康。

遗精又有梦遗与滑精之分。梦遗是指睡眠过程中有梦，醒后发现有遗精的症状。滑精又称"滑泄"，指夜间无梦而遗，甚至清醒时精液自动滑出的病证。

经络疗法对增强体质、调整神经功能、治疗遗精有独特的功效。

【具体方法】

1. 按摩丹田和肾腧穴

用双手手指分别依顺时针与逆时针方向反复轻轻按摩丹田穴和肾腧穴，通过按摩这两个穴位，可以帮助调整和改善性功能。

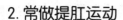

2. 常做提肛运动

每天晚上临睡前，不妨做收缩肛门的动作，酷似强忍大便的样子，每次做48～64次。收缩时吸气，放松时呼气，动作宜柔和，缓慢而富有节奏，用力均匀。持之以恒，长期坚持下去必有效果。

3. 练练站桩的功夫

众所周知，站桩是练习武术的基本功，可以锻炼腿部力量，但是站桩能治病恐怕有些人就不知道了。下面就教给大家具体的练习方法：挺胸直腰，屈膝做1/4蹲（大腿与小腿之间的弯曲度为120°～140°），头颈挺直，眼视前方，双臂向前平举，两膝在保持姿势不变的情况下，尽力向内侧夹，使腿部、下腹部、臀部保持高度紧张，持续半分钟后走动几步，让肌肉放松后再做。如此反复进行6次。每天早晚各做一回。随着腿力的增强，持续时间可逐渐延长，重复次数亦可逐渐增加。

此外，为了防治遗精，人们还应建立起良好的生活习惯，尽量做到戒除手淫、早睡早起、用热水洗脚、内裤要宽松、不要憋小便等，同时要坚持锻炼身体，多吃清淡的水果。

▶ 治疗慢性前列腺炎，按压前列腺体就行

慢性前列腺炎是一种发病率非常高（4%～25%）的疾病，接近50%的男子在其一生中的某个时刻将会遭遇到前列腺炎症状的影响，尤其在一些特殊人群如酗酒者、过度纵欲者、性淫乱者、汽车司机、免疫力低下者中存在高发现象。由于其病因、病理改变、临床症状复杂多样，并对男性的性功能和生育功能有一定影响，严重地影响了患者的生活，使他们的精神与肉体遭受极大的折磨，甚至有人丧失治愈的信心。

其实，此病并非不可治愈，下面就向大家介绍一种操作简便的按摩疗法，以求促进患者病体早日康复。

【具体方法】

1. 他人帮助按摩

便后，清洁肛门及直肠下段即可行按摩治疗。患者取胸膝卧位或侧卧位，医生用食指顺肛门于直肠前壁触及前列腺后，按从外向上、向内、向下的顺序规律地轻柔按压前列腺，同时嘱患者做提肛动作，使前列腺液排出尿道口，并立刻小便。

2. 患者自我按摩

患者取下蹲位或侧向屈曲卧位，便后清洁肛门及直肠下段后，用自己的中指或食指按压前列腺体，方法同前，每次按摩3～5分钟，以每次均有前列腺液从尿道排出为佳。

按摩时用力一定要轻柔，按摩前可用肥皂水润滑指套，以嗑药减少不适。每次按摩治疗至少间隔3天以上。如果在自我按摩过程中，发现前列腺触痛明显，囊性感增强，要及时到专科门诊就诊，以避免病情加重。

此外，要防治慢性前列腺炎，人们在饮食上宜清淡易消化，并少食多餐，还应注意多吃富含维生素的食品，比如新鲜蔬菜和水果，忌食烟酒及刺激性食物。

第四节 老人养生靠经络，善用拉筋拍打更长寿

▶最适合老人的"三一二"经络保健锻炼法

有些老年人尽管七八十岁了，但身体依然很健康，耳不聋、眼不花，腰腿硬朗，爬山比小伙子爬得还快，他们中的许多人都得益于"三一二"经络保健锻炼法，这是一种健康、长寿、健身兼顾的养生方法，非常符合中医"内病外治"的医学原理。只要坚持练习"三一二"经络保健锻炼法，老年人们就能吃饭香、睡觉香，腿脚有劲，天天都健康。

【具体方法】

第一步：每天按摩"三"个穴位。

按经络学说原理，按摩合谷、内关、足三里这三个穴位。我们知道，合谷是大肠经上的原穴，内关是心包经上的络穴，而足三里是胃经的要穴，也是人体重要的保健大穴，经常按摩这三个要穴，可以激发相关经络，促进五脏六腑健康运转，有病治病、无病防病。每天早晚坚持按摩这三个穴位，直至穴位有酸、麻、胀的感觉。每次按摩后，会觉气血通畅，浑身舒适。

第二步：每天进行"一"次腹式呼吸，即意守丹田的腹式呼吸锻炼法。

腹式呼吸除了活跃小腹部的九条经络、充实先天后天之气外，还增加肺泡通气量和直接对腹腔的自然按摩作用，从而促进这些脏器的经络气血的活动，增强这些脏器的功能。进行腹式呼吸锻炼时宜取坐位，全身放松，舌舔上颌，双目微闭，鼻吸口呼，排除杂念。每分钟呼吸5次左右，坚持5~10分钟。然后缓缓睁开双目，双手搓面数十次。长期坚持，定会觉得浑身轻松舒畅。

第三步：多参加以"二"条腿为主的体育锻炼。

进入中老年后，最好采取一种以两条腿为主的适合于个人的体育活动，使人体维持健康水平。因为人的两腿各有足三阴、足三阳六条正经运行。这12条经脉，加上奇

经八脉，包括主管人体活动的阴跷和阳跷，主管阴阳平衡的阴维和阳维等。两条腿的活动，自然地激发了这近 20 条经脉的经气。另外，腿部的肌肉运动也必须通过神经的反射作用引起上肢躯干和全身运动，并刺激心血管呼吸中枢，增加心脏的输出量和肺的通气量，使全身气血的畅通，脏腑的功能达到一种产析的平衡。

老年人可根据自己的体力和爱好选择太极拳、各种健身武术、跑步、散步以及各种室内健身运动，如中老年迪斯科、各种保健操等，都可以达到强身健体的目的。

养生百宝箱

老年人在日常生活中应该做到"七少"，只有这样才能够健康长寿，颐养天年。

少食：老年人不能每顿饭都吃得很饱，因为吃得过饱，就会使血液长久地集中于肠胃上，导致其他脏器相应缺血和处于抑制状态，人就会产生困倦感，甚至会诱发胆囊病、糖尿病、肥胖病，导致早衰。

少怒：在七情中，怒是最强烈的一种情绪，发怒会使气机不畅，出现气逆和气滞，引起心脑血管病。

少坐：俗话说"久坐伤肉"，长时间保持坐着的姿势，就会使脉络瘀滞，气血不畅，导致下肢萎缩、肿胀、脉管痉挛而出现皮肤青紫、行走困难等。

少言：少言并不是说要老年人不要说话，而是不要大声说话或者喋喋不休，如果长时间大声说话，就会使人中气不足，影响呼吸器官的功能，不利于健康。

少欲：在生活中，我们每个人都会有物质上、精神上的需要和追求，但我们必须从实际出发，切勿脱离主、客观条件，甚至想入非非。那样我们最终会因失望而产生痛苦，导致忧思成疾而影响健康，所以老年人应该减少个人私欲。

少色：这就要求老年人在生活中要寡欲以养精，如果好色纵欲，不但会引起性机能衰退，使人精疲力竭，还会造成机体的内分泌紊乱，导致多种疾病的发生。

少卧：保证充足的睡眠有利于身体健康，但是在睡眠时间上也要有节制，如果长时间卧床休息，就会损伤阳气，肠胃消化力减弱，身体的抵抗力随之衰减，而容易得病。

▶ 甩手——简简单单的拉筋妙方

对于老年人来说，甩手运动是一种便于操作的保健方法。甩手运动的特点是"上虚下实"，也就是要求人们在甩手时动作柔和，精神集中，两手摇动。这样可以改变体质上盛下虚的状态，使下部兼顾，上身轻松，疾病自去。正如"甩手歌"里所唱："脚踏实肩下沉，上三下七有恒心，能去头重脚轻病，精力充沛体轻松。"

要想甩手有拉筋的功效，必须遵守一定的原则，正如"甩手十六诀"中所要求的："上宜虚，下宜实，头宜悬，口宜随，胸宜絮，背宜拔，腰宜轴，臂宜摇，肘宜沉，腕宜重，手宜划，腹宜质，胯宜松，肛宜提，跟宜稳，趾宜抓。"

下面，我们就来具体介绍甩手功的动作要点。

（1）身体站直，集中精神，眼睛向前看，两脚分开，与肩同宽，左右肩轻松自然，双手自然下垂。

（2）整个脚底平贴地面站立，脚趾抓紧地面，如太极拳之马步。

（3）上身尽可能地放松，然后使用腕力，将手掌轻轻地张开，慢慢上举至与肩同高，再用力向后甩，高度尽可能高。

（4）开始甩手可先做20～50次，以后逐渐增加次数。速度要缓，以保持呼吸顺畅。

甩手运动不局限于老年人，任何人都可操作。当然，对老年人和久坐伏案者更适宜。

在甩手过程中，能积极活动肩、肘关节，促使手臂振动，活动筋骨，有助于人体经络气血的循环与通畅，对心肺健康十分有益。甩手还能增进记忆力、消除精神压力，可起到镇静、安神、稳定情绪的功效，有益于人体内的阴阳平衡。

老年人可持之以恒加以锻炼，每日1次或3次皆可，甩手的数量也可多可少，视每个人的体力而定，量力而行。

养生百宝箱

为了健身益寿，老年人常用跑步等方式锻炼身体，但这些户外运动容易受到天气或场地条件的限制，下面介绍一种既简便又不受限制的健身办法——抖动法。

这种方法的基本姿势是站立，挺胸，两眼微闭，双脚分开与肩同宽，全身放松，排除杂念，以脚跟和膝盖为轴，带动浑身上下各部位的肌肉和内脏的抖动。抖动频率和时间可因人而定，一般可做20分钟，最长不超过半小时。只要没有不适之感，抖动快慢和持续时间长短，都不会产生副作用。

▶早晚散散步，也是老年人的一种松筋方

散步是一种非常适合老年人的健身方法，适当的散步，可以起到延年益寿、舒经活络的作用。一般来说，老年人散步主要有以下几种方法。

（1）普通散步法：其速度每分钟60～90步，每次20～40分钟。此法适合于有冠心病、高血压、脑出血后遗症和呼吸系统疾病的老年人。

（2）快速散步法：其速度每分钟90～120步，每次30～60分钟。此法适合于身体健康的老人和有慢性关节炎、胃肠疾病、处于高血压恢复期的患者。

（3）反臂背向散步法：即行走时把两手的手背放在两侧后腰部，缓步背向行走50步，然后再向前走100步。这样一倒一前反复走5～10次。此法适合于有轻微老年痴呆症、神经疾病患者。

（4）摆臂散步法：走路时两臂前后做较大幅度的摆动。每分钟行走60～90步。此法适合于有肩周炎、上下肢关节炎、慢性气管炎、轻度肺气肿等疾病的老年人。

（5）摩腹散步法：步行时两手旋转按摩腹部，每分钟30～50步，每走一步按摩一周，正转和反转交替进行，每次散步时间3～5分钟。此法适合于有肠胃功能紊乱、

消化不良等胃肠疾病的老人。

需要注意的是，散步健身必须持之以恒，长年坚持，方能显效。既可以晨起散步，也可以在每日晚餐后半小时以后去散步，从缓步前行中获得健康和快乐。

▶常打太极拳，松活筋骨又延年

太极拳适合任何年龄、性别、体形的人练习，它对人体健康的促进作用是综合而全面的。长期坚持练习太极拳，对于防病抗衰、益寿延年有着不可估量的作用。

练太极拳，必须懂得很多基本功，做到"放松""气道通畅"。肺主一身之气，肺气调则周身气行，故练功必须令肺气顺，不可使气道结滞，所以说练拳不可闭气、使力，要以放松、沉气为主，并配合呼吸、开合等。这些要求使得练太极拳的人们在练拳过程中注意放松并调整呼吸，每次练习后心情舒畅、精神饱满，而且身体微微出汗，促进体内新陈代谢，起到祛病强身的健身功效。具体而言，太极拳有以下功效。

（1）腰为一身之主宰，两足有力，下盘稳固，虚实变化，皆由腰转动，故曰："命意源头在腰际。"练太极拳时，腰的转动幅度大，带动胃、肠、肝、胆、胰做大幅度转动。同时，深、长、细、匀的呼吸，横膈肌活动范围的扩大，对于肝、胆起到按摩作用，可以消除肝脏瘀血，可改善肝功能。同时，加强胃肠的蠕动，促进消化液的分泌，进而改善整个消化系统，对治疗胃肠方面的慢性疾病，效果非常明显。

（2）太极拳是哮喘患者治疗和康复的最好方法之一。用太极拳治疗哮喘时，锻炼者两臂、手腕、肩、背、腹等全身肌肉都放松，柔和的动作会使人感到轻松愉快、心情舒畅，从而使哮喘病人情绪稳定；神经系统的兴奋和抑制过程得到很好的调节，有助于减轻或避免哮喘发作。常打太极拳对保持肺组织的弹性、胸廓的活动度、肺的通气功能，以及氧与二氧化碳的代谢功能均有积极的影响。

（3）太极拳加大人体下部运动量，有利于避免上盛下衰的"现代病"。人一旦年过四十，肝肾易亏，犹如根枯而叶黄。浇水灌肥应从根部着手，滋肝补肾，乃是养生保健的秘诀。除了服用一些食品和药品外，重要的是加强人体丹田部位和下肢的运动。因为人体丹田与命门之间（即小腹部位），正是人体吸收的各种营养转化为精血最关键、最根本的部位，所以增强小腹、腰、裆部位及下肢运动正是促进人体消化吸收和气血循环运行的最基本的环节。腰脊和腿部强健，自然血脉流畅，精神旺盛，长久不衰，从而消除或避免"上盛下衰"诸证。

所谓"上盛下衰"是中医术语，指的是老人肝肾两亏、阴虚阳浮而出现的血压升高、心虚失眠、畏寒怕冷、四肢发凉、食滞便秘等证候群。患者看上去红光满面，并无病容，但因下元虚亏，两脚发软，走路时间一长，足后跟痛，膝关节发硬，腰酸背疼，浑身乏力。

此外，练太极拳还有利于人的心理健康，能够消除烦闷、焦虑、孤独和忧郁，对有心理障碍的人来说是一味难得的良药。

▶老年人练气功可减少疾病的发生

无论是预防还是治疗，或者只是日常的保健，比起有毒副作用的药物来讲，气功不失为老年人的首选。

1. 练气功能延缓人体脏器的衰老

人到中年脏器开始衰老，人到老年脏器老化或发生病变，其中一个主要原因是血液循环受阻。例如胆固醇高、血脂高、血液黏稠度高、血管粥样硬化等均可造成动脉硬化、血循环不畅等，这些都属于祖国医学中气滞血瘀的范围。练气功可以降低人的血液黏稠度、降低胆固醇、血脂，可以增强人体内脏的功能，延缓人体脏器的衰老。

2. 练气功能提高人的免疫能力

练气功到一定程度，口中津液增加，唾液中含多种免疫细胞，能增强人的免疫力。经过科研检测发现，练气功的人与不练气功的人相比，血液中各种免疫细胞增加，人体免疫能力增强。这些实验可以证明，人通过练气功能减少感冒、感染和老年疾病发生是有科学根据的。

3. 练气功能通经络排病气

不少练气功者都有过气冲病灶的反应，例如有头痛的患者，练功中气通经络时会感到病处有胀、跳等感觉，经络通时有人会明显感到一股暖流沿经络走向通过，从此头痛消失了。长期练功的没有疾病的人在用仪器（经络探测仪）测试时比不练气功者或有病的人经络要畅通得多，这说明练功可以使经络更畅通。有病的人经络不畅通的部分多，通过练功可以逐步使经络逐渐畅通，这样人就会痊愈。

▶小小一分钟，保健好轻松

老年人在早晨苏醒后不必立即起床，可闭目养神，在床上慢慢做一些保健动作，不仅可有效预防心脑血管疾病，而且能增强各器官功能。

（1）手指梳头一分钟：用双手手指由前额至后脑勺，慢慢梳理，可增强头部的血液循环，增加脑部血流量，防脑部血管疾病，使发黑又有光泽。

（2）轻揉耳轮一分钟：用双手指轻揉左右耳轮至发热舒适，因耳朵布满全身的穴位，这样做可使经络疏通，尤其对耳鸣、目眩、健忘等证，有防治之功效。

（3）转动眼睛一分钟：眼球可顺时针和逆时针运转，能锻炼眼肌，提神醒目。

（4）拇指揉鼻一分钟：轻叩牙齿和卷舌，可使牙根和牙龈活血并健齿。卷舌可使舌活动自如且增加其灵敏度。

（5）伸屈四肢一分钟：通过伸屈运动，使血液迅速回流到全身，供给心脑系统足够的氧和血，可防急慢性心脑血管疾病，增强四肢大小关节的灵活性。

（6）轻摩肚脐一分钟：用双手掌心交替轻摩肚脐，因肚脐上下是神阙、关元、气海、丹田、中脘等各穴位所在位置，尤其是神阙能预防和治疗中风。轻摩也有提神补气之功效。

（7）收腹提肛一分钟：反复收缩，使肛门上提，可增强肛门括约肌收缩力，促使血液循环，预防痔疮的发生。

（8）蹬摩脚心一分钟：仰卧以双足根交替蹬摩脚心，使脚心感到温热。蹬摩脚心后可促使全身血液循环，有活经络、健脾胃、安心神等功效。

（9）左右翻身一分钟：在床上轻轻翻身，活动脊柱大关节和腰部肌肉。

▶若要老人安，涌泉常温暖

我国现存最早的医学著作《黄帝内经》中说："肾出于涌泉，涌泉者足心也。"意思是说：肾经之气犹如源泉之水，来源于足下，涌出灌溉周身四肢各处。所以，涌泉穴在人体养生、防病、治病、保健等各个方面都显示出了它的重要作用。经常按摩这个穴位，能活跃肾经内气，引导肾脏虚火及上身浊气下降，具有补肾、疏肝、明目、颐养五脏六腑的作用。可以防治老年性哮喘、腰腿酸软无力、失眠多梦、神经衰弱、头晕、头痛、高血压、耳聋、耳鸣、大便秘结等多种疾病。

正所谓："若要老人安，涌泉常温暖。"利用刺激涌泉穴养生、保健、防病治病的方法有很多，归结起来可分为三类：一是用药物烘烤、熏洗；二是用灸疗、膏贴；三是用各种按摩手法或其他的物理性方法。

下面是几种临床常用的治疗方法。

（1）用热盐水浸泡双侧涌泉穴。热水以自己能适应为度，加少许食盐，每日临睡前浸泡 15 ~ 30 分钟。

（2）用艾灸或隔药物灸，每日一次，至涌泉穴有热感上行为度。

（3）用按摩手法推搓、拍打涌泉穴。这个方法需每晚用热水洗脚后坐在床边，将腿屈膝抬起放在另一条腿上，膝心歪向内侧，先用右手按摩左脚心，再用左手按摩右脚心，转圈按摩，直到局部发红发热为止。按摩时动作要缓和连贯，轻重要合适，刚开始时速度慢一点，等适应后逐步加快和加长时间。另外，也可以将双手搓热，然后搓两脚心，横搓、竖搓均可以，搓 80 ~ 108 下，也可更多一些。哪怕在洗脚或睡觉时两脚脚面与脚心交叉搓摩，也有一定的作用。

当然第一种最正规的方法收效最好。但无论用哪种搓法，都要注意两脚按摩次数的适度和程度的均衡。

▶ 老年人保健要从"头"做起

人到老年，皮脂腺萎缩，尤其是头部，由于和外界环境接触最多，因而不少疾病都是从"头"而生的。所以老年人养生应从"头"做起。

头发："发，血之梢也"，经常梳头有益于促进头部血液循环，增加头发的营养，平时应多吃含铁较多的食物。此外，老年人皮脂分泌相对减少，平时一星期洗一次头就可以了，不宜使用碱性过多的肥皂。

面部：经常用双手按摩面部，可促进血液循环，增加机体的抵抗力。最好每天早、中、晚各以双手按摩面部一次，这样持之以恒，可以减少面部皱纹的产生。

口腔：老年人应每天早晚各刷牙一次，每天上下叩齿 15 次左右。

鼻部：每天用双手大拇指按摩鼻翼，一天两次，每次 50 下左右，坚持不懈，可防感冒或减轻感冒症状。

眼部：经常将眼球向上下左右转动，坚持眨眼，可使视力衰退延缓。在室外可以凝视远处，有目的地观察某一景物。

耳部：内层和外层都要轻轻揉捏，久而久之，可保持听力，并增加防冻能力。

▶ 骨质增生，拍打肾经加泡热水脚

骨质增生是中老年的常见病和多发病，40 岁以上的中老年人发病率为 50%，60 岁以上为 100%，也就是说，每个人进入老年阶段基本上都将罹患此病。而且，近年来骨质增生发病趋向年轻化，30 岁左右的青年患有骨质增生的也为数不少。

严格说来，骨质增生不是一种病，而是一种生理现象，是人体自身代偿、再生、修复和重建的正常功能，属于保护性的生理反应。单纯有骨质增生而临床上无相应症状和体征者，不能诊断为骨质增生症。只有在骨质增生的同时，又有相应的临床症状和体征，且两者之间存在必然的因果关系，才可诊断为骨质增生症。

骨质增生症属中医的"痹证"范畴，亦称"骨痹"。

中医认为"肾主藏精，主骨生髓"，若肾经精气充足则身体强健，骨骼外形和内部结构正常，而且不怕累，还可防止小磕小碰的外伤。而"肝主藏血，主筋束骨利关节"，肝经气血充足则筋脉强劲有力，休息松弛时可保护所有骨骼，充实滋养骨髓；运动时可约束所有骨骼，避免关节过度活动屈伸，防止关节错位、脱位。如果肾经精气亏虚，肝经气血不足，就会造成骨髓发育不良甚至异常，更严重的会导致筋脉韧性差、肌肉不能丰满健硕。没有了营养源泉，既无力保护骨质、充养骨髓，又不能约束诸骨，防止脱位，久之，关节在反复的活动过程中，便会渐渐老化，并受到损害而过早、过快地出现增生病变，所以防治骨质增生就要常敲肝肾两经。

骨质增生是肾经所主的范围，肾经起点在足底。中医认为热则行，冷则凝，温通经络，气血畅通，通则愈也。敲肾经及热水泡脚就可以产生温通经络、行气活血、祛湿散寒的功效，从而达到补虚泻实、促进阴阳平衡的作用。所以敲肾经及热水泡脚是预防和辅助治疗骨质增生的好方法。

另外，除了常敲经络，平时还要注意避免长期剧烈运动。因为，外伤是造成人体组织增生的重要因素。人体有了外伤，其外伤部位的软骨组织同样会受到伤害，并有可能导致软骨组织的病变或坏死，致使骨端裸露而增生。

走路是预防骨质增生症的主要举措，走路可以加强关节腔内压力，有利于关节液向软骨部位的渗透，以减轻、延缓关节软骨组织的退行性病变，以达到预防骨质增生症的目的。但应避免做以两条腿为主的下蹲运动，对于老年人膝关节来说摩擦力太大，易于使骨刺形成，骨刺刺激关节囊，很容易引起关节肿胀。

还要注重日常饮食，平衡人体营养的需要。专家认为，阴阳平衡、气血通畅是人体进行正常生理性新陈代谢的基础。人体正气虚弱，经络不畅，势必导致气血凝涩而成病变。

此外还要预防寒凉，《黄帝内经·痹论篇》说："风寒湿杂至，合而为痹也……以冬遇此病为痹也。"所以，保暖对预防骨质增生也是非常重要的。

▶痛风困扰，适当拍揉外关、脾俞、阳陵泉三穴

痛风，是新陈代谢异常性的疾病，由于血液里的尿酸过高，引起尿酸盐聚积而沉淀在关节、泌尿道及软组织等地方所引起肿痛的病证。一般情况下，男性发病率高于女性，此病主要侵犯男性和老年女性，多数患者有家族史。临床特征为急性或慢性痛风性关节炎，反复急性发作。

中医学认为：脾位于中焦，其生理功能主要是运化、统血、主肌肉和四肢。脾为"后天之本"，主运化水谷精微，人身的肌肉四肢皆赖其煦养，清阳之气靠脾气的推动以布达，所以脾脏的功能健旺与否，往往关系到肌肉的壮实与否。所以，关节炎、脚趾痛等均为疾病的症状或称为表象，而不是病因，脾脏患病才是痛风疾病的病因所在。在治疗时重点在于治疗脾脏，恢复脾脏的运化功能，使其经脉滑利、气血流畅、代谢加快，促使病情逐渐好转。同时还要对其他脏腑的经络做全面调整，避免并发症的发生，

有利于痛风病证的恢复。这时外关、脾俞、阳陵泉就成了首选穴位。

外关穴位于前臂背侧，当阳池穴与肘尖的连线上，腕背横纹上2寸，尺骨与桡骨之间。它是三焦经的络穴，又是八脉交会穴之一，交阳维脉。具有联络气血、补阳益气的功效。阳维脉主要维系、联络三阳经，主一身之表，外关穴也是以治表证为主。

阳陵泉，又名筋会、阳陵、阳之陵泉，在小腿外侧，当腓骨头前下方凹陷处。属足少阳胆经，是五腧穴之合穴，八会穴之筋会，为筋气聚会之处，具有疏肝利胆、强健腰膝、促进血液循环的功效。故阳陵泉是治疗筋病的要穴，特别是下肢筋病，临床较为常用。适当拍揉外关、脾俞、阳陵泉三穴，可参照以下做法。

【具体方法】

每天用手指指腹或指节向下揉压脾俞穴和阳陵泉，并以画圆的方式按摩；用拇指的指腹向下按压外关穴，并以画圆的方式按摩，左右手交替进行。

痛风是一种疑难杂症，发病的原因是多方面的，在治疗上的难度非常大。但是，当你学会了穴位疗法，也就不用再害怕它了。

另外，痛风疾病的患者除及时治疗外，在日常生活中应做好一些预防性的工作，把住"进口关"。

（1）在饮食上，要少吃高蛋白食物，如牛羊肉、牛奶、鸡蛋、鸭蛋、皮蛋等，还要少喝酒。

（2）注意经常性的治疗。痛风绝不是一朝一夕就能治愈的，除注意日常饮食外，关键是要注意治疗的及时性。发现病证要及时治疗，当病证开始出现时，关节腔内就已经存有结晶体，通过治疗将晶体溶化入血，再排出体外是一个过程，需要一定时间。晚治不如早治，能坚持经常性治疗，使疾病在没有发生时就得到有效的控制，防患于未然。

（3）防止并发症的发生。痛风病若不及时治疗就会波及其他脏腑，出现动脉硬化、冠心病、脑血管意外、肾衰竭等症状。因此，痛风患者一定要注意夜尿的次数，当尿酸盐结晶损伤了肾小管、肾脏的浓缩功能时，可导致夜尿增多，使病情加重。但一些特殊情况应加以区别，如睡觉前饮水，水果吃得过多、失眠等。

▶头面、五官、腧穴常拍打，预防老年痴呆不再难

老年痴呆症是一种进行性发展的致死性神经退行性疾病，临床表现为认知和记忆功能不断恶化，日常生活能力进行性减退，并有各种神经精神症状和行为障碍，比如出现人格异常，变得自私、冷漠，甚至会丧失自尊、道德感和责任感，最后可能完全失去工作与生活能力。这种病的可怕之处就在于它会逐渐吞噬人的记忆、情感、理智等。

其实，要预防老年痴呆并不难，只要在日常生活中多做一些点穴推拿，平时注意饮食的摄取，就能收到很好的效果。

预防老年痴呆的点穴推拿，主要分为头面、五官及腧穴 3 个部分。

（1）头面推拿比较简单，按摩时以双手揉脸、用手指梳头、用巴掌拍后颈及轻摩前额等，都可以收到按摩效果。每次以指代梳梳头 32 下，能够直接刺激脑部神经，降低患上痴呆症的可能。

（2）五官按摩则主要是利用双手的拇指或食指，挤压或点按五官上的迎香及眼睑等穴位，促进面部血液的循环，刺激脑神经。

（3）腧穴点按主要是刺激全身的数个大穴，包括：百会、太阳、内关、合谷、足三里、三阴交及涌泉等穴位。

这些方法，主要能刺激脑神经，使其活跃，促进血液循环，并可提供更多氧气给大脑，这些都有利于预防或延缓老年痴呆症。在进行操作时，力度要拿捏得非常好，以达到刺激穴位及经络的功用，但又不至于出现疼痛。

老年人也可以通过一些轻柔和缓的运动，如散步、慢跑、打太极等方式来延缓大脑衰老及防止患上老年痴呆症。

另外，老年人在饮食上，应多吃含不饱和脂肪酸及微量元素的食物，如核桃、芝麻、松子、瓜子、杏仁等，这些食物能够延缓人体器官的老化速度，同时也含有大量人体需要的营养，有助于预防老年痴呆症。

▶老人得了心肌炎，按摩心腧穴疗效好

老人得了心肌炎，轻者可能无明显病状，重者可并发严重心律失常，心功能不全甚至猝死。急性期或亚急性期心肌炎病的前驱症状，病人可有发热、疲乏、多汗、心慌、气急、心前区闷痛等。

老年人身体虚弱、免疫功能下降，患感冒后病毒侵入心肌，导致心肌炎，甚至出现心绞痛、心衰等致命疾病。若抢救不及时，就会危及生命。这时，只要快速按摩心腧穴，就可很好地缓解病情。

前面讲了，心腧穴是膀胱经上的重要穴位，主治心肌炎、冠心病引起的心绞痛、心内膜炎、心膜积液、心包炎、胸痛等疾病。因此，患心肌炎时按摩此穴是对证施治的。

患者脱掉上衣后，趴在平板床上，双下肢并拢，双上肢放入肩平横线上。术者或家属可利用双手大拇指直接点压该穴位，患者自觉局部有酸、麻、胀感觉时，术者开始以顺时针方向按摩，坚持每分钟按摩 80 次，坚持每日按摩 2 ～ 3 次，一般按摩 5 次左右，可起到明显疗效，再按摩 2 ～ 3 天可起到治疗效果。

对于老年心肌炎患者，应坚持每晚用热水泡脚 25 分钟左右，以促进身体早日康复。另外要多吃新鲜蔬菜、水果、豆制品及海产品，忌烟酒及任何辛辣刺激性食物。

▶ 穴位按摩对治糖尿病

糖尿病是继恶性肿瘤、心血管病之后又一危害人类健康的重大疾患，是由于胰岛功能减退而引起碳水化合物代谢紊乱的代谢障碍性疾病。主要症状是血糖过高、糖尿、多尿、多饮、多食、消瘦、疲乏等。糖尿病治疗时间长，并发症多，对身体危害极大。

目前，全世界各个国家的糖尿病患病率都在明显上升，在中国这一问题尤为严重。如何让困扰人们的糖尿病得到及时和行之有效的治疗是人们所关注的问题。药物降糖和饮食降糖虽有一定的作用，但受到药量、种类的限制，而且多数降糖药有不同程度的毒副作用。因此，人们很自然地倾向于非药物疗法，而自己可以操作的自我按摩疗法，则越来越被人们所认可。

通过自我按摩可起到调整阴阳、调和气血、疏通经络、益肾补虚、祛三焦燥热、滋阴健脾等作用。

【具体方法】

（1）抱腹颤动法：双手抱成球状，两个小拇指向下，两个大拇指向上，两掌根向里放在大横穴上（位于肚脐两侧一横掌处）；小拇指放在关元穴上（位于肚脐下 4 个手指宽处）；大拇指放在中脘穴上（位于肚脐上方一横掌处）。手掌微微往下压，然后上下快速地颤动，每分钟至少做 150 次。此手法应在饭后 30 分钟；或者睡前 30 分钟做，一般做 3 ~ 5 分钟。

（2）叩击左侧肋部法：轻轻地叩击肋骨和上腹部左侧这一部位，约为 2 分钟，右侧不做。

（3）按摩三阴交法：三阴交穴位于脚腕内踝上 3 寸处，用拇指按揉，左右侧分别做 2 ~ 3 分钟左右。

泡脚和泡腿配合按摩效果会更好，可以加强按摩的作用。以上疗法每天做 1 ~ 2 次。只要能长期坚持就能有效防治糖尿病。

另外，糖尿病患者平时要注意控制饮食，忌暴饮暴食，忌高糖、油腻、辛辣之品，适当减少碳水化合物的进食量，增加蛋白质进食量。另外，还要保持良好情绪，切忌情绪波动，反复无常。

第八章
用拉筋拍打，
启动身体大药房

拉筋拍打法备受人们推崇，主要是因为它有治疗许多疾病的保健功效。而且，针对不同的症状和疾病，比如全身乏力、手脚冰凉、疲倦等小症状，感冒、哮喘、便秘等常见病，肥胖、高血压等心脑血管疾病，忧郁症、亚健康、鼠标手等 e 时代文明病，选择适应的拉筋拍打法，都能有效缓解症状或治疗疾病。

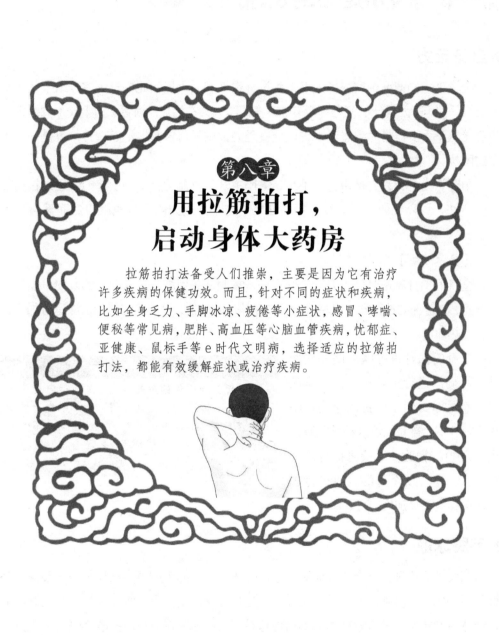

第一节 常见小症状的拉筋拍打方

▶ 全身乏力

全身乏力的情况相信很多人都遇到过，也许有的人还因此去过医院，结果从头到脚检查一遍，却发现什么问题都没有，许多西医大夫在治疗的时候，由于找不到病因，也会无从下手。但是对于患者来说，全身乏力，做任何事都提不起精神，也是一个不小的困扰。

中医认为全身乏力是由脾气不足、清阳不升、气血运行不畅引起的。通过拉筋拍打的方法，可以促使气血运行，经络通畅，这全身乏力的毛病也就自然而然慢慢消失了。

【具体方法】

全身的拍打就是对付乏力的最好方法，按照从头到脚、从左向右的方向，逐渐拍打全身，在背部的拍打要适当增加力量，而其他的部位，只要能够感到血液运行加快，全身发热即可。

全身的拍打也可以借助一些器具，对局部进行重点拍打，但是应当注意的是，纠正全身的乏力，不用局限在一个部位，可以拍打四肢，也可以拍打胸腹，尽量将拍打的范围扩大。这样使全身的气血循行加快，精神也就会加倍。

养生百宝箱

中医认为人体的阳气是主宰气血运行最重要的物质，解决全身乏力的最好时间就是在清晨刚刚起床的时候，反复地进行拍打的运动，不用很大的力量就会让一天精神百倍，不会出现乏力的情况。

▶ 手脚冰凉

四肢循环不良，就会造成血脉不通，在末梢部位的手脚就会出现冰冷的现象，也就是手脚发凉。这种情况常见于女性，无论是夏季还是冬季，都会感到手脚长时间的处于冰冷的状态，究竟怎样才能不出现这种恼人的冰凉呢，找一些暖手暖脚的工具也不会解决问题，反而会出现手汗和脚汗，其实真正的原因是身体的内部一方面血液出现了亏虚，供血有些不足；另一方面就是血液的循行变慢。

【具体方法】

（1）将双脚打开，可以微微劈腿，用右手拉住右脚尖，然后用左手拍打左侧的后腰部位，相对于肾脏的位置，大约持续2分钟后交替操作。如果无法够到脚尖的话，可以微微屈膝，只要将全身都伸展开就可以达到很好的效果。

（2）将双脚打开，可以微微劈腿，然后用右手拉住右脚尖，用左手拍打在腿部内侧的部位，大约持续2分钟，交替进行。位于人体大腿内侧的部位是肾经循行的部位，拍打这个部位能起到补气血的作用，可以让身体内部的血液变得充足。

养生百宝箱

在进行拍打的前后可以做一些活动，来帮助身体的各个部位都活动开，使全身的气血都迅速运行，这样拍打的效果就会达到最佳，每次拍打觉得身体发热了即可。

▶头痛

头痛可以发生在头部不同的部位，也会由各种原因引起，可以说任何一个人都会出现头痛，也很难把头痛作为一种很严重的疾病。但是反复的头痛确实会影响人的日常生活，尤其是年纪比较大的朋友会感觉到，随着年龄的增长，头痛出现更加频繁，通常位置也会不固定。有可能是前额疼，或者是后头痛，还有头顶或者两侧疼痛，严重就会感觉整个头部都很疼痛。而疼痛的感觉也会不一样，有人是胀痛，有人则是刺痛，有的情况是间歇性质，而还有一些是持续性的头痛。总之头痛会严重困扰大家，非常有必要掌握一些自我治疗头痛的方法。

【具体方法】

（1）采取俯卧的姿势，操作者从上至下地反复拍按整个背部，力量要能渗透到深层的肌肉。然后操作的人在大椎、大杼、膏肓、神堂等穴位处轻轻拍打2分钟，直到这些部位出现酸胀的感觉最佳。

（2）采取端坐的姿势，分别找到足三里和合谷穴，用手指在穴位处进行按压，出现酸胀的感觉即可，然后轻轻地在穴位周围进行拍打，持续1分钟。

（3）找到头痛的部位，用手指轻轻按压，也可以用手指在疼痛的部位进行拍打，自我调整姿势，大约2分钟即可。

养生百宝箱

头痛与情绪的关系非常密切，所以经常出现头痛的人调整自我的情绪，改善不快的心情，头痛也会减轻。另外要保证日常的体育锻炼以及充足的睡眠。这些都会帮助头痛迅速消失。

另外，注意饮食的均衡，尽量清淡饮食，多吃水果和蔬菜。忌食酒、咖啡、巧克力等会让人兴奋的食物。

▶视疲劳

随着电脑应用的普及，一些人开始因视疲劳、眼干涩、视力下降到医院就诊。长时间伏案，近距离工作，过度用眼，都会加重视疲劳。尤其对于长期用眼者，应高度重视眼保健。

视疲劳的症状有眼疲劳、眼干涩、异物感、眼皮沉重感、视物模糊、畏光流泪、眼胀痛及眼部充血等，严重者还可出现头痛、头昏、恶心、精神萎靡、注意力不集中、记忆力下降、颈肩腰背酸痛和指关节麻木等全身证候群，青少年还可能出现近视眼或原有近视加深的情况。

【具体方法】

坐在地上，将小腿屈起，尽量抬高，然后在小腿的外侧进行敲打，尽量使整个腿部都发生震动，如果小腿的肌肉过于紧绷，可以握拳进行敲打，尽量用拍打的动作让肌肉和血脉都加强循环。

用手掌形成空掌，然后在头部后侧开始轻轻地拍打，慢慢向下，一直延伸到颈部，然后向两肩拍打，可以适当增加力量，使整个颈部的肌肉得到放松，这样能深度减轻视疲劳的现象。

养生百宝箱

解除视疲劳最好的办法依次是：运动、做眼保健操、远眺、滴抗疲劳眼液。平时要保证充足睡眠，劳逸结合，平衡饮食，多吃谷类、豆类、水果、蔬菜及动物肝脏等，生活要有规律。有眼病和其他全身性疾病时应及时诊治，注意眼的调节和保护。

▶胸闷

经常有人会感到身体疲惫，总觉得心里和胸中堵着东西，闷得慌。然后就会下意识地用手去按胸口或者肚子，精神也会不集中。这就是心肺功能太差引起的，这样的人经常也会睡眠不好，总觉得心口有一块大石头压着，要试着深喘一口气，但是又觉得没有任何改善。在进行一定的活动的时候，很快就会气喘吁吁，体力也没办法坚持。

这样的问题就是心脏的功能弱，当然循环也就非常不好。再加上肺脏功能下降，呼吸的深度和质量都不够，所以供氧就会很差。所以这些人的面色也基本上都有些晦暗。

【具体方法】

首先要以坐着的姿势，全身放松，腰背挺直，闭合双眼，用手按揉膻中穴，先顺时针按揉 100 下，再逆时针地按揉 100 下。然后深呼吸几次后，就会感到胸口的憋闷消失了。这是因为膻中穴是管理人体气血的枢纽，它就在双乳中间，中医认为膻中穴能够疏通人体的气机，这样气机通畅后，血脉的运行也就顺畅了，心脏的输血和肺脏的呼吸也就会变得轻松许多。如果自己进行按摩的话，可以在后背用硬物顶住，在对应膻中的位置，人体的后背处是至阳穴，它也有调理气血的作用，但是一般可以不进行揉按，一方面是因为不方便，另一方面是因为按揉膻中时会对应地刺激到至阳穴。

这样的方法可以使身体放松下来，然后提高气血运行的推动力量。接下来就要按摩双手，人的双手是最灵巧的工具，所以在双手上就有连接大脑和心脏的血脉。想要提高心脏的功能，就要将双手抬起，与心脏的高度一致，然后互相去按压拇指下端大鱼际的位置。在按压的时候要结合推揉的动作，使作用深透进内部。一般按揉到100次左右的时候，就会感到非常舒服。

> **养生百宝箱**
>
> 人的双手非常灵活，神经和血管的分布比较复杂，并且关节都比较小，所以每天适当地活动双手可以起到调节气血的作用，这是因为手掌既是末梢循环，又是连接心脏比较近的地方。例如每天稍微活动一下指关节和腕关节，手掌微屈，均匀地拍打身体，或者双手拍掌，这就是对手掌最好的活动。若每天都能持续一段时间，就让心脏的供血有所提高，如果能坚持比较长的一段时间，那么就会发现肺脏的呼吸比原来更有深度了。

▶ 脸部水肿

如果脸部水肿，不但会给人一种肥胖的感觉，而且往往还说明身体内部出了问题。有的人只是眼睑有点肿，这不一定是健康有问题，但如果逐渐发展到整个面部全都肿胀，甚至连身上也肿了，那身体一定出了毛病。如何通过拉筋拍打的方法来治疗呢?

1. 按压穴位

从额头开始对面部的穴位进行简单的按压刺激，可以使面部的血液循环加速，从而改善面部水肿的症状。常用的穴位有太阳穴、迎香穴、颊车穴、天突穴等。

2. 推揉法

从面部中央开始进行对面部的推按，先从迎香穴开始沿鼻翼向下颌螺旋式按摩，从下颌上至耳下、耳中至太阳穴附近，再沿眼、眉际向发鬓处推按，延伸至耳后，对双耳进行轻度的按揉，使耳部感觉微热，沿耳后再推揉至下颌，在下颌腺处轻轻压按2～3次，最后沿颌下向天突穴处推按。

3. 按摩穴位

在推按后对头部其他穴位的按压能够很好地辅助瘦脸的效果，并且能够预防水肿再次出现。常用的穴位有百会穴、睛明穴、下关穴等。

4. 提按法

用手捏住鼻根固定，再用手按到鼻翼的深窝里，然后向脸颊最高点拉直线按摩。

力度不要太大，避免拉伤肌肉与皮肤。然后一手四指握拳，拇指按住耳下，一手四指紧贴着颈部最上缘，拇指用力向下滑动到腮部不动,四指手向下按摩颈部肌肉到锁骨上。再直接用双手的大鱼际从两鬓开始向下按摩，经过两颧骨，落在嘴角旁，手一直要包住脸，按摩掉多余的肥肉，最后再张开嘴，活动嘴巴周围的肌肉。舌尖尽量水平伸出，再向上伸出，尽量往鼻尖的方向拉伸，然后再向下沿下巴的方向拉伸。所有这些动作下巴都要用上力气，这样才能锻炼嘴巴周围的肌肉，防止松弛。

5.瘦脸操

托脸颊：适当地涂上按摩霜后，轻轻地按摩皮肤，其指腹须朝内侧。由颧骨部分往上推托，并进行摩擦式的按摩。每个动作慢慢进行，持续1分钟。

抓脸颊：适当涂上按摩霜之后，在颧骨的部分纵拉赘肉，并向外拉开。然后位置慢慢向下移，到鼻翼为止。一次动作约5秒，持续进行1分钟。

吐舌头：伸出舌头这个小动作，是令下巴和脖子之间的皮肤保持不松弛的方法，这样就可以防止形成双下巴，或者让形成的双下巴减轻。你还可以把舌头用力顶下颚的牙肉，同样可以收到收紧颈部肌肤的功效，减轻双下巴。

> **养生百宝箱**
>
> 脸部出现水肿可能是由多种情况引起的，避免出现水肿首先要保证睡眠的质量，尽量有充足的睡眠和稳定的入睡时间。如果是电脑工作者，每天长时间面对电脑，也会引起面部出现水肿，这时就要保证工作一定时间后进行一定的运动，让四肢尤其是手臂得到很好的伸展，这样就可以消除水肿现象。

▶ 体力下降

体力下降并不是由于年纪的增长，而是跟人整体的身体状况有很大的关系，与长时间不从事适当的活动有密切的关系。现代不规律的生活导致很多人都出现体力下降的趋势,慢慢地进行一些消耗体力的活动都可能会引起体力逐渐下降,从中医的角度看，体力与肾气的关系密切，如果肾脏出现问题，就会引起腰部的力量不够，相应的体力也会下降。所以加强体力必须要强腰固肾。

【具体方法】

（1）双脚自然打开，稍宽于两肩的宽度，身体微微向前倾，用左手后背拍打右肾的对应位置，大约5秒钟，用右手拍打左肾的对应位置，双手交替轮换，大约2分钟即可。然后双手同时由上向下地推按腰部，

> **养生百宝箱**
>
> 体力的锻炼是我们日常必须要做的保健运动，经常进行相应的锻炼不仅能让体力有所提高，也会对疾病产生抵抗能力，否则体力下降后非常容易出现患病的情况。所以要保证每天都有一定的运动幅度，另外还要保持一个均衡的饮食，不要因为饮食引起身体的缺乏，而使体力下降。

使腰部的皮肤感到发热。

（2）向前弓步站立，保持一脚在前一脚在后的姿势，然后弯腰双手轮流敲打在前的一只腿，使大腿部位受到拍打，1分钟左右双脚交换，再用双手去敲打腿部。在敲打的过程中注意手要保持空拳，敲击的频率不要过快。使腿部的肌肉受到均匀的打击。

▶步子沉重

有很多人都会感到走路非常吃力，往往莫名的就出现了步伐缓慢，无法迅速抬腿走路的现象，就仿佛是双腿附带了千斤的重量。而身体往往并没有其他的症状，这就是由于体内血液的推动力量不足，致使血液在双腿的循环不畅，也就造成了过量的代谢垃圾堆积到了双腿和双脚，下肢的微循环越来越差也就引起身体慢慢出现各种疾病，慢慢的，心脏的动力也会下降。所以一旦出现走路步子变沉重就要立刻采取措施，改善这样的情况。

【具体方法】

（1）首先采取仰卧的姿势，将双脚相对，尽量举起，然后用双手在大腿内侧进行拍打，持续1分钟后将双脚放下，休息一下，然后再重复拍打，每次进行5~7次。每天进行一组这样的拍打就可以使双腿的沉重感减少。

（2）采取端坐的姿势，用双手沿着腰部开始向下推按，用缓慢的速度逐渐推按，按照前、外、后的顺序反复进行，保持双腿的循环畅通无阻。

（3）采用坐姿，一手向后支撑整个身体，另一只手握空拳，直接敲打大腿内侧肌肉肥厚的地方，向两侧逐渐展开，扩大敲打的范围。

> **养生百宝箱**
>
> 改善腿部的三条阴经，就能够纠正挤压在腿部的压力，使循环变得顺畅，身体内的垃圾也不会堆积在腿部，慢慢就会觉得脚步轻盈，沉重的感觉消失。

▶关节紧绷

关节缺乏润滑的组织液，肌肉变得僵硬，就会让人感觉关节失去了灵活性，不再任由我们做各种动作了，而且还可能会引起一些疼痛，所以很多人都会不自主地自己敲打关节的部位，但是敲打又不会产生很大的作用，这种紧绷的感觉依旧在困扰着大家。其实无论是大关节还是小关节，都可以进行自我推按，避免过度的紧绷，引起关节部位的疾病。

【具体方法】

（1）以膝关节为例，将膝关节略微弯曲，呈前后的弓步站立，如果是右脚在前，就用右手扶住膝关节，左手从后方拍打膝关节以及关节周围的穴位，持续2分钟。稍作休息后交换左右进行拍打。

（2）如果是肩关节或者是肘关节的紧绷，可以先双手相握，进行反方向的拉伸，将肩关节和肘关节尽量拉伸，然后做关节周围的拍打，选择关节周围重要的穴位进行按压。

> **养生百宝箱**
>
> 关节最忌用大力去击打，也不能用蛮力进行拉伸。在进行自我按摩时，先要进行适当的拉伸，这时开始就要用比较轻的力，然后逐渐增加力度，只需要使关节能够展开即可。

▶ 疲倦

疲倦是现代人比较常见的症状，但是大多数人都会认为是工作过度紧张，或者过度娱乐，其实出现疲倦症状代表身体已经超过了所能承载的负荷，慢慢地就会积累疾病，再过一段时间可能就会出现各种更麻烦的病证。也有很多人的疲倦是跟双腿有关的，平时可能并不觉得疲倦，但是只要一走路就会感到非常劳累。

【具体方法】

（1）保持站立的姿势，身体自然向前倾，双脚自然分开，保持与肩同宽，然后屈腿，抬起一条腿，用手拍打腿的内侧和外侧，然后将腿抖一抖，再交换双腿。每次进行3分钟。

（2）采取站立的姿势，先抬起左腿，保持膝关节与臀部同高，膝关节向内侧弯曲，用对侧的手去拍打大腿，膝关节向外侧弯曲，用同侧的手拍打大腿，反复进行20次。

> **养生百宝箱**
>
> 容易疲劳的人注意纠正腿部的胆经，采用敲胆经的方法能很好地改善疲劳的状态，胆经在腿部的循行部位非常容易出现僵化和粘连，也就会使双腿首先感到疲劳，经常拍打胆经就是解决疲劳最好的方法。拍打胆经越熟练，人就会越有精神。

（3）采取站立的姿势，将双臂伸直，抬腿，让对侧手与脚相接触，如果实在无法触及的话，也要尽量去接触。交替进行，分别做20次。

▶ 赖床

特别多的人都喜欢早上赖床，尤其是年轻人，入睡的时间比较晚，到了早上就赖床不起。这种不正常的生活规律会引起很多的疾病，而且很多年轻人弯腰驼背、喝非常凉的水，这些都会引起身体出现不适，久而久之很容易出现头痛、头晕等，影响身体健康。

【具体方法】

（1）旋转拍打：双脚自然站立，与肩同宽，然后做甩打的动作。掌心拍打后背和腰部，对应肾脏的位置进行重点的拍打。注意旋转的速度不要太快，否则会引起头部的不适。

（2）进行劈腿和倒立的练习，可以由其他人协助做劈腿和倒立的动作，这样可以促进腿部的血液回流，提高心脏的供血能力，对大脑的供血也会加强，这样清晨头脑不清醒的情况就会减少。

（3）做适当的跳跃动作，幅度需要

养生百宝箱

早睡早起是一个良好的习惯，相对来说，赖床就是必须要避免的情况。这对年轻人来说，尤其要杜绝晚睡赖床，因为长期赖床可能会导致身体各个器官休息不好，正常的体力也会大打折扣。一些常见病也可能会慢慢产生，所以说想要自我保健就一定要养成早睡早起的习惯，避免赖床。

很小，跳跃的同时拍打双腿，让全身都运动起来，跳跃可以是原地跳跃，也可以向前向后跳跃。

▶ 腰酸背痛

腰痛，一般来说有 3 个原因，一是由于寒湿邪气阻滞经络，这种腰痛是慢性的，遇到阴雨天更为明显；二是因为肾虚，中医讲，"腰为肾之府"，这种腰痛起病缓慢，隐隐作痛，连绵不已；三是因为扭伤。当然，腰上寒湿凝滞、气血不通的人或者肾虚的人，更容易扭伤腰；反过来，扭伤了腰部或腰部气血不通也会对肾造成伤害；肾虚或腰扭伤的人也更容易气血不通，因此，这三个病因有时候是夹杂交错的，互为因果，互为影响。

肘部和腿弯处就是现成的治疗各类腰痛的穴位。但凡腰部的疾病，都可以在双手和双膝上寻找治疗的穴位。比如，腰椎病可以在双臂肘后侧部和双腿弯后中部各取一个点进行按压。但不管是什么原因引起的腰痛，都可以用同一种方法选取人体的反射区来调治。但凡腰部的疾病，都可以在双手和双膝上寻找，比如，腰椎病可以在左右臂肘后侧中部和左右腿弯后中部备取一个点进行按压。不通则痛，腰痛最直接的原因就是腰部气血出现阻滞，所以在按压反射区的时候，要边按压边揉动。这是一般性腰椎病的取穴治疗方法。如果是肾虚或腰肌劳损引起的慢性腰病，则选择在四、五手指和脚趾后，相当于手背与脚背 1/2 交界处的中点。如果是急性腰扭伤，就在双手手背和双脚脚背的中间部位上取穴，以压痛感最强处为准。肾在腰部，与之相对应的肘部和膝部的穴位大多能养肾。如肺经上的尺泽就是补肾要穴，按压尺泽穴当然也可以治疗腰痛。

1. 按压腰阳关

对于腰痛有一个效果很好的穴位——腰阳关。它就好像是腰部的一个咽喉要道，找到腰阳关就找到了治疗腰痛的重要战略要地，腰阳关位于髂骨的位置上，关于髂骨就是每天系腰带的地方，用手从腰向下摸，在腰下方的那块骨头就是髂骨。然后拇指按在髂骨边缘，食指向后交会在背上中点就是腰阳关穴了。因为腰阳关是督脉上的一个穴位，所以腰部的所有疾病都有不错的效果，例如坐骨神经痛、腰的急性扭伤等都能明显缓解。

2. 手疗法

可以分成 5 个方面来区分，对证治疗。

（1）能伸不能弯，以"伤气"为主的腰痛，要重在调督脉：胸椎、腰椎、骶椎各向心推按 50 次，加腰椎手部牵引，同时活动腰部，牵引左手腰椎反射区时腰部向左转 10 圈，牵引右手腰椎反射区时腰部向右转 10 圈，两肾分离按揉 72 次，肝逆时针按揉 49 次，脾顺时针按揉 64 次，腘窝滚动 3 分钟。

（2）能弯不能伸，以"伤血"为主的腰痛，重在调任脉：中指下方手掌中心上敏感点用重力点按 24 次，骶椎离心推按 50 次，再加骶骨反射区牵引，疼痛点再按揉 81 次，两肾相对按揉 72 次，肝逆时针按揉 49 次，脾顺时针按揉 64 次，大腿内侧向心推按 50 次。

（3）腰肌劳损引起的腰痛：胸椎、腰椎、骶椎各离心推按 50 次，同时让前俯后仰 10 次，腰椎两侧离心推揉 64 次，两肾点按 72 次，肝逆时针按揉 50 次，脾顺时针按揉 64 次。

（4）妇科病引起的腰痛：脑垂体点按 81 次，肾上腺点按 81 次，两肾向心推揉 72 次，子宫顺时针按揉 120 次，骶骨向心推按 59 次，同时加骶椎牵引，并在骶椎疼痛敏感点按揉，肝逆时针按揉 49 次，脾顺时针按揉 64 次。

（5）下肢肌肉酸痛：脑垂体点按 81 次，肾上腺点按 81 次，甲状腺捻揉 5 分钟，两肾相对按揉 72 次，肝逆时针按揉 49 次，脾顺时针按揉 72 次，腿部捻揉 5 分钟，然后用指背从腿根到脚部拍打 5 分钟。

> **养生百宝箱**
>
> 手部按摩对于腰椎是大有裨益的。其中，手背上有合谷、后溪等穴位，还有对应腰的反射区，手掌上则是内合谷、内后溪、腰点的反射区。这两组完全是里外对应的，所以组合起来使用，用一只手的拇指和食指去捏另一只手的内外两个穴。按捏的次序按照合谷与内合谷，后溪与内后溪，腰的反射区。按捏的时间可以适当长一些，力度以有酸痛感为宜。这样按捏过后，手会发红发热。最后，十指交叉，第二指关节相交，这样就是在按压手指上的整个头部的反射区了。因为刺激大脑就是在刺激脊髓，所以按压可以增强脑髓、脊髓和骨髓的活性，能健脑强腰。

▶失眠

失眠主要是不易入睡，少睡或者是睡后易醒，严重的会出现彻夜难眠。如果睡眠不足或者睡眠的质量很低，就会导致精神委靡，注意力不集中，或者还会出现耳鸣、健忘、多汗、易怒、没有胃口等各种情况。一旦出现失眠等情况就会很麻烦，很难使失眠彻底消除。

【具体方法】

（1）采取端坐的姿势，手握空拳，直接敲打颈部的两侧，逐渐向肩部扩展，坚持3分钟，以肩颈部出现酸胀的感觉最佳。

（2）采取端坐的姿势，快速拍击两肩和背部，反复进行3分钟。

（3）采取端坐的姿势，用手指按压百会、风池、太阳等重要的穴位，每个穴位1分钟。

（4）用双手轻轻地按揉整个头部，使头部放松下来。

> **养生百宝箱**
>
> 在准备入睡的时候就应该让大脑休息，不要想事情，可以采用听轻音乐和用温水泡脚的方式促进睡眠，提高睡眠的质量。另外，不要喝咖啡和茶等有刺激性的饮料。

▶心脏衰弱

许多人因为先天原因，或是后天调养不当的关系，心脏很容易衰弱，容易出现超负荷的情况，经常动不动就流汗，或出现焦虑症状，而且心脏越弱的人越容易产生焦虑。

> **养生百宝箱**
>
> 心脏不好的人不宜运动量太大，可以根据个人的情况进行适量的运动，如果心脏出现不适应立即停止任何运动。做运动的时候也要注意幅度不要太大，力量尽量和缓轻柔。

针对这种症状，可以通过拍打手上的内关穴附近部位来增添心脏活力。拍打时，手必须高于心脏，这样才能让血液轻松到达头部，提高睡眠质量，20下左右就会觉得心跳加速，脑部就不会缺氧，记忆力也不会减退。

【具体方法】

（1）双手高过头顶，尽量抬高。

（2）一手虎拳向后打，一手五指张开向前撞击。

（3）换手操作。

▶脱发

人人都希望自己聪明，但是很少有人会希望自己"聪明绝顶"，很多人由于头发大量脱落而产生不尽的烦恼。到底是什么原因无法让人留住一头乌黑的头发呢？

中医认为，头发与人体肾中的精气和血脉充盈有很大的关系，通过头发可以判断出人体的健康水平，在《黄帝内经》中记载有"肾者，其华在发"，说的也是这种含义。在人体的成长和衰老的过程中，肾中精气从充盛到虚少就表现在头发的变化之中。而中医理论中还有"发为血之余"的说法，如果精亏血少，无法营养头发就会出现发质枯黄、没有光泽，而头发也极容易脱落，相反的，精血充盈，能够很好地营养发质和促进头发的生长，就会使头发乌黑亮泽，也不容易出现掉发的现象。因此，要想美发，就要补肾养血，如何通过拍打按摩的方法来补肾养血呢？

【具体方法】

1. 按摩穴位

太溪穴是肾经的原穴，古法通过诊太溪以候肾中精气，所以经常按揉太溪穴就可以达到益肾填精的作用，而精气生则血液就会获得充盈。每日用手指点按穴位处，出现酸胀并麻痛的感觉，每次3分钟，不久即可收到效果，您的头发将变得越来越乌黑亮泽。

涌泉穴为全身腧穴的最下部，是肾经的首穴。《黄帝内经》中记载：

"肾出于涌泉，涌泉者足心也。"意思就是说：肾经之气犹如源泉之水，来源于足下，涌出灌溉周身四肢各处。而现代经常把足部比喻成人体的第二心脏，涌泉穴就相当于足底的心脏，所以按摩涌泉穴能够使人强健。每晚睡前在穴位处按压3分钟就可以达到益肾补血的作用，这样就可以让你的头发从最根本处发生改变。

2. 拍打头顶

用双手直接在头顶进行拍打，力量一定要温柔适度，不要对头部猛打猛拍。按照从前向后的顺序逐步拍打，然后用手指进行抓按的动作。

▶ 咳嗽

咳嗽一般是因为上呼吸道感染等疾病，引起肺部的不适，可能会伴有痰多、头疼、发热等症状，也可能会有饮食减少、口渴等消化系统的症状出现。咳嗽在身体不适的时候非常容易出现，尤其是在秋冬的季节，很多人都会出现咳嗽的症状。

【具体方法】

（1）采取俯卧的姿势，操作的人进行推拍脊柱的两侧，从上至下，由左向右，每侧拍打2分钟，观察背部的皮肤，以出现潮红发热为佳。

（2）采取俯卧的姿势，操作的人选用拍颤法在背部拍打大椎、肺俞、大杼、膏肓、

神堂等穴位，也可以用手指在穴位
处进行按压。

（3）采取端坐的姿势，用手按
压天突穴 1 分钟。

（4）采取俯卧的姿势，在背部

由上向下进行拍打，拍打时要从颈部开始，速度可以稍快，双手交替进行逐渐加力的
拍打。

▶中暑

中暑主要是因为天气过于炎热或者长时间在高温下工作，出现头晕、头痛、口渴、
胸闷烦躁、恶心呕吐、疲劳无力等症状，甚至会有神志不清、心烦气短、双眼发黑、
突然昏倒等情况。中暑是夏季我们都应当注意的一个表现，一定要及时采取避暑的措施。

【具体方法】

（1）采取俯卧的姿势，操作者用重力拍打脊柱的正中线，从上向下，进行 5 次。

（2）采取端坐的姿势，用手或
者器具去拍打大椎、百会、关元、
头维、太阳等穴位，每个穴位 1 分钟。

（3）采取仰卧的姿势，用较轻
的力量去拍打头部，保持 3 分钟。

▶呕吐

呕吐的原因比较多，一般可能
是因为饮食不洁，或者是脾胃功能
变弱，也有是因为一些外感疾病或
者是精神受到比较大的刺激之后出
现的，呕吐的根本原因就是胃脏的

功能受到损伤，继而出现了呕吐。所以能够引起胃部不适的情况一般都有可能引起
呕吐。

【具体方法】

（1）采取俯卧的姿势，操作的人手握空拳，在背部的脾俞和胃俞的位置进行敲打，
每个穴位 2 分钟。

（2）采取俯卧的姿势，操作的人在患者背后，找到大椎、大杼、膏肓、神堂穴位，

采取拍抓相间的形式，在背部进行拍抓，如果皮肤变红即可。

（3）在腿部找到足三里、丰隆等穴位，自我点压和按摩，每个穴位2分钟。

（4）在手臂找到内关、公孙穴，进行自我按压，每个穴位2分钟。

▶呃逆

呃逆，俗称打嗝，是气逆上冲，喉间呃呃连声，声短而频，不能自制的一种症状。

打嗝，并不能算是疾病，但也经常会困扰大家。如果正在和别人说话的时候，出现打嗝，是一件很让人尴尬的事情。以前您遇到这种情况会怎么办呢？憋一口气？喝一口水？还是受到惊吓？相信大家一定试过很多方法，也相信这些方法并不一定十分好用，下面给大家介绍一个小偏方，希望能帮助大家化解尴尬。

【具体方法】

打嗝的时候要用手指用力按压眉头的攒竹穴。两侧同时按压，而且要用力。其实这个方法会有点疼，如果是自己按往往会下不了手。如果是别人帮着按，自己也会因为疼而往后躲。这是正常的，因为攒竹穴所在的位置正好是眶上孔的位置，按压这里会本能地躲避。这个穴位是治疗打嗝的特效穴，只要坚持一下，很快就会收到效果的。

如果是小朋友，往往会因为觉得太疼而没有办法配合，这时还有一个办法，可以求助于耳朵的膈的反射区。膈肌的痉挛是引起打嗝的原因，所以按摩膈在耳朵上的反射区——耳轮脚，效果一样很不错，而且不疼，很容易被人接受。自己打嗝的话，也可以选择这个方法来为自己按摩。按摩的时候，顺着耳轮脚延伸的方向来推按，适当用力，很快打嗝就会停止。

在耳朵上除了按膈反射区外，还可以拉耳垂。操作时，用双手的拇指和食指紧紧捏住左右耳垂，两手同时用力将耳垂向下拉，力度以耳垂根受到刺激为宜，动作要缓慢，以免拉伤耳垂。将此动作重复多次后，就可使打嗝停止。

也可以采用手部按摩疗法，先用拇指指腹推按手上的横隔膜反射区，推按时，拇指要紧贴皮肤，用力要稳，速度宜缓慢而均匀。然后用拇指指腹重力按压内关穴5~10分钟，如果依旧打嗝不止，可用牙签加强对内关穴的刺激打嗝自会停止。

养生百宝箱

对于老年人打嗝，很多时候是因为正气不足，表现为打嗝声音低、不连续等，这时要注意扶助身体的正气，如果只是单纯地给予外部的强刺激，效果未必好。

需要注意的是，容易打嗝者，应少食生冷辛辣食品，保持情绪稳定。发生打嗝时，可专心做一些其他工作，以分散注意力。

打嗝时，将右手拇指放置于天突穴处，然后由轻渐重、由重到轻地揉按该穴0.5~1分钟，也可以治疗打嗝。

另外，当轻微打嗝时，可以仰面躺下，伸直双腿，然后将腿抬高，与地面成45度角，保持4秒钟后缓慢地将腿放下，如此反复做10次，便会达到止嗝的目的。

▶眩晕

眩晕就是头晕眼花，正常人都会出现一些轻微眩晕的情况，所以轻度的眩晕很快可以消失，不用太过在意，如果是比较重的眩晕，可能会感到眼前的所有物体都旋转不定，严重会无法站立，还会伴有耳鸣、恶心、冷汗等症状。眩晕的情况不同处理的方式不太相同，但是一般来说有以下这些方法。

【具体方法】

（1）采取端坐的姿势，放松身体，用手指点按太阳、翳风、印堂等穴位，每个穴位1分钟，如果有酸胀的感觉最佳。

（2）采用端坐的姿势，双手在前额进行推按和拍打，拍打力量要轻柔，不要用重力。

（3）采用俯卧的姿势，操作的人在患者背部沿着脊柱向下推按，反复5次以上，最好使皮肤变红。

（4）采取端坐的姿势，用手去拍打叩击百会、足三里、涌泉、三阴交、合谷、大敦、侠溪等穴位。

> **养生百宝箱**
>
> 　严重的眩晕一定要到医院就诊。平时保持平稳的心态，尽量多休息，避免心情的波动，不要过度劳累。禁止食用烟、酒、浓茶等有刺激性的食物。

▶惊悸

惊悸的意思是因惊而悸，也就是说因为受到惊吓而出现心悸。心悸这个名词可能有一部分人是不清楚的，简单地说心悸就等同于心慌。为什么说心悸等于心慌呢？因为心悸实际上是在形容心脏跳动加快的问题，心慌的时候也是如此。所以一旦是身体上出现心慌等症状，就要积极地调理一下，千万不要忽视这个小问题。

心慌偶尔出现可以不采用任何的治疗措施，但是要多注意观察心慌是否连续出现。也就是说心悸是心脏刚出问题的时候表现，所以出现心悸时候要区分是不是第一次出现，也要了解心悸会引起哪些不好的地方。首先心悸时间长了，可能冠心病、心绞痛就会出现，心脏都是从发慌开始出问题的。

对于心悸的综合调理需要按一下的几个步骤来进行。

【具体方法】

（1）要重点抓住左侧的反射区，无论是足底的还是耳朵上的。因为人体的心脏是偏向左侧的，所以反射在外部的反射区的时候都是在左侧为主。例如左脚的脚心，这是一个可以每天晚上睡觉前按摩的穴位，每次按摩上百下，既能调节心悸，还能帮助睡眠安稳。

（2）心悸要知道都有哪些穴位管理，那就是内关和神门。神门就在腕横纹的下边，它是调节体内神经的重要穴位，绝大多数心悸都是因为神经在局部出现了错乱。那么刺激神门就是在调节神经的状态，心悸的情况也就会很少出现了。

（3）心悸的人一定要保持心情的舒畅，情绪不好就肯定会影响到心脏功能。功能紊乱了，就会不时地出现心慌、心跳。所以保持心情平稳舒畅很重要。既不要过分悲伤，也不要过分欢喜。

> **养生百宝箱**
>
> 有很多人的心悸并没有对心脏产生过多的伤害，反而是由此而引起的紧张焦虑对心脏形成了负担。这样就非常容易形成恶性循环，加重心悸的症状。所以调整心情比进行心悸的治疗更加重要，或者可以说心情舒畅就是治疗心悸最好的灵丹妙药。

实际上这样的步骤不一定要求大家都依照遵循，关键还是在根据个人的情况，以及心悸出现的频率来作出相应的调整。所以心慌并不可怕，即使是频繁地出现了心悸。可怕的是也许是大惊小怪，把心悸看得过分严重；或者是完全忽略了心悸的表现，出现心悸也认为很正常。

▶ 汗证

出汗是人体的正常生理现象，在天气炎热、穿衣过多、饮用热饮、运动奔走之后都会引起出汗量增加，这属于正常现象。感冒生病之后，身体就会努力出汗，这是在驱赶邪气，帮助身体恢复正常。引起多汗的常见疾病有甲状腺功能亢进、感染、风湿病、低血糖等，我们在治疗前应首先明确有无这些疾病，然后再根据中医理论进行辨证论治。

同样是出汗过多，中医又把它分成自汗和盗汗两种。如果什么原因也没有，大白天就不停地出汗，如果稍微一动，就汗如雨下，中医把这种情况叫做"自汗"。盗汗是晚上睡着以后出汗量多，等醒来了汗就不出了。中医认为，自汗一般是由于气虚引起的。气虚的话，我们身体的第一道防线就失去防御作用，汗液外泄，所以汗多。盗汗一般是由于阴虚引起的。阴虚则内热，迫使身体里面的津液蒸腾于外，所以就表现出来多汗。

【具体方法】

肺气不足，卫外不固的患者一般比较容易感冒，出现自汗的话，取肺俞、风门、脾俞、关元、气海这些穴位，用手指点按，每个穴位3分钟左右，每天早晚各1次。长期坚持，不但能治好出汗的问题，还能增强体质，不再容易感冒生病。平时也可以用黄芪、白术和防风一起泡水喝，可以起到益气、固表、止汗的作用。

气虚是自汗的常见原因，但不是唯一原因。还有一种引起自汗的原因叫做"营卫不和"，表现出来就是多汗、怕风、周身酸楚、时冷时热，也可能就是半个身体或者身体局部出汗。一般年老体弱的人多见。这个在治疗时要调和营卫，主要是取膀胱经和督脉的穴位，比如肺俞、风池、风府、大椎、脾俞等来按摩。

捏脊法也可以用来治疗自汗。这是因为捏脊法从调整调节人体的脏腑功能，使阴阳保持平衡，自然也就可以益气、固表、止汗。

如果生病很久了，已经出现了神疲乏力的症状，说明气虚已经很明显了，这时就应该增加一些具有补益作用的穴位，如足三里、三阴交等，促进身体恢复。

盗汗最常见的原因就是阴虚火旺，除盗汗之外，一般还会有心烦失眠、两颧发红、手脚心热、下午潮热、口渴、想喝水、小便黄、大便干等伴随症状。既然是由阴虚火旺引起的，治疗就要滋阴降火来达到止汗的目的。选取然谷、中府、涌泉、太溪、照海等穴位，每天早晚按摩，按摩时最好穴位能有酸麻胀痛的感觉，或者感觉有气传导的感觉，这样效果会更好。这样的患者平时适合用生地、麦冬、五味子、党参、百合等来泡水喝，代替茶水，频频饮用。

还有一种盗汗的原因也比较常见，那就是身体里的湿热太重了，除了盗汗之外，还可能有面色红赤、烦躁、口苦、小便黄、眼睛巩膜黄，甚至连出汗都是黄的。这时治疗就要清利湿热。湿热邪气的产生一般和脾胃肝胆有关，所以在按摩时也要选择这几条经脉上面的穴位，比如阳陵泉、阴陵泉、丰隆、条口、三阴交、内庭等。

不管怎么说，总出汗对人体来说也是一种损伤，所以在治疗多汗的时候可以选择配伍气海、关元、足三里等这些具有补益作用的穴位。

养生百宝箱

汗出的时候，我们的毛孔都是张开的，这时很容易感受外邪。所以，自汗和盗汗的患者都应该注意避风寒，以防感冒。出了汗之后，要及时把皮肤擦干。有的人出汗量很大，甚至衣服和被子都湿了，这时应该及时更换，以避免受凉和保持清洁。

第二节 常见病

▶感冒

感冒是经常出现的一种疾病，患了感冒就会出现鼻塞、流涕、咳嗽、怕冷、发热、头痛、身痛等症状，一般在气候多变，冷热失常，温差比较大的时候就容易引发感冒。虽然感冒比较常见，但是反复多发，也会引起肺部等疾病。

【具体方法】

（1）采取仰卧的姿势，全身放松，从上向下进行拍打前胸和腹部，拍打使皮肤变得潮红为佳。

（2）采取端坐的姿势，用左手放在右肩上，向后抓取，进行10次，交换右手进行。

（3）采取俯卧的姿势，操作的人在患者的后背脊柱中央的位置，从上至下进行推拍的动作，进行10次左右。

（4）采取端坐的姿势，分别在大杼、大椎、风门、风池等穴位处进行按压刺激。

（5）用力拍打合谷穴和列缺穴，力量可以稍微大一些。每个穴1分钟。

> **养生百宝箱**
>
> 感冒的时候要禁食油腻和辛辣的食物，要防止流行性感冒的传染，在季节交替或者流行性感冒爆发的时候要积极防护。

▶哮喘

哮喘多发于老年人，它与肺功能下降有一定的关系，经常在夜间或者清晨发作的时候，会有胸闷、窒息、咳嗽、喉中痰鸣等症状。能够引起哮喘的原因很多，如外感风寒、内伤饮食、情志不畅等。

【具体方法】

（1）采取俯卧的姿势，操作者在患者的背部进行抓拍，反复进行10次，由上向下，当皮肤变红为佳。

（2）采取俯卧的姿势，操作者在定喘、肺俞、神堂、膏肓、大椎、大杼、风门、列缺等穴位处进行按压，出现酸胀的感觉最佳，每个穴位1分钟。

（3）采取端坐的姿势，在合谷、鱼际、肾俞、丰隆以及足三里穴位处进行按压，每个穴位1分钟。

（4）采取端坐的姿势，全身放松，拍打胸前和后背的部位，力量

> **养生百宝箱**
>
> 有哮喘的病人要避免引发哮喘的原因，要远离变应原。在哮喘的缓解期要进行适当的体育锻炼，增强体质。饮食上哮喘的病人不要吃辛辣和过咸的食物。

要适中。

▶ 泄泻

　　大便的次数增多，难以成形，这恐怕是困扰很多人的一个不大不小的问题。因为即便是去了医院，便溏也不会做一个单一的疾病来治疗的。如果不采用一些方法加以制止的话，人的精神状态、体力就会受到影响，睡眠也会出现问题。

　　中医认为，大便次数增多，粪质清稀甚至有如清水，谓之"泄泻"，又称"腹泻"。如果单是大便次数增多，不一定是泄泻。泄泻一定要以大便清稀为诊断依据，因为也有一日解大便多次之习惯者，如果粪质不稀，肚子也没有什么不舒服的话，就不能算是泄泻；也有的人一天可能只大便 1 ~ 2 次，但是粪质清稀或水样，这样就应该算是泄泻了。中医认为泄泻的原因多由外感寒邪、饮食不善，或情志内伤等因素诱发。西医的急慢性肠炎、溃疡性结肠炎等疾病，可以参考本病治疗。

【具体方法】

　　一指禅推法：患者仰卧位，操作者以一指禅推法，由中脘穴开始，缓慢向下，移至气海、关元等穴，须沉着缓慢，反复操作 3 ~ 5 分钟。

　　背部擦摩法：患者俯卧位，操作者沿脊柱两旁滚揉腰背部肌肉，重点按揉脾俞、胃俞、大肠俞、长强等穴，6 ~ 10 分钟。再在左侧背部用擦法治疗，以透热为度，6 ~ 10 分钟。

　　摩腹法：用双手掌（或叠手）绕肚脐摩腹，逆时针，中度力道，摩 50 周，然后再用手掌横擦小腹，50 次。

　　点揉法：点揉足三里、阴陵泉、三阴交等穴，各 1 分钟。

　　腹部提拿法：患者仰卧，操作者双手提拿腹肌，力量缓和，但须达于深层，8 ~ 10 分钟。

　　脾胃虚弱者加在气海、关元、足三里穴按揉，每穴各 2 分钟，同时配合胃脘部震颤法，3 ~ 5 分钟。脾肾阳虚者加擦摩背部督脉，横擦腰部肾俞、命门穴及骶骨部八髎穴，6 ~ 8 分钟。肝脾炽盛者加揉章门、期门穴，各 2 分钟。湿邪侵袭者加揉神阙、气海穴，以腹内热胀感为度，按压足三里、内关穴，各 2 分钟。

养生百宝箱

　　如果泄泻严重，或伴脱水者，立即去医院治疗。平时应忌食生冷、刺激、多脂等食物以及不易消化的食品。另外要注意保暖，不要过劳，做到生活规律，讲究卫生。

　　长时间出现腹泻的问题就必须加以认真对待。不要因为现代人更多地出现便秘的现象，忽略了腹泻产生的危害就会让身体缺乏营养。尤其对老年人无论是便秘还是腹泻。都要立即寻找原因进行治疗，以为可以忍受就先不进行治疗是对自身的不负责。

▶便秘

便秘之类的病证通常是不被人们所重视的，除非已经持续了半个多月还没能正常排便，才会想起来看医生。平时，很多人会买一些如牛黄解毒片之类的常见药物来医治自己。其实，产生便秘的原因各有不同，只有对证下药，才能产生疗效。是药三分毒，如果随便乱吃药，很可能会增加体内的毒素，一病不好，再生一病。

有很多人都是已经形成了顽固性便秘，常年大便不通，自己也感到非常难受。那么究竟怎样能彻底解决常年的老毛病，让身体的毒素都排泄出去呢？

【具体方法】

在推荐治疗便秘的方法之前先介绍一个小技巧，每天沿着食指的根部向食指尖的方向进行推按，达到几百次的时候，就会发现肠蠕动好像变强了。这个手部的反射治疗可以帮助改善便秘的情况，但是一般需要多次进行推按，还要每天都推。所以有便秘的人一定要注意，经常的双手互相推一下食指。

治疗便秘一个重要的方法就是揉肚脐。人体肚脐这个位置是神阙穴的位置，神阙穴对于人体相当重要，被认为隐含着先天的信息，而且对于治疗方面神阙穴是不允许用针刺的。所以在日常时候，多揉一揉肚子，点一点神阙穴。具体的方式是在肚脐的上边盖一层薄布，用手指一上一下点按，然后轻微地揉动，绕着肚脐，按照逆时针方向慢慢揉动。随着点按和揉推，便秘就会有所改善。

另外在肚子上选择几个穴位进行点按也是有帮助的，例如天枢和中脘。其实天枢穴可以说是最好的排便药，在临床上是治疗消化系统疾病的常用要穴之一，有调中和胃、疏调肠腑、理气健脾的作用。所以以神阙穴为中心，适当地在穴位处按压，这就是治疗便秘的最佳方法。

需要注意的是，便秘患者平时应该多吃富含纤维素的食品，特别是要养成良好的大便习惯，定时排便。如果便秘是由其他疾病引起的，那么一定要去医院积极治疗原发病。

▶中风

中风是很多中老年人非常惧怕的一件事情，总会担心自己某一天是不是会出现中风的症状。其实任何一种病证出现在身体上都是有迹可循的，只不过太多的人都不了解中风是怎样一回事，当然就更不知道中风先兆都有些什么。这些都是让普通人无法预防中风的原因，所以下边关于中风先兆的每一项都要能明白并且记住，当然预防中风也就能真正地做起来了。

【具体方法】

1. 中风中经络

（1）采取俯卧的姿势，全身保持放松，握虚掌在大椎穴处进行拍按，反复进行 30 次。然后用手指去按压穴位，感到酸胀为佳。

（2）采取俯卧的姿势，全身放松，操作的人用双手拇指去按压两侧的天柱穴，进行 30 次。

（3）采取端坐的姿势，用手指在印堂和神庭位置进行按压，每个穴进行 30 次。

（4）采取端坐的姿势，用拇指点按合谷和足三里穴位，每个穴位 30 次。

（5）采取端坐的姿势，用手指在太溪穴、太冲穴位置进行拍打。

2. 中风中脏腑

（1）采取端坐的姿势，用拇指点按百会穴，坚持 30 次。

（2）采取端坐的姿势，用手的中指定位在脑后的风池穴，一起按压。

（3）采用仰卧的姿势，手掌微虚，叩打关元穴、气海穴，每个穴位 30 次。

（4）用手指和手掌拍打足三里穴，坚持 30 次。

3. 中风后遗症

（1）采取端坐的姿势，全身放松，用拇指点按百会穴以及两侧的涌泉穴，每个穴位 30 次。

（2）采取端坐的姿势，用拇指点按双侧的劳宫穴，每个穴位 30 次。

▶ 面瘫

面瘫也叫面神经麻痹，一般都是突然出现，会表现出早起后一侧的面部松弛，口角下垂，向一侧歪斜，眼睑闭合不全，额纹消失，鼻唇沟也变浅，可能会流泪、流涎等，不能够做皱眉、闭目、鼓腮等动作，下颌角或者耳后会疼痛。

【具体方法】

（1）采取端坐的姿势，全身放松，用手指点按风池穴。

（2）采取俯卧的姿势，操作者用拇指按压大椎穴，进行 30 次。

（3）采取端坐的姿势，双手点按四白穴、地仓穴、合谷穴，每个穴位30次。再点按曲池穴30次。

（4）采取端坐的姿势，用中指点按外关穴、百会穴，每个穴位30次。

（5）采取端坐的姿势，用掌根的位置去侧击足三里穴、翳风穴、颊车穴，每个穴位1分钟。

（6）采取端坐的姿势，点按承浆、下关、迎香穴，每个穴位30次。

养生百宝箱

做拍打的动作前，可以适当地活动一下，保持肌肤和穴位的灵活性，在急性期，也就是刚刚发作时要抓紧治疗，避免留下过多的后遗症。

▶ 胸痹

心脏病是多种心脏疾病的总称，包括风湿性心脏病、先天性心脏病、高血压性心脏病、冠状动脉粥样硬化性心脏病、心肌炎等各种心脏病。心血管疾病是我国人口死亡的主要原因之一。随着人口的老龄化，心脏疾病发病的低龄化，越来越多的人都感受到了它对自身健康的威胁。

【具体方法】

临床实践表明，手部按摩是预防和治疗心脏病极为有效的辅助方法。如风湿性心脏病患者出现心功能不全时，按摩手部穴位可以改善四肢末端的血液循环状态，加强心脏功能；肺源性心脏病出现严重水肿时，按摩基本反射区就可以利尿消肿，改善心功能；冠心病患者长期按摩手部穴位，有利于改善心肌的缺氧、缺血状态，减少或防止心绞痛、心肌梗死的发生。但是，需要强调的是，对于任何心脏疾病，手部按摩只是辅助方法，而不是主要的治疗手段，更不是治愈的方法。

1. 手部按摩治疗法

按揉内关、大陵、神门、少海、曲泽等穴位，每穴100次；按揉或推按肾、输尿管、膀胱、肺、心、胸部淋巴结、胸腔呼吸器官区、胸椎、心点、胸痛点、心悸点、心肺穴各200～300次。

要是仅仅有心慌的感觉，而无明显心脏病迹象，只需重点按揉心反射区及内关穴即可。心脏病人如果是自己做手部按摩，不要选穴过多。坚持每天按摩1次或隔天1次即可，按摩时手法不要太重。

2. 足部按摩治疗法

取心、肺、胸部淋巴结、内肋骨、肾、肝、上身淋巴结反射区进行重点刺激。其中，心、胸部淋巴结、内肋骨、上身淋巴结反射区用拇指点按30～40次，按揉1分钟左右，以局部酸胀微痛为度。肺、肝反射区用拇指推法，由外向内，推10～20次，肾反射区用拇指推法，由上至下，推 10 ~ 20 次。在治疗前后，要注意对足部进行放松活动。

3. 耳部疗法

先在心、神门这两个反射区（点）施以点掐手法，反复 10 次，力度以患者可以耐受为度。继而在耳尖、内分泌反射区（点）施以点按手法，可持续 5 ~ 6 分钟。反复 3 ~ 4 次，至双耳红润为度。

也可以用王不留行籽在上述区域贴压，每日按压即可。

4. 经穴按摩法

选择肺俞、心俞、膈俞、厥阴俞、屋翳、渊腋、脾俞、胃俞、肾俞、内关、足三里、太溪等穴位进行按摩。心俞、肺俞等背部的腧穴需要别人的帮忙才能完成。自己可以按揉其他穴位。按摩时，每个穴位按 1 ~ 3 分钟即可。

心脏病发作期间，应以药物治疗为主，以手部按摩为辅。治疗过程中要时刻注意病人的表情和反应，以免发生危险。

> **养生百宝箱**
>
> 患者平时应注意从以下这几方面预防：应少食脂类食物，控制食盐摄入量，保证睡眠，心情舒畅，不要暴饮暴食，避免情绪剧烈波动，戒烟、酒，运动要适量，避免剧烈运动。气候变化时，要注意保暖。

▶ 胁痛

胁痛也就是两侧或者一侧的肋肋疼痛，这种疼痛可能是固定在一处的，也可能会上下移动，另外有一些胁痛会与情绪有很大的关系，一旦出现情绪波动很大的时候，疼痛就会加重。产生胁痛的主要原因有情绪的因素，内部的一些炎症，以及跌打损伤。避免胁痛的出现就要避免这些影响因素，究竟该如何拍打呢？

【具体方法】

（1）采取俯卧的姿势，操作者反复抓拍整个背部，按照从上至下的顺序，依次进行抓拍，持续 5 分钟。

（2）采用俯卧的姿势，操作的人依次拍打大椎、大杼、膏肓、神堂等穴位，每个穴位 1 分钟，有酸胀的感觉最佳。

（3）采用侧卧的姿势，用手指按压期门、章门、日月各 1 分钟，一般侧卧的时候将疼痛的一侧朝上。

（4）保持全身放松，用手指点按内关穴，这是个调节胁痛非常重要的穴位，持续点压 3 分钟。

> **养生百宝箱**
>
> 引起胁痛最主要的原因就是情绪因素，所以一定要控制自己的情绪，保持稳定的心态。如果是由于肝胆的原因引起的胁痛，就要在饮食上加以注意，多吃一些松软易消化的食物，避免吃油腻的煎炸食物。

（5）采取端坐的姿势，全身放松，用中指点压太冲穴。持续 3 分钟。

▶胃痛

胃痛就是胃脘部位的疼痛，引起胃痛的因素多种多样，例如脾胃虚寒的患者，就会出现呕吐清水的情况，而因为外感引起的胃痛，可能会出现喜暖恶寒的情况；而肝胆

不适引起的胃痛就多是胀痛，可能会伴有胁痛。所以说胃痛的原因是多方面的，治疗也需要根据胃痛的原因来确定。但是胃痛最主要的原因还是三个方面，饮食不当、情绪波动和过度疲劳。所以多注意这些方面有助于胃痛的治疗。

【具体方法】

（1）采取俯卧的姿势，操作者反复抓拍整个背部，按照从上至下的顺序，依次进行抓拍，持续 5 分钟。

（2）采用俯卧的姿势，操作的人依次拍打大椎、大杼、膏肓、神堂等穴位，每个穴位 1 分钟，有酸胀的感觉最佳。

（3）采用仰卧的姿势，用手拍打天枢、中脘各 3 分钟。用力要有深透感。

（4）保持全身放松，采用俯卧的姿势，操作者点按脾俞和胃俞这两个穴位，这是个调节胃痛的关键穴位，持续点压 3 分钟。

（5）采取端坐的姿势，全身放松，用中指叩击足三里和合谷穴。持续 3 分钟。

▶老年痴呆

中老年人，经常活动手指关节刺激手掌有助于预防老年痴呆症的发生，原因是手和大脑关系密切。如能每天坚持做"手操"，改善手的血液运行，将有助于大脑血流通畅，既能健脑又可以预防老年痴呆的发生。

【具体方法】

（1）将小指向内折弯，再向后拔，做屈伸运动 10 次。

（2）用拇指及食指抓住小指基部正中，揉捏 10 次。

（3）将小指按压在桌面上，用手反复对其加以刺激。

（4）双手十指交叉用力相握，然后突然猛力拉开。

（5）刺激手掌中央（手心），每次捏掐 20 次。

（6）经常揉擦中指尖端，每次 3 分钟。

第三节 e 时代文明病

▶肌筋膜疼痛综合征

肌筋膜疼痛综合征的患者包括许多长时间使用电脑的电脑族、久坐办公室的上班族，长时间处于压力、紧张状态的各个行业的人，这些人都很容易肌肉紧绷，没法放松下来，时间久了之后，肌肉就会僵硬，最后引发严重的疼痛。

肌筋膜疼痛综合征群产生的原因很多：外伤、训练过度、神经病变、生活习惯、日常生活的姿势（包括生物力学）、身体结构是否异常（例如脊椎侧弯、两腿不一样长），以及生活上的压力、睡眠不佳、心理因素（焦虑、沮丧）等，都有可能形成痛点和反射疼痛区。许多人有腰酸背痛、手脚发麻、颈部疼痛、肩膀疼痛等毛病，也有人上医院做检查却找不出任何原因。

【具体方法】

（1）采用俯卧的姿势，全身放松，操作的人用双手的拇指点按两侧的风池穴和大椎穴，每个穴位 30 次，要做到力度深透。

（2）采用俯卧的姿势，全身保持放松，操作者手握空掌，用虚掌拍打天宗穴和曲池穴。

> **养生百宝箱**
>
> 肌筋膜疼痛综合征是非常常见的一种疾病，基本上每个人都可能患这个综合征，所以应当平时的时候就加以注意，尤其是长时间坐办公室，整天对着电脑的上班族更应引起注意。否则等到肌筋膜疼痛综合征引起其他严重症状的时候就更加不好治了。

（3）还是采用俯卧的姿势，由操作者用虚掌拍打环跳穴、委中穴和承山穴。每个穴位 30 次。

（4）采用端坐的姿势，用拇指点按百会穴 30 次，然后点按后溪穴 30 次。

▶鼠标手

很多人都不知道鼠标手究竟是怎样得的，即便是每天用电脑鼠标，为什么有人能得，但是有人没有得病。其实鼠标手并不难理解。

腕管是由腕横韧带与腕骨沟共同围成的纤维性隧道，保护着手腕的正中神经。

一般手腕在正常情况下活动不会妨碍正中神经。但当你在操作电脑时，由于键盘和鼠标有一定的高度，手腕就必须背屈一定角度，这时腕部长时间处于压迫状态，压迫了腕管中的正中神经，使神经传导被阻断，同时血液供应受阻，从而造成手掌的感觉与运动发生障碍，下述的症状就会发生。

（1）手掌、手指、手腕、前臂和手肘僵直、酸痛，出现不适。

（2）断断续续的，手指和手掌发麻、刺痛，有些病人大拇指、食指和中指麻得较厉害。

（3）握力和手部各部位协同工作能力降低。

（4）伸展拇指时不自如且有疼痛感，严重时手指和手部都虚弱无力。

（5）发麻的感觉在睡眠中和刚睡醒时较多发生，疼痛的情形在晚上会变得更严重，有时甚至会影响睡眠。

（6）疼痛可以延到胳膊、上背、肩部和脖子。

患者会感觉到手部刺痛，无力，不能握拳和抓小物体，随着症状加重，可能会发展到不能开车和穿衣。手部肌肉变白，手部功能发生不可逆损伤。严重的可能会出现永久性手部残疾。此外，患者可能会出现反射性交感神经营养失调，其结果是患者不得不放弃与计算机有关的活动。

【具体方法】

（1）拍打双手，从肩部开始向下逐步拍打，将整个手臂的肌肉和组织都拍打开了，让深层的血液循环起来。双手交替进行，反复拍打5次。

（2）用手指点按腕周和肘部的穴位，例如神门、内关、合谷、曲池等穴位，每个穴位1分钟。

（3）双手同时按压颈部，从风池穴的下方，向双肩的方向进行推按，保持一定的速度和力度，让手指的力量到达肌肉的下方。在双肩的尽头，用手指抓拍数次，将肩部的血脉活动开来。

养生百宝箱

经常坐办公室的白领们对于鼠标手并不陌生，尤其是与电脑有密切接触的人群，更应该注意防止出现鼠标手。实际上每天在电脑前的时间不宜过长，持续一段时间后就应该离开一下，进行适当的调整，再结合拍打的动作，鼠标手就轻松解决了。

▶ 忧郁症

现代人由于生活、工作压力大，或者是由于平时感情比较细腻，心里总有太多的压力无法释放，日积月累，就会导致心情抑郁，对什么事情都提不起兴趣，闷闷不乐，郁郁寡欢，甚至会总想哭泣流眼泪，觉得自己心里有天大的委屈，严重的还会无法正常工作和生活。这样的人，很容易被误认为有"抑郁症"，但是相信谁也不愿意被扣上这样的帽子，而且其中很大一部分人并不是抑郁症，通过中医治疗，是完全可以恢复正常的。

实际上忧郁症的最重要问题就是调整好心态，只要能有好的心情，保持平稳的心态，任何一个人都不会成为忧郁症的患者。

【具体方法】

坐在地上，将小腿屈起，尽量抬高，然后在小腿的外侧进行敲打，尽量使整个腿部都发生震动，如果小腿的肌肉过于紧绷，可以握拳进行敲打，尽量用拍打的动作让肌肉和血脉都加强循环。

自我用手掌形成空掌，然后在头部后侧开始轻轻地拍打，慢慢向下进深，一直延伸到颈部，然后向两肩拍打，可以适当增加力量，使整个颈部的肌肉得到放松，这样能深度缓解忧郁的心情。

做适当的跳跃动作，幅度需要很小，跳跃的同时拍打双腿，让全身都运动起来，跳跃可以是原地的跳跃，也可以向前向后跳跃。

养生百宝箱

解决忧郁症的关键之处就在于自我的心理调节，配合各种外部的调理，才能把忧郁症的问题调整到正确的位置。所以只要积极向上的进行一些调理，就不会感到看什么都没有心情。另外饮食也是忧郁症必须要把握的一个问题，营养均衡了，心情也会舒畅，因为很多心情的因素都被看做是维生素等营养物质的缺失。

▶ 焦虑症

焦虑症又称焦虑性神经症，又分慢性焦虑症和急性焦虑症，以焦虑为主要的临床表现，常伴有头晕、胸闷、心悸、呼吸困难、口干、尿频、尿急、出汗、震颤和运动性不安等症，其实焦虑并非由实际威胁所引起，或其紧张惊恐程度与现实情况很不相称。所以被叫做焦虑症。

现代生活压力大，工作紧张，竞争的迫切需求使得很多人都会有焦虑的心情。那么适当的预防，对于调整整个人的状态，更好地参与到工作和生活当中去，也成了一个必要的过程。

【具体方法】

（1）按压位于手腕内侧正对小指皱褶处的神门穴位，可能对焦虑所致的睡眠障碍有益。紧压拇指和食指间部位 1 分钟。然后重复另一只手进行。

（2）按压间使穴位，有助于镇静和减少忧虑。将拇指放在你的手腕内侧，距皱褶 2 指宽的前臂两骨中间处。紧压 1 分钟，重复 3 ~ 5 次，然后重复另一臂。

（3）保持站立的姿势，身体自然向前倾，双脚自然分开，保持与肩同宽，然后屈腿，抬起一条腿,用手拍打腿的内侧和外侧,然后将腿抖一抖,再交换双腿。每次进行3分钟。

（4）采取站立的姿势,先抬起左腿,保持膝关节与臀部同高,膝关节向内侧弯曲,用对侧的手去拍打大腿,膝关节向外侧弯曲,用同侧的手拍打大腿,反复进行20次。

（5）采取站立的姿势,将双臂伸直,抬腿,让对侧手与脚相接触,如果实在无法触及的话,也要尽量地去接触。然后交替进行,每次做20次。

▶ 亚健康

亚健康早就已经被大家所熟知了,究竟亚健康都有些什么样的表现呢？一般来讲会有以下的表现。

（1）功能性改变,而不是器质性病变。

（2）体征改变,但现有医学技术不能发现病理改变。

（3）生命质量差,长期处于低健康水平。

（4）慢性疾病伴随的病变部位之外的不健康体征。

亚健康是否发展为严重器质性病变具有不确定性。但是,亚健康本身就是需要解决的问题。根据调查发现,处于亚健康状态的患者年龄多在18～45岁之间,其中城市白领,尤其是女性占多数。这个年龄段的人因为面临高考升学、商务应酬、企业经营、人际交往、职位竞争等社会活动,长期处于紧张的环境压力中,如果不能科学地自我调适和自我保护,就容易进入亚健康状态。

纠正亚健康其实就在拍拍打打中,只要随时随地进行这些保健的活动,就能使亚健康远离自己。

【具体方法】

（1）将双脚打开,可以微微劈腿,用右手拉住右脚尖,然后用左手拍打左侧的后腰部位,相对于肾脏的位置,大约持续2分钟后交替操作。如果无法够到脚尖的话,可以微微屈膝,只要将全身都伸展开就可以达到很好的效果。

（2）将双脚打开,可以微微的劈腿,然后用右手拉住右脚尖,有左手拍打在腿部内侧的部位,大约持续2分钟,交替进行。位于人体大腿内侧的部位是肾经循行的部位,拍打这个部位能起到补气血的作用,就会让身体内部的血液变得充足。

（3）旋转拍打: 双脚自然站立，与肩同宽，然后做甩打的动作。掌心拍打后背和腰部，对应肾脏的位置进行重点的拍打。注意旋转的速度不要太快，否则会引起头部的不适。

第四节 经筋病证的康复训练方法

头面部病证经筋康复训练法

双掌搓脸

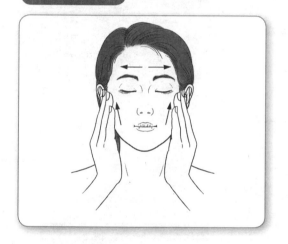

动作要领
双手伸直，对掌相搓，由快至慢，至两掌发热后，以双掌轻按面部。然后以两手上下搓面部，直至面部发热为止。

提 示
搓脸时可由下颌至鬓角斜向上直线搓，也可旋转向上搓。

梳理头皮

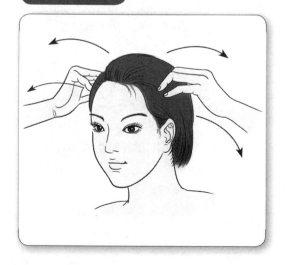

动作要领
双手各指稍微屈曲，呈鹰爪状，以各指指尖按于头部，从前额向后颈部梳理头皮下的筋肉组织，反复梳理30~50次。

提 示
梳理头皮时，动作要轻柔、缓慢、深沉，要顺着头发走向梳理，既能达到按摩头部筋肉的目的又不拉扯头发。

颈项部病证经筋康复训练法（一）

屈肘抬臂

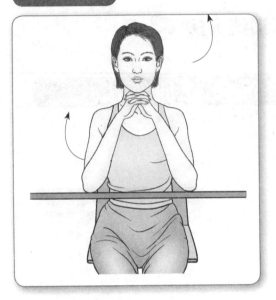

动作要领

两手手指互相交叉屈肘，手背置颌下为预备姿势不动，屈曲的两肘尽力向上抬起，使腋下收缩的肌肉放松。

提 示

抬臂时动作要轻柔，要以患肢能够承受为度，可以先在小范围内锻炼，然后再逐渐扩大动作幅度。

双手托顶

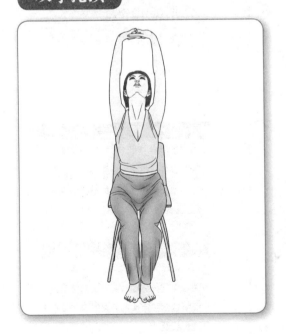

动作要领

站立或坐位，两手反转交叉手指，掌心向上，尽量伸直两上肢顶举，同时头部后仰，直视手背。此方法特别适合办公室工作人员操作。

提 示

刚做此动作双手交叉上举时，手臂可能不能完全伸直，初学者可不必苛求动作一次性到位，可以逐渐扩大动作幅度以达到锻炼目的。

颈项部病证经筋康复训练法（二）

转颈后望

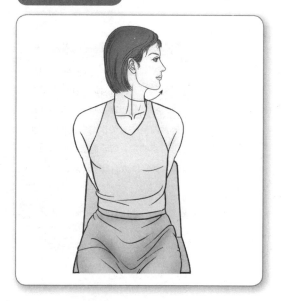

动作要领

取坐位，将头颈缓缓向一侧旋转，并尽量向后望，直至最大限度，然后再慢慢恢复到正中位，并向另一侧旋转头颈，再尽量向后望。如此交替操作十余次。

提 示

转颈不可过猛，以免伤到颈部筋肉。

双手提颈

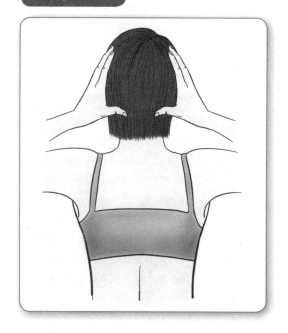

动作要领

先将一掌置于颈部，拇指放于一侧风池穴处，另一手拇指置于另一侧风池穴，两拇指同时做挤压动作，反复揉按颈后肌肉。

提 示

此动作也可用单手做，轮流用左右两手食指和其余四指挤按提拿颈项部肌肉。

肩部病证经筋康复训练法（一）

患肢上举

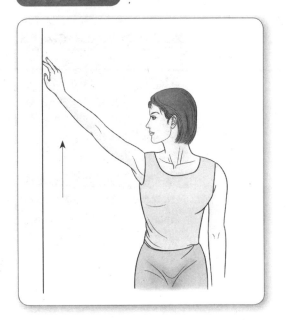

动作要领

患肢前伸上举练习常常用到"爬墙"动作，即患者面向墙站立，将患肢在墙上向上爬动，带动患臂向上举。每次站立的离墙距离可不断缩短，直至贴近墙壁，使上臂前伸幅度达到最佳效果。

提　示

每次练习时离墙的距离可不断缩短，以使手臂能够举得更高，从而充分锻炼肩部肌肉。

患肢外展

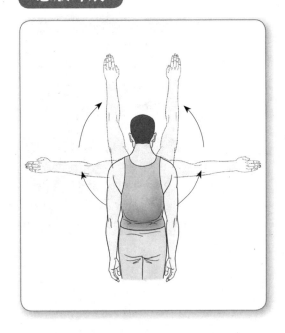

动作要领

将患肢做完整的180°外展运动，以锻炼肩胛部和胸廓部筋肉组织。运动时应用力上举，每次都要超越以前活动幅度，以达到最佳效果。

提　示

初做此动作时可先将患肢外展90°与肩平，然后再逐渐往上举。

肩部病证经筋康复训练法（二）

患肢前伸

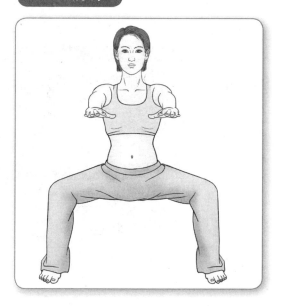

动作要领

双腿半蹲，双拳虚握，拳眼向上，置于腰两侧。然后单拳向前用力平伸，再用力收回。在伸拳和收拳的同时，可将前臂旋前或旋后，以达到最大效果。

提 示

此动作的准备动作与扎马步相似，如果患肢伤痛严重的话，可缓慢伸拳，再缓慢收拳，以后逐次加快动作。

患肢肩旋转

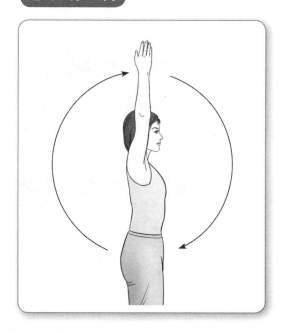

动作要领

双腿直立，两足分开与肩等宽，屈肘，用肘尖在身体外侧画圈，以带动肩关节做顺时针或逆时针旋转活动。

提 示

肘关节旋转之前，可先上下或左右活动，以松解筋肉粘连，然后再旋转。

肩部病证经筋康复训练法（三）

患肢内收

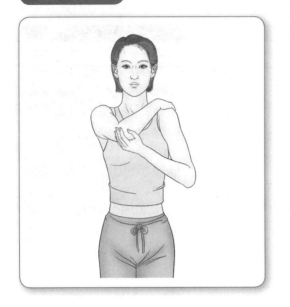

动作要领

下肢直立，用患肢手指尽力搭在对侧肩上，至极度时，再用另一侧手掌托顶患肢肘部，以加大患肢内收幅度。

提　示

患者也可以用患肢的手部握住对侧的手臂，然后再用另一只手将患肢的肘部往内侧托。

患肢滑车牵拉

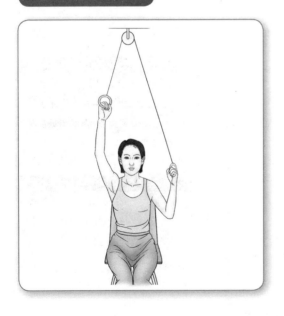

动作要领

将定滑轮固定于头部上方，将绳索穿入其中，双手持握绳索两端，然后用健肢牵拉患肢，使其尽力上举，加大肩关节活动幅度。

提　示

牵拉滑轮时，健肢用力要适度，动作要轻柔，不可猛烈用力。

肘部病证经筋康复训练法（一）

强力伸肘

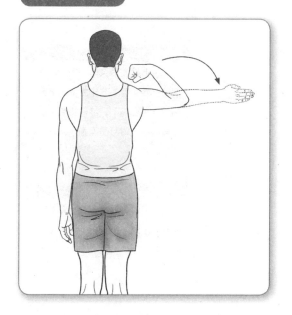

动作要领

患者将患肢前臂充分旋前，然后用力迅速伸直肘关节。如此反复练习多次可使肘关节外侧伸肌总腱附着处粘连拉开，从而缓解疼痛。

提　示

伸肘时要充分将手臂伸直，使肘关节完全伸展开来，以拉开肘部筋肉粘连。

前臂贴靠桌面

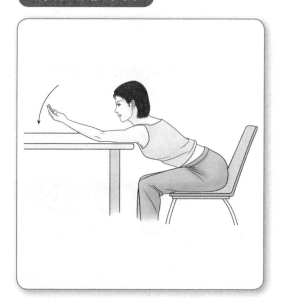

动作要领

取坐位，上臂完全平置在桌面上，将肩关节也放置在同一平面。然后伸直前臂，测量前臂与桌面间的角度。每次伸直练习都要使前臂不断向下靠拢桌面，直到前臂能够完全贴近桌面。

提　示

练习时要注意用健肢手部按压住患肢上臂，以避免患肢在伸展过程中移动，从而影响锻炼效果。

肘部病证经筋康复训练法（二）

旋转肘关节

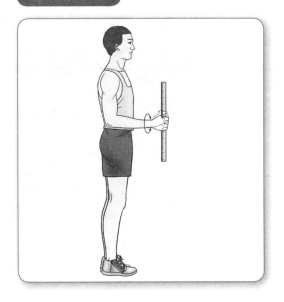

动作要领

将上臂贴紧身体一侧，以防止肩部旋转。肘关节屈曲呈90度，拇指对准自己鼻子，然后将前臂左右旋转。练习时可手握直尺，以计算旋转的幅度。

提　示

练习时，要将患肢上臂垂直紧贴身体一侧，防止肩部移动。

指腕部证症经筋康复训练法

旋转健身球

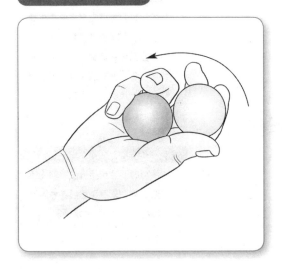

动作要领

患者手握两个健身球，在手掌和手指的配合活动下，使其不断在手中转动，以此方法来增进全部手指活动的协调能力。

提　示

为了达到锻炼效果，健身球的选用要大小合适，以手部能够握住为宜。

胸背部病证经筋康复训练法（一）

抱头挺胸

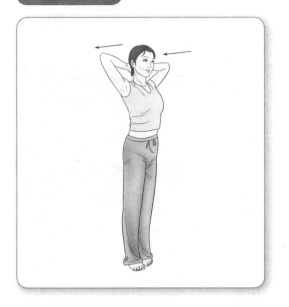

动作要领

立位，上身挺直，抬头挺胸。双手手指在脑后对插，掌心贴靠后脑，然后肘部尽量向后伸展，以达到扩展胸部的目的。

提　示

做该动作时，上身要挺直，挺胸抬头。

抱头旋身

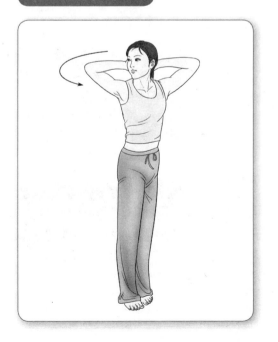

动作要领

保持抱头挺胸的动作不动，然后将躯干和抱头的双臂一起左右交替旋转，以锻炼胸部肌肉。

提　示

如果抱头困难，可双臂平举左右旋转。

胸背部病证经筋康复训练法(二)

单杠吊悬

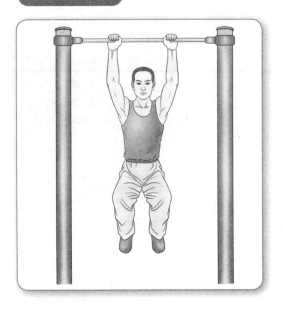

动作要领

双手握住单杠,屈曲双膝使双脚离地,以悬吊脊椎,使胸肋牵张。

提 示

单杠的高度要合适,要以伸手能够到为宜。

双臂后旋

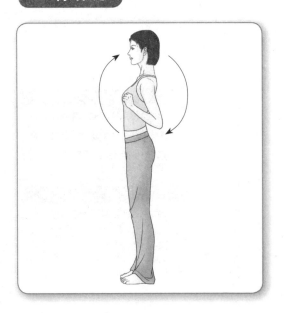

动作要领

前臂屈曲,双手握拳放于腰部。双拳以两侧的腰部为圆心进行旋转。先向前,再向上然后经过腋下,向后旋转至上前方。反复来回,使肩胸前挺。

提 示

做该动作时,双臂要同步向前或向后旋转,以达到扩胸的目的。

胸背部病证经筋康复训练法（三）

扩胸

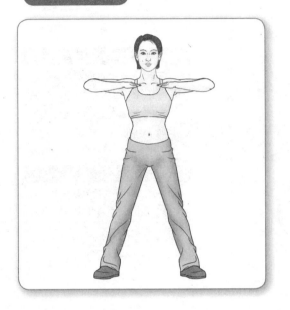

动作要领

双臂平举，外展并屈肘，向后做扩胸动作十余次，然后再用力伸肘，将手和前臂尽量向左右两侧扩伸。

提 示

扩胸和伸肘的动作可以交替进行，动作宜轻缓。

手臂后伸摩背

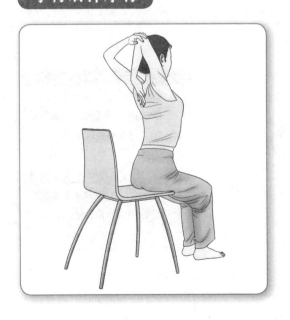

动作要领

单手向后伸到背部最高处，在另一手的辅助下依次从上至下按摩背部。

提 示

手臂可以越过对侧肩部后伸，也可越过同侧肩部后伸。

胸背部经筋病证康复训练（四）

双手过肩对握

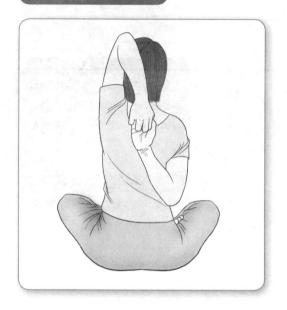

动作要领

将一只手经过同侧肩部往后伸，另一只手从下方伸向背后，两只手尽量在背部握住。之后，再做另一侧的动作。

提 示

初练时可不必达到双手对握的程度，只要两手指尖能够触碰到即可。

抱膝滚背

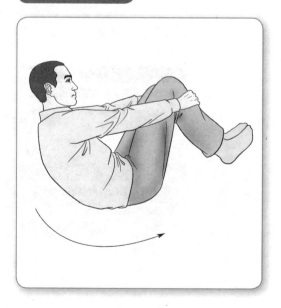

动作要领

患者屈曲四肢，双臂抱膝，使背屈成圆球状，将屈曲的背部在床褥上前后、左右或旋转滚动。

提 示

做该动作时，要垫上足够厚的垫子以防止滚背时伤到背部。

腰腹部病证经筋康复训练法（一）

托天摇体

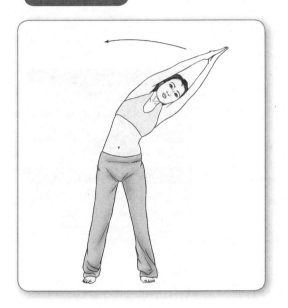

动作要领

站立位，两下肢分开，上肢上举，挺胸抬头。然后有节律地横向摇摆躯干，并与横向摇动的上肢相互配合，以带动腹部肌肉横向晃动。

提示

做该动作时腰部要用力向左右摆动以带动上肢摇摆。

吐气吸腹

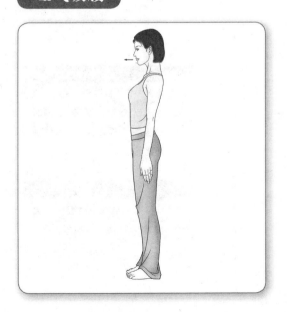

动作要领

站立位，两足微分开。慢慢吐气，同时将腹壁收缩，直至吐气和收腹至最大限度，停留片刻之后再慢慢吸气，同时将腹壁膨出，直至吸气和膨腹至最大限度并停留片刻。

提示

呼气时要有意识地收缩腹部，而不是收缩胸腔。

腰腹部病证经筋康复训练法（二）

合掌划圈

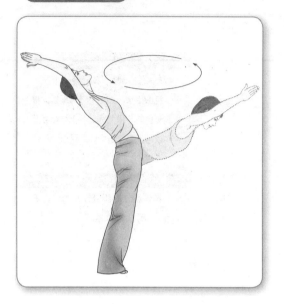

动作要领

站立位，双足双膝平行靠拢，手臂伸直上举，合掌之后配合腰部的旋转在空中画圈。

提　示

做该动作时要注意保持身体平衡，上肢外伸要适度。

俯卧伸腰

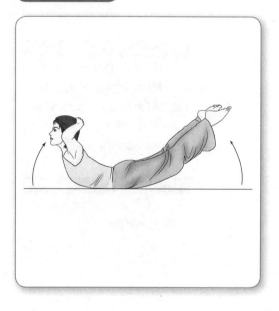

动作要领

取俯卧位，以腹部为支点，双上肢及胸部一起后仰离床，使背肌收缩。坚持片刻之后再恢复俯卧位。如此反复进行。

提　示

伸腰时上肢和下肢要同时离地，以更好地锻炼背部肌肉。

腰腹部病证经筋康复训练法（三）

仰卧起坐

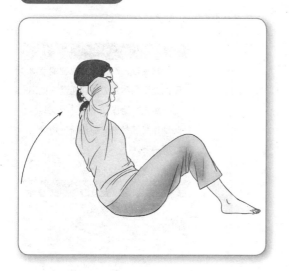

动作要领

　　仰卧位，双下肢微屈，双手抱头慢慢起坐以练习腹肌，增强腰腹部耐力。

提　示

　　此动作耗费体力，要在患者能够承受的范围内适当控制运动量。

膝部病证经筋康复训练法

膝关节屈伸

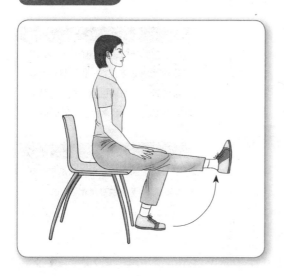

动作要领

　　患者取坐位，双手按压于患侧大腿以使其固定，然后脚尖缓缓上提，尽量提至与大腿相平。反复进行，以锻炼膝关节。

提　示

　　做动作时，要以脚尖带动小腿缓缓提起，逐渐扩大膝关节屈伸角度。

骶髋部病证经筋康复训练法（一）

转腰

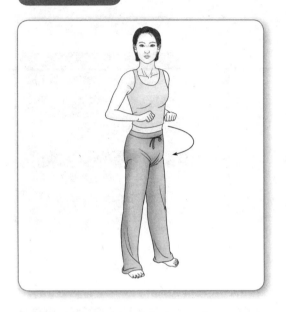

动作要领

　　站立位，双腿分开，在能够忍受的范围内尽量做转腰运动，范围由小至大，速度随个人情况决定。此动作可使骨盆、腰部统一协调，舒展关节。

提　示

　　做该动作时要腰部用力，向四周旋转。

髋关节背伸

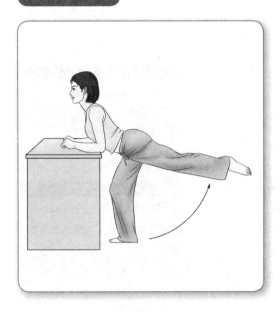

动作要领

　　俯卧在床边或桌子边，两腿在桌边屈曲站立，将一侧下肢作后伸提举动作，与俯卧躯干成一直线，然后再同法交替做另侧下肢后伸。

提　示

　　俯卧的床或者桌子的高度要适宜，要和下肢的高度相当。

骶髋部病证经筋康复训练法（二）

单侧抱膝

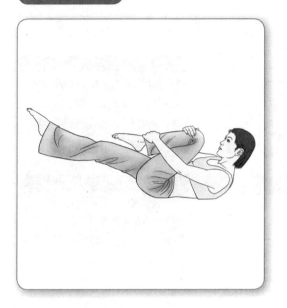

动作要领

仰卧，将一侧下肢屈曲，两手抱膝至腹部，另侧下肢尽量伸直。这样左右两下肢交替操作。

提　示

下肢屈曲的角度可以随着锻炼程度加大，以充分活动髋部筋肉。

下肢外展

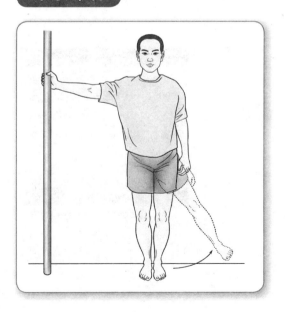

动作要领

站立位，一侧下肢固定不动，另一侧下肢向外做外展动作，如此两侧下肢交替轮流操作。

提　示

如果患者伤痛严重的话，可以取仰卧位，双腿伸直并拢，将患侧下肢向外侧伸展。

骶髋部病证经筋康复训练法（三）

仰卧举髋

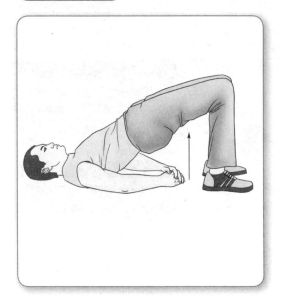

动作要领

仰卧，屈曲下肢，以两足为着力点支撑身体，接着慢慢抬起髋部直至最大限度，然后再落下，如此反复进行。

提 示

初练此动作时，可以用双手支撑身体以抬起髋部。

单侧下肢后伸平举

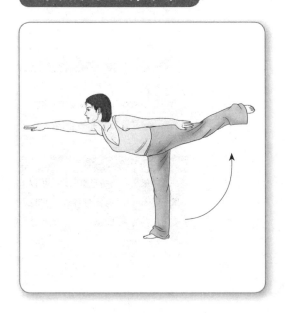

动作要领

站立位，上身逐渐前屈，尽量达90°。一侧上肢向前伸展，另一侧下肢做后伸平举动作，与躯干成一直线。稍维持片刻后，再以同样方法做另一侧下肢平举动作。

提 示

下肢后伸时要注意保持身体平衡。

趾踝部病证经筋康复训练法（一）

踮脚

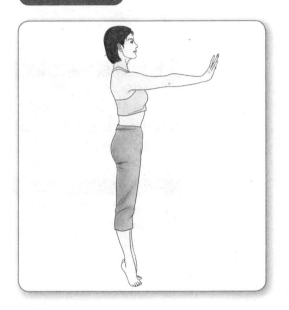

动作要领

取站立位，双脚脚尖慢慢踮起以翘起脚后跟，保持片刻之后将足跟落下。如此反复进行。

提 示

踮起脚尖之后也可行走几步，同样能够起到锻炼趾踝部筋肉的目的。

后背靠墙

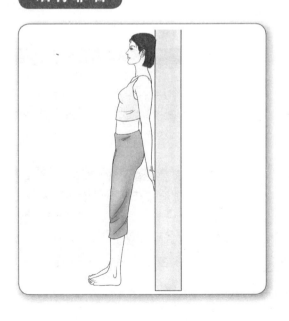

动作要领

站立位，背部倚墙而立，足跟与墙壁保持20cm的距离。以手指抵住墙壁，然后将身体尽量向后靠近墙壁，之后再恢复直立姿势。如此反复练习。

提 示

身体离墙的距离可视个人能力调整，并随着趾踝部筋肉力量的恢复而增加。

趾踝部病证经筋康复训练法（二）

提腿站立

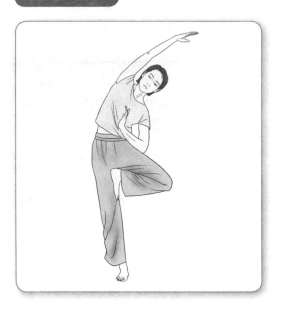

动作要领

站立位，一脚站立，另一脚提起，尽量使身体偏向一侧。此时脚踝会用力以保持身体平衡，从而达到锻炼踝关节的目的。

提　示

做此动作时，可伸展手臂以帮助保持身体平衡。

脚底踩球

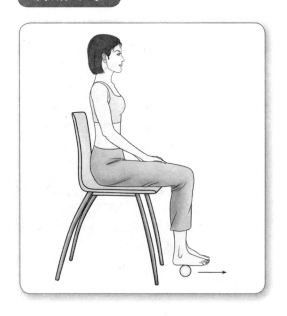

动作要领

取坐位，将圆球或者圆柱木棍置于脚底，在患者的忍受范围内踩动球体来回滚动，以锻炼趾关节和踝关节。

提　示

人体的脚底部位比较敏感，脚底踩木棍时，应选择光滑的木棍，以免伤到脚底筋肉。

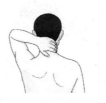